AF343415

XV Congrès International de Médecine

Lisbonne—19-26 Avril 1906

Section VIII

Dermatologie et Syphiligraphie

I.er FASCICULE

LISBONNE
Imprimerie Adolpho de Mendonça
1906

XV Congrès International de Médecine

LISBONNE, 19-26 AVRIL 1906

VIII

XV Congrès International de Médecine

LISBONNE, 19-26 AVRIL 1906

Section VIII

Dermatologie et Syphiligraphie

LISBONNE

Imprimerie Adolpho de Mendonça

1906

Organisation de la section

Présidents d'honneur

MM.

H. RADCLIFFE CROCKER, M.D., F.R.C.S. London.
A. NEISSER, professeur, Geheimer Medicinalrat, Breslau.
CHARLES WARRENNE ALLEN, New York.
G. ARMAUER HANSEN, directeur général de la lèpre en Norvège, Bergen.
P. G. UNNA, Hambourg.
HALLOPEAU, professeur agrégé à la Faculté de médecine, médecin de l'Hôpital St-Louis, membre de l'Académie de médecine, Paris.
ZAMBACO PACHA, Constantinople.
ERNST FINGER, professeur de la Faculté de médecine de Vienne.
ALFRED FOURNIER, membre de l'Académie de médecine, médecin des Hôpitaux, professeur à la Faculté de médecine de Paris.
METCHNIKOFF, de l'Institut Pasteur de Paris.
ZEFERINO FALCÃO, Lisbonne.

Comité d'organisation de la Section

Président . . . . M. Luiz de Freitas Viegas.
Secrétaire responsable . . . . M. Thomaz de Mello Breyner.
Secrétaires adjoints . . . . MM. Frederico Valente;
                                Albino Valente.

Membres . . . . MM. Guilherme Machado;
                                Carlos da Silva;
                                Eusebio Leão;
                                José Joaquim Vieira, filho;
                                Manuel de Sousa Avides;
                                Antonio Gonçalves Lopes;
                                Adelino Campos de Carvalho.

Rapports officiels

1. — Lèpre.
       Rapporteurs : MM. Zeferino Falcão, Lisbonne; Albino Valente, Lisbonne.
1a. — La pathologie et thérapie de la lèpre.
       Rapporteur : M. P. G. Unna, Hambourg.
1b. — L'hérédité de la lèpre.
       Rapporteur : M. Zambaco Pacha, Constantinople.
2. — Syphilis expérimentale.
       Rapporteurs : MM. Metchnikoff, Paris; Oscar Lassar, Berlin; Neisser,
             Breslau; E. Finger, Vienne.
3. — Les causes humorales de l'eczéma.
       Rapporteurs : MM. Gaucher et Lacapère, Paris; G. Rosenthal, Berlin.
4. — Syphilis conceptionnelle.
       Rapporteur : M. Barthélemy, Paris.
5. — Contagiosité de la pelade.
       Rapporteurs : MM. Jadassohn, Berne; Max Joseph, Berlin; H. Radcliffe
             Crocker, Londres.
6. — Le processus général de la syphilis secondaire.
       Rapporteur : M. Thibierge, Paris.
7. — Syphilis héréditaire et hérédité syphilitique.
       Rapporteur : M. Gaston, Paris.
8. — Leucoplasies syphilitiques et leur traitement.
       Rapporteur : M. Lévy-Bing, Paris.
9. — Avortement de la syphilis par le traitement intensif.
       Rapporteur : M. Dubois, Bruxelles.
10. — Le sang dans la syphilis au point de vue expérimental.
       Rapporteur : M. Salmon, Paris.
11. — La leucoplasie.
       Rapporteurs : MM. Milian, Paris; Max Joseph, Berlin.
12. — Traitement du lupus.
       Rapporteur : M. Azevedo Neves, Lisbonne.
13. — Préservation sociale de la syphilis.
       Rapporteur : M. Virgilio Baptista, Lisbonne.

Sujet recommandé

Synonymie complète de toutes les affections cutanées.

À LA MÉMOIRE

DE

SCHAUDINN

Le Comité exécutif du Congrès.
Le Comité d'organisation de la
XIIIme section.

XV CONGRÈS INTERNATIONAL DE MÉDECINE

LISBONNE — AVRIL 1906

SECTION

DE

DERMATOLOGIE

ET SYPHILIGRAPHIE

Rapports officiels

THÈME I — LES CAUSES HUMORALES DE L'ECZEMA

*(Les causes humorales de l'eczéma,
d'après les travaux du PROFESSEUR GAUCHER)*

Par M. LACAPÈRE (Paris)

Au moment où l'on discute la nature parasitaire de l'eczéma, qu'il nous est impossible d'admettre, il importe de rappeler les raisons qui militent en faveur de l'origine humorale ou diathésique de cette affection.

Tandis que, d'une part, les recherches bactériologiques, comme celles de Brocq et Veillon, montrent la stérilité des vésicules eczémateuses au début, d'autre part, les recherches chimiques récentes de M. Gaucher précisent la nature de la diathèse eczémateuse ou arthritique et éclairent l'étiologie de l'eczéma.

Bien comprise par nos prédécesseurs, par Bazin, par Hardy, la diathèse arthritique ou la diathèse herpétique étaient seulement considérées comme une disposition morbide particulière de l'économie. Cette disposition particulière se révélait, au point de vue clinique, par l'apparition de toute une série d'affections, telles que la goutte, l'asthme, l'emphysème, l'eczéma, etc. Ces affections, diverses par leurs symptômes et leur localisation, identifiées par leur nature, étaient mal connues dans leur essence propre, mais le lien qui les unissait avait été compris par tous les pathologistes, lorsqu'ils avaient vu ces maladies se remplacer chez les mêmes individus. Ces remplacements brusques d'affections arthritiques par d'autres affections de même nature, ces métastases, comme on les appelle, sont si connues qu'il est de règle de ne pas traiter un individu atteint d'une dermatose très étendue, telle que le psoriasis ou l'eczéma, de façon à ne pas remplacer rapidement la dermatose par une affection plus grave.

Il importe donc de préciser ce qu'on désigne sous le nom de diathèse arthritique. Ce mot n'est plus, en effet, un terme vague dont on couvre l'insuffisance de notions étiologiques de l'eczéma; les recherches chimiques de M. Gaucher, poursuivies depuis plusieurs années, lui ont donné une signification précise [1].

Il résulte des travaux de M. Gaucher que la *diathèse arthritique* est une *véritable auto-intoxication causée par la transformation incomplète des matières azotées et par la rétention dans l'économie de déchets azotés peu solubles et toxiques.* L'arthritisme de Bazin, l'herpétisme de Hardy, ne sont, disons-le en passant, qu'une seule et même chose. L'arthritisme de Bazin correspond aux arthritiques gras, l'herpétisme aux arthritiques maigres à tendance scléreuse. En somme, ce ne sont que deux modalités entre lesquelles il existe de nombreuses formes de passage, d'une seule et unique diathèse. Voyons donc ce que c'est exactement cette diathèse et comment elle se constitue.

On sait qu'à l'état normal les matières azotées désassimilées se transforment, dans l'organisme, en urée et en matières extractives (acide urique, tyrosine, leucine, xanthine, hypoxanthine, créatine, créatinine, etc.). À l'état normal, les matières azotées désassimilées, par une oxydation complète, se transforment pour la majeure partie en urée; une portion minime seulement des matières azotées se transforme en matières extractives, substances moins complètement comburées. C'est à dire que l'oxydation complète des albuminoïdes produit une grande quantité d'urée, et que seulement une faible quantité d'albuminoïdes s'arrête avant que l'oxydation soit achevée; ces matières azotées incomplètement transformées constituent les matières extractives, qui restent toujours peu abondantes dans les cas normaux.

Dans la diathèse arthritique, au contraire, les matières azo-

---

[1] V. F. Gaucher — Traité des maladies de la peau, t. I, p. 212 à 224.
— Pathogénie et métastases de l'eczéma, particulièrement chez les enfants — Congrès international de Dermatologie — Paris 1889.
— Exposé des titres et travaux scientifiques 1902 — p. 12 à 14.
— Article «Maladies de la peau», du Traité de médecine et de thérapeutique de Brouardel — p. 660 — 680.
— Discussion sur les causes internes de l'eczéma — Congrès international de Dermatologie de Berlin — t. II. p. 282.

fées désassimilées ont tendance, par suite de leur combustion incomplète, à se transformer davantage en matières extractives. Dans le sang, la quantité d'urée s'abaisse donc, tandis que la quantité des matières extractives s'élève. Lorsque l'on étudie dans ces cas, comme l'a fait M. Gaucher, l'élimination urinaire, au lieu de retrouver 85 à 90 % de l'azote des matières albuminoïdes transformés en urée et seulement 10 à 15 % en matières extractives, on trouve qu'il y a seulement, sur l'azote total éliminé, 80 %, 75 %, quelquefois moins, d'azote transformé en urée; le reste est représenté par les matières extractives. On dit alors que le rapport de l'azote total à l'azote de l'urée est abaissé, ou, plus brièvement, que le rapport azoturique est abaissé.

Or, ces matières extractives, dont le taux augmente chez les arthritiques, sont des substances beaucoup plus toxiques et aussi moins solubles que l'urée. Elles seront donc en partie retenues dans les tissus sans se solubiliser, et ne passeront qu'incomplètement par le filtre rénal. Elles ont alors tendance à s'éliminer par d'autres voies telles que la voie respiratoire, la voie intestinale, la voie cutanée, etc... Ces matières toxiques, en s'éliminant par ces voies anormales, provoquent l'irritation de la muqueuse respiratoire, de l'intestin, de la peau. Pour rester dans le domaine de la pathologie cutanée, si l'élimination se fait par la peau, on observera, suivant le mot de M. Brocq, certaines «réactions cutanées», dont fait partie l'eczéma.

Ainsi, on voit que la diathèse arthritique, intoxication particulière, peut produire un certain nombre de maladies diverses suivant l'organe vers lequel se fait le courant des matières toxiques. Ce sont là les maladies diathésiques des anciens, et on comprend que si l'on supprime, par une médication intempestive, l'émonctoire de tel ou tel tissu, tel que l'émonctoire cutané, il se produira un flux toxique vers un autre organe, comme le poumon, amenant l'apparition d'une maladie de remplacement, l'une métastase, l'asthme, par exemple.

La véritable cause de l'eczéma est donc le flux vers l'émonctoire cutané des matériaux toxiques élaborés par l'arthritique.

De là à dire que l'influence des microbes soit complètement étrangère à la genèse de la dermatose, il y a loin, et les microorganismes ou leurs toxines peuvent être la cause occasionnelle de l'eczéma, au même titre que toutes les irritations extérieures; mais, encore une fois, ce n'est là qu'une cause accessoi-

re, qui, sans l'altération humorale primitive, fût restée sans effet.
Pour apprécier le trouble de la nutrition qui donne naissance à
l'auto-intoxication dont dérive l'eczéma, nous n'avons à notre
disposition que l'analyse de l'urine et l'évaluation des coefficients
urologiques. Comme le fait remarquer le prof. Tommasoli dans
son mémoire sur l'origine alloxurique de l'eczéma, il serait préférable de pouvoir analyser le sang et les tissus; mais on ne
peut, dans un but expérimental, faire subir à des malades des
saignées considérables ou répétées. Aussi doit on se contenter
de l'étude de l'élimination urinaire, qui d'ailleurs traduit assez
exactement l'état de la crase sanguine.

Nous exposerons donc succinctement les résultats obtenus
par M. Gaucher [1] en collaboration avec M. Desmoulière, à la
suite de recherches sur l'urologie des eczémateux.

Dans vingt cas d'eczéma étudiés par ces auteurs, le taux
des matières extractives a été trouvé constamment au-dessus de
la normale, tandis que le chiffre de l'urée était inférieur à la
normale. Le rapport azoturique était donc constamment abaissé
et variait, dans les cas examinés, de 77,5 % à 80,5 % au lieu
d'atteindre le chiffre normal minimum de 85 %. Cette constatation est le fait le plus saillant de l'étude urologique de l'eczéma.
La présence de peptones, d'albumine, fréquemment observée, vient
à l'appui de la transformation incomplète des matières azotées. Cette transformation incomplète de la matière azotée, et
l'auto-intoxication qui en résulte, constituent pour M. Gaucher
l'essence même de la diathèse arthritique et doivent être, d'après
lui, regardées comme la cause primordiale et nécessaire de l'eczéma, qui, suivant cette conception, peut être considéré comme
une *toxidermie autogène*.

____

[1] Gaucher et Desmoulière.—Des troubles de la nutrition et de l'élimination urinaire dans les dermatoses diathésiques.
Journ. de Phys. et de Path. gén., Juillet 1912.

LEUCOPLASIES SYPHILITIQUES ET LEUR TRAITEMENT

(Les leucoplasies et leur traitement)

Par M. le Dr. ALFRED LEVY-BING (Paris)

Nous avons à traiter une question d'une grande importance pratique qui a suscité déjà de très nombreux travaux, et ces travaux ont conduit leurs auteurs à des conclusions un peu différentes. Nous ne ferons pas l'historique de ces travaux; nous nous contenterons d'en faire ressortir les concordances et les divergences pour arriver ainsi d'abord à dégager les principales opinions et ensuite à indiquer les points acquis et ceux encore en discussion.

Les deux points les plus controversés de la question, la pathogénie et le traitement, sont de beaucoup plus importants et c'est sur eux que nous nous sommes le plus longuement arrêtés, car c'est de la pathogénie, basée sur des faits cliniques bien observés, que découlent les règles d'un traitement logiquement appliqué.

On désigne en France sous le nom de Leucoplasie ou Leucokératose, une affection à évolution très lente qui est objectivement caractérisée par le développement de plaques blanches plus ou moins épaisses et nacrées, siégeant sur les muqueuses dermopapillaires ou sur le tégument cutané semi-muqueux, près des orifices; très fréquente sur la muqueuse bucco-linguale, il n'est pas rare de la rencontrer sur la muqueuse vulvo-vaginale ou sur le tégument balano-préputial; sa présence en outre a été signalée sur la muqueuse ano-rectale, ainsi que sur la muqueuse intra-utérine et sur celle des voies urinaires. Mais ces dernières sont des localisations extrêmement rares et spéciales.

Caractères cliniques des leucoplasies

La leucoplasie est caractérisée objectivement par la formation de plaques blanches dues à un épaississement de la couche épithéliale, reposant sur une sclérose superficielle dermique. Le début de l'affection est très insidieux et passe souvent inaperçu; c'est par hasard qu'on reconnaît l'état blanchâtre de la langue; peu à peu la muqueuse se voile et prend une coloration blanc bleuâtre.

Puis la teinte devient blanche laiteuse et nacrée, d'autres fois plutôt argentée, parfois un peu grisâtre avec des bords rougeâtres.

Tantôt les placards restent minces, translucides, comparables à une sorte de vernis blanchâtre et pour constater cet aspect brillant, il est quelquefois nécessaire d'examiner la langue à la lumière oblique, après l'avoir bien asséchée et étalée avec un linge sec.

Tantôt la plaque s'épaissit et s'indure et la couche épidermique peut atteindre une épaisseur considérable, de 2 à 4 millimètres.

Les plaques forment souvent un relief sensible ou au contraire sont légèrement déprimées.

Leur consistance est dure, parcheminée et d'autant plus résistante que le derme sousjacent est parfois oblitéré.

Leur surface est le plus souvent lisse et unie, parfois plissée et ridée, quelquefois même rugueuse et hérissée de petites aspérités.

Les leucoplasies se présentent sous la forme de pointillés, de taches lenticulaires isolées ou réunies en îlots irrégulièrement arrondis, ovalaires ou polygonaux qui forment des placards; d'autres fois ce sont de simples plaques, ou bien des traînées linéaires, des liserés, des filets, des bandes ou des nappes.

Les placards occupent de préférence les régions antérieure et moyenne de la face dorsale de la langue, quelquefois ses bords et sa pointe; ils atteignent rarement la face inférieure de l'organe et le voisinage du V lingual. Ils occupent très souvent les commissures labiales, où ils sont en général disposés en triangle, la face interne des lèvres et des joues, plus rarement les gencives, le palais ou le plancher buccal.

Ou bien la langue seule est intéressée (leucoglossie), soit partiellement soit dans la totalité (leucoglossie totale ou langue neigeuse), ou bien les lésions sont plus ou moins disséminées dans la cavité buccale, constituant ainsi les types proprement dits de *leucoplasies partielles* quand elles se localisent, *totales* quand on les trouve réparties sur les différents points de la muqueuse buccolinguale.

Quand les placards occupent une certaine étendue, par suite de leur rigidité qui les empêche de s'associer aux mouvements de la muqueuse, ils subissent une fragmentation qui les divise en petits éléments polygonaux comparables à une mosaïque.

Ces petites fissures, à peine visibles au début, s'accroissent en profondeur et deviennent le point de départ d'accidents douloureux et d'infections secondaires.

La plaque de leucoplasie est en général très adhérente, elle desquame quelquefois, mais sa desquamation amène rarement la dénudation du derme.

En dehors des surfaces recouvertes par des placards leucoplasiques, la muqueuse linguale, infiltrée et épaissie, est parcourue par des sillons plus ou moins profonds ; la direction de ces plis est surtout longitudinale sur la surface de l'organe et verticale sur les bords. Les veines qui rampent sous les bords et sous la face inférieure de la langue sont presque toujours variqueuses, turgescentes et violacées.

Sur la région antérieure et sur les bords de la langue, on note tantôt de simples dénudations du derme, tantôt de véritables ulcérations, correspondant souvent à une saillie dentaire. La langue prend parfois un aspect lobulé ou mamelonné, dû aux tractus cicatriciels qui enserrent la muqueuse chroniquement enflammée.

Il peut y avoir prédominance de productions végétantes ou bien, le plus souvent, desquamation de l'épithélium ; ou encore formation de craquelures, de crevasses, d'érosions, de fissures ; de là, les leucoplasies végétantes, desquamatives, exfoliatrices, érosives.

La leucoplasie peut affecter une forme atténuée ou fruste, que Brocq a appelée état préleucokératosique, qui débute parfois aux commissures labiales d'une façon tout-à-fait rudimentaire.

Généralement ces lésions n'occasionnent ni gêne, ni douleurs. Quelquefois elles provoquent ou bien une simple exagération de la sensibilité normale au contact des agents irritants (alcools, acides, tabac, etc.) ou bien des picotements, du prurit, une sensation de brûlure et des douleurs spontanées qui prennent parfois un caractère névralgique. L'alimentation devient pénible et n'est supportée que sous forme d'aliments liquides ou demi-solides. La langue est lourde, moins souple et moins mobile, épaisse et les malades se plaignent d'une sensation de sécheresse ligneuse. La parole devient maladroite et embarrassée ; la sécrétion salivaire, un peu exagérée au début, survient très abondante plus tard. On sait les différentes phases par lesquelles a passé la leucoplasie, considérée d'abord comme l'effet d'une simple brûlure chronique, puis comme une manifestation sur la muqueuse linguale de dermatoses connues, telles que l'ichthyose et le psoriasis ; ensuite dissociée en plusieurs espèces ou réduite à une seule entité morbide, sans que l'on ait réussi à faire la lumière sur la nature des lésions.

Le Congrès de Derm. et de Syph. de Paris, 1889, et le Congrès International de Médecine de Paris (7 Août 1900), exercèrent une heureuse influence sur l'état de la question. Perrin, auteur du très remarquable rapport sur la leucoplasie, apporta les éléments d'une discussion des plus intéressantes, dans laquelle A. Fournier, Gaucher, Barthélemy, Behrend, Pringle, Du Castel et Zambaco-Pacha furent au nombre des principaux orateurs. La question de la leucoplasie se précise, la clarté se fait peu à peu et les dermatologistes se séparent nettement en deux groupes: les uns admettent que la leucoplasie peut être dans certains cas absolument indépendante de la syphilis et se développer chez des sujets qui en sont indemnes; les autres soutiennent que toutes les leucoplasies ressortissent bien à la syphilis, comme étant de provenance syphilitique. M. le prof. Gaucher fut un des premiers à soutenir cette opinion et depuis il a peu à peu rallié à sa manière de voir un très grand nombre de dermatologistes et de syphilographes.

Mais que l'on considère la leucoplasie comme une ou comme formée d'espèces très distinctes, tout le monde reconnaît qu'elles présentent toutes ce caractère commun, bien qu'à des degrés différents, de tendre manifestement à la transformation épithéliomateuse. Pour quelques auteurs la leucoplasie crée une simple prédisposition à l'épithélioma et pour d'autres elle ne serait que le premier degré, un mode de début normal de l'épithéliomatose.

Deux chapitres dominent donc l'étude de la leucoplasie; tout d'abord les rapports de la leucoplasie buccale avec la syphilis, ensuite les rapports de la leucoplasie buccale avec l'épithélioma.

I. *Rapports de la leucoplasie buccale avec la syphilis*

L'étude des rapports de la leucoplasie buccale avec la syphilis a depuis longtemps fixé l'attention des cliniciens. Kaposi le premier a affirmé la nature syphilitique de toutes les leucoplasies, mais il n'a pas été suivi dans cette voie.

Le prof. A. Fournier a publié dans la *Gazette hebdomadaire de médecine et de chirurgie* (19 novembre 1900) une étude très documentée sur les relations de la leucoplasie buccale avec la syphilis et le cancer. «On peut dire, écrit-il dans cet article, que sinon exclusivement, tout au moins pour l'immense majorité des cas, la leucoplasie reste imputable à la syphilis et constitue une manifestation de syphilis. Ici encore les chiffres sont d'ordre tout-à-fait significatif. Ainsi sur un total de 324 cas de leucoplasie j'en ai observé 259 sur des sujets syphilitiques, contre 65 sur des sujets indemnes ou paraissant indemnes de syphilis. Ramenés au pourcentage pour une plus facile intelligence, ces chiffres témoignent que 80 fois p. 100 la leucoplasie sévit sur des sujets affectés de syphilis.

Voilà du moins ce qui ressort de mon observation personnelle. Si singulière qu'elle puisse paraître, cette prédilection de la leucoplasie pour le terrain syphilitique est d'une authenticité que je me crois autorisé à qualifier aujourd'hui d'indiscutable.

Le Dr. Barthélemy s'exprime ainsi :

Sur un nombre de 85 leucoplasiques, nous en avons compté 68 chez lesquels la syphilis a été diagnostiquée d'une façon avérée. La proportion à établir à ce point de vue peut encore être augmentée, en surajoutant à nos observations celles de 10 autres malades, femmes, du service de l'Infirmerie spéciale de St Lazare, que nous avons vues toutes syphilitiques et leucoplasiques, de ce fait, il y a donc évidence de rapports entre la syphilis et la leucoplasie.

Lacapère (*Archives générales de médecine*, 1905) a examiné 85 cas de leucoplasie. Parmi ces malades, 63 avouent la syphilis; les 22 autres qui n'avouent pas la syphilis se divisent en deux classes : celle des sujets qui ont méconnu leur syphilis et qui, cependant, présentent en même temps que leur leucoplasie des accidents syphilitiques non douteux, et celle des malades qui ne présentent pas, pour confirmer le diagnostic de leucoplasie syphilitique, une lésion en activité. Ces derniers sont au nombre de 14, tandis que 8 présentent des accidents non douteux. Ainsi donc sur 85 malades atteints de leucoplasie, Lacapère trouve 71 malades syphilitiques avoués ou confirmés. Quant aux autres, en interrogeant leurs antécédents, en étudiant leur peau ou leurs organes, on peut presque toujours constater des désordres qui évoquent dès l'abord l'idée de la syphilis.

«La leucoplasie est propre aux syphilitiques», disait le prof. Landouzy, et M. le prof. Gaucher va plus loin et dit que toute plaque de leucoplasie est en quelque sorte une preuve certaine de

---

(1) Coup d'œil sur les glossopathies, sur quelques-unes de leurs formes chroniques, notamment sur les langues blanches, par le Dr. T. Barthélemy (*Revue des maladies cancéreuses*, t. 2, Mars 1902).

l'existence de la vérole dans les antécédents du sujet qui la porte. Et en effet, une affection qui est d'origine syphilitique dans 90 à 99 p. 100 des cas est toujours syphilitique; car il y a sur la totalité des cas de syphilis une proportion qui n'est certainement pas inférieure à 10 ou 19 p. 100 de syphilis ignorées, surtout si l'on ajoute au nombre des syphilis ignorées acquises le chiffre des syphilis conceptionnelles et des syphilis héréditaires restées méconnues.

La leucoplasie offre avec la syphilis des rapports plus ou moins évidents; et suivant la division de M. le prof. Gaucher on peut les résumer de la façon suivante:

1.° Certaines leucoplasies évoluent en même temps que des accidents syphilitiques et succèdent *in situ* à des poussées successives de plaques muqueuses. En effet, la leucoplasie, loin d'être toujours un accident tardif de la période tertiaire, fait souvent son apparition dès le début de la syphilis, en pleine période secondaire, au bout de la première ou de la seconde année. Lacapère pense même que le début de la leucoplasie pendant la période secondaire constitue presque la règle. En effet, sur les 63 leucoplasiques atteints de syphilis avouée qu'il a examinés, 11, c'est-à-dire plus de 17 pour 100, étaient encore en pleine période secondaire. Il lui semble que la leucoplasie résulte presque toujours de la transformation des plaques muqueuses récidivantes.

2.° Certaines leucoplasies apparaissent à la période tertiaire chez des sujets qui ont eu des accidents syphilitiques dans la bouche, mais qui n'en présentent plus.

3.° Enfin il existe des leucoplasies qui surviennent chez des sujets indemnes ou plutôt se croyant indemnes de syphilis et qui n'en sont pas moins des leucoplasies parasyphilitiques. La syphilis, dans ces cas, est ignorée du malade, soit parce qu'elle a passé inaperçue, soit parce qu'elle est d'origine conceptionnelle, soit parce qu'elle est héréditaire.

La syphilis joue donc le rôle principal dans l'étiologie de la leucoplasie buccale; *sans syphilis, pas de leucoplasie*. Cependant, les causes d'irritations prolongées et habituelles de la muqueuse buccale (tabac, alcool, mauvaise dentition) ont une part importante dans la détermination de la leucoplasie buccale, mais une part tout-à-fait secondaire. Ainsi la leucoplasie apparaît souvent chez des femmes qui ne sont ni alcooliques, ni tabagiques et dont la dentition est en excellent état, la syphilis étant seule cause; chez des fumeurs extraordinaires et chez des buveurs endurcis on ne remarquera pas de leucoplasie, jusqu'au jour où, ayant contracté la syphilis, ils voient apparaître une forme intense de leucoplasie.

II — *Rapports de la leucoplasie buccale avec l'épithélioma*

Dans cette question des rapports de la leucoplasie avec l'épithélioma, deux grandes opinions se font également jour. Pour les uns l'épithélioma n'est qu'une coïncidence, un accident, une complication. Pour les autres il représente un stade évolutif ultime d'une lésion univoque. On tend actuellement à identifier histologiquement toutes les variétés de leucoplasie, à penser que toutes sont capables de donner naissance à un épithélioma, sans que toutefois cette terminaison soit fatale.

Or qu'est-ce que la leucoplasie au point de vue histologique?

On constate au-dessous des plaques de leucoplasie une sclérose de la zone papillaire et de la zone superficielle du derme, mais cette sclérose est secondaire. La lésion originelle est épithéliale et consiste dans la cutisation de la muqueuse, dans la kératinisation et même l'hyperkératinisation de l'épithélium lingual. Si on examine au microscope cet épithélium hyperkératinisé, on trouve une hypertrophie papillaire et une sclérose du chorion muqueux. C'est cette sclérose qui rapproche la leucoplasie de la glossite scléreuse superficielle. Mais ce que la leucoplasie possède en propre, c'est la kératinisation épithéliale et l'hypertrophie papillaire qui font de toute plaque de leucoplasie, ainsi que l'ont montré MM. Gaucher et Sergent [1], un papillome corné, papillome corné déjà suspect, car on trouve dans l'épithélium, au début de la lésion, des globes épidermiques.

Étant histologiquement un papillome corné, la leucoplasie est susceptible de subir la transformation cancéreuse, et la possibilité de cette transformation est d'autant plus grande que ce papillome, de par son siège même, est soumis à des irritations multiples et incessantes.

La leucoplasie est un appel actif à la complication épithéliomateuse; mais elle ne dégénère ni fatalement ni dans tous les cas. Il y a même des cas où elle guérit complètement, même après avoir duré des années. Ainsi Barthélemy, sur 83 cas de leucoplasie, suivis pendant longtemps, n'en a constaté que 8 ayant subi

---

[1] Anatomie pathologique, nature et traitement de la leucoplasie buccale, par MM. Gaucher et Sergent (*Arch. de Médecine expérim. et d'anatomie path.*, n° 4, juillet, 1900).

la dégénérescence épithéliomateuse. Et pourtant il a eu à traiter des leucoplasies anciennes, puisque 6 leucoplasies dataient de plus de 20 ans, 1 de 16 à 20 ans, 5 de 10 à 19 ans, 8 de 5 à 10 ans, 9 de 1 à 5 ans.

D'autre part, Fournier, sur un total de 324 observations, a vu la leucoplasie dégénérer en cancer 97 fois, ce qui donne une proportion totale d'environ 30 %.

Encore cette proportion n'est-elle forcément que très inférieure à la réalité des choses. Et cela pour une raison péremptoire, à savoir : que la dégénérescence cancéreuse qui succède à la leucoplasie ne lui succède guère que dans un âge plus ou moins avancé (à savoir de 50 à 60 ans comme maximum usuel de fréquence, tandis que la leucoplasie se montre très souvent d'une façon bien autrement précoce, par exemple dès la 30me année. D'où il suit, comme conséquence de rigueur, que nombre de sujets qui figurent comme indemnes de cancer dans la statistique présentée ont dû nécessairement aboutir au cancer dans un stade ultérieur.

Pour Perrin, la fréquence de l'épithélioma à la suite de l'état leucoplasique est de 29 pour 100; pour d'autres elle est même de 50 %.

Un fait certain c'est que toute plaque de leucoplasie, de par la structure même, constitue une prédisposition à l'épithélioma.

Et de ceci nous observons des exemples en dehors même de la langue.

Nous avons pris dans le service de M. le prof. Gaucher l'observation d'un malade, âgé de 64 ans, atteint de leucoplasie de la lèvre inférieure et en même temps de leucoplasie de la verge. En interrogeant le malade, on ne trouve aucun antécédent syphilitique connu.

Depuis une trentaine d'années, il a remarqué le début de cette leucoplasie buccale, attribuée au cigare et depuis, à peu près la même époque, de la leucoplasie de la verge. Cette leucoplasie siège au niveau du sillon balano-préputial et sous forme d'une plaque blanchâtre nacrée, à bords nettement limités sur la partie gauche du gland. Autour de la leucoplasie, la muqueuse du gland et du prépuce est irritée, rouge et vernissée.

Le malade est soumis aux injections de benzoate de mercure et la leucoplasie de la verge est traitée par les rayons X. Après quelques séances de radiothérapie, la leucoplasie de la verge s'enlève petit à petit par lambeaux, sous l'influence des traitements un peu énergiques, et finit même par disparaître complètement, laissant à nu une surface légèrement érosive.

Mais le malade se met bientôt à maigrir et il meurt après d'un cancer de l'estomac.

Nous rapprocherons de la leucoplasie une autre affection, le *Kraurosis vulvæ*; lié à la syphilis par des rapports étiologiques étroits, le kraurosis vulvæ aboutit lui aussi fréquemment à l'épi-

thélioma. D'après les recherches du prof. Gaucher, cette conception
de l'origine syphilitique du kraurosis vulvæ s'appuie sur des faits
cliniques, anatomiques et thérapeutiques.

Dans les observations publiées, on signale dans les antécédents quelquefois la syphilis; d'autres observations sont à ce
sujet très incomplètes et il n'est pas certain qu'elle n'existait
pas.

La coexistence constante de la leucoplasie vulvaire avait déjà
frappé Pilliet et Perrin qui ont dit que le kraurosis et la leucoplasie n'étaient que les deux degrés d'une même affection, et les
faits histologiques consécutifs ont confirmé cette manière de voir.

Les lésions du kraurosis vulvæ sont des lésions *dermo-épi-
théliales*, comme dans la leucoplasie.

Mais, dans la leucoplasie, la lésion est surtout épithéliale;
l'hyperkératinisation est la règle et le fait important.

Dans le kraurosis vulvæ, la lésion est surtout dermique,
comme l'avait fait remarquer Breisky lui-même, et elle aboutit à
la sclérose du derme avec destruction par étouffement de parties
différenciées.

Le traitement spécifique n'a jamais été employé d'une façon systématique. Il est possible qu'il soit sans action sur les lésions constituées, mais il est certain que chez une malade du prof.
Gaucher l'affection, qui s'était établie très rapidement, n'a pas
prospéré, elle s'est même améliorée sous l'influence du traitement.

Et si l'on songe à la possibilité, qui n'est pas rare, de transformation épithéliale, on comprendra l'importance qu'il y a de soumettre toujours les malades au traitement mercuriel, qui n'offre
aucun danger pour eux et permettra souvent de vérifier au moins
par l'arrêt d'évolution l'origine syphilitique de cette affection.

Après avoir ainsi montré les rapports qui unissent la leucoplasie d'une part à la syphilis et d'autre part à l'épithélioma, nous
pouvons considérer la leucoplasie comme un véritable trait-d'union
entre la syphilis et le cancer. Sous l'influence de la syphilis, la
muqueuse buccale réagit aux différentes causes d'irritation dans
le plan de la leucoplasie; la leucoplasie apparaît d'autant plus facilement que cette muqueuse est soumise à des causes d'irritation incessantes, parmi lesquelles le tabac, l'alcool, la carie dentaire, les
appareils prothétiques occupent le premier rang; une fois constituée, la leucoplasie crée une menace de cancer et cette évolution
est d'autant plus à craindre que ces mêmes causes d'irritation

continuent de s'exercer. De la pathogénie de la leucoplasie découle son traitement qui devra être prophylactique d'abord, étiologique ensuite.

Traitement

1.º PROPHYLACTIQUE. — Tout malade syphilitique doit se soumettre à une hygiène prophylactique spéciale, pour éviter autant que possible le développement de la leucoplasie. Il devra s'abstenir complètement de fumer, supprimer les alcools, les liqueurs fortes et les mets par trop épicés.

Il évitera toutes les causes d'irritation de la muqueuse buccale, veillera avec le plus grand soin au bon état de ses dents et des appareils prothétiques qui pourraient lui être nécessaires et prendra des soins d'hygiène méticuleux et répétés: lavages de la bouche après le repas, avec des solutions alcalines de préférence ou très faiblement antiseptiques.

2.º CURATIF. — La leucoplasie une fois constituée, il faut sans tarder l'attaquer et d'une façon rigoureuse. Et c'est dès l'apparition des premiers placards, qu'il faut faire un traitement rigoureux, et cela pour deux raisons; d'abord, parce qu'à ce premier stade, la leucoplasie est guérissable et ensuite parce que toute leucoplasie étant un épithélioma en puissance, on ne peut jamais dire qu'elle ne subira pas, dans un temps plus ou moins éloigné, la dégénérescence cancéreuse. Et il faut faire comprendre au malade toutes les conséquences fâcheuses que peut entraîner cette petite plaque blanche qui jamais ne l'inquiète, ne le fait pas souffrir, pour le décider à se soigner dès le début.

Le traitement général. — Le traitement mercuriel est le seul traitement rationnel de la leucoplasie, puisque nous admettons toujours son origine syphilitique.

Il faut instituer le traitement *dès le début* de l'apparition de la leucoplasie et *d'une façon très intense* et le continuer *pendant longtemps*. On administrera le mercure sous forme d'injections, soit solubles soit insolubles, et nous préférons les injections de sels insolubles, puisque le traitement doit être prolongé pendant deux ou trois ans et quelquefois même davantage. On fera soit des injections d'huile grise, soit des injections de calomel, par séries de six, en laissant un mois d'intervalle seulement entre chaque série, et en continuant le temps nécessaire. L'emploi de l'iodure de potassium est inutile et quelquefois même nuisible. Traitée ainsi énergiquement dès le début, la leucoplasie guérira parfaitement.

Si la leucoplasie est déjà ancienne et très étendue, elle sera sinon guérie complètement, du moins très améliorée, et dans tous les cas, on évitera peut-être par ce traitement la dégénérescence épithéliomateuse qui aurait pu se produire.

Autrefois, en présence d'une leucoplasie, le médecin s'abstenait de tout traitement actif; il recommandait au malade des gargarismes, des attouchements quotidiens avec différents topiques ou caustiques et ordonnait quelquefois des pilules ou du sirop de Gibert. Depuis un certain nombre d'années, les syphiligraphes ont institué, à côté de ce traitement local purement adjuvant, le traitement spécifique à l'aide des injections mercurielles, mais ce traitement souvent n'a pas été suffisant ni d'une longue durée. Après une ou deux séries, en l'absence de changement notable, médecin et malade se lassaient. Depuis que le mercure a été administré longtemps et à doses suffisantes, on a commencé à noter non seulement des améliorations, mais aussi des guérisons. Mr. Barthélemy, déjà en 1900, dans les «Recherches sur les langues blanches», publie 11 cas de leucoplasies traités par des injections d'huile grise, dans lesquels il a obtenu 10 fois des améliorations des lésions leucoplasiques.

«Le traitement spécifique par les injections de calomel ou d'huile grise, dit-il, peut guérir complètement. La plupart du temps il enraie, arrête le développement de l'affection qu'il immobilise et dont il rend la dégénérescence moins fréquente.»

En 1902, Mr. Barthélemy présente à la Société de Dermatologie les moulages de deux malades, dont la première était une leucoplasie développée sur une glossite secondo-tertiaire d'origine syphilitique. L'affection durait depuis plus de 2 ans et la syphilis depuis 18 ans. Le traitement mercuriel, sous forme de piqûres d'huile grise, est institué et la malade a guéri au bout de 3 séries de 6 injections mercurielles.

La deuxième appartient à une femme de 40 ans, grande fumeuse et buveuse. Elle avoue avoir eu la syphilis 11 ans auparavant; quoique plus difficile à guérir que la première, les lésions ont complètement disparu par un traitement mercuriel intensif.

Mr. le prof. Gaucher, lui aussi, possède de nombreux cas d'amélioration et même de guérison de leucoplasie.

Nous-mêmes, nous pouvons rapporter trois cas de leucoplasie, très ancienne et très étendue, qui ont guéri après respectivement 1 an, 1 an ½ et 2 ½ de traitement.

« Le premier malade, âgé de 50 ans, a eu la syphilis à 22 ans. Il y a 10 ans, il a vu apparaître le premier placard de leucoplasie ; actuellement la face supérieure de la langue est couverte d'îlots blanchâtres, alternant avec des fissures douloureuses, surtout sur la ligne médiane. Le malade avait essayé à plusieurs reprises soit des pilules, soit de l'iodure ; mais il ne supportait aucune des deux médications. Nous commençons les injections d'huile grise et au bout de 3 séries d'injections la langue était déjà améliorée, beaucoup plus souple ; les placards leucoplasiques ont presque disparu au bout d'un an et la langue est de nouveau repapillée. 1 an ½ après le début du traitement, la leucoplasie est complètement guérie.

Le deuxième malade, âgé de 42 ans, a eu la syphilis à l'âge de 18 ans. Il présente depuis 4 ou 5 ans un voile leucoplasique qui engaîne toute la face dorsale et les bords latéraux de la langue. Il n'a jamais suivi aucun traitement mercuriel ; nous le soumettons aux injections d'huile grise et après 2 ans de traitement, c'est-à-dire après 10 séries d'injections, il ne présente plus trace de leucoplasie.

Le troisième malade, âgé de 52 ans, a eu la syphilis à l'âge de 30 ans. Il est très grand fumeur et grand buveur ; 16 mois après le chancre, il présente un placard leucoplasique nacré, triangulaire, aux deux commissures labiales. Le traitement est alors institué d'une façon suivie et énergique, toujours avec des injections d'huile grise et au bout de 2 ans ½ ces deux plaques leucoplasiques considérables ont complètement disparu, quoique le malade fume encore de temps en temps.

Et ce sont là des cas de leucoplasie déjà très invétérée et sur lesquels le traitement a difficilement prise, comme d'ailleurs dans toutes les scléroses anciennes.

Mais le traitement serait efficace *dans tous les cas*, si on pouvait l'administrer dès le début d'une façon suffisamment intense et prolongée, au moment où le malade ne présente encore que le placard initial, dit plaque des fumeurs.

Le traitement sera uniquement mercuriel, et le mercure donné en injections intra-musculaires ; nous recommandons tout particulièrement les injections d'huile grise, car elles ont une action thérapeutique des plus rapides, ne causent ni douleurs, ni indurations et ne nécessitent pour le malade qu'une visite par semaine, ce qui est un point des plus importants à considérer quand il s'agit d'un traitement qui peut durer non pas des mois, mais des années.

Le traitement local consistera d'abord en soins hygiéniques de la bouche ; lavages fréquents avec des solutions alcalines ; suppression complète du tabac, de toutes les boissons alcooliques et des aliments épicés ; la dentition devra être entretenue avec le soin le plus méticuleux.

On fera des attouchements quotidiens des plaques avec une solution aqueuse de bichromate de potasse au 1/50° (Watraszewski). Suivant le conseil du prof. Gaucher il faut traiter la leucoplasie et non pas l'irriter; la plaque sera donc badigeonnée et non pas frictionnée avec un tampon d'ouate hydrophile imbibée de la solution précédente. On peut aussi faire des attouchements avec une solution d'acide chromique au 1/50e ou même avec la solution officinale.

On prescrira des collutoires ou des gargarismes avec de l'eau oxygénée médicinale à 12 volumes neutralisée et boriquée, coupée de 3 ou 4 parties d'eau.

Plusieurs eaux minérales pourraient aussi être utilisées à ce point de vue, les eaux alcalines faibles et les eaux arsénicales; les eaux de St. Christan, déjà recommandées par Bazin dans le traitement du psoriasis buccal, et bien étudiées par Bénard dans le traitement des leucokératoses, paraissent exercer une action favorable sur les tissus leucoplasiés, peut-être par la quantité infime de cuivre qu'elles contiennent, peut-être aussi parce qu'elles sont dénuées de toute action irritante; elles sont employées soit en bains de bouche, soit en pulvérisations.

Rosenberg a vanté le baume du Pérou, qu'on emploie en frictions quotidiennes faites avec le doigt imprégné d'une petite quantité d'huile. Besnier recommande l'huile de cade vraie et pure ou l'huile de bouleau.

Schwimmer fait des attouchements des plaques avec une solution alcoolique d'acide salicylique au $1/10$e, tous les 3 ou 4 jours. Il emploie aussi dans le cas où la leucoplasie est douloureuse, une solution de papaïotine à 5 pour 100 dans un mélange à parties égales d'eau distillée et de glycérine.

Tous les traitements irritants doivent être employés avec la plus grande réserve; la médication locale doit être avant tout inoffensive.

On peut encore essayer, mais avec les plus grandes précautions et en ayant bien soin de limiter son action, le nitrate acide de mercure.

Contre les complications fissuraires, érosives et ulcératives, les caustiques, souvent dangereux et inutiles lorsqu'on les emploie contre les placards eux-mêmes, peuvent rendre de grands services, maniés avec prudence.

Quand la leucoplasie s'accompagne de saillies papillomateuses, il faut les détruire au galvanocautère. Dans l'intervalle des cautérisations, le malade continuera les gargarismes et les attouchements au bichromate.

Perrin a même érigé en méthode de traitement de la leucoplasie grave ou suspecte la décortication de la muqueuse avec le thermo-cautère.

Quand la leucoplasie montre des signes de dégénérescence cancéreuse, elle échappe alors complètement à l'action du médecin pour rentrer dans le domaine de la chirurgie.

L'intervention chirurgicale sera d'autant plus indiquée que la plaque sera plus petite et plus facile à détruire. Le raclage combiné avec l'application des caustiques donne quelquefois de bons résultats.

On a essayé ces 2 ou 3 dernières années de traiter la leucoplasie et le cancer par les rayons X. M. Bissérié a publié au Congrès français de médecine (Paris 1904) les résultats qu'il a obtenus.

Sur 10 cancers de la langue traités, il a obtenu une guérison et 1 amélioration, et sur 4 cas de leucoplasies traités, 3 guérisons et 1 amélioration.

Cette année même (6 avril 1905), Monsieur Bissérié a rapporté à la Société de dermatologie une nouvelle statistique; sur 17 épithéliomas de la langue traités, il y a 3 guérisons et 2 cas en voie de guérison, chez des malades non opérés; 1 récidive après 6 mois et 11 insuccès chez des malades d'ailleurs déjà opérés.

Quant aux cas de guérison, sont-ils définitivement guéris? C'est ce qu'il nous est impossible d'affirmer, la suite seule nous l'apprendra, comme le reconnaît M. Bissérié lui-même; il est toujours permis de dire que l'évolution de la maladie a subi un temps d'arrêt et semble tout au moins enrayée.

Conclusions

I — La leucoplasie est une affection d'origine syphilitique. Sans syphilis pas de leucoplasie.

II — Non traitée, la leucoplasie peut rester stationnaire ou subir une aggravation procédant tantôt d'une façon presque insensible, tantôt par poussées successives, et aboutir à une transformation épithéliomateuse.

III — Traitée dès le début, énergiquement et longtemps, par la méthode des injections mercurielles, la leucoplasie peut guérir complètement, ou du moins être considérablement améliorée et n'arriver jamais à la dégénérescence cancéreuse.

THÈME : **SYPHILIS CONCEPTIONNELLE**

(Syphilis tertiaire de l'utérus)

Par M. le Dr. BARTHÉLÉMY (Paris)

DIVISION DU SUJET ET BIBLIOGRAPHIE SPÉCIALE

L'étude de la syphilis utérine, et surtout la syphilis utérine tertiaire, fait partie du groupe de la syphilis tertiaire des organes génitaux internes de la femme. Un certain nombre de publications ont déjà été publiées à ce sujet qui ne comprend ni la syphilis du vagin, ni celle du placenta, ni celle du bassin. Pour ce travail limité à la syphilis utérine tertiaire ou tardive nous avons mis à contribution les travaux suivants.

(1) A. Fournier — Leçons de Louraine. Syphilis tertiaire des organes génitaux de la femme, Paris 1877.

(2) T. Barthélémy — Syphilis tertiaire, acquise ou héréditaire, des organes génitaux utérines de la femme, Paris, 1900, 50 pages.

(3) Contribution à la connaissance de la syphilis utérine tardive par Teodoro Morisani, Estr. de l'Archivio di Ostetric. e Ginecol. An VIII N° 1, Naples, 1901.

(4) L. Queirel — Hémorrhagie utérine d'origine syphilitique, angiosclérose probable (Soc. méd. IX° Arrondt, Paris, 1901) — Un nouveau cas de métrorrhagie d'origine syphilitique (Id. 1903).

(5) M.* Robineau du Barret — Obs. de Syphilis de l'utérus (Congrès gynécolog. de Rouen, 1901).

(6) O. Franceschini — Ménorrhagie et métrorrhagies d'origine syphilitique (Clinica ostetrica, Anno VII, fascicul. II & III, Venise et Rome, 1905).

Idem, in journal la Syphilis, lettre sur la syphilis utérine, Paris, Juillet 1905.

(7) Edmond Fournier — Th. de Paris 1897 (Syphilis héréditaire et malformations utérines et autres.

(8) La famille syphilitique et sa descendance par Benjamin Tarnowsky de St Pétersbourg, Paris, 1904.

(9) De l'artérite syphilitique, 165 pages, Danier. Roell, Paris 1901.

Cette étude comprendra deux parties, celle de la syphilis du col et celle de la syphilis du corps utérin.

1. — Syphilis tertiaire du col utérin

Les formes ulcéreuses et gommeuses sont connues depuis longtemps. Il est peu de médecins qui ne possèdent des moulages, comme au musée de l'Hôpital St-Louis à Paris ou bien des photographies aquarellées ou non, qui représentent des ulcérations hémicerclées ayant tous les caractères des ulcérations et des gommes syphilitiques siégeant en d'autres régions. Elles se reconnaissent au spéculum au premier coup d'œil et ne présentent rien de spécial ni comme traitement, ni comme évolution. Nous ne ferons que les signaler ici, nous réservant d'insister sur une forme plus intéressante parce qu'elle est moins connue; nous voulons parler de la forme *scléreuse* qui est moins rare qu'on ne le croit. Beaucoup de cas échappent à la constatation parce qu'ils sont indolents; parce qu'ils ne sont pas toujours accompagnés d'autres manifestations objectives caractéristiques; parce qu'on ne remarque que les faits où la lésion est, sinon généralisée, du moins fort développée. La sclérose est partielle ou totale, primitive ou consécutive à une ulcération qui peut être elle-même, soit primitive soit secondaire, soit tertiaire. Elle est superficielle ou parenchymateuse. Dans le cas où la lésion est complète, le col est considérablement hypertrophié, en masse, et d'une façon régulière. Il reste lisse, mais dur et d'une coloration non plus rouge ou rosée, mais grisâtre, bleuâtre, ardoisée. La dureté est élastique, sans cicatrice, sans néo-vascularisation. Il n'y a pas facilement de perte de sang. Il y a parfois une telle disproportion entre le volume resté normal du corps utérin et l'énorme développement du col que l'on ne peut pas ne pas remarquer cette anormale disposition.

La plupart du temps, on n'observe pas le début de la lésion; on n'assiste pas non plus à son évolution; on constate seulement la lésion effectuée.

Si on vient, à cause des antécédents ou bien à cause d'autres manifestations caractéristiques concomitantes, à soupçonner la nature syphilitique de la lésion, si on administre le traitement mercuriel et iodique simultané, on observe au bout d'un temps plus ou moins long la disparition graduelle de l'hypertrophie, de la dureté, de la pesanteur et on voit le col reprendre à peu près ses dimensions et son élasticité normales ainsi que la coloration rosée normale.

C'est donc presque toujours le hasard qui a fait découvrir la nature syphilitique de pareilles lésions. C'est presque toujours le hasard qui fait qu'on la diagnostique sur la malade. Ce n'est pas d'emblée qu'on songe à la syphilis; on a beau être prévenu, on ne croit jamais que la syphilis est cause de l'affection utérine en face de laquelle on se trouve. On croit d'abord à la simple hypertrophie inflammatoire, puis à une subinvolution post-puerpérale, enfin à un utérus fibromateux. On a éliminé d'emblée le col allongé, hypertrophié, conique par la malformation naturelle de l'organe. On a éliminé la sclérose du col décrite chez les arthritiques par Richelot [1] et aussi la forme signalée par Doléris et survenue à la suite du chancre syphilitique du col. Ce n'est que plus tard, par élimination et jamais d'emblée, nous le répétons à dessein, que l'idée vient à l'observateur qu'il se trouve en face d'une manifestation exclusive de la syphilis sur le parenchyme utérin du col, insidieusement développée, sans perte et sans douleur, comme c'est d'ailleurs la règle pour le début de toutes les manifestations morbides localisées à cet organe, qu'il s'agisse de la syphilis, du cancer ou de lésions d'origine plus banale.

La localisation a donc une grande importance, non seulement pour le développement des affections, mais encore pour le diagnostic de leur nature. Si la sclérose, le sclérème, l'hypertrophie, le icontiasis s'étaient développés sur une region où il n'est pas rare de la constater et où l'esprit est depuis longtemps accoutumé à en rapporter la cause à la syphilis, il n'y aurait pas d'hésitation. Par exemple, à la vulve, aux grandes lèvres, aux régions ano-rectales, on ne prononcera même plus ce mot d'esthiomène, qui englobait jadis tous les diagnostics indécis, et qui tombe heureusement en désuétude, mais on dira sans tarder syphilome vulvaire; on ne le dira pas d'emblée, s'il s'agit de l'utérus. Jusqu'à nouvel ordre, ou plutôt jusqu'à notions nouvelles, ces conditions doivent être inscrites en tête de tout chapitre sur le diagnostic de la syphilis de l'utérus, col ou corps; car si les manifestations syphilitiques y sont relativement exceptionnelles, l'erreur de diagnostic est d'abord la règle. Il faut donc bien se rappeler que la syphilis utérine existe en réalité, rare sans doute, mais plus fréquente qu'on ne le pense généralement; on doit notamment ne pas oublier l'influence de *l'hérédo-syphilis*. Par contre, il y a lieu de se souvenir que le cancer primitif existe aussi au vagin et pas seulement à l'utérus. Le Dr. Wrede a pu relever 28 exemples de cancer primitif du vagin et il en a publié un nouveau cas en 1903 avec autopsie et examen histologique. Ce fait concerne une fillette qui n'avait pas tout à fait deux ans, lorsqu'on s'aperçut de l'existence de la tumeur. L'enfant succomba environ un an plus tard, après avoir subi plusieurs opérations suivies de récidives. La tumeur était un sarcome (Festschrift für Orthe) (Revue internat. de clin.

---

[1] G. Richelot : Chirurgie de l'utérus, du vagin et de la vulve. p. 88 & s. Doin, Paris, 1900.

et thérap. p. 252, 1903). Le traitement antisyphilitique doit toujours
être tenté dans ces cas, comme dans tous les cas graves douteux.

S'il s'agit d'un cancer, le mercure n'aggravera pas une situation déjà aussi grave que possible; s'il ne s'agit pas de cancer, le mercure pourra guérir avec une rapidité inattendue et à l'exclusion de tout autre moyen.

II — Syphilis tertiaire du corps utérin

DESCRIPTION ET SYMPTOMATOLOGIE

Les lésions du vagin et du col sont directement accessibles par le spéculum et par le toucher. Il n'en est plus de même ici. Elles n'en sont que plus souvent encore méconnues; elles existent néanmoins, comme le démontre l'épreuve thérapeutique; n'en est-il pas de même parfois aussi pour les syphilides d'autres régions, d'autres organes, indépendamment même de ce qu'on qualifie de muqueuses profondes, comme l'estomac, l'intestin, etc. D'abord la continuité des lésions syphilitiques du col au corps a été constatée, surtout pour la forme scléreuse. Toutefois un certain nombre de faits conduisent à penser qu'il n'y a pas lieu de douter de l'existence des syphilides tertiaires du corps utérin et qu'il faut les diviser en:

1° *Syphilides utéro-gommeuses.*

2° *Syphilides scléreuses.*

Quelques cas ont été décrits végétants et papillomateux à l'instar des productions cancéreuses, mais n'en étant pas et ne saignant pas au simple toucher comme elles (Fournier), mais étant comme elles, fongueuses, fétides, bien que curables. Toutefois si le traitement spécifique n'intervient pas, des pertes ou la cachexie graduelle peuvent finir par enlever le malade.

1° *Syphilides ulcéreuses et gommeuses du corps utérin* (*Syphilis acquise ou syphilis héréditaire*)

On leur distingue deux formes: celle des *infiltrations gommeuses* et celle des *gommes* proprement dites, isolées, disséminées ou groupées.

A. *Infiltration gommeuse.* — Le cas rapporté par Velpeau et Montanier peut être pris pour type: «Une femme de cinquante ans, à antécédents syphilitiques peu douteux, souffrait de vives douleurs abdominales s'accompagnant d'un écoulement jaune verdâtre assez abondant. Elle présentait de plus un état cachectique très accusé, pâleur, teint jaunâtre, inappétence, insomnie, amaigrissement, affaiblissement, troubles nerveux, etc. La palpation de l'abdomen donnait la sensation d'une tumeur arrondie, dure, remontant au moins à trois travers de doigt au-dessus du pubis. Cette masse était plutôt dure que molle, un peu bosselée; elle était libre dans le vagin, comprimant à la fois le rectum et la vessie. Il n'y avait d'ulcération en aucun point. On cherchait vainement le col, on ne trouvait qu'une masse sans forme déterminée avec un léger hiatus que le toucher et le spéculum indiquaient comme l'orifice du col.

«Ces divers symptômes et la cachexie profonde de la malade avaient fait penser à un cancer utérin survenant à l'époque de la ménopause. Après avoir discuté toutes les autres hypothèses diagnostiques, Velpeau et Montanier se rattachèrent en fin de compte à la supposition bien précaire d'une tumeur syphilitique de l'utérus. Le traitement spécifique (sublimé et iodure de potassium simultanément) fut institué et produisit les plus merveilleux résultats. D'une part il modifia rapidement l'état général de la façon la plus avantageuse; d'autre part, il améliora parallèlement la lésion locale. Dans l'espace d'un mois, la tumeur utérine diminua de plus de moitié et le col redevint facilement perméable, les douleurs se calmèrent, l'écoulement se tarit. Deux mois plus tard, la tumeur avait complètement disparu; l'utérus avait repris son aspect normal et sa consistance ordinaire. La santé était devenue excellente; en un mot, la malade était absolument guérie.»

La symptomatologie découle de ce fait observé d'une manière précise: Début insidieux, indolent, douleurs n'apparaissant que quand la tumeur est déjà volumineuse, de même que les écoulements. État général déprimé au fur et à mesure de l'augmentation du néoplasme. On pense d'abord au cancer, au fibrome et à toute la pathologie utérine, on n'arrive au diagnostic de syphilis qu'à la fin, par exclusion, par élimination, à cause des antécédents et de la conduite de la malade, et on conseille le traitement spécifique pour ainsi dire par acquit de conscience. Dès lors, l'amélioration est rapide, et la guérison, au point de vue local comme au point de vue général, s'obtient, dans un cas qui semblait devoir fatalement se terminer par la mort dans l'espace de quelques mois.

Telle est l'infiltration spécifique, l'infiltration gommeuse du col

et du corps de l'utérus, pouvant aboutir à l'ulcération, aux fongosités, aux suintements fétides, aux écoulements fréquents, conti-
nuels, abondants et à la cachexie mortelle.

B. *Forme gommeuse.* — Des tumeurs gommeuses de l'utérus
ont été observées par Athanasiou, auteur cité par Feulard (Des
gommes syphilitiques, prix Daudet, Ac. de Méd. 1888, III.e partie,
p. 554 du manuscrit). Lebert: «Après incision, on rencontre dans le
parenchyme utérin, plusieurs petites tumeurs de la même couleur
jaunâtre et composées des mêmes éléments que les gommes du
cœur. En même temps, les deux ovaires, plus volumineux qu'à
l'état normal, renferment dans leur épaisseur plusieurs petites tumeurs blanchâtres dont le volume varie de celui d'une lentille à
celui d'un haricot, isolées ou confluentes. Le tissu ovarique tout
autour est dur, rouge, assez vascularisé…»

Morgan (1871) publie l'autopsie d'une femme de 32 ans, ayant
succombé à une cachexie profonde, à laquelle n'était pas étrangère
une syphilis déjà ancienne et non traitée (gommes de l'arrière-
gorge, lésion tertiaire du rein droit où l'on trouve une gomme du
volume d'une petite fève).

Lésions de même nature dans l'utérus: «Le fond de l'utérus
contenait aussi une petite tumeur bien circonscrite, ferme et résistante, ayant tous les caractères d'une gomme».

A. Fournier (loc. cit., p. 28) signale plusieurs faits de tumeurs
utérines, prises d'abord pour des fibromes, qui ont été atténuées
avec une rapidité significative par les frictions d'onguent napolitain et par l'ingestion quotidienne de 4 à 6 gr. d'iodure de potassium.

On sait que la gomme crue se rapproche cliniquement de
toutes les tumeurs solides. Les faits précédents sont une preuve
de plus que, s'il ne faut pas toujours parler de la syphilis, du moins
il faut toujours y penser, quitte à l'éliminer après réflexion et surtout après traitement. Ils montrent aussi que les *syphilides gommeuses de l'utérus* se produisent dans des cas de syphilis très ancienne, n'ayant pas été mercuriellement combattue, ou pas suffisamment, et ayant déterminé sinon de la cachexie, du moins
une profonde infection et une notable dépression dans l'état
général.

Cliniquement, la symptomatologie ne peut être déterminée
que par l'examen direct (toucher, palpation, spéculum); par les
antécédents et par les accidents concomitants; enfin la nature du

mal doit être démontrée par l'épreuve thérapeutique dont l'action est relativement assez rapide et peut être déterminée dans l'espace de six mois au plus.

Il a été donné d'examiner de tels utérus, soit à l'autopsie, soit après extirpation chirurgicale. A l'incision, on a trouvé sous un péritoine épaissi par des adhérences, mais plus souvent dans l'épaisseur même du parenchyme utérin et surtout vers la cavité et la muqueuse intra-utérines, des tumeurs dures, non arrondies, isolées ou groupées ou fusionnées, n'étant pas des cancers, des tuberculomes, ni des fibromes, ni des tumeurs inflammatoires circonscrites et ne pouvant être que des gommes syphilitiques. Ces tumeurs sont ovalaires, en forme de grosses amandes, formées d'une épaisse couche fibreuse à feuillets concentriques très serrés et donnant à l'extérieur des prolongements fibreux qui se ramifient plus ou moins loin, tout comme les tumeurs scléro-gommeuses qu'on trouve parfois dans l'épaisseur de certains muscles de la cuisse, notamment, et qu'il a fallu extirper chirurgicalement avant de trouver efficace le traitement spécifique s'opposant à toute récidive.

A l'intérieur, qui d'ailleurs est cloisonné par des bandes fibreuses multiples et entrecroisées sans ordre, se trouve une sorte d'amas jaunâtre ayant la consistance de la poix. Ces tumeurs semblent être bien plutôt des vestiges de néoplasmes scléro-gommeux que des fibromes dégénérés sous la dénomination desquels ils sont presque toujours désignés et considérés comme contenant seulement les traces de très anciennes hémorrhagies, ce qui d'ailleurs peut arriver aussi dans l'épaisseur des syphilomes. Les autopsies ou les examens après excision sont certainement rares; il serait bien à souhaiter qu'un fait de cette nature tombât sous les yeux d'un observateur capable de soumettre ces produits morbides au contrôle des laboratoires modernes et d'en fixer indubitablement la nature. Force nous est en attendant d'accepter les descriptions déjà anciennes. Mais aujourd'hui que les gommes du cœur et du muscle cardiaque sont histologiquement démontrées (Congrès de Berlin, 1904) on aurait mauvaise grâce à continuer de nier systématiquement les syphilomes du muscle utérin. Ces lésions sont de volume très différent, allant de la grosseur du noyau de cerise à celle d'un œuf de pigeon et existant en deux ou trois groupes de trois ou quatre lésions chacune. On n'y a jamais trouvé d'éléments tuberculeux et bacillaires, et comme ce sont au contraire les antécédents de syphilis ou de parasyphilis conceptionnelle ou

encore d'hérédo-syphilis qu'on rencontre le plus ordinairement en
pareil cas, il n'est pas déraisonnable de penser que ces lésions
dérivent de la syphilis plutôt que d'une autre cause. Morisani,
Ozenne, etc... ont signalé la fréquence dans ces cas de l'angiosclérose caractéristique et notamment de l'endopériartérite tertiaire.

D'autre part, jamais, jusqu'à présent du moins, le diagnostic
n'a pu être porté d'emblée et formellement du vivant de la malade; jamais l'épreuve thérapeutique intensive n'a été tentée de
parti pris avant tout autre moyen; jamais encore la preuve clinique et thérapeutique n'a été irréfutablement et directement fournie.
On a toujours pu prétendre qu'on avait guéri autre chose pendant
qu'on administrait les médicaments anti-syphilitiques. D'autres fois,
à l'autopsie, on a pu constater des lésions qui n'avaient pas été
combattues par le traitement spécifique et qui se présentèrent
sous un aspect absolument comparable à celui des indurations
scléro-gommeuses profondes ayant formé parfois abcès ou fistules,
tout comme celles par exemple que Le Dentu a décrites, après
extirpation opératoire, dans l'épaisseur des muscles de la cuisse.

Les gommes utérines sont généralement moins volumineuses,
moins dures, plus nombreuses et plus groupées que les fibromes.
Du reste, des cas se sont présentés où la lésion gommeuse coexistait
avec le fibrome, ce dernier s'étant développé à l'occasion de l'altération cellulaire et parenchymateuse qui avait pu résulter d'avortements répétés dus à la syphilis. Hâtons-nous d'ajouter que cette
pathogénie ne peut être applicable à tous les cas de fibromes,
ceux-ci se développant souvent chez des filles vierges et tout à
fait indemnes de syphilis acquise ou héréditaire ou conceptionnelle,
indemnes de tout puerpérisme et aussi de blennorrhagie comme
j'ai pu le constater, mais ayant des muqueuses malpropres, mal
tenues et infectées depuis longtemps.

C. *Forme végétante et papillomateuse.* La forme végétante et
papillomateuse, variété de syphilis tertiaire, a été signalée à l'utérus comme au vagin, comme au voile du palais (Fournier, loc. cit.
p. 81) Elle est cliniquement très rare; il y a lieu toutefois d'admettre
l'existence de cette variété d'endométrite tertiaire justiciable du
curettage préparant l'efficacité du traitement spécifique, absolument
comme il est nécessaire de racler ou de galvano-cautériser certains
syphilomes végétants et scléreux du derme avant et afin de rendre
possible la curabilité par le traitement spécifique.

D. *Forme ulcéreuse fongueuse*. Nous arrivons maintenant à une catégorie d'endométrites fongueuses chroniques susceptibles de subir des exaspérations, donnant des douleurs, de la sérosité, du mucus, du sang et du pus et qui, sans être cancéreuses, récidivent après les curettages les plus soigneusement exécutés. On ne peut s'empêcher de les comparer à ce que donneraient des lésions ulcéreuses tertiaires de la muqueuse intra-utérine. Les récidives après raclage, l'absence de toute généralisation militent plus en faveur de la syphilis qu'en faveur de ces épithéliomas bénins parmi lesquels on les classe habituellement. Il semble bien que la syphilis tertiaire doit réclamer un certain nombre de ces cas affectant la forme de syphilide tertiaire soit ulcéreuse, soit même phagédénique.

On admet même sur la muqueuse utérine, et dans les couches profondes surtout, l'existence des fissures, des crevasses spécifiques qui aboutissent à ces îlots scléreux ou scléro-gommeux que l'on observe sur la langue dite ficelée. Toutefois si la leucoplasie a été nettement décrite sur la vulve et le vagin, elle n'a pas été constatée sur l'utérus. Ce qui précède ne constitue complètement ni une hypothèse, ni une vue de l'esprit; on n'a pas dirigé contre ces faits la médication mercurielle et iodurée intensive par les puissantes injections intra-musculaires dont on dispose actuellement, mais les observateurs rapportent que l'antique et modeste sirop de Gibert administré contre de manifestes accidents syphilitiques a donné des résultats favorables aussi contre les symptômes utérins quand toutes les autres médications avaient échoué contre eux (hémorrhagies, tumeurs, etc...)

2.° *Syphilides scléreuses du corps utérin*

Cette forme de syphilis tertiaire utérine s'exerce, soit sur la totalité de l'organe d'une manière uniforme, égale et régulière, soit sur le col ou sur le corps isolément. Dans cette dernière région, elle peut être parfois généralisée, parfois partielle, disposée en zone ou bien en îlots disséminés.

A. *Syphilome infiltré*. — Le syphilome infiltré est moins rare que la même lésion circonscrite. Les infiltrations peuvent aboutir à des ulcérations, rarement, mais non jamais, dans toute leur étendue, bien plus souvent développées seulement sur quelques points disséminés dans le placard induré. Le plus habituellement, les infiltrations ne se ramollissent pas, subissent la transformation contraire et se terminent par des nappes épaissies, lisses, à peu près également dures, par fusion de noyaux, nodosités ou îlots nodulaires très petits, mais très nombreux et très voisins ou mieux, conglomérés et confluents. Parfois, on trouve des calus comme sur les corps caverneux ou comme à la surface des testicules syphilitiques, calus qui sont sinon caractéristiques, du moins très significatifs. Ces nappes épaissies se transforment en hypertrophies et, en fin de compte, en blindage scléreux du péritoine et du tissu utérin.

Les scléroses syphilitiques ne sont pas que scléro-fibreuses, fibreuses ou conjonctives comme des cicatrices; elles sont douées de propriétés plus élastiques que le doigt sait parfois apprécier. Ce qui ne les empêche pas d'ailleurs, si elles se développent sur ou dans des organes creux comme l'intestin ou l'utérus, etc., d'aboutir à des rétrécissements fibreux. Notons en passant que le traitement anti-syphilitique le mieux conduit n'exerce plus aucune influence sur le rétrécissement syphilitique ancien et confirmé. C'est là une lésion définitive justiciable seulement de la chirurgie. C'est avant que la dégénérescence scléreuse se produise qu'il faut énergiquement intervenir (Fournier, loc. cit. p. 155); ou bien, quoique la lésion soit nettement et exclusivement de nature syphilitique, le mercure n'agit pas plus que contre une paralysie générale confirmée, par exemple.

La syphilis qui agit si puissamment sur les artères, sur l'aorte et sur le cœur, est, par elle seule, une cause de sclérose bien plus fréquente qu'on ne le croit généralement; mais ici même la médication spécifique doit intervenir pour prévenir plutôt que pour guérir; elle la guérit toutefois quand elle n'est pas trop ancienne, ni confirmée; mais une fois réalisée, elle n'est plus justiciable pour l'utérus et ses annexes que de la chirurgie. Sans insister davantage, il y avait lieu de signaler l'action sclérosante de la syphilis isolée, qui n'est pas moindre que celle de la tuberculose (Teissier) ou que celle de l'arthritisme (Richelot); à plus forte raison, si ces causes se trouvent associées, réunies, comme il n'est pas rare, et ajoutées aux diverses autres causes inflammatoires auxquelles est exposé l'utérus, la syphilis ne mettant à l'abri d'aucun de ces agents pathogènes.

B. *Scléroses localisées.* — Pour étudier les scléroses localisées de l'utérus, il faut prendre pour point de départ les scléroses qu'on a pu étudier de visu et de tactu. Rappelons donc que c'est ainsi que la sclérose du col a été étudiée par Doléris (Arch. de Tocologie, 1885, p. 319) qui en a bien montré, en ce qui concerne la syphilis, laquelle seule nous occupe ici, la pathogénie, le processus et les conséquences. Prenons-la pour guide et pour exemple.

Le chancre syphilitique du col utérin, signalé dès 1855 par Bernutz, a été observé sur une femme atteinte de prolapsus utérin arrivé à la vulve. Ricord a pu ainsi constater directement l'induration chancreuse, analogue à l'induration ligneuse du gland en pareil cas et contrastant avec la résistance normale du reste du tissu utérin. Sur deux femmes atteintes de chancres syphilitiques du col utérin, Fournier a observé une hypertrophie étendue à tout le col, généralisée comme l'est parfois le sclérème aux grandes lèvres, accompagnée d'une dureté cartilagineuse comme celle d'un néoplasme infiltrant la totalité du tissu cervical. L'induration, au lieu d'être généralisée, est parfois circonscrite, limitée à une lèvre. Jullien, Schwartz [1], Després (1870), signalent aussi en pareil cas l'induration et l'hypertrophie du col. Le chancre détermine donc une sclérose incontestable du tissu cervico-utérin, tantôt temporaire (jamais toutefois d'une durée moindre d'une année), tantôt définitive.

Cette cause est-elle rare? Non, en vérité. Le chancre du col est le plus fréquent des accidents reconnus syphilitiques du col.

Jullien (Mal. vén. 1879) cite 34 cas de chancres syphilitiques du col observés par Fournier seul. Fournier, de son côté, le place en quatrième ligne, après le chancre de la fourchette: sur 249 cas, il l'a rencontré 13 fois, soit un chancre sur 18 dans la proportion générale. Dans les statistiques de Martin, Carrier, Bureau, on rapporte un chancre du col sur 270 chancres syphilitiques; et encore il y a des cas méconnus.

Or, du chancre primitif résulte la contracture, la rigidité de l'orifice utérin pendant le travail. En dix années, pendant lesquelles il a dirigé la Maternité de l'Hôpital St. Louis, Bar, il est vrai, n'a pas rencontré un seul cas de dystocie par rigidité syphilitique du col, observée cependant par Blanc (Lyon médical, 1872), par Mesnard (Bordeaux, Arch. de Tocologie, 1872) et par Shaw-Mackensie (Philadelphie, Lancet, 1897).

---

(1) Schwartz, Th. de Paris, 1873.

Les accidents secondaires ont plus de tendance à la sclérose chez la femme que chez l'homme: l'infiltration hypertrophiante du col, à tendance extensive, voilà ce qu'on observe le plus souvent, et le doigt peut facilement contrôler cette induration.

Consécutivement aux néoplasies de la syphilis secondaire, il a été observé des indurations développées souvent aux dépens des vaisseaux lymphatiques et pouvant persister longtemps après la guérison des lésions productrices de l'induration.

On a décrit le syphilome diffus de l'utérus, comme aussi l'hypertrophie syphilitique du col, indépendamment des gommes du col admises par Kobel, Alph. Guérin, Gosselin, etc., toutes *lésions tardives* pouvant aussi déterminer l'induration circonscrite et la sclérose localisée de l'utérus.

Dans un cas de Blanc, le diagnostic est certain; l'évolution morbide a été suivie sans interruption depuis la localisation primitive de la syphilis sur le col jusqu'à l'induration consécutive du col: «la rigidité, due d'abord au chancre spécifique, ayant laissé après la guérison de celui-ci une induration profonde et persistante du col». Voilà un fait clinique indiscutable. Or, *ce qui a lieu pour le col peut avoir lieu pour le corps*.

Dans trois autres observations la rigidité fut consécutive à la localisation sur le col d'accidents secondaires. Les accidents tertiaires, plus circonscrits, plus profonds, ont des conséquences de même ordre, mais à un degré plus marqué encore.

Les lésions tertiaires produisent des zones inflammatoires qui aboutissent à l'hyperplasie conjonctive et élastique, puis à la formation de tissus fibreux autour de la lésion. Il arrive parfois que cette dégénérescence fibreuse s'étend au-delà des limites de la lésion, probablement par lésions des tissus lymphoïdes et envahit la totalité de l'organe, de façon à déterminer la métrite parenchymateuse chronique (Cornil, Leçons de l'utérine sur les métrites).

Ce qui frappe tout d'abord, dit Briaude (Th. de Paris, 1890, p. 33) c'est la dureté de la matrice consécutivement à des lésions syphilitiques. Il paraît qu'Astruc avait déjà été frappé de cette induration spéciale. Par places, il rencontre des parties tellement dures qu'il les qualifie de «squirrhe vénérien».

La sclérose utérine d'origine syphilitique n'est pas toujours consécutive à des lésions syphilitiques ayant évolué. Elle est parfois le résultat d'un processus syphilitique direct, comme on le voit à la langue ou à la lèvre dans les formes de syphilomes hypertrophiques diffus et léontiasiques. C'est la *sclérose d'emblée* par lésions des vaisseaux sanguins et lymphatiques, ainsi que du tissu conjonctif interstitiel, mais sans antériorité de lésion ulcéreuse.

Whitehead, qui a eu maintes occasions d'étudier la syphilis utérine, n'a jamais manqué d'observer de l'hypertrophie et de l'induration: «Cette induration s'étend d'abord au segment inférieur de l'utérus et envahit tôt ou tard la totalité de l'organe et même le paramétrium.»

ANATOMIE PATHOLOGIQUE

Virchow décrit des infiltrations scléreuses souvent étendues et disséminées dans l'organe. La nature syphilitique ne semble pas faire de doute pour lui, et cet anatomiste compare ces lésions à celles qui frappent d'autres organes, tel que le foie:

Si la prolifération cellulaire est peu abondante, sa substance intercellulaire augmente; les cellules conservent leur caractère fusiforme ou stelliforme du tissu conjonctif, ou bien, elles prennent la forme arrondie propre aux cellules de granulation.

Neumann, dans son mémoire du Congrès de Paris, 1889, déclare qu'il connaît un cas de métrite syphilitique née directement du virus syphilitique, sans affection secondaire de l'organe. D'après Brindle (loc. cit. p. 35) l'examen histologique ne montre pas toujours dans les cols gros et durs une hypertrophie notable du tissu conjonctif; il s'agit parfois d'une hypertrophie en masse des éléments fibro-myomateux, consécutive à des poussées congestives, successives et répétées. Le col est gros, uniformément congestionné, sensible au toucher.

Dans d'autres cas, où *l'utérus est hypertrophié en totalité*, on constate de la congestion et de l'inflammation assez intenses pour donner naissance à l'endométrite. La muqueuse est épaissie, vasculaire, hérissée parfois de végétations polypeuses et même la lésion dépasse la muqueuse. Le tissu interstitiel est presque toujours atteint, et souvent le muscle lui-même est lésé, de façon à déterminer de la myométrite.

Comme il n'y a infection ni puerpérale, ni blennorrhagique ou autre, l'auteur se demande avec son maître Cornil, pourquoi la *syphilis, maladie scléroqène* par excellence, épargnerait l'utérus.

Bonnet (De la métrite syphilitique, Th. de Paris, 1886. Bulletin de la Soc. de Chir. 1893, p. 174) indique les faits suivants:

L'utérus est très dur; scléro-myomatose utérine généralisée; sclérose interstitielle; induration profonde du parenchyme; métrite scléreuse hypertrophique généralisée; métrite totale hyperplasique; hypertrophie de l'utérus; sclérose de toute la tunique musculaire avec artérite et périartérite. *La sclérose s'étend aux ovaires qui sont parfois polykystiques. L'iodure de potassium est souvent très utile.*

Tout récemment (Avril 1904) Melle Robineau (du Hâvre) a publié au Congrès gynécologique de Rouen une observation de syphilis de l'utérus qui a donné lieu à une instructive discussion de la part de cliniciens tels que Ozenne et confirmant les faits observés et étudiés par Morisani, Franceschini etc.

Tels sont les points qui sont indiqués le plus fréquemment par les observateurs, Martineau, Richelot, Labadie-Lagrave, Petit, Ozenne, sans compter les auteurs italiens. Leurs conclusions se résument comme il suit:

La sclérose utérine reconnaît parmi ses causes des altérations syphilitiques, ou une influence pathogénique générale, diathèse fibreuse pouvant être mise en valeur par l'infection syphilitique seule au même titre que par d'autres infections, la tuberculose par exemple;

Les processus locaux sont modifiés manifestement dans le sens de l'hypertrophie fibreuse sous l'influence de l'infection syphilitique prolongée et non mercuriellement combattue;

La sclérose utérine généralisée aboutit au gigantisme utérin.

Un fait important à signaler est la lésion constante des artères de l'utérus; de là les troubles de nutrition que l'on vient d'énumérer: disparition du tissu noble, cellulaire, spécial à chaque organe; remplacement par le tissu banal, par le tissu scléreux; altération des tuniques vasculaires, aboutissant à l'oblitération partielle et à la rupture et par suite à la production de ces hémorrhagies que nous étudierons plus loin, car elles constituent aussi un des principaux symptômes de la syphilis ovarienne.

L'utérus est un organe complexe qui peut être atteint dans chacune de ses parties constitutives, ou dans la totalité de son tissu. La muqueuse est intéressée parfois seulement à sa surface, dans son épithélium, tout comme on voit à la langue, par exemple. Les altérations épithéliales, souvent partielles, sont exceptionnellement généralisées, et dans ces cas, la généralisation est rare d'emblée et due bien plutôt à des poussées successives qui n'ont jamais été spécifiquement combattues.

La défense de l'organe en est amoindrie et certains troubles de nutrition s'y produisent; diverses affections consécutives deviennent aussi possibles, telles au cerveau la paralysie générale et la leucoplasie à la langue. Esmarck insiste sur la fréquence du sarcome utérin chez les syphilitiques, et Landau croit la vérole capable de prédisposer au carcinome. Ce sont aussi nos conclusions dans un mémoire sur les glossites publié au Congrès de Paris, 1900.

Les fibres musculaires sont altérées dans leurs diverses couches; l'utérus étant, comme le cœur, atteint, lui aussi, plus souvent qu'on ne croit, de sclérose spécifique; les cellules de la fibre musculaire étant remplacées par les fibres de la sclérose, le muscle s'atrophie ou devient fibreux et la sclérose se constitue, tout comme elle se formerait dans le poumon ou dans le foie et telle qu'on la voit aussi se produire dans les ongles hypertrophiés et indurés, épaissis et déformés.

Ce qui domine, c'est l'altération des vaisseaux et notamment des artères; c'est sous l'influence de cette altération que se produisent la plupart des troubles trophiques précédents, et aussi la métrorrhagie qui est le symptôme dominant de l'endométrite spécifique.

Boldt décrit un état spécial de mollesse et de friabilité du tissu utérin, état spécial qui co-existe avec la syphilis et qui, chose remarquable, s'améliore par le traitement spécifique.

Wells est du même avis et déclare que le curettage ne donne qu'une amélioration passagère.

Gelli ne doute pas de l'existence de l'endométrite fongueuse d'origine syphilitique et rapporte une observation intéressante relative à une femme de 54 ans. Plaçons-nous au même point de vue, pour examiner avec Teodoro Morisani les résultats de son observation clinique et histologique sur le cas d'une femme de 46 ans où l'examen microscopique des produits de raclage a permis d'éliminer sans réserves toute idée d'une dégénérescence maligne. En raison de la fréquence et de la gravité des métrorrhagies, en l'absence de lésions appréciables productrices, en raison de l'augmentation d'épaisseur de toute la paroi utérine postérieure, cet auteur élimine le corps fibreux interstitiel, et conclut à la possibilité d'une endométrite hémorrhagique, avec altération profonde des vaisseaux, surtout des petits, artériels aussi bien que veineux; toutefois, la lésion des artères prédomine. Cette artérite ou plutôt cette endo-périartérite présente un ensemble de caractères tels qu'il est possible d'admettre qu'elle s'est développée sous l'action et qu'elle peut être considérée comme étant sous la dépendance d'une artérite symptomatique d'une syphilis tertiaire (¹).

Colpohystérectomie avec suites excellentes.

L'utérus a un volume double de l'état normal; ses parois sont épaissies sans production fibreuse, avec hypertrophie de la muqueuse sur certains points et atrophie sur quelques autres. Pas de fibrome, état sain des annexes, etc.

Examen microscopique. — La muqueuse épaissie présente de nombreuses érosions et des solutions de continuité. L'épithélium cylindrique a complètement disparu. Les glandes, légèrement dilatées, conservent leur épithélium. Le tissu connectif sous-épithélial est épaissi; on y trouve, déjà là, des foyers hémorrhagiques.

Dans le muscle utérin, on note une prolifération anormale des éléments du connectif interstitiel. Les faisceaux musculaires sont alors notablement dissociés et séparés les uns des autres. Entre les faisceaux musculaires existent de nombreux dépôts de sang extravasé. Les espaces lymphatiques, eux aussi sont dilatés.

Les vaisseaux sanguins sont particulièrement atteints; perte de souplesse et d'élasticité, état tortueux par trouble trophique, épaississement des parois en certains points, amincissement en certains autres, donnant l'explication des ruptures vasculaires et des hémorrhagies; augmentation du nombre des petits vaisseaux qui sont dilatés et épaissis. C'est ainsi que là encore on retrouve cette *capillarité* constante qui est la base de toutes les lésions syphilitiques. Cet épaississement intéresse surtout la tunique interne qui est le siège d'une épaisse infiltration parvi-cellulaire.

Dans les artères plus volumineuses, on note un grand développement du connectif sous-endothélial de la tunique interne.

Sur les lésions les plus récentes, on observe dans cette membrane une richesse anormale en fibres élastiques entremêlées dans tous les sens, et, en certains points, formant de véritables amas. La membrane élastique est bien visible, disposée en festons. En quelques points la prolifération des éléments élastiques tend à envahir la tunique musculaire. Entre la tunique externe et la tunique élastique on observe, dans les vaisseaux de plus gros calibre, quelques solutions de continuité sur de petites longueurs.

La tunique moyenne est plutôt amincie; les faisceaux fibro-cellulaires musculaires ne sont pas nettement distincts, leurs noyaux, en forme de bâtonnets, ne sont pas toujours clairement visibles. Généralement on trouve le plan musculaire réduit à une masse homogène, sans trace de structure, prenant faiblement les colorants ordinaires.

L'adventice est très épaisse et forme une gaine fibreuse entourant les vaisseaux et se continuant avec la trame connective qui, comme il a été dit, est notablement augmentée de volume. Elle apparaît infiltrée d'éléments jeunes, petits et ronds, lesquels sont plus clairsemés dans les plans internes et plus développés dans les plans externes.

Dans les veines se voient des altérations identiques; toutefois comme le plan musculaire y est naturellement plus mince, il en résulte une prédominance évidente

---

(¹) Teodoro Morisani (de Naples), *Archivio di Ostetrica e Ginecologia*, Anno VIII, N° 1, 1901.

du tissu conjonctif. Dans les vaisseaux de plus petit volume, on voit que les altérations résident dans la tunique adventice, laquelle apparaît fortement épaissie et infiltrée d'éléments jeunes. Dans certains, la tunique interne est partiellement intéressée; dans d'autres, elle n'est pas touchée. Dans quelques préparations, la tunique interne fortement épaissie est devenue fibreuse.

En considérant les altérations histologiques décrites, surtout les altérations vasculaires, l'hémorrhagie s'explique facilement. En effet la substitution du tissu élastique aux fibres musculaires de la tunique des vaisseaux, l'épaississement considérable des vaisseaux, spécialement des petites artères, font qu'elles se contractent avec une moins grande énergie et ont de la tendance à rester béants. En outre, la sclérose utérine transforme l'organe en un tissu rigide, dans lequel le pouvoir contractile normal est gravement compromis. Ces deux facteurs donnent la clef des hémorrhagies graves et persistantes favorisées par les fonctions menstruelles ou toute autre cause capable de congestionner l'utérus.

Deux questions doivent maintenant être abordées succinctement; pour plus de détails, nous renverrons aux traités spéciaux.

En quoi l'histologie diffère-t-elle dans l'endométrie syphilitique et dans l'endométrite des autres causes?

Nombreux sont les auteurs qui ont publié les résultats microscopiques après des hystérectomies nécessitées par des métrorrhagies incoercibles. Or, bien souvent, la cause des pertes de sang a persisté à rester inconnue: Olshausen, Sinéty, Galland, Churchill, Cornil, Stepkowsky (3 cas de métrorrhagies incoercibles et de nature inconnue chez des vierges), clinique de Neugebauer. Mais dans ces cas de métrites hémorrhagiques où la syphilis n'est pas en cause, les lésions constatées sont purement inflammatoires ou n'affectent pas de dispositions spéciales.

Cornil constate de l'épaississement des vaisseaux utérins et de l'hyperplasie conjonctive si la métrite est chronique. Delbet signale une abondante prolifération vasculaire; veines et artères ont un calibre considérable, une forme régulière. La muqueuse utérine sous l'action microbienne se transforme pour ainsi dire en tissu caverneux. Quénu rapporte qu'il n'a pas trouvé de sécrétion pathologique, ni de granulations, ni de fongosités à la surface du tissu utérin qui ne soit le siège d'ancienne dégénérescence néoplasique. Les glandes sont plutôt atrophiées, le chorion est transformé en tissu caverneux. Dans les cas de Pichevin et Petit, on remarque une augmentation extraordinaire des vaisseaux et l'épaississement de leurs parois. Le connectif périvasculaire est anormalement développé, en certains points le stroma est remplacé par des vaisseaux altérés. Pilliet, Routier insistent sur la dilatation des vaisseaux avec néoformation probable, signalent de petits foyers interstitiels et des extravasations glandulaires.

Schmidt indique les résultats suivants:

Épithélium de la muqueuse et des glandes sain; léger degré de métrite glandulaire. Dans la portion superficielle de la muqueuse, existent des vaisseaux de nouvelle formation avec un simple revêtement endothélial, pleins de globules sanguins. Les vaisseaux périglandulaires ne sont pas hypertrophiés. Il n'existe pas d'extravasation dans la lumière des glandes. Peu de vaisseaux sclérosés dans la profondeur de la muqueuse.

Paul Petit, dans un cas de métrite hémorrhagique rebelle, voit au microscope:

Du côté de la muqueuse, prolifération accentuée des glandes dont l'épithélium a l'apparence normale, ectasies capillaires et suffusions hémorrhagiques exactement limitées aux plans superficiels; du côté du muscle, travées glandulaires très profondes, sclérose avec raréfaction très accentuée du tissu musculaire, oblitération et rétrécissement des lumières des canaux vasculaires. Atrophie scléreuse de la trompe. Sclérose moins avancée de l'ovaire.

Dans le cas de Marchesi, l'examen histologique peut être ainsi résumé:

1° Dilatation des vaisseaux avec atrophie des tuniques interne et moyenne dans les plans superficiels de la muqueuse;

2° Prolifération du tissu conjonctif périvasculaire avec inflammation de la tunique interne, ou avec dilatation évidente de la lumière de certains vaisseaux, avec rétrécissement chez d'autres;

3° Sclérose proprement dite des artérioles avec inflammation de l'adventice et de la tunique interne.

À l'autopsie, on constate que les vaisseaux pelviens étaient d'un volume considérable.

Pozzi et Lalleux ont rencontré deux cas de lésions vasculaires presque identiques à celles qu'a décrites Marchesi chez des femmes qui souffraient d'hémorrhagies rebelles à tous les traitements employés, y compris le curettage et contre lesquelles ils durent recourir à l'hystérectomie vaginale. Ils obtinrent ainsi la guérison. La première observation est relative à une brightique qui deux ans après l'opération continuait à présenter de l'albuminurie intermittente. La seconde a trait à une femme qui avait souffert d'une fièvre typhoïde.

Faut-il citer enfin le cas de Martin et celui de Schauta qui

n'obtenant rien contre une métrite blennorrhagique par le curettage,
durent avoir recours à l'hystérectomie pour obtenir la guérison?
aussi que le cas d'Olshauer qui contre une affection aussi rebelle
dut pratiquer l'opération de Battey pour obtenir la guérison. Ces
cas ne sont pas accompagnés d'examen histologique. Nous appelons
cette forme *métrite parenchymateuse hémorrhagique*. Qu'en rencontre des altérations plus accentuées de la muqueuse et n'obtient
la guérison qu'en l'enlevant.

Le cas rapporté par Marchesi et les 2 observations de Pozzi
et Latteux ont une plus grande ressemblance avec les autres cas
de Morisani dans lesquels les lésions sont très prédominantes et
accentuées dans les vaisseaux du parenchyme utérin. Ces différences sont assez nettes pour différencier l'endométrite banale de
l'endométrite spécifique.

Ces altérations doivent être regardées comme une diffusion
dans la continuité d'un processus ayant son origine dans les
vaisseaux de la muqueuse. Cette hypothèse est admise déjà par
Marchesi pour son observation, mais les altérations de la muqueuse
ne purent être mises en évidence, puisque l'utérus fut enlevé peu
de jours après l'échec du curettage.

*Par où commence l'altération vasculaire? est-ce par la tunique
interne? est-ce par la tunique externe?*

Les recherches de Stanziale pratiquées à l'Institut du Professeur Armanni montrent que les lésions commencent par l'adventice; ce n'est que plus tard que la tunique interne prend part au
processus. Or dans le cas d'endométrite syphilitique de Morisani,
l'examen histologique prouve aussi que c'est surtout l'adventice
qui est lésée.

D'une manière générale dans les inflammations syphilitiques
il y a souvent des vaisseaux de nouvelle formation et des altérations des parois vasculaires.

Dans la bacillose par exemple, il y a des lésions endartéri-
ques prédominantes aboutissant à une rapide oblitération de la
lumière du vaisseau. Dans la syphilis au contraire, on observe
plus généralement la perméabilité persistante parce que la *lésion
est surtout périartérielle*.

Morisani arrive à des résultats identiques à ceux de Stanziale.
Or Stanziale faisait des recherches sur des artères cérébrales altérées par la syphilis. Il en résulte que l'on peut conclure que la

syphilis lèse les artères d'une manière qui lui est propre, quel que soit l'organe atteint. C'est aussi la conclusion de Darier (¹).

L'étude anatomique et histologique qui précède permet d'adopter avec Morisani la conclusion pratique suivante:

Dans les cas d'hémorrhagie utérine grave, en l'absence d'une étiologie bien démontrée, il faut songer à une manifestation spécifique tardive et savoir que le curettage peut n'être d'aucun résultat favorable; si les hémorrhagies reparaissent, le curettage une fois fait, si se remontrent de plus en plus persistantes, ce n'est pas toujours au cancer qu'il y a lieu de penser, mais à la syphilis (ou à l'hérédo-syphilis, ajouterons-nous). Il faut bien savoir qu'en pareils cas, la médication anti-syphilitique arrive à donner une amélioration quand l'affection est à son début, quand l'angiosclérose est devenue envahissante (Pozzi, Morisani; quand, localisée tout d'abord probablement à l'adventice, elle en est venue à intéresser les différentes couches, parois artérielles et veineuses, et que, de l'adventice, elle a diffusé dans le tissu conjonctif interstitiel de l'utérus, l'affection devient justiciable exclusivement de l'intervention chirurgicale (colpohystérectomie, etc.).

Si nous avons tant insisté ici sur les hémorrhagies symptomatiques des lésions vasculaires (et l'on sait que la syphilis altère par excellence les vaisseaux) c'est que nous allons retrouver ce symptôme dans la symptomatologie de la syphilis des ovaires.

MARCHE — ÉVOLUTION

La marche des scléroses utérines obéit à l'évolution successive de deux phases: la première, hypertrophique; la seconde, atrophique.

A la phase hypertrophique appartiennent les accroissements de volume, les congestions douloureuses, les hémorrhagies, etc...

A la phase atrophique correspondent les allongements des divers segments de l'utérus, les atrésies, le ralentissement des fonctions.

L'utérus est affecté par la syphilis parce que c'est un des organes les plus exposés à l'action du virus, soit à cause des lésions qui peuvent exister dans les organes du mâle, soit à cause de celles qui se trouvent dans le fœtus et qui agissent sur le tissu utérin au fur et à mesure du développement de son contenu, par le fait de gestations de produits contaminés et de fausses couches répétées; par le fait du développement d'un fœtus qui sert de mi-

---

(¹) Voyez l'article de Darier sur la syphilis des artères.

lien nouveau de culture et qui rajeunit pour ainsi dire la virulence de l'agent syphiligène émané du germe paternel (syphilis conceptionnelle).

Il faut bien savoir en effet que, si la syphilis acquise fournit un grand nombre des cas de lésions utérines, la syphilis conceptionnelle et la syphilis héréditaire ne doivent jamais être oubliées dans l'appréciation des causes efficientes d'une affection utéro-ovarienne d'allure insolite.

Quelle que soit la cause, l'infiltration peut être uniformément dure, d'autres fois, elle est ramollie en certains points où se sont développés des noyaux gommeux. Ainsi est constituée la variété mixte ou *scléro-gommeuse* qui se rencontre pour l'utérus comme pour tant d'autres organes.

On trouve aussi les gommes disséminées dans les placards scléreux plutôt par groupes indépendants que sous la disposition confluente, en tous cas, il y a généralement plusieurs gommes simultanées.

Il faut se rappeler ce qui a été décrit pour tant d'autres organes; les syphilides affectent de préférence la forme de nodosités, de noyaux multiples groupés en placards circinés, concentriques ou non, ou bien en éléments isolés les uns des autres, mais disposés en demi-cercle.

L'infiltration néoplasique a pu exceptionnellement affecter la forme d'une masse, d'une nappe par fusion ou par confluence des éléments.

L'observation clinique a encore mis en lumière un autre point que la marche insidieuse, en ce qui concerne la syphilis utérine: c'est la possibilité des récidives *in situ* et à plusieurs reprises.

Une première lésion hypertrophiante, puis sclérosante, a pu être combattue à temps, et la disparition du processus morbide plus ou moins complète être obtenue; cet état de guérison persiste un an ou deux, puis une récidive se produit. On sait combien, aux muqueuses comme au cerveau et ailleurs, la syphilis est sujette aux récidives. Ici aussi la syphilose peut récidiver, soit dans le tissu sain avoisinant, soit même en plein tissu cicatriciel où les petits néoplasmes ou grains miliaires gommeux apparaissent de nouveau, aboutissant à une nouvelle production de sclérose, et l'évolution suivant la même marche qu'à la précédente manifestation.

Ces récidives sont bien plus fréquentes qu'on ne le croit; elles sont d'ailleurs la règle en matière de syphilis.

Les récidives peuvent avoir lieu à de grands intervalles les uns des autres, à dix ans de distance par exemple.

Là encore le cancer est presque toujours incriminé tout d'abord; puis on pense à la tuberculose, surtout si les lésions survenaient dans la première jeunesse, et chez des jeunes filles vierges. On n'admet d'emblée la syphilis; c'est pourtant ici même elle encore qui est en jeu, mais c'est l'*hérédo-syphilis*.

Très fréquents, en effet, sont les troubles menstruels qui relèvent de cette cause.

DIAGNOSTIC

A. *Diagnostic de l'affection.* — Il y a lieu tout d'abord d'exclure les métrites vulgaires, consécutives aux diverses causes dites inflammatoires ou microbiennes simples, ainsi que celles qui relèvent de la blennorrhagie, de la puerpéralité répétée et inaseptisée, tout en tenant compte de la possibilité, voire de la fréquence de telles affections coexistant avec la syphilis utérine tertiaire; on est en face de pertes blanches abondantes, d'écoulements purulents provenant de l'intérieur de l'utérus; en face surtout d'hémorrhagies utérines qui résistent aux habituels traitements; il faut penser à une syphilis ancienne.

Il faut donc examiner de parti pris, si, en dehors de ces lésions banales auxquelles il ne faut pas attribuer systématiquement et exclusivement tout malaise, il n'y a pas place pour une manifestation syphilitique tertiaire, insolite sans doute, mais possible. Nous disons qu'il faut faire cette recherche de parti pris, sans cela on laissera passer tous les cas sans même les soupçonner. On recherchera dès lors les divers stigmates que la syphilis, acquise directement ou par conception, ou par hérédité, aura pu laisser. On examinera s'il y a des antécédents certains, non seulement d'une syphilis avérée, mais d'une affection ancienne et généralement insuffisamment traitée, s'il y a des vestiges révélateurs. On examinera si d'autres manifestations spécifiques coexistent, telles que: avortements multiples, polyléthalité, altérations dentaires, oculaires, ou auriculaires, frontales, périostites variées, lésions intranasales, affections médullaires, rénales, ou viscérales quelconques. D'autre part l'évolution, la marche, l'indolence, la localisation ou la topographie fournissent des indications dont il y a lieu de tenir compte. Parfois la précocité de certains troubles vasculaires (athérome) ou utérins est à considérer, mais qu'on trouve quelque chose ou qu'on ne trouve rien, la moitié de la besogne est déjà faite par le seul fait qu'on a pensé à faire la dite recherche. *Songer à la syphilis* comme cause possible de ces états morbides, voilà la chose importante; on élimine ensuite, ou bien on accepte ce diagnostic pathogénique; mais l'important pour déjouer le piège, est de s'être posé la question. C'est ainsi qu'on évitera les méprises d'une part, les déceptions de l'autre, en voyant le mal se montrer réfractaire à toutes les médications, tant qu'on n'a pas recours à la médication spécifique; l'efficacité de cette dernière doit aussi être prise en considération. Le cas ordinaire est en effet celui du médecin qui ne prescrit le traitement antisyphilitique que, en désespoir de cause, pour faire quelque chose quand tout a été essayé et que tout a échoué, sans confiance, ni espoir.

Le diagnostic doit être discuté, dans la forme ulcéreuse de la syphilis utérine, surtout avec le cancer; et, cela avec d'autant plus de raison, que les femmes atteintes de syphilis utérine tertiaire n'ont, pour la plupart, suivi qu'un traitement antisyphilitique parfaitement insuffisant et que la syphilis, pour ainsi dire abandonnée à elle-même, a déterminé une réelle cachexie: maigreur, pâleur, perte des forces, teint terreux, grisâtre, mais non jaune paillé, absence d'œdème des extrémités, absence des phlébites marastiques, etc.

La biopsie seule et l'examen microscopique pourront faire la lumière et indiquer le traitement; la ponction lombaire a donné parfois des résultats à ne pas toujours négliger.

B. *Diagnostic de la forme*. — C'est le cancer primitif du corps utérin qui offre le plus de difficulté, au début bien entendu; chaque tissu réagissant d'ailleurs vis-à-vis d'un même agent irritant suivant un mode qui est propre à cet organe. Dans le cancer intra-utérin, ce sont les ulcérations, les proliférations et les végétations *intus elevatum* et par conséquent les troubles fonctionnels qui dominent, à savoir les *douleurs*, les hémorrhagies, les pertes jaunes, les mucosités, les suppurations et surtout l'ichor, d'une fétidité spéciale. N'oublions pas que la lésion peut débuter par la syphilis et finir, comme à la langue, par le cancer qui s'est développé ultérieurement et qui, à un moment donné, coexiste de telle façon que tout le monde a eu raison.

Dans la syphilis utérine, c'est la transformation, non pas kystique, comme dans l'ovaire, mais fibreuse qui intervient de préférence.

Les cas seront rarement simples et il faut se souvenir que la syphilis ouvre le chemin à diverses infections d'ordre secondaire, depuis la suppuration simple jusqu'au cancer, et que ces complications jouent subsidiairement leur rôle; mais elles ne seraient pas nées, ni survenues sans la syphilisation préexistante des tissus et la dépression consécutive de l'organisme. Celui-ci est débilité par le virus; il ne peut plus se défendre comme l'organisme sain; il est, par conséquent, plus vulnérable et plus fragile. C'est là une loi générale dont la clinique ne doit pas méconnaître l'importance; car elle domine les conséquences de la syphilis pour bien d'autres organes, qu'il s'agisse de la langue (leucoplasie ou cancer), de la moelle (tabès) ou du cerveau (paralysie générale) et d'autres affections parasyphilitiques. Dans la *forme scléreuse* de la syphilis utérine, il y a lieu d'éliminer le *fibrome simple* et surtout *l'utérus fibromateur*. Il faut aussi tenir compte de l'arrêt de l'involution utérine. Dans la syphilis utérine qui est généralement indolente, il y a plus de gêne et de lourdeur que de douleur, et la matrice conserve mieux sa forme qui est seulement hypertrophiée et plus dure; les déformations et les déviations sont plus rares. La péritonite y est moins signée, et les contractions utérines moins vivement provoquées et moins pénibles. Cette marche lente, indolente, la longue durée, sont des signes qui doivent entrer en ligne de compte dans le diagnostic différentiel des *formes associées*, c'est-à-dire de la forme scléro-gommeuse.

La syphilis crée des lésions tertiaires dans le petit bassin, *contenant et contenu*, comme elle en crée dans la boîte crânienne ou dans le canal médullaire. Si ces lésions paraissent si rares, c'est que le diagnostic est le plus souvent en défaut. Il y a lieu de redoubler d'attention, de procéder à des examens répétés et systématiquement complets et de chercher des interprétations plus exactes à tant de cas douteux de cancer et de fibrome par exemple.

C. — *Diagnostic de la cause*. — L'utérus d'ailleurs est, plus qu'aucun autre organe interne, exposé à la contamination et à l'imprégnation par le virus syphilitique. Or, on peut admettre en syphiligraphie générale que les accidents tertiaires, lointains, tardifs, se montrent soit parce qu'un organe est moins résistant, soit surtout parce qu'il a été ensemencé, lors de l'infection primitive, dès le début de la généralisation.

Quel est donc l'organe qui est plus exposé que l'utérus? Nous

ne parlons même pas des contaminations directes si fréquentes et
qui ont été démontrées par les simples statistiques des chancres
du col. Nous faisons allusion à ces cas de contamination sanguine
qui résultent du séjour prolongé dans l'organe maternel, dans l'utérus, d'un œuf ou d'un fœtus infecté par le père. Il ne saurait être
indifférent aux tissus maternels d'avoir des échanges continus et
intimes de sang, de lymphe, de sérosité et de produits cellulaires
variés avec un fœtus qui, une fois développé, naîtra couvert de lésions syphilitiques si contagieuses que les nourrices ou les personnes saines qui les toucheront pourront être contaminées à
leur tour.

La mère, dans ce cas, n'échappe pas à la contamination; elle
est imprégnée du virus qui l'a inondée en dépit du filtre placentaire pendant toute la durée de la grossesse ou de la fausse
couche.

De ce que l'infection est souvent atténuée et latente, il n'en
résulte pas qu'elle n'ait pas lieu. Sans doute l'infection se fait par
le sang, mais nous le répétons à dessein, le tissu utérin est placé
au premier rang pour éprouver des manifestations diathésiques
comme le serait la bouche à la suite d'un chancre de la muqueuse
labiale ou bien la vulve à la suite d'un chancre avoisinant ayant
affecté les lymphatiques correspondants. Nous voyons bien le
chancre modifier le tissu du col; de même, ce ne peut être impunément que le tissu utérin reste en rapport si intime et si prolongé avec un placenta hypertrophié et avec un fœtus atrophié,
tous deux syphilitiques.

La syphilis utérine est donc plus fréquente qu'on ne l'a cru
jusqu'ici, soit par contamination directe, soit par syphilisation
conceptionnelle, soit enfin par hérédo-syphilis.

Il faut se souvenir que les symptômes spéciaux sont exceptionnels et que le plus souvent la syphilis utérine évolue insidieusement sans douleur grande ni caractères propres. C'est même cette banalité des symptômes qui, la plupart du temps, fait
errer le diagnostic de la cause, pourtant capitale pour l'institution
d'un traitement curatif.

Il faut donc toujours penser à la syphilis, même pour les lésions du col, où ce n'est pourtant le petit nombre, où c'est l'exception qui peut être diagnostiquée d'emblée en vertu de ses caractères propres.

Le praticien devra donc toujours avoir recours aux autres
éléments de diagnostic, à savoir: antécédents, syphilitiques, con-

comitance d'accidents, épreuve thérapeutique, recherche de la santé des frères et sœurs, des enfants, etc...

PATHOGÉNIE ET RÉSUMÉ GÉNÉRAL.

L'étude de la *syphilis utérine* n'a pas été faite d'emblée par la force même et à la vive clarté des symptômes objectifs, comme la syphilis périvulvaire, périanale ou cutanée. Elle a été édifiée péniblement, lentement, par déduction et non d'emblée, toujours à tâtons pour ainsi dire en comparant des faits cliniques incomplets avec des résultats thérapeutiques obtenus presque par hasard, en tenant compte de notions éparses dues, soit à des épisodes chirurgicaux, soit à des constatations anatomiques détachées de leurs observations dont la signification avait jusque là échappé. Il y a lieu de signaler, entr'autres, le travail du Dr. Téodoro Morisani (Naples, 1901; chez Aur. Tocco).

Et pourtant, peu à peu, s'est constituée une symptomatologie où se retrouvent tous les grands traits des processus syphilitiques que la clinique nous a habitués à rencontrer sur ou dans les organes plus facilement accessibles que le corps de l'utérus. Ce qui constitue en syphiligraphie tertiaire une véritable difficulté, c'est qu'on est souvent pris à l'improviste, en ce sens que les cas ne se ressemblent pas et que, étant donnés plusieurs cas de syphilis en apparence analogues, on ne sait jamais à l'avance sur quels organes portera, pour tel ou tel sujet, l'effort morbide et par conséquent, de quel côté doit être dirigée particulièrement l'attention de l'observateur appelé à guérir.

Non seulement dans la localisation, mais encore dans la forme des manifestations spécifiques, les gynécologistes, et parmi eux Richelot principalement, font jouer un grand rôle à l'arthritisme dans la production des scléroses utérines. Mais on est frappé de ce fait que ce sont les femmes arthritiques syphilitiques et les syphilitiques presqu'exclusivement, qui sont atteintes de cette variété de complication. Il est possible qu'il faille le terrain arthritique pour que la syphilisation de l'utérus tourne de préférence vers la sclérose. Et en effet il faut bien qu'il existe une condition spéciale pour que se développe ici une manifestation utérine, alors qu'il est loin d'en être de même pour nombre d'autres cas de syphilis en apparence similaires. De même, il semble falloir préexister de préférence l'arthritisme pour que la leucoplasie syphilitique se développe, de même encore faut-il de préférence le lymphatisme pour que survienne la kératite interstitielle ; mais, en somme, c'est l'existence de la syphilis qui est la condition capitale. Jadis, Panas attribuait davantage à l'arthritisme et au rhumatisme les arthropathies blennorrhagiques. On sait aujourd'hui que le rhumatisme et l'arthritisme sont des conditions à peine nécessaires et qu'ils constituent tout simplement un terrain particulièrement favorable.

Quoiqu'il en soit, il est aujourd'hui bien démontré que la syphilis, isolée de tout autre processus morbide, peut avoir un retentissement direct sur l'utérus. Quand cela doit avoir lieu, il y a des phénomènes inflammatoires, *dès les premiers temps* de la syphilis. Puis se montrent les ulcérations non pas seulement sur la *portion vaginale* du col, comme en montrent la fréquence des moulages et des photographies aquarellées. Des faits bien observés permettent maintenant d'admettre l'existence *d'ulcérations intra-utérines* où la muqueuse est là végétante, ici creusée inégalement, suintante, glaireuse, purulente et souvent hémorrhagique. Toujours, ces lésions ont été prises pour des épithéliomas. Qui oserait affirmer maintenant qu'il n'y a pas eu là, comme cela arrive parfois pour la langue, les lèvres ou pour d'autres organes tels que l'estomac, le sein ou le testicule, erreur d'interprétation, erreur de diagnostic ? Le microscope et la bactériologie suppriment chaque jour ce que la clinique laissait d'hésitant dans la solution du problème.

Enfin, on a décrit des masses solides, véritables gommes, bien circonscrites, incrustées dans le parenchyme utérin, et considérées presque toujours comme des fibro-myomes. Ces masses ont abouti à des scléroses circonscrites intra-musculaires, interstitielles, entourées d'une épaisse coque fibreuse d'où partent des cloisonnements qui ne sont pas le fait habituel des tumeurs fibreuses et qu'on retrouve au contraire dans les gommes intra-musculaires par exemple. Cette coque fibreuse et épaisse semble bien pouvoir être l'enveloppe de la gomme transformée, elle devient la règle dans la forme de syphilose utérine dite scléro-gommeuse, où les gommes généralement minimes, mais multiples, sont englobées dans les intrications d'épaisses ou multiples lames cloisonnantes.

Il faut prendre en considération ce fait que la syphilis (totius substantiae morbus) crée des *gommes partout*, dans la moelle osseuse comme dans les méninges, dans le foie comme dans le rein, dans la moelle épinière comme dans les muscles, dans les viscères comme dans le tissu cellulaire sous-cutané, dans l'aorte comme dans les autres vaisseaux et jusqu'en plein cœur, où l'on a dûment observé des gommes pouvant aller jusqu'au volume d'une petite noix. Dès lors on doit se demander porquoi la syphilis ne pourrait pas produire d'effets analogues dans l'utérus, dans les trompes et dans les ovaires.

La pratique, la thérapeutique et l'observation clinique démontrent qu'il peut en effet en être ainsi, les plus attentifs l'oublient trop souvent; de là, la surprise de ceux qui obtiennent un succès par l'iodure de potassium et le mercure dans des cas où tous les autres moyens ont échoué. Il suffira d'être prévenu pour éviter à l'avenir l'erreur prolongée; le point faible d'un organisme donné siégeant dans la sphère génitale, l'infection générale, qui est ici la syphilis, s'y est installée.

PRONOSTIC ET TRAITEMENT

1.º *Traitement général.* — On ne saurait trop répéter que l'important toujours est de traiter la syphilis dès le début de l'infection; aussitôt assuré le diagnostic, il faut sans hésiter traiter mercuriellement (huile grise, une injection par semaine; 0 gr. 07 de Hg métallique par dose; une série de six injections 3 fois par an) énergiquement et systématiquement. Souvent on arrivera ainsi à neutraliser la virulence et à stériliser par des séries répétées de mercure l'organisme contre un agent infectieux doué de la redoutable propriété de reviviscence. On a toutes chances du moins de prévenir *les manifestations tertiaires*; c'est le véritable objectif du syphiligraphe, infiniment préférable à la tâche de guérir une complication survenue.

Comme d'autre part le mercure même associé à l'iodure de potassium (4 gr. par jour), ne peut plus rien contre la dégénérescence scléreuse effectuée, il faut absolument s'arranger pour faire intervenir la médication antisyphilitique mixte le plus tôt possible après le début des phénomènes morbides et avant que les lésions soient devenues définitives.

L'hydrothérapie sulfureuse, la médication chaude et chlorurée sodique sont indiquées; mais comme adjuvants.

Si la syphilis utérine est tardivement reconnue, il est rare d'arriver comme dans la première hypothèse, à une guérison complète. Il faut néanmoins toujours tenter d'abord l'usage des doses mercurielles intensives, quitte à venir ensuite aux doses d'iodure de potassium peu élevées mais longtemps continuées, s'il est trop tard pour obtenir un complet résultat. L'iode agit aussi sous la forme d'iodure de sodium ou d'huile hyperiodée ou lipiodol, souvent mieux tolérée, surtout en injections intra-musculaires de 5 gr. chacune, 2 fois par semaine.

Les Drs. Paul Petit et Ozenne ont guéri par le traitement mixte plusieurs cas de métrorrhagies graves, rebelles jusque là à tous les autres modes de traitement; les hémorrhagies persistaient; seul, le traitement spécifique employé en désespoir de cause réussit à arrêter les pertes de sang. Voilà le fait, chacun est libre de l'interpréter à sa façon. La syphilis est combattue par le mercure, la tendance sclérogène, la diathèse fibreuse par les iodures, agents résolutifs qui réussissent surtout à la période d'hypertrophie et contre les lésions vasculaires. Au bout de 3 à 5 ans, survient la période de régression, d'atrophie utérine qui est le processus définitif devant se prolonger indéfiniment, sans réaction grave, sans péritonite autre que celle qui crée ça et là quelques adhérences. Le mercure alors est nuisible et l'iodure inactif.

2.° *Traitement local.* — Les hémorrhagies seront combattues par les badigeonnages intra-utérins, avec le sulfo-carbol au tiers, ou avec le perchlorure de fer en solution aqueuse ou glycérinée à parties égales ou bien par la solution aqueuse de résorcine et d'antipyrine (aa 10 grammes pour 15 grammes d'eau, par exemple).

On complétera le traitement local par deux séances par semaine d'électrolyse intra-utérine et dans l'intervalle par des injections, matin et soir, de chacune 4 à 8 litres de solutions hydrargyriques faibles, soit le sublimé ou l'oxycyanure, à la dose de 0 gr. 25 par litre d'eau, à une température de 50°, suivies de pansements à la poudre de calomel et d'un tampon de gaze aseptique enduite d'onguent napolitain.

L'utérus a pu être trouvé si aminci, que la paroi musculaire a presque complètement disparu et que des adhérences péritonéales se sont formées très nombreuses et très serrées. Il est parfois difficile de les distinguer au premier coup d'œil de la paroi utérine qui n'existe elle-même pour ainsi dire plus.

Ces parois peuvent être si peu résistantes qu'il y a lieu de se garder de la moindre exploration au moyen de l'hystéromètre.

Ces cas sont exceptionnels; le plus souvent, on peut pratiquer la dilatation, le curettage et les lavages, ainsi que les pansements, non pas seulement vaginaux, mais intra-utérins. Alors, quand tous ces moyens locaux et généraux ont échoué, et que la vie et la santé de la patiente continuent à être compromises, soit par les douleurs dans le ventre ou dans les reins, soit par les hémorrhagies, soit par l'obligation de la chaise longue il ne reste plus à conseiller que l'intervention chirurgicale, comme pouvant donner une guérison durable; dans le cancer, il faut avoir l'intervention précoce; ici, c'est l'inverse; elle doit être tardive et quand il ne reste plus rien d'autre à faire, car c'est la colpohystérectomie qui est la seule opération capable d'enlever la cause de la persistance d'un mal qui rend les malades de véritables infirmes.

Le traitement antisyphilitique mixte, à petite dose cette fois, reste indiqué pour être repris par la suite de temps en temps en alternant les cures thermales avec l'hygiène générale et alimentaire ainsi qu'avec les préparations toniques, qui seront, selon les crises, alternées avec les laxatifs et avec les antispasmodiques ou les calmants généraux ou locaux (suppositoires, etc...).

THÈME 16. — **L'HÉRÉDITÉ DE LA LÈPRE**

Par M. ZAMBACO PACHA (Constantinople)

Membre correspondant de l'Institut de France — Membre de l'Académie de Médecine de Paris

L'hérédité avec ses lois domine la création vivante tout entière. La physiologie, la psychologie, la pathologie abondent en preuves.

L'expérimentation et la zootechnie en fournissent les plus incontestables témoignages, en déterminant, à volonté, sur la progéniture les tares ou les qualités désirées. En médecine, les cliniciens de tous les pays, de toutes les contrées du monde, guidés par l'observation des malades et par l'étude de leurs lignées ont établi, à travers les siècles, l'influence exercée par les ascendants sur l'état de santé et les prédispositions morbides dont ceux-ci dotent leur descendance. Il est donc inconcevable que la nouvelle école, absorbée exclusivement par les séduisantes théories du jour, biffe témérairement l'hérédité dans la pathologie, et qu'elle s'efforce à tout expliquer par la contagion.

Tout en reconnaissant les immenses services rendus par la bactériologie, qui nous fournit des explications souvent plausibles sur la propagation des maladies infectieuses, il serait malaisé et erroné de vouloir tout expliquer dans la transmission des maladies, uniquement par les bacilles et leurs toxines. Aussi la clinique mondiale proteste-t-elle, par ses plus illustres desservants, contre cette hérésie professée aux nouvelles générations, en désaccord avec la réalité, et au détriment de l'humanité souffrante.

Avant d'aborder l'hérédité de la lèpre, en nous appuyant sur nos propres observations et sur celles de nombreux léprologues, nous croyons devoir nous occuper, un instant, de l'hérédité en général et de la manière dont elle se comporte en pathologie.

Toutes les données, tirées de cette brève revue, nous serviront à mieux établir l'hérédité de la lèpre, et à nous rendre compte de la manière dont elle s'effectue dans maintes circonstances.

Loin de nous la prétention de déchirer tous les voiles qui masquent l'essence mystérieuse, intime, des phénomènes de l'hérédité en général, et de l'hérédité morbide en particulier. Mais, grâce aux efforts et aux méditations des savants scrutateurs, on arrive, jusqu'à un certain point, à approfondir, dans les limites de la pensée humaine, les faits insondables dont nous sommes les spectateurs.

Pour combattre avec efficacité la négation de l'hérédité, proclamée par des savants contemporains, nous leur opposerons, pour commencer, l'opinion diamétralement opposée, de nombreuses célébrités mondiales.

L'hérédité, dit Th. Ribot, est la loi biologique, en vertu de laquelle les êtres doués de vie tendent à se répéter dans leurs descendants (*L'hérédité psychologique*, Paris 1902).

L'hérédité est pour l'espèce ce que la mémoire est pour l'individu. Dans chaque individu continuent à vivre les idées des ancêtres, souvent d'une manière obscure et inconsciente, n'ayant besoin que d'une impulsion extérieure pour surgir en pleine activité.

Selon Max Nordau, l'hérédité est un joug auquel nous ne pouvons nous dérober. De même que nous sommes impuissants à déterminer, selon notre désir, la forme de notre visage et de notre corps, nous sommes incapables de changer la physionomie intime de notre pensée.

Selon Virchow, l'hérédité est une qualité générale du monde vivant.

Voisin définit l'hérédité: une condition organique qui fait que les manières d'être corporelles et mentales passent des ascendants aux descendants (*Dictionnaire de Jaccoud, Hérédité*).

Pour quelques auteurs, l'hérédité est la reproduction, chez le rejeton, d'un attribut cellulaire existant chez les générateurs.

Voilà comment s'expriment les grands penseurs sur l'hérédité psychique et sur l'atavisme moral, qui explique même la persistance, chez l'homme, de certains sentiments, en dépit de l'émancipation de l'esprit par l'instruction et les progrès le la science. (*Les mensonges conventionnels*).

Avant d'ouvrir la discussion sur l'importante question de l'hérédité de la lèpre — que d'aucuns rejettent absolument ainsi que toute hérédité pathologique — et pour faciliter l'entente, si possible, entre dissidents, nous allons essayer de définir le mot.

Nous sommes d'avis qu'une bonne définition prévient les malentendus et empêche les égarements dans les questions litigieuses qui divisent les meilleurs esprits. Le nom doit exprimer, avec clarté, l'idée qu'on se fait de la chose.

L'héritage est tout ce que l'on tient de ses ascendants.

L'hérédité est une loi naturelle du monde organique, qui consiste en la transmission à la descendance des qualités ou des aptitudes physiques, morales, physiologiques et pathologiques des générateurs, des progéniteurs et des ancêtres. Si la répétition de phénomènes semblables se transmet dans la longue succession des sujets, avec une certaine constance, c'est l'hérédité familiale et successivement nationale ou ethnique. Lorsqu'elle remonte bien haut dans la série généalogique et qu'elle offre un retour vers un aïeul éloigné, après interruption ou sommeillance, c'est l'atavisme dont les exemples en histoire naturelle, en zootechnie et en pathologie ne sont plus à compter. Par l'hérédité de famille l'homme se rattache à toute une lignée d'aïeux.

Nous établirons plus loin que cette hérédité ethnique et même atavique se voit dans la lèpre.

L'hérédité est une transmission au fruit de la conception, s'effectuant par l'intermédiaire des spermatozoïdes et de l'ovule des procréateurs. L'hérédité peut transmettre la graine même ou bien le terrain seulement. Le cadeau hérital peut être effectif ou potentiel, impalpable, sous forme de puissance occulte qui germera ou non, selon des circonstances secondaires favorisant son évolution ou s'y opposant. Si le spermatozoïde ou l'ovule sont imprégnés de principes morbides, par leur conjugaison, leur produit aura les propriétés inhérentes des cellules génératrices du père et de la mère.

Les cellules des rejetons tendent à ressembler à celles des générateurs.

L'illustre Virchow a développé ses idées sur l'hérédité morbide au Congrès de Moscou, en Août 1897. «De même, a-t-il dit, que pour qu'un être prenne naissance il faut qu'un autre précédent lui donne la vie, de même les cellules sont soumises à cette loi de succession héréditaire. Il ne peut y avoir de maladie, il ne peut y avoir de néoformation que si, d'abord, il n'y a une cellule vivante. Le microscope nous fait connaître cette succession héréditaire de la vie.»

La conception du terrain et des prédispositions, de la réceptivité morbide, transmis par les parents aux enfants, est du plus haut intérêt dans l'étude des maladies diathésiques dues à une manière d'être, à une modification des tissus et des humeurs. En un mot, on peut dire qu'en médecine l'hérédité est la transmission de l'état pathologique — en fait ou en puissance — existant chez les générateurs, au moment de la conception. Or l'hérédité morbide est une modalité de l'hérédité en général.

L'embryon n'est donc que la fusion de deux cellules, de l'ovule et du spermatozoïde, apportant chacune sa quote-part de propriétés et de vices du générateur dont elle émane.

Dans la succession des générations, les protoplasmas — substratums matériels de l'hérédité — transmettent les qualités des générateurs et des ancêtres de la lignée.

Les récentes études des cytologistes éclairent d'un nouveau jour la question de l'hérédité dans la série des êtres, en commençant par les recherches dans les plus simples de la série zoologique.

L'hérédité pathologique prouve que les microsomes du bâtonnet chromatique de l'œuf fécondé transmettent, à part les caractères anatomo-physiologiques de l'espèce et de la famille, la qualité chimique du terrain organique, c'est-à-dire, l'aptitude morbide (Debierre, *Hérédité normale et pathologique*).

Ainsi, dans la reproduction sexuelle, il y a conjonction du plasma germinatif mâle et du plasma germinatif femelle. L'être issu de cette fusion peut avoir en puissance des caractères qui ne seront pas exprimés en lui, et que néanmoins il pourra transmettre à ses descendants. Dans la pénétration, après rencontre, de l'ovule par le spermatozoïde, les pronucléus mâle et femelle se conjuguent. Le spermatozoïde doit jouer, dans la fécondation, un double rôle, celui d'agent cinétique déterminant la division de l'œuf, et celui d'élément destiné à l'apport des plasmas ancestraux (Giard, *Recherches sur la biologie et l'anatomie des plasmas*, Académie des Sciences de Paris, 22 Décembre, 1902).

Après la fusion intime, il y a formation de l'aster mâle et femelle d'où noyau embryonnaire, caryogamie et caryokinèse (segmentation) qui répartit la chromatine de la cellule mère et celle de la cellule père. Les cellules filles ressemblent aux premières cellules. D'où hérédité transmise des cellules mâle et femelle fusionnées par les chromosomes et les centrosomes accouplés. Voilà donc l'explication physique de l'hérédité incontestable. Or, toute cellule organique reçoit de l'œuf fécondé toutes les tendances héréditaires qu'elle contient, puisqu'elle renferme une parcelle de nucléine du noyau embryonnaire. Mais les déterminants du plasma génératif peuvent être modifiés par les circonstances externes ou sommeiller; d'où hérédité arrêtée ou atavique, reparaissant plus ou moins tard dans la suite des générations. Le plasma germinatif — partie de la substance des parents — est immortel et se perpétue dans les enfants, de génération en génération.

Les microsomes du bâtonnet chromatique de l'œuf fécondé transmettent les caractères anatomo-physiologiques de l'espèce et de la famille, et en même temps la qualité chimique du terrain organique, c'est-à-dire, l'aptitude morbide et même l'état réfractaire à la maladie (Debierre).

Cuénot de Nancy (*Revue générale des Sciences*, Février 1894) essaya une interprétation qui est séduisante, sinon démontrable: Toutes les particularités héréditaires sont transmises aux descendants par l'intermédiaire des cellules génitales. Ces cellules présentent un résumé du corps entier. Chaque organe leur envoie des parcelles ou gemmules (Darwin). Toutes les particularités qu'un progéniteur transmet à ses descendants sont contenues, en puissance, dans le noyau du spermatozoïde et dans celui de l'œuf. Cette substance héréditaire d'organisation complexe est le plasma germinatif dont les éléments se dissocient et vont porter les particularités héréditaires dans toutes les régions du corps. Ce plasma germinatif, caché dans les couches sexuelles, reste identique et se transmet intact aux descendants. En effet, les cellules sexuelles ne se divisent pas. Elles deviennent les rudiments de l'ovaire et du testicule. Mais, les causes extérieures agissent sur le plasma germinatif et peuvent l'altérer. Il sera modifié lorsqu'il se séparera du corps pour aller fonder un nouvel organisme qui ne sera plus exactement pareil à son progéniteur. Les intoxications lentes agissent sur le plasma germinatif et altèrent les cellules sexuelles. Les toxines des bacilles, se trouvant chez les parents, infestent le plasma germinatif.

Dans sa remarquable thèse, Souberbielle opine que les tares héréditaires font que les cellules sont débiles. Les influences héréditaires amènent un trouble hématopoïétique dans les familles où règne la tuberculose. C'est la chlorose prétuberculeuse.

Mais, encore une fois, les actions externes et l'adaptation — le milieu, la pression des nécessités de la vie, l'éducation, — modifient, chez l'enfant, les qualités ou les défauts du père ou de l'aïeul, luttent contre l'hérédité et s'efforcent de l'annuler par le transformisme. Ainsi les rigueurs de l'hérédité sont atténuées, car elles ne sont pas immuables. Ailleurs elles sont attardées. Toutes ces données, conquêtes de recherches patientes nouvelles, se trouvent réalisées dans la descendance des lépreux dont les enfants et les petits-enfants, influencés par l'exocosme, échappent à l'hérédité morbide qui parfois peut être atténuée jusqu'à devenir fruste ou bien reste provisoirement muette. A ceux qui prétendent rayer impitoyablement le mot hérédité du vocabulaire pathologique, nous croyons devoir opposer aussi l'opinion bien tranchée de quelques autorités contemporaines dont le sens clinique est indiscutable.

Le Professeur Raymond s'exprima comme il suit dans un discours prononcé à l'Académie de Médecine de Paris, le 21 Février 1905 : «L'hérédité est un mot difficile à préciser; mais il répond à une réalité. C'est l'aptitude à faire éclore des affections nerveuses, conférée à un organisme vicié par les générateurs placés dans les mêmes conditions d'hérédité ou soumis à certaines influences pouvant agir sur le système nerveux. Plus je vois des maladies nerveuses, plus je les étudie, plus je m'aperçois que la loi de l'hérédité domine leur étiologie.»

P. Raymond, professeur à la Faculté de Montpellier, fit une série de remarquables leçons sur l'hérédité de la syphilose, de la tuberculose et de la léprose (*Progrès médical*, 19 août 1899).

Nul ne saurait douter de l'hérédité de la folie. La statistique de Woods Hutchinson, qui porte sur 50 mille cas de folie, prouve que dans près de 23 % celle-ci était due à l'influence héréditaire. Il y a souvent interruption de l'hérédité et atavisme. Parfois l'hérédité ne transmet qu'une fragilité, une faible résistance à la maladie dont étaient atteints les parents ou les arrière-parents. Il est à présumer que dans quelques cas particuliers, relatés plus loin, il en va de même de la lèpre.

Mairet et Ardin-Delteil ont aussi bien étudié l'hérédité nerveuse, principalement dans l'épilepsie, et la mirent hors de toute contestation (*Congrès international*, Paris 1900).

Déjà Patry fit valoir l'importance de l'hérédité dans les maladies nerveuses, notamment dans la chorée (Paris 1897). Dans les affections nerveuses, dit Morel, l'accumulation d'antécédents héréditaires influence sûrement la descendance. Ce ne sont parfois que des anomalies réversives, phénomènes se rattachant à l'atavisme.

Les malheureux atteints de maladies nerveuses sont des victimes de l'hérédité morbide (Déjérine).

La lèpre, bien que maladie bacillaire, offre, notamment dans ses formes nerveuses — où le bacille fait souvent défaut —, tant de manifestations neuropathiques qu'elle s'approche considérablement des névroses.

L'opinion du professeur de bactériologie à la Faculté de Paris pèse certes d'un grand poids dans la balance de la question qui nous occupe. Dans une leçon magistrale sur l'hérédité (*Progrès médical*, 27 oct. 1900), après avoir parlé de l'atténuation de la virulence des bacilles sous l'influence de diverses causes et de leurs variations dans les maladies, Chantemesse continue ainsi : Les êtres sortent les uns des autres comme formés dans le même moule. Chaque individu lègue à ses descendants ses caractères spécifiques et quelques-unes des particularités secondaires qu'il a acquises durant son existence. D'ordinaire l'hérédité atavique submerge ces particularités. La transmission des caractères acquis dans l'ordre physiologique *et surtout dans l'ordre pathologique n'est pas contestable.* Par quel mécanisme s'exerce l'action de l'organisme sur les cellules germinatives ? La substance de l'ovule et du spermatozoïde subit une imprégnation qui aboutit à la perte ou à la diminution de sa vitalité.

Selon Chantemesse, l'hérédité est la transmission des propriétés des ascendants aux descendants par le mélange et la fusion des filaments chromatiques des cellules germinatives, maternelle et paternelle. Cependant cette transmission familiale et atavique n'est pas fatale. La réduction de la substance chromatique, dans les actes des cellules germinatives, peut réduire et écarter les qualités des parents, qui sommeillent pendant une ou deux générations, puis se réveillent dans la descendance. Toutes ces vérités sont mises à jour par l'observation clinique des lépreux.

On voit bien par ce qui précède que dans l'esprit de cet émiment bactériologique, le bacille ne joue pas un rôle, ni exclusif ni constant dans la transmission des maladies héréditaires.

D'autre part, l'hérédité morbide détermine, même dans les maladies nerveuses, des stigmates tels que l'infantilisme, la microcéphalie, le prognathisme, le bégaiement, des tics, etc. (Lombroso). L'étude des cagots, descendants incontestables des lépreux, offre aussi des stigmates patents de leur hérédité ancestrale.

La transmission de la maladie héréditaire — ou de la prédisposition à la contracter — des parents à la progéniture ne constitue pas un patrimoine obligatoire. Bien souvent il y a déshérence, redevable avant tout aux conditions extérieures hygiéniques modificatrices des tares innées, en puissance (nourriture, climat, etc.). Un tel exemple est fourni par les enfants des lépreux norvégiens émigrés en Amérique. Mais les caractères fondamentaux héréditaires, modifiés ou réduits par les circonstances secondaires ambiantes, tendent à reparaître dans les générations des descendants, principalement lorsque ceux-ci se placent dans des conditions qui favorisent ce retour vers le passé ou l'éclosion de l'hérédité en puissance. C'est ce que nous avons vu pour la lèpre et dont on trouvera plus loin des exemples plausibles.

La rose double peut redevenir simple, à cinq pétales, et l'on peut observer dans la descendance des plus belles espèces de pigeons le tibet primitif. Ce sont là des faits prouvant l'atavisme en botanique et en zoologie (Gustave Lebon, *Loi physiologique et psychologique de l'évolution des peuples*, 1895). Il y a donc dans le fait incontestable de l'hérédité physiologique et pathologique une réunion de puissances occultes qui déterminent la transmission des qualités — quelles qu'elles soient, anthropologiques, physiologiques, psychiques, pathologiques — des générateurs et des ancêtres à la descendance avec modifications essentielles par des circonstances fortuites ou voulues, sous l'influence des forces ou des circonstances ambiantes; c'est ainsi que se transmettent les types et l'état constitutionnel (physique et moral) des peuples et des animaux. Ce retour vers les ancêtres se voit parfois chez les arrière-petits enfants des lépreux.

En zootechnie on modifie l'hérédité et l'on produit l'eugénie (εὖ γένος: la bonne race) par l'amélioration de la nourriture et par la sélection. On obtiendrait, certes, les mêmes résultats chez l'homme, si l'éclectisme (la sélection) était possible.

Dans une note savante présentée à l'Académie des Sciences de France, le 14 Décembre 1903, G. Coutagne émit l'opinion suivanbe: Dans le croisement fécond de deux individus, les facteurs de chaque modalité — de l'ovule et du spermatozoïde — se disjoignent au cours de l'évolution du produit et se répartissent inégalement dans les produits sexuels (ovules et spermatozoïdes) dans une longue série de mêmes cellules, œuf et blastomères, jusqu'aux cellules germinales. Il désigne par le mot *muémon* les facteurs élémentaires de l'hérédité.

L'hérédité morbide n'étant qu'une modalité de l'hérédité en général, on doit, pour la bien concevoir, étudier d'abord l'hérédité physiologique; de même qu'avant la pathologie d'un organe, on doit bien connaître son fonctionnement normal. L'hérédité pathologique est en fait l'interruption de l'hérédité normale (Morel). C'est pourquoi nous avons exposé, peut-être trop longuement, les faits et les principes qui précèdent, en faisant des emprunts qui aident, croyons-nous, à mettre en relief et à faciliter la compréhension de l'hérédité de la lèpre, qui constitue l'objet de ce travail. Cette hérédité a été si obstinément niée, ainsi que pour toutes les maladies, par d'éminents savants, que nous avons cru devoir combattre leurs idées avec des arguments irréfragables, puisés à toutes les sources; ce qui a constitué, presque, une diversion de notre sujet.

L'hérédité pathologique découle donc de l'hérédité physiologique et s'explique par un vice dans le germe. Il y a transmission des tempéraments et des prédispositions morbides. Néanmoins l'hérédité de la lèpre ne constitue pas une loi mathématique; loin de là, fort heureusement, le lépreux ne transmet pas toujours sa maladie à ses descendants, pas plus qu'un individu quelconque ne lègue infailliblement ses attributs physiques, moraux ou morbides à sa lignée. Nous insistons derechef sur ce point, car l'hérédité n'est pas fatale. Nous avons vu des enfants privilégiés demeurer indemnes et cela lors même que les deux générateurs étaient lépreux avancés.

L'arthritisme, la scrofulose, la tuberculose, la syphilose, la léprose, les névroses, appartiennent donc à la grande classe des maladies héréditaires.

L'hérédité pathologique est homologue ou hétérologue, similaire ou dissemblable.

L'arthritisme est presque toujours, selon Bouchard, une maladie héréditaire transmissible à la descendance.

Un père herpétique engendre des enfants également herpétiques ou bien goutteux, asthmatiques, lithiasiques, rénaux ou hépatiques. Dans ces cas, on peut toujours suivre le lien héréditaire, la filiation permettant de rattacher à la souche les ramifications les plus éloignées et les plus divergentes. C'est là une hérédité polymorphe. Cette mutabilité pathologique héréditaire se rencontre souvent dans la lèpre. Il y a transmutation, l'essence de l'état morbide restant identique. Parfois il y a alternance dans les manifestations des tares héréditaires et même reversion vers la toute première expression morbide de l'ancêtre lépreux, comme dans l'atavisme zoologique et botanique.

Parfois aussi il y a atténuation dans la descendance. D'ailleurs les maladies infectieuses se présentent en général sous des aspects cliniques multiples qu'une enquête habile peut seule établir, le prototype s'émiettant en modalités secondaires.

Bref, il y a dans les maladies infectieuses le polymorphisme et le métabolisme.

Et pour ne pas trop nous éloigner de notre sujet, dans une question si vaste qui embrasse toute la pathologie, nous dirons qu'un lépreux de la forme tubéreuse peut transmettre à ses enfants ou à ses petits enfants sa lèpre identique, ou bien la maladie, changeant d'expression, se reproduira dans la descendance avec des manifestations différentes, celles de la lèpre tropho-nerveuse, de la maculeuse ou de la mutilante. Plus tard, dans la lignée, la lèpre peut récupérer, derechef, sa forme primitive et revenir, par exemple, à la forme tubéreuse léonine.

Parfois la maladie atténuée ou fruste ne consistera qu'en quelques légers symptômes mal définis dont la nature échappera aux non-experts en la matière, bien qu'il ne s'agisse que d'un reliquat de la lèpre bien accusée des ascendants.

C'est ainsi que nous avons rencontré, parmi les descendants de lépreux, des sujets n'ayant comme expression de leur lèpre héréditaire qu'une légère atrophie des muscles de l'éminence hypothénar, avec un doigt auriculaire incurvé, et de l'anesthésie ou bien de l'hypoesthésie de la peau correspondante. Enfin la maladie originaire, plus atténuée encore, s'écartera davantage du cadre pathologique primitif et apparaîtra sous forme de troubles nutritifs, bien éloignés de la souche; ce sera de la paraléprose, comme de la paratuberculose, de la parasyphilose, ou bien ce seront des dystrophies diverses, consécutives à la lèpre des ascendants.

Les modifications de nutrition du côté des téguments et de leurs annexes, présentées par les cagots, descendants certains des lépreux, fournissent un remarquable exemple de l'hérédité atavique déchue de sa puissance primitive et se bornant à des troubles nutritifs, ainsi que l'a prouvé une mémorable discussion devant l'Académie de Médecine de Paris, à laquelle nous avons pris part en exposant nos recherches documentaires puisées sur les lieux mêmes, dans le Béarn (*Bulletin de l'Académie de Paris*, 31 Octobre 1892).

Les expériences de Charrin et Léri ont démontré que, chez les rejetons de mères infectées ou intoxiquées, les dégénérescences se rencontrent en fortes proportions, et que la vie est parfois courte (Société de biologie, 30 avril 1904). Il nous a été donné de constater, bien des fois, de tels exemples — ils sont relatés dans nos «Voyages chez les lépreux» et dans «Les lépreux ambulants de Constantinople» — chez les descendants des lépreux. Dans la production de ces défectuosités du développement, on ne saura nier le rôle de l'infection, cause des tares cellulaires nutritives.

La congénitalité, c'est-à-dire, la présence chez les enfants de la maladie des générateurs au moment de la naissance, est la meilleure preuve de l'hérédité. Or, bien que rares, de tels exemples ont été observés tant dans la léprose que dans la tuberculose.

On doit inférer de tout ce qui précède que l'hérédité de la lèpre comporte des gradations.

Toutes les données qui ressortent des mémorables travaux de Darwin sur la pangénèse, de ceux de Haeckel sur la périgénèse des stirpes, de Galton, sont applicables à l'hérédité de la lèpre. Ainsi, il y a hérédité directe ou indirecte, celle en retour, celle par influence, et même finéité, et d'autre part indemnité malgré l'état morbide des générateurs; ce qui représenterait une combinaison analogue à la combinaison chimique de deux corps d'où résulte un troisième totalement différent de ceux dont il est le produit. Nous avons souvent vu des enfants d'un, et même de deux lépreux, n'hériter d'aucun de ses générateurs et rester indemnes jusqu'à un âge très avancé.

Nous verrons aussi, plus loin, que l'hérédité dépend de l'élection du père ou de la mère, qu'il y a dissémination, soudure ou fusion, et que l'élection va de l'état le moins bon au plus puissant. Maintenant, si l'on cherche à approfondir les mystères de l'hérédité, on se trouve en face d'hypothèses qui satisfont plus ou moins l'esprit des positivistes.

Charrin prouva par des expériences multiples et variées, continnées pendant des années, l'immense influence de l'état de santé des géniteurs sur les descendants.

Les cellules du fœtus sont modifiées, quant à leur structure, leur fonctionnement, leurs sécrétions; le terrain organique est modifié, d'où la prédisposition (mères tuberculeuses dont les enfants ne parviennent pas à terme ou bien naissent chétifs et meurent sans granulations). Nous avons constaté les mêmes effets de l'hérédité lépreuse chez les produits de mères lépreuses ou de pères lépreux, celles-là étant indemnes.

Les tissus dérivant des organites souffrants des parents (testicule, ovaire) sont anormaux, les humeurs autant que les solides (*Sem. méd.* 17 Déc. 1902).

Déjà au mois de Juillet de la même année, dans un travail en collaboration avec Delamarre et Moussu, communiqué à l'Institut de France (*Transmission expérimentale aux descendants des lésions développées chez les parents*), il fut mis hors de doute que les lésions provoquées chez la mère peuvent se reproduire chez le rejeton, et que l'organe impressionné est l'homologue chez l'enfant. Ce qui explique les hérédités familiales et ancestrales, généalogiquement, qui se transmettent à la chaîne de la lignée, composée d'anneaux familiaux, mais en épargnant certains d'entre eux, tout comme dans la transmission des maladies héréditaires. Toutes ces remarques sont applicables à la lèpre, l'observation clinique le constate.

Pour être durable, l'hérédité a besoin d'une continuation dans les mêmes conditions pendant des années, afin de se transmettre des géniteurs ou des ancêtres aux descendants. C'est là le secret de l'hérédité naturelle, spontanée ou artificielle. En zootechnie et en botanique, la sélection habilement opérée en fournit les preuves tangibles, et éclaire l'esprit du clinicien par l'induction.

L'hérédité de la lèpre peut être effectuée *ab ovo* ou bien par infection *in utero*. C'est le spermatozoïde du lépreux qui transmet la lèpre au produit de conception d'une femme indemne; ou bien, le père étant sain, l'enfant puise son hérédité lépreuse dans l'ovule ou bien dans le sein de sa mère lépreuse.

Malgré les preuves multiples, incontestables, puisées dans la la zootechnie, dans l'expérimentation et dans la clinique, la nouvelle école, ayant parmi ses promoteurs des hommes de grande valeur, s'inspire uniquement des doctrines bactériologiques et raye d'un trait de plume l'hérédité en pathologie et par suite dans la lèpre, sujet de nos études actuelles. Après cette absolue négation elle s'évertue de tout rattacher aux bacilles ou à leurs toxines, ne retenant comme héréditaires que les malformations (exemple la polydactylie). En relatant ici en quelques mots l'opinion du Dr. Orth, nous résumerons la manière de voir des adversaires de l'hérédité en pathologie. Ce distingué confrère a soutenu, devant la Société de médecine berlinoise, le 20 janvier 1904, que les maladies qualifiées héréditaires ne sont, à proprement parler, que des maladies congénitales acquises. Selon lui, pour admettre l'hérédité il faudrait démontrer 1° que les éléments générateurs (spermatozoïdes et ovules), provenant d'un organisme malade, présentent ces altérations spécifiques; 2° que ces éléments altérés sont capables de procréer un nouvel organisme et de lui transmettre la maladie en question.

En réalité, les maladies dites héréditaires ne sont que des maladies congénitales acquises par l'embryon à une époque plus ou moins rapprochée de la conception. A l'appui de sa manière de voir il cite l'expérience de Friedman qui, ayant introduit dans l'utérus d'une lapine saine du sperme de lapin sain mélangé à des bacilles tuberculeux, put constater ultérieurement, dans les embryons nés de cette fécondation artificielle, des bacilles de Koch. Or ici le bacille a été véhiculé par le spermatozoïde, et non légué par lui. Et cet auteur conclut: *Ne parlons plus désormais de maladies héréditaires mais toujours de maladies congénitales.* Ainsi Orth prétend tout saisir dans l'acte mystérieux de la conception. On peut lui demander: comment expliquerait-il la transmission des maladies familiales dépourvues de bacilles, auxquelles nous, nous conservons le titre de maladies héréditaires: les névroses, l'hémophilie (1), la dypsomanie et même la syphilis transmise à la seconde génération, aux petits-enfants du vérolé, ainsi que la chose fut prouvée dans ces derniers temps, notamment par les travaux de Fournier fils? Et lorsque la maladie, la lèpre pour rester sur notre terrain, saute une génération et même davantage pour apparaître dans la succession éloignée du lépreux initial, ainsi que nous en fournirons plus loin des exemples, où est le bacille, facteur indispensable?

L'expérience de Friedman prouve qu'en opérant comme il l'a fait il détermine la tuberculose; mais elle ne saurait annuler l'action effective, insaisissable, de l'hérédité occulte.

(1) Lossen prouva péremptoirement l'hérédité de l'hémophilie. Il a suivi la transmission de cette diathèse aux descendants à travers quatre générations, surtout par le sexe féminin (Hændtch Zeits. f. Chirur, 1905, vol. LXXV).

Et lorsque Charrin et Léri produisent des lésions des centres nerveux chez les nouveau-nés issus de mères qu'ils ont rendues malades par l'expérimentation, dont plusieurs survivent même avec des lésions matérielles du système nerveux, ce qui a lieu aussi chez les fœtus humains provenant de parents tarés (maladie de Little, paralysie spasmodique), comment expliquer l'hérédité en dehors des bacilles?

L'opinion de Weismann renverse toutes les notions acquises et se trouve en contradiction flagrante avec les faits évidents. Pour lui le plasma germinatif du produit de conception n'est pas sous la dépendance du *soma* des géniteurs. Cependant il admet l'hérédité dans la myopie que Javal prouva aussi, devant l'Académie de médecine de Paris en 1892, être atavique chez les juifs.

Selon les partisans de l'hérédité, la cellule génératrice possède toutes les propriétés de toutes les cellules de l'organisme des générateurs et des engendrés. C'est là une hérédité germinative de constitution et de prédisposition.

Le Dr. Jankelevitch (*Sem. médicale* 2 Septembre 1903) critiqua savamment les idées de Weismann. Les caractères pathologiques sont aussi inhérents à l'espèce humaine que les caractères normaux, à cette différence près que les derniers sont généraux, tandis que les premiers restent limités à quelques individus seulement, et demeurent souvent latents jusqu'au moment de trouver les circonstances nécessaires à leur éclosion. D'ailleurs, ainsi que cela a été déjà dit, l'hérédité subit le transformisme par le milieu, les conditions extérieures et l'adaptation (Lamarck, Darwin).

Et l'hérédité morbide peut se borner à une prédisposition favorisant l'action des facteurs externes établis par Pasteur. Elle n'est pas absolue, mais facultative et limitée seulement à certains produits.

On ne saurait trop insister sur le fait que dans les maladies organiques héréditaires, ce ne sont pas les lésions elles-mêmes qui se transmettent, sauf d'une manière exceptionnelle, mais les dispositions morbides qui passent des parents aux enfants. Dans ces cas, on n'hérite que d'une aptitude qui échappe à nos sens. Survienne une cause morbide accidentelle, elle agira sur l'organisme prédisposé de par l'hérédité. Les opinions émises sur l'hérédité par de savants allemands au Congrès de médecine interne, tenu à Wiesbaden en Avril 1905, méritent hautement de nous occuper.

Le Dr. Martius a combattu l'hérédité dans un remarquable rapport. Néanmoins on y lit la phrase suivante: *La clinique nous force de compter avec un facteur constitutionnel individuel héréditaire*. Cette élocution suffit pour annuler toute la luxurieuse polémique de l'auteur (*Sem. médicale* 19 Avril 1905).

Néanmoins le Dr. Martius rejette le mot hérédité qu'il remplace par l'expression *déterminantes morbides*. Mais que fait le mot, du moment que l'on admet la chose? La modulation phonétique importe peu. Les noms ne sont que des signes de convention. Ils peuvent varier dans les nombreux langages qui expriment nos conceptions et n'ont pas de valeur inhérente intrinsèque. La biologie admet les qualités héréditaires contenues dans le plasma germinatif des parents, dans les cellules germinatives combinées, fondues ensemble après l'acte sexuel. Martius dit en terminant: La somme de toutes les facultés intellectuelles et corporelles, de toutes les particularités morbides et normales que l'on possède en naissant viennent des deux parents; et pourtant il ne veut pas de l'hérédité!

Hamburger admet la théorie énergétique de l'hérédité. L'hérédité n'est pas, pour lui, une transmission matérielle, mais une transmission d'énergie qui assimile d'une manière identique les substances albuminoïdes.

Le Dr. Turban a pu se convaincre, par l'étude de cent familles de phthisiques, qu'il existe une hérédité de *locus minoris resistentiæ*.

Le Dr. Michaelis a observé que dans 70 cas sur 100 la tuberculose était familiale. Il n'a jamais vu qu'une femme saine, entrant par le mariage dans une famille tuberculeuse, devint phthisique. Nos études sur la lèprose nous conduisent à d'identiques conclusions. Par contre, les descendants sont, dans la majorité des cas, tuberculeux.

Sur 402 observations de tuberculose ayant éclaté chez les personnes mariées, W. Thom n'a trouvé que 18 fois la transmission vraisemblable, sinon indiscutable. Dans tous les autres cas, malgré de longues années de vie commune et de soins donnés au malade, le conjoint est resté indemne. Il y a à ajouter, dit l'auteur, que chez 4 parmi les 18 il y avait des antécédents héréditaires.

D'autre part, Jacob et Pannwitz disent que, sur 1550 ménages où l'un des conjoints était tuberculeux, dans 56 seulement cette tuberculose des deux pouvait être attribuée à la contagion. Si des auteurs ont cru la contagion plus fréquente, c'est qu'il s'agissait, disent-il, de cas de juxtaposition de 2 conjoints tuberculeux (W. Thom, *Zeitsch.* Bd. II. 1, 1905, Brehmer, Haupt, Cornet, Biffel, Elsasser)

En France, Empis dit de son côté au Congrès de tuberculose tenu à Paris en 1893 que dans sa pratique de 50 ans il n'a pas vu un seul fait indiscutable de tuberculose par contagion entre époux, et qu'il a toujours pu remonter aux antécédents héréditaires de l'époux soupçonné d'être devenu tuberculeux par contamination du conjoint.

Selon Ziegler, il y a dans la progéniture transmission d'un état du corps reversif de la mère à l'enfant. Mais en vérité, et en dehors de toute logomachie, qu'est-ce cela si ce n'est de l'hérédité? D'ailleurs, l'auteur se contredit lui-même lorsqu'il admet que *nous possédons tous un certain nombre de déterminantes morbides que nous tenons de nos ancêtres*. Et à côté des signes familiaux, dit-il textuellement, *l'hérédité latente joue aussi un rôle important en pathologie.*

Marlins, qui sous aucun prétexte ne veut du mot *hérédité*, conseille pourtant que dans les mariages on doit rechercher une bonne constitution générale, tout *en évitant les familles dont la généalogie possède une déterminante morbide spéciale se répétant par trop souvent*. En bon français, cela veut dire, tout simplement, que dans les mariages on doit éviter les tares héréditaires. C'est là ce que font, en Orient, dans les localités lépreuses, les parents des jeunes gens à marier. Ils refusent toute liaison matrimoniale avec des descendants de lépreux, lors même que la lèpre n'a pas paru dans les familles depuis deux et trois générations; car la maladie est tout de même considérée comme héréditaire à longue échéance, d'une manière discontinue.

Il est évident que, lorsque une hérédité pathologique règne dans une famille, on peut souvent la combattre en agissant sur les rejetons dès leur naissance. Et, dans l'espèce, si les enfants des lépreux continuent à vivre dans les mêmes conditions que leurs générateurs — misère physiologique, absence d'hygiène, abus d'aliments putrides, séjour dans les foyers lépreux, — ils seront enclins, vu leur souche, à devenir lépreux. Cependant — et c'est là ce qui met l'hérédité de la lèpre hors de toutes contestations — des enfants de lépreux, enlevés à leurs familles dès leur naissance, transportés bien loin dans des endroits indemnes et élevés dans les meilleures conditions, ont vu leur maladie familiale germer chez eux, bien que vivant dans des milieux où il n'y avait point de lèpre. Falcão, de Lisbonne, Lourenço Magalhães, du Brésil, et Zambaco ont été témoins de tels faits, ainsi que plusieurs de nos collaborateurs exerçant en Orient dans des localités lépreuses. Or,

Wilesby eut tort d'affirmer, à la Conférence de Berlin en 1897, que jamais un enfant séparé de ses parents lépreux dès sa naissance, ne devient lépreux dans la suite; car l'hérédité peut faire éclater la lèpre quand même.

Nous croyons qu'il importe de faire observer, d'un autre côté, que l'hérédité se voit aussi dans l'immunité transmise aux descendants. Ces immunités successives conduisent à la disparition de certaines maladies à travers les âges; probablement il y a atténuation successive par suite des modifications humorales qui se transmettent aux héritiers; ce serait là une vaccination ancestrale dont bénéficie la société. Peut-être est-ce là en partie la cause de la disparition de la lèpre en Europe, les améliorations hygiéniques et la diffusion de l'hérédité par les mariages des descendants des lépreux avec les individus sains agissant dans le même sens.

Maintenant, quel est le rôle qui incombe à chacun des progéniteurs dans la procréation des lépreux? Y-a-t-il prépondérance ou égalité dans la répartition, en général, des attributs de la santé ou de la maladie de la part de père et mère aux rejetons issus de ces deux facteurs collaborateurs dans l'acte de la genèse? Et de quelle manière s'effectue la transmission de cette hérédité matrimoniale aux descendants? Et pour commencer, quel est le *modus faciendi*, lors de la fécondation et dans la suite de cette transmission des maladies, en nature, en puissance ou en aptitude; quelle est la part dévolue réciproquement à l'ovule et au spermatozoïde dans leur embrassement fécondant?

Nous croyons utile, avant de restreindre la question à l'hérédité de la lèpre, de faire quelques emprunts aux connaissances en cours sur l'hérédité en général. Cela facilitera notre tâche, imposée par ce rapport.

D'après ceux qui réduisent toujours l'hérédité à un acte de contagion, l'enfant d'un générateur lépreux pourrait le devenir par le sperme du père. Les microorganismes se fixeraient sur les spermatozoïdes, sans en altérer la vitalité, tout en communiquant un pouvoir pathogène, comme la pébrine des vers à soie, fait démontré par Pasteur.

Hallopeau admet, en général, l'hérédité paternelle et se demande si le pouvoir infectant réside dans les spermatozoïdes ou bien dans le sérum de la semence (*Journ. des mal. cutanées et syphilitiques*, Décembre 1904).

Tandis que, selon G. Kurs, qui s'occupa de l'hérédité de la tuberculose, le sperme des phthisiques sans tuberculose miliaire génitale ou pelvienne n'est pas virulent. Le bacille ne séjourne pas dans le sang avant la cachexie chez le cobaye, ainsi que dans la granulie de l'homme. Cet auteur admet que les bacilles de Koch peuvent arriver au placenta par la voie hématogène, mais en quantité minime, excepté dans la granulie de la mère. Il soutient que, dans la plupart des cas, la tuberculose se produit par inhalation du bacille par l'air inspiré et détermine une lésion pulmonaire, l'influence directe de l'hérédité étant secondaire. D'où il conclut que l'on doit séparer, dès leur naissance, les enfants de parents tuberculeux pour les soustraire à la tuberculose (*Thèse de Paris, 1898*) (¹).

Nous citons toutes ces opinions parce que la léprose et la tuberculose ont certaines analogies entre elles dans leur mode de propagation, analogies que certains auteurs ont même forcées, au point d'appliquer à la première absolument tout ce que l'on voit dans la seconde et de conclure d'une manière identique.

Von Behring ne conteste pas une certaine influence aux ascendants dans le développement de la tuberculose. Mais ce serait une hérédité post-génitale. Elle n'est ni congénitale, ni progénitale. L'infection intra-utérine est possible, mais rare. Ce serait le lait qui est la principale source de la phthisie. Voilà donc la contagion bien enserrée et considérablement diminuée dans son importance. Le bacille pénétrerait avec les aliments. Ce savant en conclut que l'isolement des tuberculeux est une mesure inutile et onéreuse dans les sanatoria. Dans le lait des vaches vaccinées contre la tuberculose, il existerait des substances immunisantes (*Deutsch. med. Wochenschrift*, 21 Septembre, 1903).

Behring réduit ainsi à peu de chose le rôle de la contagion dans la tuberculose; ce qui est applicable également à la léprose, à cette restriction près qu'il n'est guère possible, aujourd'hui, d'accuser les aliments comme vecteurs de l'agent actif, déterminant de la lèpre, comme on le fait pour la tuberculose.

Pour ce qui concerne la lèpre, nous n'avons jamais pu constater le bacille spécifique dans le sperme des lépreux de la forme

---

(¹) Cependant, selon Behring, la principale porte d'entrée de l'infection tuberculeuse n'est pas celle de l'inhalation, mais l'absorption digestive. Car l'expérimentation démontre que l'alimentation par des substances contenant des bacilles de Koch rend les ganglions mésentériques tuberculeux, la muqueuse d'ingestion restant indemne, ainsi que les poumons. La lèpre n'atteignant pas les animaux, on ne peut utiliser ces expériences si instructives. Mais nous savons que les poumons, les intestins et leurs ganglions lymphatiques ne sont, relativement, que d'une manière rare atteints dans la lèpre, et encore très tardivement. Or, l'infection ne s'opère dans la lèpre, par aucune de ces deux voies, l'inhalation et l'absorption digestive.

tropho-nerveuse, ni dans celui des sujets atteints de la forme mutilante, pas plus que chez les lépreux tubéreux, même léonins, excepté — ce qui a lieu rarement — lorsque la glande séminale est elle-même envahie par des tubercules lépreux ulcérés mettant à nu les conduits séminifères en partie détruits et béants.

D'autre part, il ne nous a pas été donné non plus de trouver le bacille de Hansen dans les ovaires ou dans les ovules des lépreuses, lors même qu'il s'agissait de lèpre tubéreuse très avancée avec nombreuses ulcérations cutanées et buccales, grouillantes de bacilles.

Nous sommes donc en droit d'en conclure que, dans la lèpre, l'hérédité ne s'opère pas directement par le bacille. Aurait-elle lieu par ses toxines? Nous serions disposés plutôt à admettre une transmission héréditaire potentielle, énergétique, échappant à nos sens.

Encore une fois, l'hérédité directe, le passage de la graine, disons du bacille morbigène, est chose rare dans la tuberculose et dans la léprose, si tant est qu'il ait lieu dans cette dernière dont nous nous occupons exclusivement en ce moment. En général, l'hérédité, matériellement parlant, est insaisissable; peut-être consiste-t-elle en une modification du terrain, des humeurs si l'on veut bien, par les vices transmis dans la procréation, ce qui constitue, le plus souvent, la prédisposition à la réceptivité.

De nombreuses expériences donnent un appui solide à cette manière de voir. Charrin parvint à modifier, par l'alimentation, les humeurs des animaux, et à créer ainsi des terrains favorables au développement des germes pathogènes.

Messieurs, avant tout, nous devons avouer que, bien souvent, le savant est impuissant à percer le profond mystère qui cache l'essence des phénomènes, ce qui doit le conduire à la modestie (Lurette). Quant à moi, j'avoue, en toute sincérité, mon ignorance, en répétant les paroles de Pascal: *Humiliez-vous, raison impuissante*.

Une autre question se présente ici:

Les enfants issus d'un mariage mixte, c'est-à-dire d'un couple dont un seul conjoint est lépreux, deviennent-ils plus souvent lépreux, lorsque c'est le père qui est lépreux, ou bien lorsque la mère seule est atteinte?

En d'autres termes est-ce l'hérédité paternelle qui est plus fatale, ou bien la maternelle?

Voyons d'abord quel est le rôle, le *quantum* de chacun — du père et de la mère — dans l'hérédité physiologique.

On a soutenu que dans celle-ci les fils héritent surtout de la mère et les filles du père.

Selon J. Müller (théorie de gamophagie), dans la fusion des cellules germinatives il y a digestion de la plus faible substance par la plus forte; mais il n'y a pas constance en cela. De sorte que les métis humains ressemblent aux deux générateurs ou bien plus à l'un qu'à l'autre. L'hérédité utérine est incontestable, ainsi que celle par imprégnation (1).

Dans la combinaison des deux cellules, mâle et femelle, lors de la conception (amphimixis), lorsqu'on croise deux animaux d'espèce ou de variété différente, les produits présentent un mélange des propriétés des parents, et parfois une réversion vers un aïeul ou vers un ancêtre éloigné (atavisme).

Selon Ziegler (Congrès de Wiesbaden, Avril 1905) la cellule femelle contient le même nombre de chromosomes que la cellule mâle, d'où égalité d'influence des deux progéniteurs dans le fruit de l'acte génésique sur l'hérédité, par le mélange des qualités propres du père et de la mère.

Mais il y a variétés de combinaisons. De sorte que, si dans une cellule germinative les chromosomes du père ou de la mère ont prévalu, le nouvel individu se rapprochera plus de l'un ou de l'autre; ce qui remontera jusqu'aux grands parents. Ainsi le physique et la prédisposition morbide sont hérités des ancêtres qui à leur tour ont hérité de leurs ascendants, sauf modification postérieure, souvent limitée, par l'hygiène et l'éducation.

L'atavisme est la manifestation la plus puissante de l'hérédité (Chantemesse) et la puissance atavique est telle qu'au milieu d'une race (animaux ou homme), la plus pure en apparence, surgit tout-à-coup un sujet porteur du type des grands parents ou des ancêtres très éloignés. Nous verrons plus loin combien l'atavisme est tenace dans la lèpre chez les descendants des hébreux de la Bible.

En zootechnie on constate souvent la prépondérance du père dans l'hérédité. Le mulet, issu de l'accouplement d'un âne avec une jument, brait; tandis que celui qui provient d'un cheval et d'une ânesse hennit. En outre, on doit tenir compte de l'énergie

---

(1) Lorsqu'on fait saillir une jument ou l'autre par un étalon arabe, le produit présente les attributs de la race arabe. Mais ce qui est difficile à saisir, c'est que cette jument, saillie plus tard par un étalon vulgaire m a des un produits offrant aussi, jusqu'à un certain point, les caractères de la noble race. C'est là l'hérédité par imprégnation.

physiologique relative des procréateurs. C'est ainsi qu'un vieux baudet fait invariablement des mules aux juments qu'il saillit; la femelle étant d'une meilleure constitution et santé l'emporte (Sanson).

Mais l'homme orgueilleux n'admet pas, dans sa vanité, être soumis aux mêmes lois naturelles que les autres animaux de la création.

Nous avons vu de notre côté que dans les couples mixtes— lorsqu'un seul conjoint est lépreux — l'enfant est doté le plus souvent par le géniteur le plus vigoureux; l'hérédité pathologique lépreuse s'efface sous l'action bienfaisante du pur, du jeune et fort conjoint.

En général les métis humains joignent les qualités des deux géniteurs; cependant l'un ou l'autre peut prédominer. On a vu, dans l'union d'individus de race caucasique et nègre, des jumeaux dont l'un avait les attributs de la race blanche et l'autre ceux de la noire.

J'ai publié un cas fort curieux d'hérédité de la lèpre. Le père seul étant lépreux, un des enfants jumeaux hérita de sa maladie, l'autre restant indemne jusqu'à sa mort qui eut lieu à un âge avancé.

Au Congrès de la tuberculose, tenu à Paris en janvier 1888, le dr. Laforre a dit avoir observé que, lorsque le père est sain et vigoureux, il exerce la plus favorable influence sur la santé du fœtus, quel que soit l'état de santé de la mère. Par contre, s'il est malade, le fœtus ne s'accroît pas, quelles que soient la santé et la taille de la mère. Les choses ne se passent pas ainsi dans la lèpre.

D'après nos observations, le conjoint sain et jeune influence, le plus souvent, la progéniture.

Von Baumgarten croit que l'infection tuberculeuse est le plus souvent d'origine intra-utérine. Selon Harbitz et Warthin, la tuberculose congénitale mérite plus d'attention qu'on ne lui accorde en général.

Auché et Chambrelent disent qu'il n'y avait en tout dans la science que 20 cas de transmission du bacille tuberculeux de la mère au fœtus par voie placentaire. Cette transmission n'a pas été observée avant le cinquième mois de grossesse.

Dans tous ces cas le placenta a été trouvé tuberculeux. Ces auteurs admettent, d'autre part, que les tissus fœtaux peuvent être infectés par les bacilles de Koch sans présenter macroscopiquement et même microscopiquement aucune lésion spécifique (*Arch. de Médecine*, 1 juillet, 1899).

À la Société impériale et royale des médecins de Vienne (fév. 1903), Neumann a déclaré connaître plus de 60 familles dans lesquelles des enfants syphilitiques sont nés de mères saines. Nous avons tous vu de nombreux exemples de ce genre. Conséquemment, il admet l'exactitude de la loi de Colles, bien qu'elle comporte certaines exceptions. Et Finger, renchérissant, ajouta connaître plus de 600 cas authentiques, où la mère d'un enfant syphilitique resta indemne. De notre côté, nous avons *toujours* vu les mères des enfants des lépreux rester indemnes, lors même qu'elles ont mis au monde des rejetons stigmatisés par la lèpre.

Le rôle de la mère paraît à *priori* être prédominant dans l'hérédité, en général. Car, outre la part prise dans la conception par l'ovule, l'embryon reste en communauté de circulation avec la mère, pendant toute la durée de la grossesse.

Or la mère, continuant après la conception à influencer le fœtus, outre sa contribution à l'héritage par son facteur ovule, devrait prendre une plus large part que le père dans la transmission de ses états personnels, celui-ci n'ayant fourni que son spermatozoïde. La question restant en suspens, nous devons avoir recours à la lumière projetée par toutes les expérimentations entreprises par divers savants.

Weiss présenta à la Société de Biologie de Paris (le 22 janvier 1898) un lapin ayant une malformation des pattes postérieures. Le père avait subi une opération (¹). C'est là un effet de l'influence paternelle isolée. Charrin prit la parole pour dire que l'influence du père seul est proclamée par toute la médecine, et qu'en zootechnie le père paraîtrait prendre une plus grande part dans la procréation que la mère. Cependant, le même savant démontrant ailleurs, grâce à ses expériences, l'hérédité pathologique par les cellules des générateurs, ajouta: Les tares paternelles et *plus encore les tares maternelles* modifient les cellules du fœtus au point de vue de leur structure, de leur fonctionnement, de leur sécrétion, c'est-à-dire, de l'anatomie, de la physiologie et de la pathologie; c'est la modification des terrains.

(¹) Cependant, la circoncision, pratiquée depuis des milliers d'années, n'empêche pas que les descendants naissent toujours avec un prépuce. Cette petite mutilation si hygiénique était pratiquée déjà chez les Hébreux avec des couteaux en silex ainsi qu'en témoignent des sculptures déposées au musée du Caire. C'est donc aux anciens Égyptiens que les religions subséquentes empruntèrent ce précepte.

Aussi certaines expériences du même professeur prouvent que la tare d'un organe de la génératrice au cours de la grossesse se répète, et, ce qui plus est, sur le viscère homologue du fœtus. La cytolysine traverse le placenta et va frapper le viscère similaire de l'enfant. Les cytotoxines élaborées dans l'organisme maternel malade ont donc une action sur les mêmes organes du fœtus, bien que d'une manière inconstante. Ces cytolysines agiraient sur l'ovule.

L'œuf et l'embryon, en lequel celui-là se transforme, restent attachés à l'organisme maternel et y puisent les matériaux nutritifs. Or le fœtus se laisse ainsi influencer par l'état physiologique ou pathologique de la mère pendant toute la durée de la gestation.

Voici une expérience intéressante en même temps qu'instructive : Heape enlève à une lapine *belge* des œufs fécondés depuis 24 ou 30 heures, et les place dans la trompe de Fallope d'une autre lapine *Angora*. Cette transplantation réussit. Les œufs passent dans la matrice et s'y greffent. Or, les lapereaux venus au monde étaient de la race de la première lapine (belge), sans avoir été influencés par le milieu d'adoption. Conclusion : la mère d'adoption n'exerce pas d'influence sur les œufs qui lui sont confiés ; pas plus que, dans le règne végétal, le sujet n'agit sur le greffon. N'y a-t-il pas là analogie avec ce que l'observation nous enseigne dans l'hérédité de la lèpre ? Le germe lépreux du père, cueilli par une femme saine, se développe dans le sein maternel avec ses attributs paternels inhérents. L'enfant naît ou devient plus tard lépreux, malgré l'état de la mère et sans avoir influencé celle-ci primitivement saine et restant définitivement telle. Dans ces cas l'action et la responsabilité en reviennent uniquement au spermatozoïde.

L'expérience précédente de Heape viendrait à l'appui de l'opinion de Fournier, à savoir que la véritable maladie héréditaire (dans la syphilis) se transmet par le sperme ou l'ovule, mais parfois aussi par l'ovule seul. L'enfant qui prend la vérole dans le sein de sa mère ne serait pas selon lui un vrai *héréditaire*, mais un *placentaire* (1). En laissant de côté les subtilités de langage et de théorie, toujours est-il que l'enfant qui prend la lèpre ou la syphilis, tout aussi bien de par la conception ou bien pendant la

---

(1) Selon Fournier, dans la syphilis, l'hérédité paternelle s'exerce 37 fois sur cent, la maternelle 84 fois et la mixte 62 fois. Il serait intéressant de faire la même statistique pour la lèpre.

vie intra-utérine, est un lépreux ou un syphilitique héréditaire, conformément à la définition générale de l'hérédité que nous avons formulée à la tête de ce travail.

D'autre part, Phisalix, professeur au Muséum de Paris, démontra que les œufs du crapaud, de la vipère et même de l'abeille contiennent les mêmes substances toxiques que le venin de ces animaux lui-même. Cette présence du venin dans l'œuf joue, selon ce savant, un rôle dans les phénomènes de l'hérédité (Académie des Sciences de Paris, 24 juillet 1905).

D'un autre côté le sperme d'un syphilitique ou d'un lépreux, ne présentant rien d'appréciable à nos sens, aidés des meilleurs instruments en notre possession, peut néanmoins receler le germe de la maladie constitutionnelle héréditaire et le transmettre à sa progéniture, lors même que le corps du géniteur est pur de toute manifestation depuis longtemps ou bien qu'il tient l'infection de son grand père (syphilis héréditaire de seconde génération, et lèpre ancestrale et familiale).

Et, chose curieuse, dans la syphilis, comme dans la lèpre, ce germe en puissance ne se transmet pas fatalement à tous les enfants. De vieux syphilitiques, ne portant plus depuis des années aucun stigmate morbide et qui ont déjà procréé des enfants sains, peuvent en voir venir d'autres absolument syphilitiques. De même parmi les enfants de lépreux, il y en a qui échappent à l'hérédité morbide lorsque leurs frères ou sœurs, intercalés, sont lépreux. Est-ce que le germe occulte, constant chez tous les descendants, épargnerait les enfants qui ne présentent pas les conditions nécessaires à son évolution par le fait de leur bonne constitution? ou bien les circonstances ambiantes, causes secondes, selon qu'elles sont propices ou défavorables à son développement favorisent-elles ou bien entravent-elles son réveil?

Nous avons déjà dit que les études récentes ont mis hors de doute que parfois dans la syphilis le germe occulte héréditaire peut se transmettre à la seconde génération, aux petits-enfants du syphilitique. Ce fait est commun dans la lèpre qui, muette et absente pendant une et même deux et trois générations, apparaît plus tard et émerge d'une manière inattendue, dans les localités même indemnes de lèpre, où les descendants des lépreux se sont réfugiés, et sans avoir eu de relations avec des lépreux. Peut-on nier l'hérédité dans ces cas?

On s'est demandé si l'enfant d'un lépreux, naissant et demeurant sain, jouit d'une immunité congénitale? Si l'enfant d'un lépreux porte une prédisposition spéciale ou bien s'il a en lui à l'état d'incubation l'hérédo-lèpre tardive? Ou bien enfin si, naissant de par son origine héréditairement avec une aptitude, il contracte plus facilement la lèpre par contagion, qu'un individu né dans des conditions opposées, c'est-à-dire, issu de parents indemnes?

L'observation clinique démontre que la lèpre peut être léguée par le père ou par la mère — lèpre spermatique, lèpre ovulaire — ou bien par les deux à la fois. Le germe, constatable ou occulte, a infecté le produit par la conjugaison de la cellule mâle ou de la femelle dans la fécondation. Les descendants d'un seul procréateur lépreux et, à plus forte raison, de deux géniteurs lépreux, peuvent être frappés par l'hérédité manifestante dans sa vie fœtale ou dans sa vie extra-utérine depuis l'enfance jusqu'à la puberté, l'âge adulte, et, exceptionnellement, même à un âge avancé. Les descendants directs des lépreux peuvent être respectés, l'hérédité surgissant à la seconde, à la troisième génération, et même au-delà.

D'après ce que j'ai vu, l'hérédité est presque fatale, lorsque le père et la mère sont tous deux à la fois lépreux. L'action nocive héréditaire se trouve doublée alors et devient bien plus redoutable.

En effet il est évident que les couples lépreux offrent plus de raisons, plus de tendance, plus de probabilités pour produire des enfants lépreux, que lorsqu'un seul géniteur est lépreux, l'autre jouissant d'une parfaite santé et robustesse. Je répète que je suis autorisé à dire, de par l'observation, que la transmission héréditaire de la lèpre est presque fatale lorsqu'il y a estoc, c'est-à-dire, double hérédité, lorsque le père et la mère sont lépreux. Les expériences zootechniques nous faisaient prévoir la chose. En effet ces expériences enseignent que lorsqu'on unit des sujets possédant les mêmes qualités, on obtient chez les produits une plus grande accentuation de ces qualités. Si, dans les accouplements éclectiques, il y a accentuation plus grande des qualités, ou exaltation en bien, une *eugénie*, comme l'appelle Galton dans sa remarquable thèse, l'addition de qualités morbides identiques doit avoir également pour effet de les mieux répercuter chez les enfants issus de ces combinaisons doublement pathologiques.

En d'autres termes, deux facteurs lépreux, tuberculeux, arthritiques ou névrosés, additionnent et doublent leur action; et ils augmentent certes les chances des rejetons à éprouver cette double fâcheuse hérédité morbide familiale.

Nous avons déjà dit que dans la léprose, de même que dans la tuberculose, le germe héréditaire peut atteindre activement et visiblement l'œuf et l'embryon. Dans ce cas le fœtus vient au monde portant déjà de la maladie héréditaire avec son escorte symptomatique indéniable (bien que le fait soit rare), ou bien les manifestations surviennent plus ou moins longtemps après la naissance; parfois même il y a tare ancestrale tardive, ou bien la puissance du germe morbide — les circonstances ambiantes aidant, du misère — détermine l'avortement. Nous avons vu aussi que l'hérédité paternelle, sous quelle forme que ce soit, se transmet du père à l'enfant, la mère restant indemne. Landouzy a rapporté aussi de tels faits dans la tuberculose; et de notre côté aussi nous avons dit que cette immunité de l'épouse, de la mère des lépreux était *constante*.

D'autres fois le descendant n'hérite que d'un terrain favorable, d'une aptitude ou d'une réceptivité propice à l'implantation du germe, du bacille morbigène, et à son éclosion. On ne naît pas alors lépreux ou tuberculeux, mais léprosable et tuberculisable.

Dans la tuberculose, qui offre de nombreux points de ressemblance avec la léprose, ainsi qu'on l'a vu, Landouzy envisage l'hérédité sous deux chefs, la typique, par transmission directe du bacille, du générateur à l'engendré — ce qui est rare — et l'atypique — commune — qui a lieu sans infection bacillaire, par transmission d'un état diathésique (que j'appellerai énergétique, potentiel). La même chose se voit aussi dans la lèpre.

La prédisposition familiale — mots dont se servent les hostiles au terme hérédité — rentre dans le patrimoine qu'on tient de ses ascendants, détenteurs d'une morbidité similaire. Cette aptitude, transmise des parents aux descendants, qui fait que ceux-ci sont plus enclins à contracter la maladie dont souffrent les géniteurs, qu'est-elle donc, sinon l'effet de l'hérédité, en dehors de tout artifice dialectique? Dans la léprose, tout aussi bien que dans la tuberculose — dont la contagion n'est guère contestée — on voit des cas dûs indubitablement à l'hérédité.

En dehors de la transmission de la maladie par le placenta (par les bacilles ou leurs toxines), il y a transmission, dans les familles des phthisiques, de l'aptitude à devenir tuberculeux. Hardy et Lendet (de Rouen) ont cité, chacun de son côté, des familles de tuberculeux dont les enfants, d'une santé florissante jusqu'à la puberté, devinrent tuberculeux, fatalement, sans qu'on pût invoquer d'autre cause que l'hérédité. Nous avons été témoins de faits pareils dans la léprose. Nous les citerons plus loin. Neibürger, de Francfort sur le Mein, cita l'histoire pathologique d'une série de familles, soignées par son beau-père et par lui-même, depuis 80 ans. Il s'agit parfois de 4 générations successives vouées à la tuberculose héréditaire se manifestant même à 60 ans! Nous avons rencontré des cas identiques dans la léprose.

Enfin, l'influence de l'hérédité est démontrée d'une manière indiscutable par le fait que des enfants de lépreux ou de tuberculeux, séparés de leurs parents dès leur naissance et mis dans les meilleures conditions, devinrent néanmoins plus tard lépreux ou tuberculeux. Dans ces cas la léprose et la tuberculose se comportent absolument d'une manière identique. Souvent, dans ces circonstances, on a recueilli les faits bien à la légère, sans enquête sévère, et, imbu que l'on était d'idées préconçues, on attribua à la contagion ce qui revenait de droit à l'hérédité.

Lorsque les enfants des lépreux naissent et sont élevés dans de bonnes conditions ambiantes, il y a transformisme. Alors l'hérédité manque l'occasion de faire explosion et s'annule à la longue. Cela se voit chez les lépreux transportés dans des pays où il n'y a pas de lèpre, où ils sont convenablement alimentés et observent incomparablement mieux que dans leurs pays les préceptes de l'hygiène. Les enfants de ces lépreux indiscutables demeurent indemnes. C'est ce qui a lieu chez les Norvégiens émigrés en Amérique. Et à ce propos disons, en passant, que ces Norvégiens lépreux n'ont jamais transmis la lèpre à qui que ce soit en Amérique, de l'aveu même du dr. Hansen, archicontagionniste.

En effet, il n'y a pas d'hérédité physiologique ou pathologique qui ne se modifie par l'ambiance. Les Norvégiens lépreux, vivant dans la profonde misère et dans la plus sordide saleté chez eux, voient même leur propre état s'améliorer en Amérique, grâce au bien-être obtenu dans ce pays. Consécutivement leur lèpre s'améliore, se ralentit, s'arrête, recule même, et les enfants qu'ils engendrent, dans ces conditions satisfaisantes, gardent leur hérédité muette, et d'autant plus qu'ils sont soustraits eux-mêmes aux funestes circonstances où vécurent leurs parents dans la mère-patrie, foyer de lèpre.

Parfois les parents immédiats, père et mère, sont sains, lorsque la lèpre apparaît d'une manière surprenante et inconcevable parmi leurs enfants. En bien cherchant dans ces cas, on parvient à découvrir une hérédité éloignée ascendante ou collatérale. C'est qu'il y a en effet, en pathologie, une hérédité collatérale. La maladie, la lèpre dans l'occurence, se rencontre chez des neveux ou des cousins des lépreux, les parents directs restant indemnes. En ces cas dans la lignée ascendante primitive, dans la souche familiale il y a eu des lépreux. L'observation démontre péremptoirement le fait.

Le dr. Toulouse, neurologue distingué, fit les mêmes remarques dans les maladies nerveuses. Il affirme la chose pour différents groupes morbides; la tuberculose, la cancérose, les affections familiales. Sur 44 familles d'épileptiques, il a rencontré l'hérédité, en chiffres ronds, cinq fois pour cent chez les ascendants et 9 pour cent chez les collatéraux (Soc. de Biologie, 30 avril 1904: *Fréquence de l'hérédité similaire collatérale en pathologie.*

Or la négation de l'hérédité en pathologie, dans la léprose surtout, ne saurait être partagée par les léprologues qui observent les lépreux, les suivent et enquêtent scrupuleusement dans les secrets des familles en remontant à plusieurs générations. La doctrine contraire, émanant d'une présomption spéculative et non de l'étude des malades, égare ceux qui n'ont pas eu l'occasion et le temps de voir par eux-mêmes.

La lèpre est donc une maladie héréditaire.

Quelle que soit la vraie doctrine sur le *modus faciendi* de l'hérédité; que ce soit la préformiste des germes emboîtés, celle de l'épigenèse, de la pangenèse, de la périgenèse, de l'idioplasma germinatif avec gemmules pangènes siégeant dans la substance nucléaire de l'ovule et du spermatozoïde, la chromatine, les chromosomes..., nous ne pouvons naviguer que vaguement dans cet océan de théories plus ou moins rationnelles, à fond insondable (Bonnet, Buffon, Darwin, Haeckel, Naegeli, Hertwig, Kölliker, Weissmann...) Contentons-nous d'étudier l'hérédité en demandant des éclaircissements à l'observation et à l'expérimentation, car la médecine est leur fille connaisseuse. Elle profite, avec grand bénéfice, des expériences faites sur les animaux, lorsqu'elle ne peut les répéter chez l'homme. Or, toutes les deux interrogées à propos nous affirment l'hérédité, tant physiologique que pathologique; et, en l'occurence, la clinique démontre l'hérédité de la lèpre, probablement plus ou moins fréquente selon les pays.

Le dr. Besnier ne nie pas l'hérédité de la lèpre; mais il la considère comme un facteur presque négligeable dans la propagation de la maladie, certes d'après ce qu'il a observé. Mais les léprologues ont autrement vu. Néanmoins, il mentionne, en parlant du consentement de l'organisme à recevoir la lèpre — ce qui est applicable à toutes les maladies — les conditions protoplasmiques *constitutionnelles, héréditaires ou non*. On voit que ce savant, tout en reniant son active intervention, se sert du mot hérédité. Il insiste sur cet état individuel provenant du fait de la conception et de l'origine des générateurs : état biochimique, pouvoir phagocytique, etc.

Notre illustre collègue de l'Académie soutient, ailleurs, que, dans l'hérédité de la lèpre, il ne s'agirait que d'une hérédo-contagion et non d'hérédité vraie dans le sens ancien, une tare formative de la cellule initiale. C'est tout comme pour la variole contractée dans l'utérus et pour toutes les maladies virulentes qui résultent de la transmission des générateurs au produit d'un élément spécifique extrinsèque introduit par la voie séminale ou plus certainement par la circulation utéro-placentaire ; si cela est ainsi dans l'esprit de notre cher confrère, comment se rend-il compte de l'atavisme de la lèpre, dans les cas de *para lèprose* qu'il admet chez les cagots, descendants éloignés des lépreux, qui, sans présenter des manifestations lépreuses vraies, offrent des modifications nombreuses de leurs corps qu'on attribue à leurs ancêtres indéniablement lépreux, fait que le dr. Besnier accepte lui-même ?

Voici la conclusion finale du dr. Besnier : «Il est certain qu'on peut la contracter (la lèpre) par hérédité ; mais le péril de cette hérédité est moins grand qu'on ne le croit et celle-ci n'est pas fatale».

Le dr. Besnier accepte l'atavisme paralépreux, c'est-à-dire, la transmission aux arrière-petits-enfants des lépreux, des tares diverses constituant les *paraléproses dues aux toxinoses pathogénétiques*. En un mot, il admet l'atavisme paralépreux, même chez les cagots, comme reliquat héréditaire de la lèpre ; tandis qu'il rejette l'hérédité ou bien il en restreint l'action dans sa transmission en nature chez les descendants directs. Ainsi l'hérédité s'opérerait à grande distance dans la lignée, tandis qu'elle serait presque nulle à proximité. Cependant, l'apparition de la léprose par bonds avec discontinuité, sans transfiguration, se voit très souvent dans la descendance des lépreux, sans qu'on puisse invoquer la contagion. On est surpris de voir que l'hérédité affaiblie, atténuée, diluée sous forme de dystrophies paralépreuses n'est pas niée par notre éminent ami. Tandis que l'hérédité plus concentrée, plus proche de la source, telle quelle, plus expressive du patrimoine, est récusée. C'est que le point de départ induit en erreur les plus grands esprits, et conduit à contester les faits réels. Comme la lèpre ne saurait être transmise — de par la théorie — que par l'agent pathogène vivant (le bacille) et qu'on ne le rencontre dans l'organité primaire au moment de sa constitution, soit au fœtus après son organisation effectuée, il n'y aurait pas possibilité de devenir lépreux par le fait qu'on a un géniteur atteint de léprose. Voilà ce que dicte la théorie bacillaire. Mais l'observation des familles lépreuses réduit à néant toutes ces belles conceptions spéculatives. Car, positivement, dans la lignée des descendants de lépreux, en d'autres termes dans les familles lépreuses, la maladie apparaît par-ci par-là en dehors de toute autre causalité. Comment s'opère-t-elle, cette transmission familiale? Encore une fois nous l'ignorons; mais elle existe pour sûr, et l'on ne peut s'empêcher de se servir du mot hérédité pour l'exprimer.

Celle-ci, d'ailleurs, est mise hors de doute, même par les bactériologues, lorsque des enfants viennent au monde avec des manifestations de la tuberculose. La science possède une vingtaine d'observations dans lesquelles on a constaté chez le fœtus ou le nouveau-né la présence de tubercules congénitaux (G. Kuss). Des enfants sont également venus au monde avec des manifestations lépreuses (Zambaco). Voilà des points de ressemblance entre la tuberculose et la léprose. Mais les différences ne manquent pas non plus. Ainsi, la tuberculose, rare pendant les premiers mois de la vie, atteint le maximum des sujets de 2 à 6 ans. Tandis que l'apparition de la lèpre héréditaire offre son maximum à la puberté. Le départ aussi de l'hérédité et de la contagion est difficile à établir, l'incubation pour la tuberculose étant relativement brève, tandis qu'elle est très longue pour la lèpre. Cependant, des cliniciens attribuent à l'hérédité la tuberculose tardive de l'adulte et du vieillard et admettent la latence du germe (Baumgarten). Cet état larvé serait dû au petit nombre de bacilles parvenus au fœtus par le spermatozoïde, l'ovule ou le placenta, qui ne colonisent que bien tard. D'ailleurs de nombreux cliniciens admettent l'hérédité de la tuberculose.

Pour expliquer le fait courant, de notoriété universelle, de la non-contagion des femmes de lépreux, le dr. Besnier admet la loi de Baumès-Collés. Cette interprétation, possible lorsque les femmes ont conçu du fait de lépreux, ne saurait s'appliquer à celles restées indemnes, sans grossesses, bien qu'en relations sexuelles continues avec leurs maris lépreux, porteurs parfois d'ulcères fourmillant de bacilles, même sur les organes génitaux.

Ce qui précède prouve que le *mystère héréditaire* persiste

toujours, malgré la théorie en cours de *l'hérédogenèse bactérienne*. Bref, de même que l'on hérite des caractères physiques, moraux, des aptitudes de ses parents, on hérite aussi de la prédisposition d'avoir les mêmes morbidités. C'est là l'hérédité pathogénique que les névroses, telles que l'épilepsie et l'aliénation mentale, mettent hors de doute, parce que non bacillaires.

Les bacilles lépreux et leurs toxines peuvent-ils passer à travers le placenta et transmettre ainsi, héréditairement, en nature, la lèpre aux produits de la conception? Les travaux de Strauss et de Chambrelent, de Grancher, de Malvoz, de Chantemesse et Widal, de Netter, de Birch-Hirschfeld et Laborsch, de Lannois et Brian, de Charrin prouvent une telle perméabilité placentaire dans les maladies infectieuses.

En effet, Strauss et Chambrelent ont vu la bactéridie du charbon franchir le placenta; Chantemesse et Widal y ont trouvé le bacille typhique, après son inoculation sous la peau de femelles pleines. Netter arriva aux mêmes résultats pour le streptocoque et le bacille de la morve. Le bacille de Koch force rarement les barrières placentaires. Cependant le fait a lieu aussi, mais la tuberculine imprégnerait le fœtus des mères tuberculeuses. Celui-ci acquiert alors un état diathésique héréditaire par toxémie bacillaire, un terrain favorisant la tuberculose par contagion. La mère décernerait la *tuberculinose* en perspective (Landouzy).

Feu Peter répétait aussi: «On ne naît pas tuberculeux, mais tuberculisable.»

Dans un remarquable travail, couronné par l'Académie de Médecine de Paris, Chambrelent, professeur agrégé à la Faculté de Bordeaux (*Sur l'influence des maladies de la mère sur l'état de santé du fœtus*) arrive, par ses observations et expériences, aux considérations suivantes: Les principes toxiques du sang maternel ne sont pas arrêtés par le placenta. Par conséquent, toute maladie de la mère aura un retentissement sur l'organisme fœtal. Il faut tenir compte de l'agent infectieux et aussi des toxines qui imprègnent le sang maternel. Lorsque l'infection de la mère est généralisée, le placenta n'oppose pas de barrière infranchissable, et l'infection envahit le fœtus. Mais si cela est ainsi, comment expliquer dans la léprose l'indemnité de l'enfant conçu et mené au monde par une mère lépreuse, ainsi que nous en avons vu des exemples? Chambrelent fait remarquer avec raison, comme les auteurs plus haut cités, que si le fœtus ne prend pas la maladie (tuberculose) dans l'utérus de la mère, il y prend une prédisposi-

tion spéciale à contracter la maladie. Ce serait, dans ces cas, non
une hérédité effective, mais une hérédité prédisposante. Pour nous,
quoi qu'il en soit, c'est toujours l'hérédité, n'est-il pas vrai? Les
études, les expériences et l'observation des tuberculeux annulent
donc la proposition de Ziegler: les anomalies et les états morbides,
acquis par l'organisme, ne se transmettent pas avec leurs caractères à la descendance.

Dans une communication sur la physiologie du placenta, faite
à l'Académie des Sciences, le 14 Août 1905, Charrin et Goupil
ont rapporté les résultats de nouvelles expériences dont il ressort
qu'au point de vue de sa teneur en divers principes protéiques
spéciaux (alexine, précipitine, lysine, agglutinine...) fréquemment
le sang des rejetons a paru plus pauvre que celui des mères. Ces
auteurs ont expérimenté aussi avec la glucose en injections sous-
cutanées chez la mère pleine. Cinq heures après l'opération, le
sang maternel contenait 19,50 de glucose, et celui des petits 0,533.
Ils injectèrent également le placenta par les artères ombilicales.
Conclusion: le placenta exerce une action de fixation sur les principes utiles, et sur les corps des toxines, et protège ainsi le fœtus.
Nous avons envoyé aux regrettés professeurs Nocard et Strauss
des placentas provenant de femmes indemnes engrossées par des
maris lépreux, ou bien ayant appartenu à des femmes lépreuses
dont le mari était également atteint de la même maladie. Ces bactériologues éminents n'y ont jamais constaté le bacille de la lèpre.
Les résultats ont été négatifs lors même que le placenta appar-
tenait à des enfants venus au monde avec des manifestations lépreuses évidentes. Le sang de ces fœtus et la biopsie de leurs
macules cutanées lépreuses n'ont pas présenté non plus le bacille
spécial. Je répéterai encore, en passant, que, d'après ce que j'ai
vu, l'enfant lépreux *ex patre* ne contamine jamais la mère qui reste
toujours parfaitement indemne.

La syphilis maternelle tient une place prépondérante dans
l'hérédo-syphilis. Mais le fœtus peut-il tenir de ses parents lépreux
une immunité contre la lèpre comme cela se voit dans la syphilis,
conformément à la loi Profeta? Toujours est-il que la mère qui
accouche d'un enfant lépreux, par le fait de son mari lépreux,
reste constamment saine. Il n'y a pas choc en retour, comme on
dit, à l'encontre de la syphilis qui, en général, passe du père à la
mère par le message de l'enfant syphilitique, le contraire constituant une exception.

En effet, si la femme, accouchant d'un enfant syphilitique, ne présente aucune infection personnelle, malgré sa contamination par le fœtus, on la considère comme vaccinée par la transmission des toxines fœtales qui traversent le placenta, alors que les microbes y sont retenus. Jusqu'à quel point pourrait-on faire la même supposition pour la lèpre, en présence de faits identiques?

Existe-t-il une immunité héréditaire pour la lèpre? Les expériences d'Ehrlich établissent que l'immunité peut être transférée par la mère au fœtus, et non par le père. Ce serait une immunité utérine par le passage des antitoxines du sang maternel dans celui du fœtus (immunité vaccinale, variolique).

A priori, on serait porté à attribuer, dans l'hérédité conceptionnelle, une part égale aux deux facteurs mâle et femelle; s'il en est ainsi pour l'acte de la copulation, lorsque les deux cellules se rencontrent, se fusionnent et apportent réciproquement leur *quote-part* dans la procréation, il n'en est pas moins vrai que, dans la suite, l'influence de la mère se poursuit et paraît être, somme toute, bien plus grande que celle du père, dans la transmission des qualités et des vices héréditaires; car elle continue pendant toute la durée de la grossesse (hérédité utérine), la nutrition du produit de la conception ne relevant plus que de la mère seule. La communauté des deux circulations — maternelle et fœtale — fait présumer et rend-compte de l'action du sang de la mère imprégnant les divers tissus de l'enfant de tous les germes visibles ou occultes contenus dans le corps maternel. Or, la mère est plus en état de doter l'enfant, qu'elle a porté dans son sein et nourri de son sang pendant neuf mois, que le père qui n'a pu lui transmettre son héritage physiologique et pathologique que d'une manière instantanée, et uniquement par sa cellule germinative (par le spermatozoïde), combinée avec la cellule de son partenaire également participante.

Selon Gaertner l'infection de l'ovule humain par des bacilles maternels serait plus fréquente que celle par le spermatozoïde, ce qui expliquerait l'hérédité latente de la tuberculose; tandis que d'autres auteurs expliquent cette hérédité maternelle par le filtrage, à travers le placenta. Nous devons faire remarquer que les expériences entreprises par de nombreux savants sur les animaux, pour étudier le mode de transmission de la tuberculose, ne peuvent pas être faites pour la léprose, non transmissible aux animaux. Et les résultats des expériences faites pour la tuberculose ne peuvent être absolument applicables à la léprose, sans restriction, par seule analogie.

Ainsi tout en comparant et rapprochant la lèpre de la syphilose et de la tuberculose, avec lesquelles elle offre des points de ressemblance, on n'est pas autorisé, licitement, à en conclure à l'identité pour ce qui concerne sa propagation et son hérédité.

L'hérédité de la lèpre ne saurait être approfondie que par l'étude attentive des familles lépreuses dans leur filiation successive. C'est à la clinique seule qu'il incombe de résoudre cet important et difficile problème de l'hérédité de la lèpre.

Un savant de grande valeur a continué, varié et multiplié, dans ces dix dernières années, les expériences qui mettent hors de doute l'influence post-conceptionnelle de la mère, sur l'état de santé de l'enfant qui se développe dans son sein et à ses dépens. Nous avons déjà nommé le dr. Charrin, professeur au Collège de France, qui a toujours tenu au courant de ses recherches deux corps savants: l'Institut de France et la Société de Biologie. Dans une de ses communications, il dit textuellement: La question de l'hérédité domine la pathologie plus au point de vue indirect que direct.

Les affections transmises en nature, comme la syphilis, sont rares. Les enfants des mères infectées (tuberculose, influenza, pleurésie, érysipèle ...), comparés avec les rejetons des mères saines, présentent des différences remarquables aux points de vue de la croissance, de la composition des humeurs, des désassimilations. Ces enfants, issus de mères morbides, ont été nourris par des femmes saines ou bien au lait stérilisé. On doit donc admettre chez eux l'influence maternelle. L'hypothèse commence lorsqu'on se demande comment s'exerce cette influence. On pourra admettre que c'est le résultat des toxines qui traversent le placenta et agissent sur le plasma. On peut supposer aussi que les cellules des mères, génitales et autres, ont donné naissance à des cellules elles-mêmes débiles (Académie des Sciences, juillet 1897).

Guillemonat fit aussi une série d'expériences qui portent sur les détériorations organiques que les maladies maternelles déterminent sur l'enfant né au cours de ces maladies: composition des humeurs, structure des tissus, malformation des organes...

Phisalix, de son côté, prouva par des expériences variées et fort intéressantes la prépondérance maternelle de l'hérédité dans la procréation. Il constata que les œufs des crapauds contiennent les principes actifs du venin et que ses poisons jouent un rôle important dans le développement de l'œuf et dans les phénomènes d'hérédité (Académie des Sciences de Paris, 14 décembre 1903).

Revenant sur la question, ce savant exposa ses nouvelles expériences, devant le même corps savant, sur la présence du venin dans les œufs de vipère (Vipera Aspis). Il a trouvé dans chaque ovaire un chapelet de 5 à 10 ovules qu'il écrasa et inocula à des cobayes. Ainsi faisant, il détermina des accidents identiques à ceux de l'intoxication par le venin lui-même. L'auteur se résume en ces termes: Au moment de l'ovogenèse, les principes actifs du venin s'accumulent dans les ovules; les phénomènes de l'ontogenèse seraient accompagnés de phénomènes chimiques qui joueraient un rôle essentiel dans la formation des organes et dans le mécanisme de l'hérédité (Académie des Sciences de France, 26 juin 1905).

Il y a donc de la spécificité même dans les ovules de femelles, démontrable lorsqu'elle se traduit par des venins, et qui sait encore dans quelles autres insaisissables circonstances?

Le dr. Sereni se livra aussi à d'intéressantes recherches sur la transmissibilité des parasites de la malaria, de la mère au fœtus, chez les femmes gravides de la Campagne Romaine désolée par la maladie. Les nouveau-nés n'ont pas présenté le parasite, pas plus que des signes de la malaria. Or le parasite a été arrêté par le placenta, tandis que dans les territoires sanguins maternels des placentas presque toutes les hématies renfermaient des parasites. Conclusion: la transmission de la malaria de la mère au fœtus, à travers un placenta normal, doit être extrêmement rare, si tant est qu'elle existe.

Tornu a confirmé Sereni. Il n'a pas observé le parasite dans le lait des nouvelles accouchées souffrant de la malaria. Le paludisme congénital n'existerait donc pas. Cependant le fœtus peut contracter la malaria pendant la gestation, à la suite d'une hémorrhagie à l'intérieur du placenta, ou bien durant l'accouchement, à la suite d'un lésion de ses téguments. Mais il s'agit alors tout simplement d'inoculation (Boll. dell'Academia di Roma, XXIX).

Le lait des lépreuses ne nous montra jamais le bacille de Hansen, de même que Tornu n'a pu constater la bactéridie de Laveran chez les nourrices atteintes de malaria.

Il n'y a donc pas, à priori, de probabilité pour qu'un enfant gagne la lèpre en suçant le sein de sa mère lépreuse. Dans une discussion qui eut lieu à la Société de Dermatologie de Paris, sous la présidence du dr. Besnier, plusieurs membres de ce corps savant, se fondant sur cette absence des bacilles spécifiques dans le lait, ont opiné qu'on pouvait laisser la mère lépreuse nourrir son enfant, sans rien risquer. J'ajouterai, pour appuyer cliniquement cette innocuité, que j'ai vu deux fois des nourrices mercenaires lépreuses, provenant des îles de l'Archipel, nourrir jusqu'au sevrage — à 15 et 16 mois — des enfants de familles constantinopolitaines, sans que je fusse consulté et à l'insu des familles du danger encouru. Ayant été appelé plus tard à donner mes soins à des membres de ces familles, j'ai été à même d'observer tant les nourrices que les nourrissons que je suis attentivement depuis, à part moi. Ces enfants, âgés aujourd'hui de 24 et de 22 ans, restent jusqu'à présent parfaitement indemnes.

Chose curieuse: il en est de la lèpre comme de la syphilis; un ou deux enfants de lépreux peuvent n'être pas touchés par la maladie, tandis que d'autres *intercalés* héritent de la lèpre paternelle ou maternelle ou doublement familiale. De plus, autre point de ressemblance dans l'hérédité avec la vérole: la lèpre peut se manifester à la naissance — ce qui, rare chez la dernière, est très fréquent chez la première — ou bien à un âge plus ou moins avancé, très avancé même.

Cependant, je dois insister derechef sur un point capital de dissemblance dans l'hérédité entre ces deux maladies (la léprose et la syphilose): c'est la non transmission constante de la lèpre du mari à la femme et réciproquement; tandis que la règle inverse s'observe dans la syphilose. Lors même que les enfants sont lépreux à n'importe quel âge, même au moment de la naissance, la mère qui les a portés reste indemne.

Ainsi, il n'y a point de contagion du lépreux à sa femme ni lèpre conceptionnelle précoce ou tardive. Le professeur Fournier a vu des femmes de syphilitiques, ayant ou non des enfants syphilitiques, présenter elles-mêmes, pour la première fois, des accidents syphilitiques 20 ou 21 ans après le mariage (gommes, exostoses). C'est là la syphilis conceptionnelle tardive (Société de Dermatologie de Paris, Mars 1899). Je puis affirmer que, dans ma vaste expérience de 35 ans sur la lèpre, je n'ai jamais rencontré, jusqu'à présent, un seul exemple de contamination conjugale, à n'importe quel âge, après de bien nombreuses années de ménage, et lors même qu'il y eut des enfants lépreux par héritage paternel.

Enfin l'observation nous a démontré que les enfants issus de mariages mixtes — dans lesquels un seul conjoint est lépreux — sont bien plus souvent lépreux lorsque la mère est lépreuse, le père étant indemne, que vice-versa.

Quelques exemples péremptoires de l'hérédité de la lèpre.

Le dr. Zeferino Falcão, le savant président de la section de dermatologie de ce congrès, partisan de l'hérédité, a publié le fait probant suivant: Un enfant de lépreux, séparé de ses parents et transporté dans un endroit où il n'y avait point de lèpre, n'échappa pas, néanmoins, à son hérédité morbide et fut atteint de lèpre à son adolescence.

Le dr. José Lourenço de Magalhães, directeur de la léproserie de São Paulo au Brésil, qui s'étonne de voir nier l'hérédité de la léprose, nous transmit la narration suivante: A Estancia, ville de l'état de Sergipe, pays natal de ce distingué léprologue, qu'il connaît à fond, il n'y a pas de lèpre, si ce n'est dans une seule famille. Un étranger au pays, portugais d'origine, célibataire et lépreux, vint s'y établir. Il eut des relations clandestines, au su de tout le monde, avec une dame mariée, d'où naquirent des enfants adultérins qui n'ont jamais vécu avec leur père réel, lépreux, qu'ils n'ont même pas connu; ils ont été élevés sous le toit du père putatif. La lèpre se déclara d'abord chez la fille adultérine du lépreux *intrus* dans cette famille indemne; et plus tard les enfants de cette fille extra-légale, c'est-à-dire les petits-enfants du lépreux portugais en furent également atteints. En dehors de cette famille, dans la lignée de laquelle la lèpre continue à se montrer, par hérédité clandestine, il n'y a aucun autre lépreux à Estancia.

Ce distingué confrère, le dr. Lourenço, m'écrit: Je travaille à la recherche de la vérité en dehors des suggestions doctrinaires, et en me maintenant toujours sur le terrain solide et calme de l'observation. L'hérédité de la lèpre, sanctionnée par l'observation séculaire, peut être considérée comme un axiome clinique.

Le dr. Kaisser Haïk, chargé par le gouverneur du Liban, Naoum Pacha, de rechercher comment la lèpre s'est introduite à Koura, petite ville du Liban, isolée dans les montagnes, où tout le monde se connaît et se surveille, s'occupa scrupuleusement de la question et fit un rapport officiel consciencieux dont nous extrayons les parties culminantes. La lèpre reste circonscrite dans une seule famille d'où elle ne sortit que par les alliances matrimoniales. L'examen généalogique méticuleux prouva que d'abord seule la famille Boutles comptait quelques lépreux. La maladie continua à la seconde génération et dans les descendances subséquentes. Plus tard la famille Sabouh fit alliance avec la famille B. Il y eut des lépreux parmi les descendants de cette union. Il il n'y a jamais eu aucun cas de lèpre parmi les membres et les ascendants de la famille Sabouh non liés à la famille Bouliès. Un jeune homme d'une autre famille, Karam-El-Kouri, indemne, épousa une demoiselle Bouliès, épargnée elle-même par la lèpre. Néanmoins une des filles de cette dernière fut lépreuse. M. Yaoucha et Hyn Hama, tous deux lépreux, descendent également de mariages d'individus appartenant à des familles indemnes avec des membres de la famille Bouliès. Le dr. Haïk affirme que la lèpre s'est propagée à Koura par les croisements avec la famille B. qui transmit la lèpre héréditairement par ses membres même non lépreux personnellement. Il n'y eut aucun cas de lèpre en dehors de ces liaisons. Il conseille donc, pour arrêter la propagation de la maladie à Koura, d'empêcher tout mariage avec les descendants de la famille B. Or la lèpre a montré une filiation familiale héréditaire incontestable dans le district de Koura.

Voici un autre fait cueilli dans les meilleures conditions et absolument démonstratif de l'hérédité de la lèpre.

Le dr. Passaliadi, un confrère distingué exerçant dans l'île de Mycono, de l'Archipel hellénique, entreprit des études sur la manière dont se comporte la lèpre dans cette localité éloignée des grands centres et où l'on peut suivre pas à pas la propagation de la maladie parmi les habitants. Il nous transmit l'observation suivante: K., meunier, d'origine juive, vint s'installer à Mycono avec son père. Son grand-père paternel était lépreux; mais celui-ci ne vint jamais à Mycono. Le père de K. mourut à Mycono, indemne et très âgé. K., petit-fils du juif lépreux qu'il n'a pas connu, eut neuf enfants dont l'aîné, une fille, est âgé de 18 ans.

Tous ces enfants sont indemnes jusqu'à présent. K., leur père était bien portant jusqu'il y a 8 ans, lorsqu'il présenta à la face les premiers signes de la lèpre: chute de sourcils, de la moustache, gonflement spécial de la figure et des oreilles...

La maladie progressa et le rendit léonin hideux. Néanmoins, il continua à vivre au milieu de tout le monde, et à exercer sa profession de meunier. Une de ses sœurs succomba aussi à la lèpre. M..., fille du frère de K. et de la malade précédente, fut également atteinte de la lèpre léonine. Aucun autre habitant de l'île—bien que tout le monde continue ses relations avec cette famille juive, sans la moindre précaution—ne fut contaminé.

En résumé, un juif indemne s'établit à Mycono et la lèpre apparut chez un de ses fils, chez une de ses filles ainsi que sur une de ses nièces, le père et la mère de ces lépreux demeurant indemnes. Le grand-père lépreux n'a jamais mis le pied sur l'île de Mycono. Il n'a jamais vu ses petits-enfants. Or la lèpre, héréditaire, épargna les enfants du juif lépreux et parut chez ses petits-enfants. Il y a eu à Mycono deux autres lépreux, étrangers à l'île dont aucun habitant ne fut infecté, bien que ces lépreux vécussent en communication continuelle avec les habitants. Ce fait extrêmement intéressant, observé dans une île isolée qui n'est pas une localité lépreuse, dépose en faveur de l'hérédité et contre la contagion. C'est là aussi un exemple frappant de l'hérédité ethnique de la lèpre chez les juifs d'Orient, ce dont nous nous occuperons un peu plus loin.

J'ai cité, dans mon livre *Voyages chez les lépreux*, un cas d'hérédité indiscutable: une lépreuse de Chypre, vivant dans la léproserie, devint enceinte, accidentellement. Elle fait ses couches mystérieusement, échappant de l'établissement, et dépose son enfant dans un village de l'île dans lequel il n'y a pas de lépreux. Car, je le répète—avec bien des léprologues et en parfait accord avec tous mes honorables collaborateurs d'Orient exerçant dans diverses localités lépreuses—à côté de villages où la lèpre sévit il y en a d'autres, constamment épargnés sans qu'on puisse se rendre compte de ce privilège. Or cette enfant abandonnée par sa mère lépreuse dans un village où il n'y a pas de lèpre, fut adoptée par une famille aisée, stérile, et élevée par une nourrice, puis par une bonne, entourée de soins et affectionnée par sa famille d'adoption. A l'âge de 10 ans cette enfant abandonnée devint lépreuse et, la maladie progressant, on fut obligé de la placer, à 14 ans, à la léproserie où la mère reconnut sa fille, narrant son histoire d'enfant abandonnée avec tous les épisodes. Voilà donc un exemple de l'hérédité de la lèpre qui combat l'opinion émise par plusieurs médecins, savoir que les enfants des lépreux enlevés à leurs parents, dès leur naissance, et mis à l'abri de la contagion—cause unique de la transmission de la lèpre selon eux— n'ont jamais la lèpre.

Voici encore d'autres faits, à nous personnels, qui prouvent l'hérédité de la léprose.

Bien que de nombreux lépreux ambulants, exerçant des métiers divers, vivent mêlés à la population de Constantinople, *il n'y a pas de constantinopolitains qui aient gagné la lèpre.* Nous avons suffisamment fait ressortir dans nos travaux cette absence de contagion à Byzance.

Tous nos lépreux sont des étrangers à la ville. Ils proviennent des îles de l'Archipel et d'autres localités lépreuses de l'Empire Ottoman. Les juifs seuls, domiciliés à Constantinople depuis quatre siècles, continuent à présenter des lépreux dans leurs rangs, fait que j'expliquerai plus loin par l'hérédité ethnique. Or, j'ai été surpris, et d'autres confrères de Byzance avec moi, de voir, exceptionnellement, quelques grecs, nés à Constantinople même, de parents sains et n'ayant pas eu de relations conscientes avec des lépreux, être atteints de lèpre, ce qu'on serait tenté de prime abord d'attribuer à la contagion occulte, s'opérant à distance, ignorée, de par les lépreux libres, ambulants, ou par des objets touchés par ces derniers et ensuite par ces constantinopolitains contaminés ainsi par hasard et à leur insu.

Nous possédons quelques cas qui entrent dans cette catégorie de faits que nous avons fait constater à plusieurs confrères.

Or, en scrutant bien l'origine et les commémoratifs des familles de ces lépreux grecs constantinopolitains, nous avons toujours pu remonter jusqu'à leur hérédité.

La plupart de ces lépreux, issus de parents immédiats sains, comptaient, dans leur patrie, des ancêtres à divers degrés lépreux. Tous, bien que natifs de Constantinople que la plupart n'ont jamais quitté pour voyager, étaient originaires de par les deux générateurs ou bien par un seul de pays où la lèpre sévit endémiquement: des îles de Chio, de Métolin, de Marmara, etc. Tous ces lépreux constantinopolitains observés par nous n'ont pas vécu et n'ont pas eu de relations directes avec des lépreux. Seule l'hérédité peut expliquer comment et pourquoi ils devinrent lépreux lorsqu'aucun autre habitant de Constantinople, privé d'une telle hérédité familiale, ne fut lépreux. La ville de Constantinople ne saurait être considérée comme une localité lépreuse. Car aucun constantinopolitain n'a jamais gagné la lèpre des nombreux étrangers ou juifs qui sillonnent nos rues, mendiants ou vendeurs, et même placés impunément dans les familles comme domestiques, employés même comme nourrices. Nous avons développé avec force détails ce sujet dans une publication qui est en train de paraître dans la *Revue Médico-Pharmaceutique* de notre ville, paraissant sous la direction de M. Apéry.

Voici d'où nos juifs tiennent leur lèpre. Il y a quatre cents ans, les juifs d'Espagne, persécutés par l'inquisition de Torquemada, sous le règne de Ferdinand le Catholique, se sont réfugiés en Turquie. Ces juifs *spaniotes* sont des descendants des vrais hébreux de l'Exode. Déjà, après la captivité de Babylone (725 a.

J. C.), de nombreux hébreux s'établirent dans la péninsule hispanique. Une seconde immigration eut lieu l'an 70, après la conquête de Jérusalem par Titus, et une troisième en 135, sous Adrien. Or, nos juifs *spaniotes*, ayant vécu isolés dans des ghettos, en Ibérie, avaient la lèpre de leurs ancêtres de l'Exode, et la conservent toujours. Arrivés en Orient, ces juifs ont continué à se marier entre eux et conservèrent la pureté de leur race et leur héritage ancestral, la lèpre du temps de Moïse.

Chose curieuse, les autres juifs de Constantinople, polonais, allemands, hongrois, roumains, ne nous ont jamais présenté de lépreux, pas plus que les karaïtes. C'est que, ainsi que nous l'avons prouvé ailleurs (*loc. cit.*), ces autres juifs ne sont pas d'origine hébraïque, ce sont des *safardins*, d'origine tartare ou touranienne; ils sont brachycéphales, les spaniotes étant dolicocéphales.

Ces autres juifs, d'une autre race, sont des néo-juifs dont les ancêtres embrassèrent le judaïsme de la fin du VI⁰ siècle au IX⁰ siècle après le Christ.

Les juifs *spaniotes* de Constantinople, les seuls qui comptent de nombreux lépreux parmi eux, sont redevables de leur lèpre à leur hérédité ethnique, à leur origine hébraïque. Cette hérédité se trouve favorisée par la misère profonde avec toutes ses conséquences antihygiéniques dans lesquelles vivent ces pauvres malheureux.

Selon Tacite (*Hist.* Lib. V) la lèpre a été cause de l'expulsion des hébreux d'Egypte.

D'après la Bible, la lèpre est héréditaire. Elisée dit à son infidèle serviteur: La lèpre de Naoum s'attachera à toi et à ta postérité.

L'hérédité répétée dans la lignée devient familiale, et, à la longue, ethnique. C'est alors de l'atavisme qui respecte plusieurs générations et apparaît tout-à-coup, lorsqu'on s'y attend le moins. C'est ce qui arrive parfois chez les animaux et même dans les plantes, malgré la sélection la plus soignée: un rejeton naît avec les attributs de ses ancêtres bien éloignés.

Jean Aïbard disait, pour justifier sa dypsomanie: Pendant des siècles, mes ancêtres ont cultivé la passion de boire. Je descends de ces farouches conquérants qui, de leurs puissantes mains, élevaient vers leurs lèvres des cornes remplies d'hydromel. Et le héros héréditairement ivrogne, devenu mendiant en haillons, couchait dans le bois de Boulogne.

L'Agora est meilleur juge que les Aréopages.

Tous mes nombreux collaborateurs, exerçant dans des localités lépreuses d'Orient, affirment l'hérédité de la lèpre, le plus souvent discontinue et remontant à plusieurs générations.

Le peuple y croit tellement qu'on refuse, en général, tout mariage avec des descendants de familles qui comptent des lépreux, même éloignés, dans leur ascendance.

Je citerai parmi les honorables confrères qui ont attentivement étudié la lèpre et recherché l'hérédité, les suivants, qui tous l'admettent se fondant sur de nombreux exemples observés par eux.

Le dr. J. Manoliadès, de l'île de Samos, me dit, dans un long et soigneux mémoire qu'il me fit parvenir, qu'à Samos la maladie est héréditaire et non contagieuse. Il insiste sur cette habitude constante des lépreux de cacher opiniâtrement leur hérédité morbide pour sauvegarder la réputation de leurs familles. Il faut user de finesse et de patience pour la découvrir et la leur faire avouer. Parmi les nombreuses observations démonstratives de l'hérédité, je choisis, dans ce travail, le cas suivant :

La mère de la femme Foto recélait l'hérédité lépreuse, bien qu'indemne elle-même. Son grand-père et quelques parents maternels avaient succombé à la lèpre. Foto, saine et jolie, se maria avec un homme dont la famille était dépourvue de toute tare. Le couple vécut ensemble 48 ans et eut 15 enfants. Quatre de ces enfants, deux fils et deux filles, ont présenté, à l'âge de l'adolescence, les signes de la lèpre à laquelle trois ont succombé célibataires. La fille lépreuse survivante se maria ; sa lèpre se développa de plus en plus au point qu'elle fut placée à la léproserie. Elle a en ce moment 46 ans et vit toujours. Le père de Foto mourut indemne à 78 ans. La mère, qui apporta l'hérédité lépreuse dans le ménage, vit aussi saine, âgée de 82 ans.

Le dr. Livanidès se livra, dans l'île de Chio, où il a exercé et dont il est originaire, à une longue enquête sur la lèpre.

Il en fit plusieurs publications. Selon lui, la persistance de la lèpre est due aux mariages des lépreux entre eux, ou bien avec des personnes saines. Ses patientes recherches l'ont amené à admettre que tous les lépreux de son pays (île de Chio) appartiennent généalogiquement à des familles lépreuses.

Toutes les familles qui refusent de s'allier avec des rejetons lépreux n'en comptent pas dans leurs rangs.

Les registres de la léproserie de l'île relatent toujours les mêmes noms de famille. En sa qualité de chiote et par ses relations, il a pu approfondir des secrets obstinément gardés par les lépreux afin d'innocenter leur souche. Il a vu la lèpre remonter à deux et trois générations, d'une manière discontinue.

Le dr. Livanidès nous a cité le fait suivant qui nous paraît très édifiant: Un chiote, marié et père de deux enfants, s'en va chercher fortune à Constantinople. Sa femme, restée à Chio, eut des relations avec un lépreux, une fille naquit de ces illégitimes relations et fut lépreuse à la puberté, tandis que deux enfants, issus de son mari légitime, restent indemnes.

Le dr. Constantinidès, médecin de la municipalité et de l'hôpital de l'île de Chio, fut chargé officiellement, par le gouvernement, d'une enquête sur la lèpre. Il ressort de son rapport, qu'il a bien voulu me faire parvenir, que, «de même que dans l'aliénation mentale, la lèpre est un patrimoine qui rebondit sur la tête d'une, de deux et parfois jusqu'à quatre générations, et constitue une avarie héréditaire opiniâtre.»

Les médecins qui exercent dans l'île de Crète, foyer également actif de lèpre, sont surpris qu'on nie l'hérédité de la lèpre. Selon quelques-uns, on peut discuter sur la contagiosité, mais l'hérédité est, pour tous, non douteuse. Les drs. Zaffridès et Chon m'ont transmis la statistique suivante: Sur 100 lépreux, l'hérédité a été constatée 34 fois, savoir: 5 avaient leurs père et mère lépreux; 15 ont eu leur père seul lépreux; 2 ont eu le père et des oncles paternels (frères du père); 1 n'avait que le frère de son père lépreux et une tante maternelle, sœur de la mère; 9 avaient des oncles paternels lépreux, leurs père et mère étant indemnes; 1 avait son grand-père et le frère de celui-ci lépreux; 2 avaient leur grand'mère paternelle lépreuse.

Le dr. Répanis, qui étudie très attentivement la lèpre à Plomari (ville de l'île de Mételin), m'a fourni des renseignements scientifiques très circonstanciés sur la marche de la lèpre endémique dans cette localité.

La lèpre, bien qu'abandonnée à elle-même, grâce à l'insouciance du peuple et des autorités, diminue néanmoins de plus en plus.

La maladie se propage dans les familles par hérédité. Il y rencontra les formes atténuées de la lèpre. Un de ses malades, à forme syringomyélique, consulta Charcot qui hésita et fit un diagnostic réservé. Les enfants séparés de leurs parents peu après la naissance, et transportés dans des milieux où il n'y a pas de lèpre, devinrent, néanmoins, lépreux à l'adolescence.

Le dr. Koumarianos, médecin sanitaire de l'île de Lesbos (Métchin, s'est livré, sur ma prière, à de patientes recherches sur la lèpre, très commune partout dans cette île. Il s'adressa aussi à d'autres confrères exerçant dans plusieurs localités de Métclin. Tous les documents qu'il me fit parvenir plaident en faveur de l'hérédité. Ces observations ont été prises par lui et par les drs. II. de Brya, Kostomiris, Archontopoulos, Boudouri.

Le Dr. Noulis a étudié la lèpre en Épire. Il croit fermement à l'hérédité. Il nous a transmis la narration du fait que voici : Apostol, du village Agmanda, établi à Janina, eut la lèpre et succomba en 1854. Sa mère et une de ses sœurs ont été lépreuses au village. A., marié, eut trois enfants dont deux fils ont succombé à la lèpre en 1861 et en 1864. Plus tard, leur sœur Hélène devint aussi lépreuse. La mère qui les soigna tous resta indemne. Personne autre ne devint lépreux dans le village, bien que cette famille eût des relations continuelles avec tout le monde. Le dr. Noulis conclue à l'hérédité contre la contagion.

Il serait oiseux d'insister plus longtemps, en multipliant les citations des médecins qui observent la lèpre en Orient; qu'il nous suffise de dire que tous sont en faveur de l'hérédité.

D'ailleurs la lèpre est considérée comme héréditaire dans la presque totalité des contrées où elle sévit activement.

L'illustre Virchow ne rejette pas l'hérédité de la lèpre. À la Conférence de Berlin de 1897, qu'il présida, il s'exprima en ces termes : Pour plusieurs médecins l'hérédité de la lèpre est dogmatique. Mais toutes les deux théories sont sur le même pied (celle de la contagion et celle de l'hérédité). Nous ne pouvons pas démontrer l'hérédité directe (elle fut prouvée plus tard par la naissance d'enfants lépreux). Et bien moins, à ma connaissance, avons-nous quelque part un cas qui prouve la contagion congénitale. Ne cherchez donc pas, Messieurs, à élever ces interprétations au rang d'articles de foi. Je penche bien à accepter la contagion, comme un pilier de soutien. Et pourtant, nous n'avons pas entendu qu'un seul membre de cette assemblée ait observé un cas concluant qui prouve clairement la contagion.

Le célèbre léprologue norvégien Danielssen croit fermement à l'hérédité. Bien qu'il n'ait pas vu d'enfant être atteint de lèpre avant la troisième année, il admet que cette maladie puisse attaquer le fœtus, et l'enfant présenter, lors de la naissance, des symptômes, des macules lépreuses, se basant en cela sur les témoignages des parents. Il serait bien plus affirmatif aujourd'hui que ces constatations ont été faites même par des spécialistes.

Le dr. Danielssen, malgré sa vaste expérience, n'a étudié la lèpre que dans la léproserie de Bergen, où les sexes sont sévèrement séparés. Il n'a pas eu l'occasion d'observer des ménages lépreux, comme nous le fîmes dans une léproserie musulmane où le célibat est interdit et les naissances en découlent tout naturellement.

Le dr. Sand, directeur de la léproserie de Trondhjem, en Norvège, nous a dit admettre l'hérédité de la lèpre.

Le dr. Brémaud, professeur à l'École navale de Médecine de Brest, autrefois directeur de la léproserie de S. Denis dans l'île de la Réunion, nous affirma avoir vu la lèpre disparaître pendant deux, trois et même quatre générations pour réapparaître aux arrière-petits-enfants.

Le dr. Sabatini, professeur à l'École d'Alger, a étudié la lèpre à Jérusalem, lorsqu'il y était médecin de l'hôpital français. Il croit à l'hérédité et se déclare contre le mariage des lépreux.

Le dr. Sales étudia la lèpre en Palestine, également, surtout à Damas; il trouva souvent l'hérédité directe ou collatérale, en insistant dans son interrogatoire, car les lépreux cachent obstinément leur morbidité familiale.

Le dr. Besnier admet la lèpre héréditaire démontrée par les cas avérés, la lèpre tégumentaire existant au moment de la naissance, et par ceux constatés dans les premières semaines ou dans les premiers mois qui la suivent *(Rôle étiologique de l'hérédité et de la transmissibilité dans la production de la lèpre. Annales de Derm. et de Syphil.* Octobre, Novembre et Décembre 1897). Plus tard, poursuit-il, rien ne prouve que l'enfant de lépreux l'est devenu par hérédité et non autrement.

Déjà, notre éminent collègue de l'Académie avait soutenu, devant la docte compagnie, en 1887, que la transmission de la lèpre par hérédité, bien qu'elle repose sur des bases débiles, peut se faire, comme dans toutes les maladies contagieuses, pendant la conception, ou durant la vie intra-utérine, et qu'elle réclame, pour s'effectuer, des conditions qui la rendent, relativement, peu fréquente. La contamination du germe fœtal, directement par le bacille paternel, est peu probable.

Après les faits incontestables de lèpre congéniale que j'ai observés, il admit qu'il est manifeste que la lèpre peut se produire par la voie conceptionnelle indirecte, par la circulation utéro-placentaire par hérédo-contagion ou, si l'on veut, pour ne pas anticiper, par hérédités.

Du moment que l'on accepte, au fond, l'hérédité, pourquoi la restreindre aux cas où la lèpre apparaît au moment de la naissance ou peu après? Pourquoi serait-il impossible que la maladie se manifestât plus tard aussi, ainsi que cela a lieu pour toutes les maladies héréditaires, notamment pour les névroses? Selon notre illustre dermatologue, la rareté de la lèpre congénitale et de la lèpre précoce indique la rareté de la contamination lépreuse des cellules séminales et de celles de l'ovule du fœtus. Cette hérédo-lèpre ne serait qu'une hérédo-contagion.

J'avoue que je ne pénètre pas cette subtilité. Je comprends qu'une femme enceinte, atteinte de variole, infecte son fœtus par contagion de courte échéance. Mais, si la mère ou le père est syphilitique et l'enfant présente des manifestations d'hérédo-syphilis à la puberté, par exemple, comment expliquer la chose autrement que par une modification des éléments anatomiques par le fait de l'hérédité? Et pour la syphilis de seconde génération, qui se traduit sous la forme dystrophique ou par des lésions de syphilis virulente, comment peut-on rejeter l'hérédité?

Après tout, il ne s'agit que d'interprétation, le fait brutal est que la maladie des générateurs peut apparaître chez leurs enfants à une époque même très éloignée du moment de la naissance, — comme cela a lieu aussi pour la lèpre, — et que cette maladie de l'enfant provient de ses parents, dont il la tient. C'est donc tout simplement de l'hérédité.

L'action héréditaire des lépreux sur leurs enfants comprend trois termes, savoir: la création d'une prédisposition, les tares de nutrition (dystrophies, dégénérescences, l'immunisation) et la transmission de la lèpre en nature. Le dr. Besnier admet aussi la prédisposition héréditaire constitutionnelle, mais elle consisterait en une résistance affaiblie à la contagion. De sorte que la contagion est de rigueur et exclusivement nécessaire pour les descendants de lépreux, qui pourront devenir plus tard lépreux. Ce qui veut dire que, hors de contagion postérieure à la naissance, aucun enfant de lépreux ne saurait devenir lépreux. Il y a donc tergiversation. Pourtant les faits parlent bien haut. D'abord, nous l'avons vu, des enfants des lépreux, transportés de suite après leur naissance dans des localités indemnes, sont devenus lépreux plus tard, sans aucune contamination. Puis, autre fait démonstratif, des petits-enfants de lépreux dont les enfants étaient indemnes, nés dans des localités où il n'y a pas de lèpre, sont devenus lépreux bien qu'ils n'eussent même pas connu leurs grands-parents lépreux demeurant dans des contrées éloignées.

Le dr. Besnier explique l'absence de lèpre chez les enfants des lépreux, bien qu'en contact permanent avec leurs parents, par un état biochimique toxinigénétique qui leur confère l'immunité. Mais les autres parents des lépreux, leurs amis, leurs femmes, provenant de familles étrangères non lépreuses qui, tous, sont en communication quotidienne, de tout genre, avec les lépreux, ne prennent pas non plus la lèpre. Et l'on ne saurait invoquer pour ceux-ci la théorie biochimique ci-dessus mentionnée, la toxigénèse lépreuse. Notre éminent confrère commet aussi une erreur, qu'il nous permette cette franchise, lorsqu'il dit que les enfants de lépreux, qui n'ont pas la lèpre ne la donnent pas à leurs propres enfants. Tous les léprologues ont vu la lèpre des grands-parents se transmettre aux petits-enfants dont les père et mère sont restés indemnes, nous l'avons déjà dit et nous le répétons à dessein en y insistant.

Kaposi admet l'hérédité, dans ses livres et dans ses leçons. Il cite aussi, à l'appui de son opinion, qu'au Japon où la lèpre produit des ravages, on ne croit pas à la contagion; mais on s'abstient de toute alliance matrimoniale avec des personnes appartenant à des familles lépreuses. Selon ce regretté dermatologue, l'extension de la lèpre peut être attribuée à l'hérédité.

En Chine aussi, on ne permettrait le mariage avec des descendants de lépreux, jusqu'à la quatrième génération.

Le professeur Boinet de Marseille m'écrivit, en janvier 1903, avoir trouvé que, dans les Alpes Maritimes, les lépreux appartiennent le plus souvent aux mêmes familles et que les premières manifestations peuvent paraître tardivement.

Néanmoins, il ajoute: «Il me semble que, mieux que l'hérédité, la contagion explique la transmission de la lèpre dans la vie de famille». Puis, il fait la réserve suivante: «Je crois que les opinions extrêmes ne valent pas mieux en politique qu'en pathologie, et qu'il doit y avoir un terrain d'entente commun sur lequel les contagionnistes et les héréditaires pourraient pactiser. C'est la formule exacte, précise, qui manque encore».

Selon le dr. Gonzalez, de Las Palmas (anticontagionniste), si les deux facteurs, femme et homme, sont lépreux, les enfants le sont communément. Si un seul conjoint est lépreux, les enfants peuvent rester indemnes, mais leurs descendants pourront avoir la lèpre, et ils l'ont, en général, malgré leur union avec des personnes saines.

Le dr. Glück (*Deutsche med. Wochenschrift*, 1904, n° 38) examina la descendance de plusieurs lépreux. Sur 34 fils ou petits-fils de lépreux, 9 ont été indemnes, 4 lépreux incontestables, et 21 présentaient des symptômes qu'il considère comme consécutifs à la lèpre ancestrale, et qu'il désigne sous le nom de *Para-léprose*: épaississement des nerfs cubitaux et péroniers, atrophie des petits muscles de la main, déformation de l'auriculaire, dystrophie de ongles, sans anesthésie...

Je dois faire remarquer que, bien des fois, j'ai constaté ces signes chez les descendants de lépreux que je considère eux-mêmes comme lépreux atténués.

De même que dans la tuberculose, dans la léprose l'hérédité ne consiste pas toujours à transmettre la maladie même en nature à l'enfant. Celui-ci présente parfois, le plus souvent même, des conditions propices à l'implantation du bacille, une prédisposition innée — de par son hérédité — qui favorise l'éclosion des germes, la réceptivité. Mais, lors même que les parents ne transmettraient qu'une aptitude, une prédisposition à contracter la maladie des parents, n'est-ce pas encore là de l'hérédité dans l'acception vraie du mot, et conformément à la définition que nous en avons donnée? Puisqu'on tient cette aptitude des parents, n'est-elle pas encore un mode de l'hérédité morbide?

La lèpre peut se manifester dans la première enfance. Mais, dans l'immense majorité des cas, c'est pendant l'adolescence que l'hérédité trahit sa présence par les premières manifestations de la lèpre. Chose curieuse: la lèpre héréditaire peut se transmettre du père à l'enfant, la mère restant indemne et cela lors même que l'enfant naît lépreux incontestable. La mère a porté dans son sein un enfant lépreux, par le fait du père, sans être atteinte elle-même de lèpre.

Le professeur Landouzy cite aussi dans la tuberculose des faits de transmission du père à l'enfant, la mère demeurant intacte. Or, le père tuberculeux peut transmettre sa maladie à son enfant, en infectant l'ovule, sans que la mère soit contaminée, même pendant la grossesse, par sa circulation commune avec l'enfant qu'elle porte dans son sein.

Pour combattre la propagation de la lèpre, il faudra empêcher le mariage soit des lépreux entre eux, soit d'un lépreux et d'une personne saine. Et, comme il arrive très souvent qu'au début de la lèpre, les signes qui annoncent la maladie soient légers et peu appréciables — congestions fugaces et à répétition, surtout de la face, souvent à forme érysipélateuse, macules temporaires de la peau à peine appréciables, hypoesthésie, rétraction légère de l'auriculaire avec diminution du volume musculaire de la région hypothénar dans la forme tropho-nerveuse; succession de panaris dans la forme mutilante … — il faudrait ne permettre le mariage que sur certificat émanant d'un médecin expert.

A la Conférence de Berlin de 1897, on a soutenu que les lépreux n'engendrent pas et que, par conséquent, la lèpre ne saurait se transmettre par hérédité (Avarez de Hawaï, Kübler, Dyer, Hansen); il y aura donc extinction de la lèpre par la non reproduction des lépreux.

La Commission anglaise de la Leprosy Fund a soutenu aussi que la lèpre confère la stérilité, que les femmes lépreuses ne conçoivent pas (il y aurait même une ovarite lépreuse) et que les glandes séminales sont lésées. De sorte que la procréation est rare chez les lépreux; d'où extinction de la lèpre. Vu cette stérilité, dit-elle, il serait inutile d'empêcher le mariage des lépreux.

J. Adams croit aussi que les unions entre lépreux sont une cause d'extinction de la maladie, la faculté génératrice diminuant de plus en plus chez les enfants (*Obs. on morbid poisons acute and chronic*).

Nous répétons que ces assertions sont en contradiction avec ce que nous avons vu: les lépreux produisent et se reproduisent malgré la théorie qui veut qu'ils n'engendrent pas, et que la nature, bienfaisante sélectrice, finira par éteindre les hérédités morbides, par la stérilisation progressive (1).

Nous avons observé des enfants naître très fréquemment, presque toujours des mariages mixtes, — lorsqu'un seul époux est lépreux, mari ou femme — et même lorsque tous les deux sont atteints. Et ce qui plus est, nous avons vu des conceptions avoir lieu lors même que la maladie était très avancée, et tout le corps couvert de tubercules lépreux ulcérés. Nous avons déjà signalé le fait dans des publications antérieures. Il est vrai que, lorsque la lèpre est très avancée, il y a le plus souvent avortement, chez les miséreux des léproseries d'Orient, qui vivent dans les privations et dans des conditions affreusement antihygiéniques; ou bien

---

(1) Selon Darwin, dans l'évolution des êtres vivants, la sélection constitue une loi constante. Il y a persistance des êtres les plus aptes qui restent victorieux dans la lutte de la vie.

les enfants naissent dystrophiques, malingres, cachectiques, non viables, et succombent bientôt à l'athrepsie.

Au contraire, lorsqu'il n'y a qu'un lépreux dans le ménage, lorsque la lèpre est à son début, et que l'autre conjoint est sain et plein de jeunesse et de vigueur, les enfants naissent dans de bien meilleures conditions et réussissent. Ils peuvent alors, par le fait de leur héritage, devenir lépreux à leur puberté; mais il est bien plus fréquent de les voir définitivement épargnés, notamment s'ils sont élevés dans de bonnes conditions hygiéniques. Exceptionnellement, des enfants de lépreux peuvent présenter les signes indubitables de la lèpre peu de temps après la naissance et même venir au monde avec des manifestations de la maladie. Nous avons fait reproduire de tels exemples, par la chromolithographie, dans les *Lépreux ambulants de Constantinople*. De tels faits n'avaient pas été observés avant nous. La commission anglaise de 1893 dit dans son rapport: «On n'a jamais vu un enfant naître avec la lèpre, ce qui serait considéré comme un cas congénital». Mais la science a marché depuis 1893.

Lorsque la lèpre est familiale, les enfants peuvent présenter les signes de la lèpre lors même que leurs parents directs sont indemnes. Parfois ces derniers manifestent leur lèpre après l'apparition de la maladie chez leurs enfants, voire même après la mort de ces derniers. C'est que la léprose, de même que la tuberculose, évolue plus vite dans la jeunesse que dans un âge avancé. C'est dans ces cas surtout qu'il faut attentivement rechercher la lèpre dans l'ascendance. Et, à ce propos, on ne doit pas oublier que, dans tous les pays, le lépreux cherche à innocenter sa famille, qu'il cache mordicus une telle tare de son ascendance. Parfois on rencontre de grandes difficultés à faire avouer que la lèpre règne chez les grands-parents ou chez les collatéraux. Il nous est souvent arrivé de faire avouer l'héritage à des lépreux que des confrères considéraient comme victimes de la contagion. Parfois aussi, la lèpre, très atténuée, fruste, des parents, avait échappé à des médecins qui m'avaient adressé des lépreux censés être les seuls atteints dans la famille. Le dr. Besnier communiqua, en notre nom, à la Conférence de Berlin de 1897, une note sur la progéniture des lépreux que nous croyons oiseux de reproduire ici.

Le dr. Besnier a dit à la Société de Dermatologie de Paris, le 8 Février 1894, à propos d'un lépreux italien qui demandait s'il pouvait se marier: Quant au mariage, la contagion étant bien

rarement observée dans nos climats (il devrait dire: *n'ayant jamais été constatée*), il me semble que l'on pourrait autoriser le mariage. Et Barthélémy ajouta: Comme on ne peut déconseiller le
mariage, ni les relations sociales dans la tuberculose, on doit en
faire autant pour la lèpre, même lorsque la maladie est arrivée à
une période avancée.

D'après ce que j'ai vu, lorsque le mari seul est lépreux, il y a
plus de natalités que dans le cas contraire. Mes observations con-
cordent avec celles de plusieurs de mes confrères exerçant dans
les localités lépreuses, en Orient. Il se peut que la lèpre se comporte différemment ailleurs. C'est à nos collègues du Congrès de
nous faire part de leurs observations personnelles.

Selon la Commission of the Leprosy Fund, *la contagion et
l'hérédité sont insuffisantes à expliquer la propagation de la lèpre.*
Pourtant, il est difficile de concevoir comment, en dehors de ces
deux causes, on pourrait se rendre compte de la continuation de
la maladie dans les localités où elle sévit.

Il ressort de tout le contenu de ce rapport que l'hérédité, qui
n'échappa point à la sagacité de nos devanciers, se trouve confirmée de nos jours par les cliniciens, et démontrée. L'entraîne-
ment enthousiaste des nouvelles conquêtes la combattirent et la
firent nier.

Mais il faut en revenir à la tradition et réintégrer l'hérédité
dans la causalité morbide. Cependant toute hérédité est subordonnée à des causes secondes qui peuvent plus que les causes
premières, dans le développement de toutes les maladies. Nous
avons fourni des preuves incontestables de l'hérédité de la lèpre.
Les affirmations, sans faits à l'appui, ne suffisent pas à convaincre. La vérité est dans les choses et non dans les hommes qui
les jugent (Kelsch, *Hérédité de la tuberculose*).

CONCLUSIONS

1.º L'hérédité pathologique est indéniable.

La lèpre est une maladie héréditaire. La démonstration en a
été faite dans le cours de ce rapport.

2.º La lèpre héréditaire peut paraître, exceptionnellement, au
moment de la naissance — les enfants naissent lépreux — ou peu
après. C'est la lèpre congénitale. Mais d'habitude elle se déclare
vers la puberté. Elle peut débuter à l'âge adulte et même à un âge
avancé.

3.° La lèpre héréditaire peut sauter une génération et plus. Elle se montre chez les petits-enfants et même chez les arrière-petits enfants, leurs parents immédiats étant indemnes. Ces rejetons présentent la lèpre, lors même qu'ils sont nés dans des localités non lépreuses, qu'ils n'ont jamais été en contact avec des lépreux et qu'ils n'ont même pas connu leurs ascendants lépreux, parfois morts déjà bien avant leur naissance. L'hérédité se manifeste dans ces circonstances comme dans les maladies souverainement héréditaires, non bacillaires, dans les névroses (épilepsie, aliénation mentale), dans l'herpétisme, etc.

4.° L'hérédité de la lèpre est familiale, parfois ethnique, comme chez nos juifs d'Orient, descendants directs des hébreux de la Bible. La lèpre apparaît, parfois, comme reliquat des époques d'antan. Cette survivance de la lèpre est incontestable en Bretagne, surtout dans le Finistère. Mais elle existe par toute l'Europe où elle se manifeste de temps en temps d'une manière sporadique, sans nouvelle introduction, sans autre interprétation possible.

5.° L'hérédité de la lèpre est homologue ou hétérologue. Les enfants ou les petits-enfants d'un lépreux *tubéreux* peuvent présenter la même forme de la maladie, ou bien une autre variété; la tropho-nerveuse, la maculeuse, la mutilante. La forme originaire, *tubéreuse*, peut réapparaître plus tard dans la lignée.

6.° La lèpre peut se transmettre sous forme de para-léprose comme la para-syphilose, la para-tuberculose. Les cagots du Béarn fournissent une démonstration péremptoire de ces déviations, de ces troubles de la nutrition, qui ne sont qu'une séquelle de l'hérédité lépreuse.

7.° La mère qui transmet la lèpre héréditaire à son enfant conçu par l'œuvre d'un lépreux, reste constamment indemne.

8.° Dans ces cas les placentas de ces femmes, ceux même des mères lépreuses, n'ont pas présenté le microbe spécial qui également fait défaut dans le sang et dans les macules lépreuses des enfants nés lépreux.

9.° La prétendue stérilité des lépreux est un leurre. Les lépreux produisent. La conception peut avoir lieu, lors même que le père et la mère sont tous deux lépreux, et que la maladie est chez eux à son apogée.

10.° Les avortements sont plus fréquents que les naissances chez les lépreux avancés, miséreux, des léproseries d'Orient.

11.° L'hérédité de la lèpre s'observe plus souvent lorsque les deux générateurs à la fois sont lépreux. Dans les mariages mixtes — où un seul conjoint est lépreux — le rôle de la mère paraît être prépondérant. Lorsqu'un des conjoints est plein de jeunesse et de robustesse, il domine dans la procréation, en général, et les enfants sont épargnés.

12.° L'hérédité lépreuse n'est pas fatale. Au contraire, fort heureusement, elle est relativement rare, surtout dans certaines contrées, même lépreuses.

13.° L'hérédité de la lèpre reste muette, lorsque les descendants des lépreux naissent et vivent dans les localités non lépreuses et dans de bonnes conditions hygiéniques; ce qui influe même sur leurs parents lépreux dont la lèpre se ralentit et s'améliore dans ces milieux bienfaisants, exemple les Norvégiens émigrés aux États-Unis d'Amérique.

14.° De même que dans la syphilose, le générateur lépreux peut engendrer des enfants sains, intercalés entre les enfants lépreux.

15.° Les causes secondes — nourriture, propreté, vie aisée — jouent un grand rôle dans le développement de la lèpre héréditaire, et cela même dans les localités lépreuses.

16.° Néanmoins, la lèpre héréditaire peut se déclarer chez les rejetons des lépreux placés dans les meilleures conditions, éloignés des foyers lépreux, en dehors de toute contagion possible et enlevés aux parents lépreux dès leur naissance. Des parents immédiats indemnes peuvent procréer des enfants lépreux, par le seul fait d'avoir eu des lépreux dans leur ascendance; c'est là une preuve indiscutable de la lèpre héréditaire familiale.

17.° Grâce aux progrès de l'hygiène publique et privée et à l'amélioration des conditions du prolétariat, la lèpre diminue de plus en plus, là où le paupérisme recule. C'est ce qui est arrivé dans l'Europe centrale, autrefois ravagée par la lèpre. C'est ce qui se voit, d'une manière progressive, dans les foyers lépreux actuels en décroissance. On doit reconnaître aussi que la virulence de toutes les maladies infectieuses s'amoindrit de plus en plus à travers les siècles (lèpre, choléra, peste), principalement dans l'Europe centrale. En Orient la lèpre diminue la même où la misère est profonde et l'hygiène déplorable.

18.° Néanmoins, la lèpre survit encore presque partout comme reliquat de ses anciens ravages, d'une manière isolée, même dans l'Europe centrale.

Elle s'y montre souvent modifiée, atténuée, mais parfois aussi classique (même tubéreuse, léonine), comme en Bretagne (France), et dans les autres contrées européennes.

19.° Le plus souvent elle y survit fruste, de manière à échapper aux médecins inexpérimentés qui donnent alors d'autres dénominations à ces états morbides anormaux, mal dessinés: maladie de Morvan, morphéa, sclérodactylie.... On la qualifie aussi, parfois, de *syringomyélie*. De telles erreurs furent commises même par les princes de la science. Elles furent dûment constatées et reconnues dans la suite. D'ailleurs on brouille sous le nom de syringomyélie des états morbides les plus disparates. Car la syringomyélie ne constitue qu'un syndrome et non une entité morbide.

Toutes ces modifications et atténuations de la lèpre, qui donneraient le change, se rencontrent dans les localités même où la lèpre sévit avec activité et violence, dans ses foyers ardents.

20.° Une des mesures les plus efficaces pour endiguer la propagation de la lèpre c'est la prohibition du mariage entre lépreux, entre lépreux et individus sains et même — chose impraticable — la défense aux descendants des lépreux de contracter des liens matrimoniaux, du moins pendant trois générations consécutives.

21.° L'organisation de colonies lépreuses, comme celles du Brésil et de Barcelone, constitue le meilleur moyen, au point de vue humanitaire et scientifique, pour améliorer l'état des malheureux lépreux, et pour éteindre ce terrible fléau. Par la séparation des sexes, dans ces colonies, on prévient l'hérédité, qui constitue, dans tous les cas, un des facteurs indéniables de la propagation de la lèpre.

THÈME II — LA LEUCOPLASIE
Par M. le Dr. MILIAN (Paris)

Malgré les travaux nombreux publiés à son sujet, la leucoplasie reste encore un chapitre des plus controversés de la pathologie aussi bien au point de vue de son étiologie que de ses rapports avec l'épithélioma. Tandis que les uns (Fournier, Gaucher) affirment la nature syphilitique de la leucoplasie, les autres comme von Bergmann [1] la nient avec la dernière énergie, d'autres enfin comme Renard [2] sont plus circonspects et se contentent de dire qu'on ne peut pas affirmer: «Malgré quelques observations récem-

---

[1] *Von Bergmann.* Sur les affections qui précèdent le cancer. Société de médecine berlinoise 5 Juillet 1905. Compte rendu résumé in *Presse Médicale* 16 Septembre 1905, page 589.

[2] *Renard.* Art. Langue in Pratique dermatologique. Besnier, Brocq et Jacquet. T. 4, page 1017.

ment publiées qui tendraient à la faire admettre on ne peut encore affirmer l'existence de la leucokératose syphilitique.»

On ne s'entend d'ailleurs même pas sur la définition à donner à la maladie et sur les limites à lui assigner.

Faut-il y ranger le lichen à la façon de Morel Lavallée, quand il prend certains aspects, faut-il en éliminer les glossites syphilitiques avec leucoplasie, faut-il y comprendre les plaques muqueuses. Les uns diront oui, les autres diront non.

Dans ces conditions, il est bien difficile d'établir l'histoire d'une maladie en essayant de concilier toutes ces contradictions. Aussi me contenterai-je d'exposer ici, non pas un rapport critique sur les opinions des auteurs passés, mais un rapport critique sur les observations cliniques et anatomiques personnelles, qu'il m'a été donné d'étudier durant ces dernières années à la consultation de l'hôpital St. Louis en particulier.

Nous n'essaierons pas de délimiter ce qui n'est pas délimitable et nous réunirons sous le nom de leucoplasie toutes les taches blanches des muqueuses, conservant ainsi au mot sa signification étymologique propre (λευκος blanc, πλαξ plaque).

Nous considérerons en un mot la leucoplasie en tant que symptôme; nous verrons dans quelles affections on la retrouve et après élimination de toutes celles-ci, s'il est logique d'admettre une leucoplasie idiopathique. Cette méthode aura l'avantage de nous permettre l'utilisation de matériaux multiples et variés qui permettront d'établir plus d'un point controversé.

Il serait néanmoins souverainement injuste et vain de faire table rase des travaux de nos devanciers. Aussi ne négligerons-nous pas d'y recourir le cas échéant. Ce que nous n'avons pas voulu faire, c'est une étude historique de la question dont on trouvera d'ailleurs un exposé parfait dans le rapport de M. Lévy Bing. Je me contenterai de rappeler en commençant les principaux travaux parus dans ces dernières années sur ce sujet et ayant apporté des faits nouveaux dans cette étude:

1. *Gaucher et Sergent* — Anatomie pathologique, nature et traitement de la leucoplasie — Archives générales de médecine expérimentale, Juillet 1900, page 465, avec une planche en couleurs.
2. *Alfred Fournier* — Des relations de la leucoplasie buccale avec la syphilis et le cancer. Gazette hebdomadaire de médecine et de chirurgie, 15 Novembre 1900, et Congrès international de Médecine, Paris, 1900. Section de dermatologie.
3. *Perrin* — Rapport sur les leucoplasies. Congrès international de médecine de Paris 1900. Section de dermatologie.

4. *Letulle* — Leucoplasie vulvaire. Bulletin de la Société anatomique, Paris, page 125.
5. *Letulle* — Leucokératose linguale avec globes épidermiques. Bulletin de la Société anatomique, 1901, page 133.
6. *Chevassu* — Leucoplasie buccale et cancer. Bulletin de la Société anatomique, 1902, page 81.
7. *Bénard* — Art. Langue in Pratique dermatologique, Besnier, Brocq et Jacquet, T. 2, page 949.
8. *Lacapère* — La leucoplasie, Archives générales de médecine, 1905, page 1031.
9. *Jayle et Bender* — Deux cas de kraurosis vulvæ. Bull. de la Société anatomique, Juillet 1905, p. 626.

I. PATHOGÉNIE

1. *A quoi est due la blancheur de la plaque leucoplasique?*

Telle est la première question qu'il me paraît logique de poser au début d'une étude sur la leucoplasie. La cause de la coloration blanche de la plaque leucoplasique ne paraît pas avoir éveillé beaucoup la curiosité des auteurs. Les différents articles ou revues publiés sur la question n'abordent aucune explication. Peut-être tendent-ils à admettre l'influence de la couche cornée néoformée? Quand on interroge directement les dermatologistes, on obtient les réponses les plus contradictoires: ils invoquent, suivant leur état d'esprit, tantôt la kératine, tantôt l'éléidine, tantôt l'acanthose, tantôt la sclérose sous-jacente à l'épiderme.

Qu'en faut-il penser? Quelle est l'altération histologique qui cause la coloration blanche de la leucoplasie?

Est-ce la production d'une couche cornée?

Non, car la peau normale qui en possède une épaisseur très grande, comme au talon, ne présente pas pour cela l'éclatante blancheur de la leucoplasie, et par contre, le lichen blanc buccal (B-862) d'un blanc éclatant ne possède pas de couche cornée.

Est-ce le stratum granulosum avec son éléidine?

Pas davantage, et pour les mêmes raisons, puisque la peau en renferme et n'est pas blanche et que le lichen plan buccal, si blanc, n'en renferme pas trace.

Est-ce la sclérose du derme?

Pas davantage, puisqu'elle manque dans le lichen et qu'on l'observe dans les ulcérations tuberculeuses dépourvues de tout état leucoplasique.

Ce n'est donc ni la couche cornée, ni le stratum granulosum, ni la sclérose du derme qui sont en cause. Il n'y a plus qu'une chose à invoquer: la cellule du corps muqueux. C'est elle qui reste l'élément indispensable de la blancheur de la muqueuse, car, elle absente, la tache blanche ne peut exister, et seule présente, la tache blanche peut se produire.

En son absence il n'y a pas de leucoplasie possible, car jamais nous ne trouvons celle-ci au fond d'une ulcération quelle qu'elle soit, tandis que nous la voyons apparaître sur les bords de cette ulcération en même temps que l'épithélium pourvu ou non de couche cornée. Ce que nous disons plus loin des variétés à la fois pathogéniques et cliniques de la leucoplasie le prouve également.

Il va sans dire que la cellule, pour produire l'état leucoplasique, doit être altérée et que le protoplasma au lieu de conserver sa translucidité habituelle devient opaque. Il se produit là un phénomène analogue à la transformation de l'albumine de l'œuf sous l'influence de la chaleur, il y a comme une coagulation de l'albumine du protoplasma des cellules. Ceci n'est pas une vue de l'esprit, car on produit expérimentalement cette transformation sur les muqueuses saines en les touchant au nitrate d'argent. La transformation sous l'influence chimique se fait immédiatement, en quelques secondes, sans kératinisation ni hyperéléidinose par conséquent.

L'état saburral de la langue est entièrement comparable à cette modification; et de même que l'état saburral est variable, de même la blancheur des plaques leucoplasiques est variable d'un moment à l'autre même en l'absence de toute desquamation; les malades se rendent très bien compte de ces variations et les signalent spontanément. Cette mobilité de la couleur qui est même capable de disparaître entièrement en une nuit *sans aucune desquamation* (nous le répétons, car la desquamation porte sur les couches kératinisées qui s'exfolient comme les cellules superficielles de la peau et par conséquent ne peuvent amoindrir cette coloration) cadre bien avec une lésion peu profonde comme l'état trouble ou de coagulation du protoplasma des cellules.

La blancheur de la plaque est d'autant plus accusée que l'épaisseur de la couche cellulaire est plus grande, c'est-à-dire qu'il y a hyperacanthose.

Je n'ai trouvé cette explication dans aucun auteur sinon peut-être dans Sigmund (¹) qui dit:

(¹) Aerzl. Ber. a. d. allg. Krankenh. Wien, 1863 p. 136. Trad. Merklen, Le Psoriasis buccal, Ann. de Dermat. et de Syph. 2.ª Série, t. IV, pp. 257 — 264.

Dans quelques cas de syphilis buccale, la rougeur de la muqueuse est moins marquée et l'épithélium est trouble ou fait défaut par places. On constate sur la langue quelques îlots d'infiltration, caractérisés par une consistance dure au toucher et par des taches lisses et laiteuses.

Est-il possible de spécifier des caractères histologiques à ces cellules troubles? J'ai cherché à le faire sans d'ailleurs m'y approfondir faute de temps. Il m'a semblé pourtant que dans la leucoplasie les cellules du corps muqueux de Malpighi étaient augmentées de volume, qu'il y avait toujours un certain degré d'œdème interstitiel écartant les cellules les unes des autres et faisant apparaître plus nettement les filaments d'union, que les cellules paraissaient gonflées, plus globuleuses, plus pleines que normalement, qu'enfin le protoplasma des cellules avait une affinité beaucoup plus grande pour les colorants du noyau et moindre pour les colorants ordinaires du protoplasma. C'est ainsi que sur les coupes histologiques colorée à l'hématéine éosine, les cellules du corps muqueux, particulièrement les rangées voisines du stratum germinativum, ont leur protoplasma coloré en brun sombre et non en rose, et sur les coupes colorées à la thionine, en violet. Ces caractères peuvent se résumer ainsi: hypertrophie avec gonflement des cellules gorgées de suc, basophilie du protoplasma, léger œdème interstitiel. Il est probable que des réactions histochimiques appropriées pourraient mettre en évidence d'une manière plus spécifique cet état trouble du protoplasma.

Sous quelle influence se produit cet état trouble du protoplasma?

Nous pourrions dire, et nous contenter de cette explication, qu'il est le résultat de l'irritation, de l'inflammation du derme sous-jacent, puisque cette inflammation est constante. Mais il paraît possible de préciser davantage la marche du phénomène et de penser, par analogie avec ce qui se passe quand on traite la muqueuse par le nitrate d'argent, qu'il s'agit de l'action de substances toxiques nées dans le derme et diffusées de là à travers l'épiderme.

Suivant le degré, la perturbation vitale ainsi produite produit seulement l'état trouble, sans kératinisation, la kératinisation légère ou la kératinisation forte.

Cet état trouble des cellules du corps muqueux est le témoignage d'une hyperactivité fonctionnelle plutôt que d'une dégénérescence. On le retrouve en effet chaque fois que la cellule se multiplie: liséré épidermique des plaies en cicatrisation, cancer au

début. N'y a-t-il pas suractivité fonctionnelle puisque cet épithe-
lium qui normalement ne possède pas de couche cornée, en
construit une, c'est-à-dire évolue vers un degré plus élevé d'organisation.

La coloration blanche de la tache de nitrate d'argent qui
aboutit à l'exfoliation, c'est-à-dire à la mort de la cellule, n'est
pas une contradiction à cette manière de voir. En effet, l'observation de la thérapeutique journalière nous montre que l'action
du nitrate d'argent sur les muqueuses est d'activer la cicatrisation
des plaies, des érosions surtout. La cautérisation par le nitrate
d'argent de plaques muqueuses, c'est-à-dire d'érosions amène leur
cicatrisation, autrement dit, active la prolifération épidermique. Si
la tache de nitrate d'argent s'exfolie, ce n'est pas parce qu'elle
est tuée par la substance chimique, mais parce qu'elle suit la destinée commune à toute cellule de la muqueuse qui est de se
flétrir et de s'exfolier après avoir rempli sa fonction, et d'être
remplacée par les assises plus jeunes qui se renouvellent perpé-
tuellement au-dessous d'elle.

Ceci nous montre en passant, et l'observation clinique le
confirme, qu'il ne faut pas traiter les plaques leucoplasiques, pas
plus que le cancer, par les substances chimiques irritantes,
puisqu'on active leur vitalité, c'est à dire la kératinisation.

II. Variétés pathogéniques de la leucoplasie

La leucoplasie, la tache blanche, c'est-à-dire l'état trouble
de la cellule du corps muqueux de Malpighi est produite de deux
façons différentes :

1.º Par une modification secondaire de la cellule (leucoplasie
secondaire).

2.º Par une modification primitive de la cellule (leucoplasie
primitive).

On va voir que, par ces termes, je n'envisage nullement
l'éventualité d'une leucoplasie idiopathique telle qu'on l'entend
encore aujourd'hui classiquement. Je veux dire simplement qu'il
y a des cas, et ce sont les plus nombreux, où la perturbation
fonctionnelle de la cellule épithéliale est sous la dépendance de
lésions de voisinage, du derme ordinairement (l. secondaire), tandis qu'il y a des cas, beaucoup plus rares, où la perturbation de
la cellule épithéliale est l'unique manifestation anormale (l. primitive).

Leucoplasie secondaire.

La leucoplasie secondaire naît à la suite de lésions du derme de la muqueuse: papules, érosions, ulcérations, scléroses, ce qui constitue autant de variétés cliniques qu'anatomiques de cette leucoplasie. Nous pourrons donc dire que nous avons des leucoplasies engendrées par des papules, des tubercules (1), des érosions, des ulcérations, des scléroses, ou plus simplement et pour la commodité du langage, qu'il y a des leucoplasies papulogénées, tuberculogénées, érosiogénées, ulcérogénées, sclérogénées (2). Elles se développent sur, autour ou après la lésion initiale, ce qui fait encore autant de variétés de la tache blanche sur, péri, et post papulo ou ulcéro, etc., génées. De toute façon, dans cette leucoplasie que nous appelons secondaire la modification épithéliale est précédée d'une inflammation aiguë, subaiguë ou chronique du derme de la muqueuse. C'est là l'essentiel.

Leucoplasie primitive.

Au contraire, il y a des cas, rares il est vrai, mais indubitables pourtant, où le trouble de la cellule épithéliale est primitif. Lorsque le fond d'une plaie a bourgeonné de la profondeur vers la surface, jusqu'au niveau des téguments environnants, le liséré épidermique de cicatrisation qui s'avance de la périphérie au centre est d'une couleur blanche analogue à celle de la tache leucoplasique.

Mais c'est là un exemple un peu éloigné de notre sujet. Meilleur est celui de certains papillomes végétants de la langue ou du plancher de la bouche dont la surface est recouverte d'un blanc typique de leucoplasie. Là encore pourtant on pourrait dire qu'il s'agit d'une leucoplasie secondaire, puisque les auteurs ne sont pas d'accord sur ce qui commence de la prolifération conjonctive dans le papillome.

Il n'en est pas de même de l'épithélioma buccal à début leucoplasique. Il ne s'agit pas ici d'épithélioma développé sur une plaque leucoplasique, mais d'un épithélioma qui, en se développant, prend l'apparence d'une plaque leucoplasique, d'un épithélioma qui produit de la leucoplasie, d'un *épithélioma leucoplagène.*

---

(1) Tubercules est pris ici, comme en syphiligraphie, au sens anatomique d'infiltrat cellulaire profond localisé.

(2) Nous disons papulogénées, sclérogénées, etc., et non papulogènes ou sclérogènes parce que cette terminaison «gène», d'ailleurs employée couramment dans le langage médical français, signifie qui engendre et non engendrée. «Papulogène» veut dire qui engendre une papule, ce qui n'est pas notre sens, tandis que «papulogénée» veut dire née d'une papule, ce qui est notre sens.

Ceci n'est pas une vue de l'esprit, mais un fait bel et bien observé. J'en ai étudié un cas des plus typiques. Il s'agissait d'une lésion ovalaire de la dimension d'une pièce de 1 fr. siégeant au niveau du frein de la langue, régulière et d'un blanc éclatant, légèrement indurée, de base comme un chancre syphilitique, dont le malade avait constaté l'existence depuis plusieurs semaines. L'ablation en fut pratiquée par le Dr. Cunéo et l'examen histologique me montra qu'il s'agissait d'un épithélioma pavimenteux, à globes cornés très proliférant au début de son développement. Il n'y avait à la surface de cet épithélioma ni couche cornée, ni éléidine. Ceci nous prouve une fois de plus que la couleur de la leucoplasie est uniquement d'origine épithéliale et qu'elle est en rapport avec une suractivité fonctionnelle de cette cellule.

Et nous voici amenés, non par le raisonnement, mais par l'observation, à constater que, s'il naît des épithéliomas sur la leucoplasie, il y a aussi des épithéliomas qui engendrent la leucoplasie. Je ne saurais pour le moment affirmer, quoique la chose soit probable, que l'épithélioma puisse faire naître autour de lui la leucoplasie. Cette éventualité rend encore plus difficile à apprécier le rôle pathogénique déjà si discuté de la leucoplasie dans l'épithélioma.

II. ÉTIOLOGIE

1. Causes directes

Dans le précédent chapitre nous avons étudié la pathogénie de la leucoplasie.

Voyons maintenant quelles sont les maladies capables de l'engendrer. Cette classification n'ayant pas encore été tentée, nous ne pourrons parler que de ce qui a été observé par nous, c'est dire par avance qu'elle sera forcément incomplète. Nous l'avons dressée en faisant appel d'une part à nos souvenirs cliniques de deux ans, d'autre part aux moulages du musée de l'Hôpital St. Louis qui, exécutés avec une très grande fidélité et avec une très grande exactitude, sont un sûr garant d'une observation impartiale.

Toutes les affections des muqueuses ne sont pas capables de produire de la leucoplasie, que ces affections soient ulcéreuses, papuleuses, ou autres. Nous pourrons donc diviser notre classification en affections leucoplagènes et en affections non leucoplagènes.

Affections non leucoplasigènes.

Les épulis, le lymphangiome (moulage 2007 — Tennesson, obs. Soc. dermat. 1898 p. 359, id. 2040 — Balzer et Gauchery, Soc. dermat. 1899 p. 91), les crêtes de coq, les angiomes (moulage 1703 — Fournier, obs. Soc. dermat. 1894 p. 95), les balanites érosives, les pseudochancres galeux ne s'accompagnent pas de leucoplasie (moulage 765 Fournier). Les moulages de Baretta sont caractéristiques à ce point de vue.

Où la question peut être discutée c'est à propos de la tuberculose.

Il y a une quinzaine de moulages de tuberculose des muqueuses au musée de l'Hôpital St. Louis. Sur cette collection, deux seulement s'accompagnent de leucoplasie; encore s'agit-il de leucoplasie très discrète et peu caractérisée. Ces deux cas sont ceux de Féréol (N.?..) et de Besnier (N° 1321); ils ne sont accompagnés d'aucune observation, de telle sorte que sans vouloir contester l'exactitude du diagnostic clinique de ces deux auteurs éminents il serait permis de réclamer pour deux cas exceptionnels la confirmation bactériologique et expérimentale. Sans compter que pour deux cas, je le répète, exceptionnels, il serait utile de savoir si, par hasard, le malade n'était pas en outre syphilitique. D'ailleurs cette leucoplasie discrète et diffuse siège à une assez grande distance de l'ulcération elle-même, ce qui confirme encore nos doutes sur la nature tuberculeuse de cette leucoplasie et les bords de l'ulcération eux-mêmes, contrairement à ce qu'on observe dans la syphilis par exemple, sont totalement exempts de coloration blanche. Les ulcérations tuberculeuses typiques du gland (N° 2063 Thibierge), de la langue (N° 511 Milliard, 1799 Darier, 2020 du Castel), du gland (N° 310 Hillairet), de la lèvre (N° 2216 Balzer), où la tuberculose est indiscutable de par la coexistence de tuberculose pulmonaire ou d'autres tuberculoses, il n'y a pas le moindre soupçon de leucoplasie.

Conformément à cette donnée, trois cas de tuberculose linguale, observés par moi se sont montrés complètement indemnes de leucoplasie. Cette constatation n'a pas qu'un intérêt théorique, elle a également un intérêt pratique, car si elle est confirmée par ailleurs,

---

(1) Le psoriasis lui-même semblerait devoir produire des plaques leucoplasiques quand il siège sur les muqueuses. Or il n'en est rien. Le psoriasis du gland produit des squames rappelant encore cet moulage in a l'Hôpital, à condition qu'on les gratte et souvent encore des squames feuilletées imitées par différents analogues contre aspect au papier de soie dont se servent les pâtissiers pour envelopper leurs premiers (moulage 1783 Fournier).

on voit de quel secours considérable elle pourra être dans le diagnostic différentiel souvent difficile des ulcérations linguales tuberculeuses et syphilitiques. Même remarque pour la *stomatite mercurielle* qui provoque souvent des ulcérations isolées dont le diagnostic différentiel est à peu près impossible. Les ulcérations mercurielles ne sont pas leucoplagènes.

Affections leucoplagènes.

Nous ne reviendrons pas ici sur les *leucoplasies primitives* du *papillome* (B. 747) et de *l'épithéliome* (B. 434), au sujet desquelles nous nous sommes suffisamment étendus plus haut. Nous nous occuperons seulement des *leucoplasies secondaires.*

Le lichen plan des muqueuses, dont la coloration d'un blanc de lait est bien connue et qui est capable de faire des lésions très étendues avec atrophie de l'organe, reproduit à s'y méprendre les leucoplasies les mieux caractérisées (moulages 2242 Balzer et 1497 Fournier).

Le lupus érythémateux des muqueuses donne également lieu à des taches blanches, arrondies comme la plaque lupique elle-même, sans infiltrat sous-jacent.

Ces faits sont présents à l'esprit de tous. Il en est de moins connus.

L'hydroa lingual paraît se compliquer ordinairement d'une leucoplasie diffuse péribulleuse très accentuée. Sur trois moulages du musée de l'Hôpital St. Louis (2121 Fournier, 1855 Danlos, 2116 Fournier), trois présentent une leucoplasie indéniable et l'aspect est tel que l'annotation du moulage du Dr. Danlos [1] note expressément que l'affection avait une ressemblance absolue avec des lésions syphilitiques.

La kératodermie symétrique congénitale, que j'ai présentée à la Société de dermatologie avec M. Gaucher [2], avait de la leucoplasie des lèvres et de la joue, particulièrement au niveau des commissures et de la région de la muqueuse des joues répondant à la ligne interdentaire. Cette leucoplasie n'était pas ulcérée. Il s'agit là encore vraisemblablement d'une leucoplasie secondaire à des lésions dermiques. On sait en effet que ces kératodermies sont toujours accompagnées d'érythrodermie, c'est-à-dire d'inflammation du derme. Même phénomène existe sans doute au

---

[1] L'observation est publiée dans le Bulletin de la Société de dermatologie 1896, p. 38.

[2] Gaucher et Milian — Kératodermie symétrique congénitale. Bulletin de la Société Française de dermatologie, 1905, p. 183.

niveau de la joue, où l'état leucoplasique s'accompagne probablement de kératinisation de l'épithélium, c'est-à-dire d'une lésion analogue à celle de la paume de la main.

Reste la *syphilis*, que l'on peut appeler «la grande pourvoyeuse de la leucoplasie». Il suffit de se présenter devant les vitrines des moulages des lésions syphilitiques des muqueuses pour voir apparaître la leucoplasie partout. Sans parler de la teinte opaline des plaques muqueuses vulgaire, de la teinte laiteuse de certaines plaques muqueuses porcelainiques du gland (¹) (moulage Fournier et Milian), la leucoplasie est d'une fréquence extrême à tous les stades de la syphilis. Le *chancre de la langue* est presque toujours entouré d'une leucoplasie étendue, surtout lorsqu'il est notablement infiltré et pas seulement ulcéreux et qu'il produit une réaction à distance sur l'organe. Cette leucoplasie peut s'étendre sur le tiers, la moitié, la totalité même de la surface de l'organe. Les moulages 2074 Fournier, 2310 Hallopeau, 2075 Hallopeau, 2290 et 2309 Gaucher, le dernier surtout, en sont de superbes exemples. Les chancres de la lèvre, du gland, de la vulve s'en accompagnent moins fréquemment, sinon à la période de réparation où il s'agit non plus d'une leucoplasie par inflammation dermique, mais d'une leucoplasie en rapport avec le liséré épidermique de cicatrisation.

La leucoplasie de la syphilis secondaire, que M. Fournier appelle la leucoplasie secondaire (²) tout court, ce qui peut créer confusion avec notre nomenclature, est devenue classique depuis le traité de la syphilis de cet auteur. M. Fournier en décrit six types: rond ou ovalaire; en traînées; étoilé; en hachures; arborescent; en semis. Mais il ne faut pas oublier que cette leucoplasie est toujours accompagnée de lésions du derme qui en précèdent l'apparition.

La leucoplasie de la syphilis tertiaire accompagne toutes les *glossites tertiaires ulcéreuses ou scléro-gommeuses*.

Même chose pour les muqueuses de la joue, de la vulve, du gland, etc.

Les gommes profondes au contraire ne s'accompagnent pas de leucoplasie de la muqueuse sus-jacente, ce qui se comprend puisqu'il ne s'agit pas de lésions de la muqueuse à proprement parler, mais d'une sorte de tumeur encapsulée située à une certaine

---

(¹) Note personnelle B — 900.
(²) Fournier — Traité de la syphilis

distance d'elle. S'il y a ouverture au dehors et propagation progressive et concentrique du processus ulcéreux, il peut se développer de la leucoplasie sur les bords de l'ulcération.

Lorsqu'on a ainsi épuisé la série des maladies à détermination ulcéreuse des muqueuses [1], il resterait encore, au dire des auteurs, des leucoplasies non classées et c'est à celles-ci qu'on réserverait le nom de leucoplasie idiopathique. C'est pour cette leucoplasie idiopathique qu'on invoque tour à tour l'action du tabac, le psoriasis, l'arthritisme, etc. Existe-t-il donc une leucoplasie idiopathique? A dire vrai, nous ne le croyons pas.

A part les cas d'épithélioma leucoplagène, la leucoplasie est toujours le fait d'une inflammation subaiguë ou chronique du derme. Or il n'est pas vraisemblable que cette leucoplasie si fréquente ne soit pas le fait d'une maladie fréquente et qu'elle soit le résultat d'une maladie inconnue qui n'ait nulle part d'analogue dans l'organisme. Quand nous cherchons l'étiologie d'une maladie inflammatoire chronique, nous n'avons guère le choix qu'entre deux choses, la tuberculose et la syphilis. Pourquoi en serait-il autrement dans la leucoplasie? Ici, nous l'avons vu, la tuberculose n'est pas à mettre en cause. La syphilis reste seule. Il serait bien extraordinaire qu'il existât ainsi une maladie idiopathique qui ait les muqueuses pour seul siège et qui jamais ne produisît de manifestation sur aucun autre organe. Ceci n'est qu'un raisonnement, mais il peut s'appuyer sur des arguments multiples et d'ordres différents : arguments pathogéniques, cliniques, thérapeutiques, anatomiques que nous voulons énumérer dans le chapitre suivant.

Avant cela, disons un mot de trois affections de la langue et de la bouche qui sont peut-être leucoplagènes : la glossite dyspeptique de Brocq, et les stomatites dues au tabac et aux irritations mécaniques par le soufflage du verre.

M. Brocq cité par Perrin [2], a cependant attiré l'attention sur toute une catégorie de glossites qui dépend presque toujours de troubles de l'estomac survenant chez des arthritiques. Dans ces glossites chroniques non syphilitiques et non tabagiques, il se forme sur la langue et en même temps sur les joues des filaments blanchâtres qui se rapprochent de l'aspect de la leucoplasie des

---

[1] Il y aurait encore d'autres affections à étudier d'un peu leurs rapports avec la leucoplasie, telles que la lèpre, l'actinomycose, etc., mais je n'ai pas eu l'occasion d'en observer de cas de notes siégeant sur une muqueuse.

[2] Perrin — Rapport au Congrès International de Médecine, Paris, 1900, Section de dermatologie, page 474.

fumeurs. Il y a aussi une exagération assez prononcée des sillons normaux qui ne sont cependant pas aussi marqués que dans la glossite syphilitique. En outre, on voit se produire à intervalles très rapprochés de petites ulcérations qui se développent surtout au contact des aspérités dentaires et s'accompagnent de douleurs très vives. A mesure que ces lésions évoluent, elles altèrent la muqueuse linguale qui se rétracte et devient cicatricielle».

Enfin faut-il, peut-être, également laisser une très *petite* place à la *leucoplasie tabagique*, au sujet de laquelle nous nous expliquerons plus loin, qui n'est qu'une affection d'importance médiocre, ne siégeant jamais ailleurs qu'aux joues en arrière des commissures labiales et qu'on ne rencontre peut-être pas plus de deux ou trois fois sur 100 cas de leucoplasie; ainsi qu'à la *leucoplasie de verriers*, dont nous parlons également plus loin.

La leucoplasie dite idiopathique relève de la syphilis

1. *Arguments pathogéniques et d'évolution*

1.° *Pouvoir leucoplasiène de la syphilis.* — Parmi les affections leucoplasiènes, il n'en est pas de plus fréquente que la syphilis. Et l'on peut dire que contre 15 plaques blanches, d'origine connue, non syphilitiques, lichen, hidroa, etc., on en rencontre 85 d'origine syphilitique reconnue. C'est ce que nous a prouvé surabondamment l'examen des moulages de l'hôpital St. Louis, ainsi que nous l'indiquions plus haut.

2.° *Prédilection de la leucoplasie et de la syphilis pour la muqueuse linguale.* — Il n'y a qu'une maladie qui atteigne la muqueuse linguale avec la même prédilection que la leucoplasie, c'est la syphilis. Cette coïncidence ne peut être fortuite. Et sur la langue même les localisations sont les mêmes que la syphilis: régions antérieure et moyenne de la face dorsale de la langue, bords et pointe, face interne des joues et des lèvres. Rareté au voisinage du V lingual, au palais, aux gencives, plus encore à la face inférieure de la langue.

3.° *La leucoplasie est une affection à évolution lente, à localisation invétérée et récidivante.* — Les mêmes termes peuvent être employés pour qualifier la syphilis linguale, et il est impossible de trouver une différence évolutive entre la syphilis linguale et la leucoplasie linguale.

II. *Arguments cliniques*

1.º *Fréquence de la syphilis avouée ou reconnue chez les malades atteints de leucoplasie dite idiopathique.* — C'est l'argument le plus ancien et l'un des plus importants. Il a été invoqué en première ligne par M. Fournier [1]. Sur un total de 324 cas, cet auteur en a observé 259 sur des sujets syphilitiques contre 65 sur des sujets indemnes ou paraissant indemnes de syphilis. Ramenés au pourcentage, ces chiffres témoignent que 80 f. p. 100, la leucoplasie sévit sur des sujets affectés de syphilis. C'est là évidemment un chiffre minimum, puisqu'il s'agit de syphilis et qu'en cette matière les certitudes manquent souvent.

M. Gaucher est encore plus affirmatif; pour lui la syphilis sous toutes ses formes, héréditaire ou acquise, est constante chez les leucoplasiques.

La capère [2] dans une statistique récente trouve, sur un total de 85 cas, 71 syphilitiques, 17 ignoraient leur syphilis; le pourcentage est à peu près égal à celui de M. Fournier, puisqu'il aboutit à la proportion de 83,49 pour 100.

Comme dit M. Fournier, une maladie qui pour cause reconnue a la syphilis dans 83,49 pour 100 des cas, l'a également dans les 16,51 autres. Quelle autre maladie se cache comme la syphilis? Aucune. Or chez les autres leucoplasiques où la syphilis n'est pas retrouvée, on ne trouve généralement pas d'autres antécédents morbides.

2.º *Les cas de leucoplasie invoqués comme idiopathiques présentent à un examen attentif les caractères de la syphilis.*

Je ne veux pas ajouter une statistique personnelle aux précédentes; elle n'apprendrait rien de nouveau car elle aboutirait certainement aux mêmes chiffres. Je me contenterai de faire remarquer que tous les cas de leucoplasie dite idiopathique présentent à un examen attentif les caractères de la syphilis.

Qu'on veuille bien examiner les leucoplasies dites idiopathiques, on verra que la couleur blanche de la muqueuse, pour frappante qu'elle soit au point de servir à sa désignation, n'en est pas moins accessoire. Beaucoup plus importantes sont les *ulcérations*

---

[1] Alfred Fournier — Des relations de la leucoplasie buccale avec la syphilis et le cancer. Gazette hebdomadaire de Médecine et de Chirurgie du 15 Novembre 1902.

[2] Lacapère. La Leucoplasie. Archives générales de Médecine 1903, page 1031.

concomitantes d'une part et les *lésions profondes* des tissus sous-jacents à la muqueuse d'autre part. Or ces ulcérations et lésions profondes sont des lésions syphilitiques types. Ce n'est cependant guère l'opinion classique. On lit en effet dans les articles les plus récents [1] «qu'à une période plus avancée, ces mêmes sillons, sans cesse irrités par les substances plus ou moins septiques qui séjournent dans leurs interstices, restent béants, s'enflamment ou s'ulcèrent et peuvent devenir, comme les *fissures provenant de la fragmentation des placards*, une cause continuelle d'accidents douloureux et inflammatoires», et plus loin [2]: «Les *érosions, fissures, ulcérations*, rétractions cicatricielles, dilatations variqueuses, déformations, atrophies partielles, indurations scléreuses, suivent l'évolution de la maladie, sans présenter avec elle de relation chronologique constante».

Autrement dit, on considère généralement les ulcérations comme secondaires à la leucoplasie et consécutives à des craquetures de la muqueuse d'ordre mécanique ou dues à l'infection surajoutée. Même interprétation pour les atrophies, rétractions, etc.

C'est là une interprétation peu conforme à la réalité des faits. Les ulcérations précèdent généralement la leucoplasie. Elles n'ont pas le caractère d'ulcérations banales mais bien d'ulcérations syphilitiques.

a) *Les ulcérations précèdent généralement la leucoplasie.*

Lorsqu'on assiste au début d'une leucoplasie, ce qui se fait souvent très tôt dans l'évolution de la syphilis, on voit qu'elle s'établit à la suite d'érosions et d'ulcérations récidivantes de la muqueuse.

Ce fait a déjà été consigné dans le travail de Lacapère. On peut l'observer tous les jours chez les syphilitiques dès la 2e ou la 3e année de leur maladie. Et l'on peut constater que la leucoplasie est d'abord péri, sur ou post érosive, comme nous l'indiquons plus loin à la symptomatologie. S'il se développe des ulcérations au cours de l'affection, ce sont des ulcérations nouvelles, qui n'ont aucun rapport avec les maxima d'épaisseur ou de développement des plaques, et qui peuvent survenir en dehors même de la région blanche pour devenir à leur tour l'origine de leucoplasie. Ce qui les commande, ce sont des lésions nouvelles

[1] *Renaud*, in Pratique de dermatologie de Besnier, Brocq et Jacquet, t. IV, p. 1007.
[2] *Ibidem*, même page 1007.

de la profondeur de la muqueuse où l'on pourrait sans doute trouver à cette époque, par l'histologie, les caractères de l'infiltrat syphilitique.

b) *elles n'ont pas le caractère d'ulcérations banales mais bien celui d'ulcérations spécifiques.*

Les ulcérations banales traumatiques qui se développent sur une surface malade ont, en général, des rapports topographiques avec les lésions préexistantes, en ce sens qu'elles se développent sur des crêtes faciles à traumatiser, ou au fond de sillons, etc. Ici les lésions ulcéreuses se développent, à la manière des ulcérations syphilitiques, aux régions d'élection de celle-ci et suivant leur physionomie habituelle.

Les ulcérations de la leucoplasie siègent en effet, sur les bords de la langue ou à la pointe. Elles sont en coup d'ongle, en cercle ou demi cercle, en étoiles à 3 ou 4 branches, en rhagades tout à fait identiques aux lésions syphilitiques.

La même discussion peut être reproduite pour ce qui a trait aux lésions profondes de la muqueuse et de la totalité de la langue, puisque nous prenons cet organe comme exemple. Les faits y sont peut-être encore plus caractéristiques. Loin d'être accessoires ces lésions sont primordiales.

Lésions profondes de la muqueuse et de l'organe sous-jacents.

Comme les ulcérations, les lésions profondes

a) précèdent la leucoplasie,

b) elles ont le caractère de lésions syphilitiques.

a) *Les lésions profondes précèdent la leucoplasie.*

Même observation que pour les érosions et ulcérations, à condition d'arriver assez tôt. Que si des lésions surviennent au cours de la maladie, elles ne succèdent pas aux plaques blanches, mais sont le résultat de la continuation du processus initial. On peut d'ailleurs voir des lésions profondes nouvelles se développer à distance des plaques leucoplasiques et être secondairement suivies de l'apparition de la tache blanche.

Malheureusement on se laisse toujours impressionner par la couleur blanche de la muqueuse qui attire le regard et on examine insuffisamment les lésions d'infiltration beaucoup plus importantes.

b) *Les lésions sous-épithéliales ont le caractères de lésions syphilitiques.*

Les lésions sous-épithéliales correspondent à deux types:

atrophie et hypertrophie répondant aux formes scléreuse et scléro-gommeuse de la syphilis linguale.

La forme atrophique est assez rare. La forme hypertrophique est commune. L'organe est souvent augmenté de volume dans toute son étendue, en hauteur comme en largeur, mais souvent aussi il n'est que partiellement dans la région correspondant à la zone leucoplasique qu'elle déborde toujours un peu, ce qui montre une fois de plus la subordination de celle-ci à celle-là, et non de celle-là à celle-ci. On y voit des sillons et des saillies analogues à ceux des cirrhoses viscérales syphilitiques. On y sent par le toucher des plaques de blindage ou des noyaux durs qui indiquent la présence des infiltrats diffus ou nodulaires de la syphilis tertiaire. Quand il s'agit de lésions plus récentes ou peu accentuées, on trouve seulement de place en place de petits placards à consistance cartilagineuse.

Les moulages de la vitrine de la leucoplasie du musée de l'Hôpital St. Louis sont très instructifs à cet égard et pourraient convaincre aujourd'hui leurs auteurs s'ils allaient les voir ou s'ils vivaient encore.

En première ligne, le moulage 332 dû à Lailler étiqueté leucoplasie et que tout le monde peut voir d'ailleurs dans la *Pratique Dermatologique* de Besnier, Brocq, et Jacquet, tome II, pl. XXI, page 1002, où il est très fidèlement reproduit, ne nous montre-t-il pas la syphilis d'une manière flagrante avec ses 4 lésions circinées du dos de la langue en demi cercle ou en C, que personne n'hésiterait à qualifier de syphilides papulo-tuberculeuses s'il les voyait sur la peau et sans l'enduit blanc qui les recouvre.

Le moulage 1351 dû à Besnier et intitulé: leucoplasie, glossite épithéliale papillomateuse végétante, est indiscutablement une glossite scléro-gommeuse mamelonnée.

Les moulages 1575-2653 dus à Fournier sont évidemment des syphilides érosives ou ulcéreuses avec leucoplasie, etc.

Le moulage 1031 dû à Lailler et reproduit également dans la *Pratique Dermatologique*, au même lieu, est une langue de Clarke des plus caractérisées et ainsi de suite.

III. *Arguments thérapeutiques.*

1º *Les ulcérations guérissent par le traitement mercuriel.*

Tandis que les différents traitements locaux préconisés contre la leucoplasie (baume du Pérou, acide chromique, acide salicylique, chlorure d'or, acide lactique) ne font qu'irriter la muqueuse, le traitement mercuriel général, joint à des soins locaux de simple propreté, amène la cicatrisation des *ulcérations*.

On a toujours douté de l'influence du traitement antisyphilitique sur elles parce qu'on se servait uniquement de l'iodore sans mercure, ou d'un traitement mercuriel insuffisant par son mode d'administration et par ses doses.

2° *Les lesions sous-épithéliales guérissent par le traitement mercuriel.*

Lorsqu'on traite une langue leucoplasique par un traitement mercuriel suffisant et suffisamment prolongé, on la voit au bout d'un temps plus ou moins long (nous nous expliquerons plus loin sur ce point) diminuer de volume et recouvrer les mouvements, dont l'agilité et même la possibilité étaient compromises par celui-ci.

Toutes ces raisons me paraissent péremptoires pour admettre l'origine syphilitique de la leucoplasie.

S'il existe une leucoplasie idiopathique, elle ne doit être admise qu'après l'épreuve thérapeutique du mercure, à condition que celle-ci n'ait aucune action sur les ulcérations ou sur l'infiltrat sous-épithélial. En pratiquant cette cure systématique comme je l'ai fait pour tous mes malades, on verra que la leucoplasie idiopathique n'existe pas, ou bien est pratiquement négligeable.

IV. *Arguments anatomiques*

Enfin l'histologie peut apporter aussi son contingent d'arguments en faveur de l'origine syphilitique de la leucoplasie. Les auteurs n'en ont peut-être pas encore suffisamment tiré parti. Là encore, on se laisse généralement influencer par la tache blanche, lésion banale mais frappante, et on accorde peu d'attention aux lésions du derme sous-jacent. Aussi, fait-on surtout sa biopsie, s'il s'agit d'une biopsie, ou son prélèvement, s'il s'agit d'une autopsie, au niveau des points les plus blancs, c'est à dire au niveau des points où l'on pense avoir la leucoplasie la plus typique. C'est en effet ce qui arrive: il y a des couches épithéliales abondantes, une couche cornée non moins abondante, mais le derme sous-jacent est complétement sclérosé. Or, la sclérose ne fournit guère à l'œil sous le microscope de caractères morphologiques suffisants pour élucider son origine étiologique.

Si, au contraire, au lieu de se préoccuper de choisir la plus belle tache blanche qui fournira toujours les mêmes résultats en plus ou en moins, on se préoccupe de choisir le point où existe l'infiltrat sous-épithélial le plus abondant, on y trouve les lésions coutumières de la syphilis, amas de plasmazellen, manchons périvasculaires, artérite, etc. Le même résultat peut être obtenu en faisant porter la coupe sur des ulcères leucoplasiques où les lésions syphilitiques sont généralement en pleine activité. (Voy. prép. B. 765)

Si l'on veut bien examiner les différentes leucoplasies qui se présentent chaque jour à l'observation, à la lumière de ces différentes considérations, cliniques, thérapeutiques et histologiques, et après avoir éliminé soigneusement les différentes affections leucoplagènes que nous avons énumérées et dont nous donnons ci-contre le tableau résumé, on ne tardera pas à se convaincre que la syphilis est la cause ordinaire de toutes les leucoplasies dites idiopathiques, qu'il y a peut-être, mais bien exceptionnellement d'autres facteurs étiologiques, mais qu'au fur et à mesure d'une observation plus rigoureuse, celles-ci disparaissent définitivement de la nosologie pour ne laisser subsister que des leucoplasies.

Nous pouvons dès lors terminer ce chapitre des causes directes de la Leucoplasie en exposant le tableau ci-dessous des affections réciproquement leucoplagènes et non leucoplagènes.

Affections non leucoplagènes

Epulis, Crêtes de coq, Psoriasis, Lymphangiome, Gale du gland,
Angiome, Tuberculose, Balanite

Affections leucoplagènes

Primitivement
- Cicatrisation épidermique
- Papillome
- Epithélioma leucoplagène pavimenteux à globes épidermiques

Secondairement
- Kératose symétrique congénitale,
- Lichen plan
- Lupus érythémateux
- Syphilis
- Hydroa
- Glossite dyspeptique (Brocq) ? leucoplasie tabagique

Il reste à classer bien d'autres affections : Lèpre, actinomycose, morve, etc.

2. *Causes prédisposantes.*

CAUSES GÉNÉRALES

La leucoplasie est indubitablement plus fréquente chez l'homme que chez la femme, ce qui est vraisemblablement plutôt en rapport avec des causes locales, comme la propreté moindre de la bouche et des dents, qu'avec le sexe. Son développement dans l'enfance ou dans l'adolescence est d'une excessive rareté. Son âge est celui du tertiarisme en général, c'est-à-dire qu'elle se développe après 30 ans.

L'*hérédité* a été invoquée sans raison péremptoire.

L'*arthritisme* est incriminé par Vidal avec une insistance toute particulière. Il faudrait déjà s'entendre sur la signification de ce mot avant de lui attribuer une valeur étiologique. Si l'on désigne sous le nom d'arthritisme, une aptitude à contracter certaines maladies ou mieux encore un terrain propre à en modifier le développement, il est possible de s'entendre. Il est indubitable, malgré quelques avis contradictoires, que chez certains individus à faciès et état général déterminé, la tuberculose évolue dans le sens de la sclérose plus que dans celui de la caséification. Cela est tellement vrai qu'avec une certaine habitude clinique on peut prévoir dans une certaine mesure la forme évolutive de la tuberculose d'après le faciès et l'habitus. Il m'a semblé également que chez les individus dits arthritiques, la syphilis évoluait aussi plutôt vers la sclérose que vers la gomme et faisait des accidents de l'ordre scléreux plutôt que de l'ordre gommeux. Ainsi est-il rare de voir coexister des gommes ou des syphilides tuberculo-gommeuses avec une leucoplasie. Il est au contraire fréquent de voir coexister leucoplasie et tabès. C'est sans doute par cette raison du terrain arthritique et de la forme sclérosante qu'il imprime à la syphilis qu'il faut expliquer la remarque déjà ancienne de M. Fournier que le tabès s'observe surtout dans les cas de syphilis bénigne, de syphilis fruste. C'est encore là ce qui explique la fréquence de la syphilis ignorée aussi bien dans le tabès que dans la leucoplasie. On ignore souvent des plaques lisses de la langue, on n'ignore jamais une gomme du tibia ou du voile du palais.

Je ne parlerai pas ici des coexistences de goutte, de diabète, de manifestations nerveuses, etc., qui sont des accessoires en l'espèce.

Quant au *psoriasis*, auquel on attribuait autrefois tout le rôle pathogénique et étiologique dans la leucoplasie au point qu'on désignait celle-ci sous le nom de psoriasis lingual, il est clair qu'elle n'a rien à voir avec elle. Sa lésion histologique, la parakératose, est différente par définition de celle de la leucokératose; jamais, ou presque jamais, on ne voit de coexistence de psoriasis cutané et de leucoplasie, etc.

Je ferai remarquer cependant avant de terminer ce paragraphe des causes générales que certaines syphilis prédisposent plus que d'autres à la leucoplasie, et cela bien évidemment, ce sont les *syphilis à manifestations muqueuses prédominantes*. On sait, en effet, que certains syphilitiques font des accidents cutanés et à peu près uniquement des accidents cutanés tandis que d'autres font des accidents des muqueuses et à peu près uniquement des accidents des muqueuses. Il y a pour ainsi dire une véritable élection des accidents pour un système déterminé.

CAUSES PRÉDISPOSANTES LOCALES

Conditions anatomiques. — Toutes les muqueuses à épithélium pavimenteux, c'est à dire toutes les dermo-muqueuses sont capables de faire de la leucoplasie, mais parmi elles il y en a qui le sont plus que les autres.

En première ligne, il faut signaler la *muqueuse linguale*, et la *muqueuse buccale*. La muqueuse linguale engendre la leucoplasie avec une fréquence qui dépasse certainement celle de toutes les autres muqueuses réunies. Il est remarquable de constater aussi que toute la muqueuse n'a pas cette prédisposition: la face inférieure de l'organe est presque toujours indemne tandis que la face supérieure en avant du V et les bords sont constamment atteints.

Pourquoi cette prédilection particulière? 1.º Elle est certainement en rapport avec une prédilection identique de la syphilis pour les mêmes régions. Mais nous ne voyons pas la raison de cette localisation de la syphilis. C'est ce que nous exprimons tous les jours en clinique en disant que telle ou telle maladie aime ou n'aime pas tel organe. La syphilis aime le tibia, la scarlatine n'aime pas le larynx. 2.º Indépendamment de cette affection particulière de la syphilis pour la langue, il y a évidemment autre chose. Il y a les conditions biologiques de la muqueuse linguale qui la rendent plus apte que d'autres à faire de la leucoplasie. La meilleure preuve c'est que le même accident développé en même temps sur la langue et sur les lèvres, par exemple, n'y produira pas les mêmes effets. Considérons en effet le moulage 136 de la collection de M. Fournier à l'hôpital St. Louis, nous y verrons des bulles d'hydroa développées sur la langue et la lèvre inférieure. Or, tandis que la langue a réagi sous forme de leucoplasie, tout autour des vésicules d'hydroa et à une assez grande distance il n'y en a pas la moindre trace sur la lèvre.

Après la langue, la région la plus volontiers leucoplasiène est la face *interne des joues*, à la hauteur de la ligne interdentaire, suivant une trainée horizontale partant en avant de la commissure labiale et s'étendant en arrière jusqu'au voisinage du pilier antérieur, puis la face profonde de la lèvre inférieure.

Il est bien certain que le traumatisme permanent subi par le dos de la langue et la face interne des joues dans la région que nous venons de dire est une cause d'irritation qui appelle la leucoplasie. Le traumatisme n'est pas moindre pour le bord libre des lèvres et cependant la leucoplasie n'y est pas fréquente. Ceci nous montre l'importance de la structure histologique, puisque le bord libre de la lèvre n'est pas encore débarrassé totalement des caractères de l'épiderme cutané, tandis que la joue ou la langue sont franchement des muqueuses à épithélium pavimenteux stratifié non kératinisé.

La vulve (¹), le col de l'utérus (²), le *gland* sont également susceptibles de produire de la leucoplasie.

Causes physiologiques. — Les frottements, les irritations les excoriations produits par la mastication sont indubitablement des causes d'appel pour la leucoplasie.

Le contact de certaines substances irritantes paraît également jouer le rôle de cause d'appel ou peut-être même déterminante. Cela paraît surtout vrai pour le *tabac* dont on a fait longtemps l'unique auteur de la leucoplasie; on a chargé le tabac de tous les méfaits, il serait l'auteur de la leucoplasie et du «cancer des fumeurs». M. Fournier lui-même admet que le tabac produit la «plaque commissuraire des fumeurs». C'est même à l'influence du tabac qu'on attribue la prédominance de la leucoplasie chez l'homme.

Or combien de fois observe-t-on la leucoplasie chez des gens qui ne fument pas, mais par contre sont syphilitiques! Comment expliquer la leucoplasie vulvaire, du col de l'utérus, etc., par l'action du tabac?

(¹) Letulle — Bulletin de la Société anatomique, 1901, p. 123, Bender
(²) Verdalle.

Zambaco-Pacha, de Constantinople, a fait à ce sujet au Congrès international de médecine de Paris, en 1900, une déposition fort intéressante (1):

L'usage de la cigarette, dit-il, est si affreusement répandu en Orient que les femmes, et même les enfants à partir de 10 ou 11 ans, en abusent bien souvent. Je connais plusieurs dames turques fort distinguées, appartenant à la haute société, très bien élevées et instruites à l'européenne, qui consument jusqu'à soixante cigarettes par jour, et même plus! À peine une cigarette est-elle réduite en cendre qu'elles en allument une autre, directement de la précédente: c'est le feu entretenu par les Vestales! Eh bien, je n'ai jamais rencontré de leucoplasie chez ces dames de famille dont j'ai eu l'occasion d'examiner la bouche. Il est évident que cet abus de tabac produit très souvent des troubles gastriques, des palpitation cardiaques, des intermittences, de l'oppression, des étourdissements, je crois même des affections du cœur chez les prédisposées; cet abus noircit et abîme les dents, entretient une irritation et une congestion gutturale permanente, colore le pouce et l'index en jaune et déprécie les plus jolies mains; mais je n'ai jamais rencontré chez ces dames, nobles ou bourgeoises, la plupart musulmanes, des plaques de leucoplasie.

Quant aux hommes qui fument autant que les femmes et même plus ....., c'est autre chose.

.... la leucoplasie est rare chez les fumeurs de tabac en Orient; et lorsque je l'ai rencontrée chez les sujets indemnes de syphilis, elle coexistait en petits placards opales discrets, superficiels, quasi argentés, siégeant sur la muqueuse des joues, dans le voisinage surtout des commissures; et cela même chez les fumeurs âgés, abusant depuis 30 et 40 ans, dont la moustache est très jaunie par la fumée, et les doigts, qui pincent la cigarette, presque torréfiés. Mais j'ai observé la leucoplasie tenace, envahissante, constituée par un épaississement très prononcé de l'épithélium, parfois chagriné, éminemment kératosé, chez les individus qui ont eu autrefois la syphilis et lors même que, depuis des années, il n'y a eu, chez eux, aucune manifestation de la maladie.

La conclusion de Zambaco-Pacha est que:

..... le tabac d'Orient ne prédispose pas, comme le caporal, aux altérations de la muqueuse buccale, aux leucoplasies et aux maladies organiques de cette région.

Il est bien difficile d'admettre qu'un tabac capable, comme le tabac d'Orient, d'amener des accidents d'intoxication générale et de jaunir les doigts ne puisse avoir sur les muqueuses les mêmes actions que sur les Occidentaux. Et, en présence des affirmations si nettes de M. Zambaco-Pacha, une seule conclusion nous pa-

---

(1) Zambaco-Pacha — Discussion du rapport de Perrin sur les leucoplasies. Compte rendu des séances du XIII congrès international de médecine. Paris, 1900. Section de dermatologie et de syphiligraphie, page 491 (chez Masson).

rait devoir être tirée, c'est que le tabac seul, qu'il soit caporal ou tabac d'Orient, est incapable d'amener de la leucoplasie.

Je n'ai vu qu'une ou deux fois sur un nombre considérable de cas observés à la consultation de l'Hôpital St. Louis, chez des sujets où malgré l'enquête la plus minutieuse il était impossible de découvrir le moindre indice de syphilis, quelques vagues plaques opalines sur la muqueuse des joues en arrière des commissures, véritable leucoplasie très discrète, analogue à ce qui est décrit plus haut par Zambaco-Pacha.

Cette *leucoplasie tabagique* a une physionomie à peu près caractéristique; d'abord, elle siège exclusivement sur la joue et n'atteint jamais les lèvres, ni la langue. Elle est confinée aux environs de la commissure sous forme d'un triangle à base antérieure étalée le long de la lèvre et à sommet postérieur. Elle est peu accentuée, opaline et légèrement quadrillée, comparable sous bien des rapports au jaunissement des doigts par la cigarette. C'est le même tannage de l'épithélium, la même disposition limitée, le même contours diffus, la même nappe uniforme. On sent à cette uniformité du placard l'influence d'une cause soutenue, à distribution méthodique comme celle, sans cesse renouvelée, de bouffées de fumée aspirées aux mêmes endroits. Elle n'a rien de l'irrégularité de la leucoplasie syphilitique distribuée au hasard des lésions syphilitiques du derme, ici légères, là profondes. Elle n'a rien de la gravité de la leucoplasie syphilitique et n'amène aucun trouble fonctionnel.

On pourrait négliger sans grand dommage dans la pathologie de la bouche cet accident bénin, d'ailleurs peu fréquent, qu'on observe peut-être deux fois sur cent cas de leucoplasie et qu'il faut rechercher systématiquement pour le découvrir, car les malades ne s'en plaignent même pas, puisqu'ils l'ignorent.

Nous pouvons conclure de cet exposé que le tabac est la cause déterminante fréquente sinon habituelle de la leucoplasie chez les syphilitiques, que, très rarement, pourtant, il peut être la cause directe d'une leucoplasie jugale légère qui n'a rien de comparable à la leucoplasie dite idiopathique classique.

Il y a encore un autre traumatisme local de la bouche capable d'engendrer une leucoplasie légère identique à la leucoplasie tabagique: c'est le soufflage du verre produisant chez les verriers les «plaques opalines professionelles» décrites par Guinand (¹).

(¹) Guinand — De la syphilis des verriers, Masson Paris 1881, page 13.

Disons tout de suite que ce mot de plaques opalines est mauvais puisqu'il est employé déjà pour désigner les plaques muqueuses syphilitiques. Chez tous les souffleurs de verre (grands garçons et ouvriers, qui soufflent chaque jour 6 à 800 bouteilles pendant 10, 20, 30 ans et davantage), le gonflement des joues et l'action de la chaleur produisent au-dessus de l'ouverture du canal de Sténon des arborisations vasculaires très marquées; «la muqueuse reste libre avec une coloration un peu plus foncée pendant plusieurs mois, parfois même pendant une ou deux années. Elle prend ensuite une teinte blanche laiteuse; son épiderme se ride, se plisse et semble se détacher.

«L'embouchure du canal salivaire ne tarde pas à se dilater, ses bords deviennent rouges et turgescents et ils font le plus souvent saillie au centre de la plaque comme un vrai mamelon. Chez tous les souffleurs de verre, l'ouverture buccale de la glande parotide est très distincte et laisse couler abondamment de la salive. (1)»

Les plaques opalines présentent une étendue variant de la largeur d'une pièce de 0,50 centimes à celle d'une pièce de 5 frs.

Ces plaques opalines des verriers ne sont jamais ulcérées et restent toujours localisées aux parties latérales des joues. Elles peuvent s'étendre du pli gingival supérieur au pli gingival inférieur, mais ne s'avancent jamais jusqu'aux commissures des lèvres. Ces plaques, quand elles deviennent anciennes, s'exfolient en véritables pellicules.

On voit combien cette leucoplasie des verriers est spéciale, différente de la leucoplasie ordinaire et entre pour une proportion médiocre dans le pourcentage des cas de celle-ci.

III. ANATOMIE PATHOLOGIQUE

Avant d'exposer les différentes particularités que nos observations nous ont permis de relever, nous rappellerons les caractères histologiques d'une plaque de leucoplasie confirmée. On en trouvera d'ailleurs un exposé très scrupuleux et très exact dans un examen histologique de Letulle (2).

À un faible grossissement, on est immédiatement frappé par

---

(1) Quelquefois même, le sphincter du canal est forcé par le soufflage de l'air, au point qu'on voit à chaque insufflation le canal de Sténon se dessiner à la face externe de la joue et faire une hernie qui peut atteindre le volume d'une noix et davantage

(2) Letulle. Leucoplasie vulvaire. Bulletin de la Société anatomique, février 1901, page 127

la hauteur de l'épiderme coupé en deux parties bien distinctes
par une abondante couche d'éléidine, et par l'augmentation de volume en tous sens du corps muqueux de Malpighi, c'est-à-dire
par l'acanthose. M. Letulle a mesuré la hauteur relative des différentes couches épidermiques et donné les chiffres suivants qui
montrent la hauteur considérable des couches du corps muqueux:

Stratum germinativum (une seule couche) = 16 à 19 μ.
Stratum filamentosum (4 à 5 couches) = 40 à 58 μ.
Stratum granulosum (4 à 8 couches) = 40 à 82 μ.
Stratum intermedium et stratum lucidum = 12 à 16 μ.
Stratum corneum et stratum disjunctum = 58 à 70 μ.

On peut résumer en quelques mots ces caractères généraux:
il y a *kératinisation avec hyperacanthose de la muqueuse*.

Si nous examinons à un fort grossissement les différentes couches de cette ÉPITHÉLIUM nous constatons les aspects suivants:

1.º *Le stratum germinativum* est peu modifié: ses cellules
normales d'aspect ne présentent que de rares figures de mitose,
ne renferment pas de pigment, mais sont souvent infiltrés de leucocytes polynucléaires.

2.º *Stratum filamentosum*. — Les cellules de cette couche sont
volumineuses, polygonales, mesurant d'après Letulle de 16 à 17 μ
sur 23 à 24 μ; leur noyau unique, souvent double, gros, ovoïde,
possède plusieurs nucléoles. Elle sont donc notablement hyper-
trophiées et en hyperplasie. Elles sont remplies d'un suc certainement modifié dans sa structure chimique, car le protoplasma
n'a pas des réactions absolument identiques à celles du protoplasma des cellules normales. En effet, ce protoplasma est devenu
basophile. Au lieu de prendre vivement l'éosine dans les préparations à l'hématéine éosine, il se colore en brun, venant de la
fixation de l'hématéine. Sur les coupes colorées à la thionine, il
prend très vivement le bleu.

Enfin, il existe entre les cellules une diapédèse leucocytaire
modérée, et de l'œdème interstitiel qui se traduit par l'élargissement des espaces intercellulaires et l'accentuation des filaments
d'union.

3.º *Le stratum granulosum* n'a pas une répartition égale; il
fait défaut par places. Il va sans dire que, dans les points où il
manque, la kératinisation fait défaut et que les noyaux réappa-
raissent dans les couches sus-jacentes. Ces régions non kératinisées sont d'ailleurs assez rares.

Dans les régions kératinisées, les cellules chargées d'éléidine sont en couches superposées de 3, 4, 5, 6 éléments cellulaires. Letulle fait remarquer très justement qu'il y a des leucocytes polynucléaires infiltrés jusque dans cette couche et que c'est au niveau des régions les plus irritées du derme ou de l'épiderme qu'existent les couches les plus épaisses de stratum granulosum.

4° *Le stratum lucidum* ne présente pas de particularités notables, il est dépourvu de leucocytes migrateurs.

5° *Stratum corneum.* — N'est pas également réparti sur toute l'étendue des coupes. De même que le stratum granulosum est absent par places, de même la kératinisation n'est pas partout existante. Il y a donc à la surface de la coupe des régions kératinisées et des régions normales où l'épithélium jusque dans les couches superficielles est formé de cellules aplaties, nettement délimitées, à noyau bien coloré. Entre ces deux extrêmes, il existe des états intermédiaires où l'on retrouve un mélange de cellules entièrement kératinisées, de cellules à noyau conservé et même de cellules à granulation d'éléidine. Il existe en outre souvent une infection diffuse de l'épiderme caractérisée par des infiltrats de leucocytes polynucléaires, quelquefois en petits abcès miliaires, dans cette couche cornée.

LÉSIONS DU DERME. — A un faible grossissement, on voit immédiatement l'allongement et l'élargissement des papilles, ainsi que la présence d'une sclérose diffuse avec infiltrats cellulaires.

A un fort grossissement, le derme papillaire montre les faisceaux dilatés et congestionnés sans thromboses ni exsudat fibrino-leucocytique.

Le tissu conjonctif de cette papille est clair et riche en cellules fixes et en mononucléaires. On y trouve quelques cellules granuleuses d'Ehrlich.

Le derme proprement dit est plus dense, plus fibreux qu'à l'état normal. On y trouve également des mastzellen, surtout vers la base des papilles. Des amas de plasmazellen s'y rencontrent également, surtout dans la profondeur; ces cellules si fréquentes dans les lésions syphilitiques y affectent la répartition des lésions syphilitiques, c'est-à-dire qu'elles s'accumulent en manchons périvasculaires où elles s'associent à un assez grand nombre de leucocytes mononucléaires.

Ces lésions sont celles décrites par la plupart des auteurs; Gaucher et Sergent les ont également retrouvées. Bénard les décrit dans la *Pratique dermatologique.* Il y a sur cette structure his-

tologique un accord à peu près unanime. Un point plus controversé est celui des rapports des globes cornés avec la leucoplasie.

Certains auteurs, MM. Gaucher et Sergent en particulier, ont
trouvé des globes épidermiques dans la leucoplasie. C'est là une
constatation incontestable. Mais l'existence de ces globes n'est
pas fréquente, ainsi qu'il résulte de l'examen de nombreuses pièces qui en étaient entièrement dépourvues, même dans un cas de
cancer leucoplasique. Souvent même, il n'y a pas de papillome.
La limite inférieure de l'épithélium est plane.

Telles sont les données anatomo-pathologiques classiques et
toujours exactes qui ont trait à la leucoplasie. Je ne puis ici —faute
de temps et parce que ce travail n'est pas encore terminé à l'époque où j'écris mon rapport—développer toutes les descriptions
anatomiques auxquelles il a été fait allusion au cours de ce travail. Je dirai seulement que, chaque fois que nous avons pratiqué
un examen histologique de leucoplasie dite idiopathique en des
points spécialement choisis, comme en des points infectés ou ulcérés, nous y avons trouvé les caractères usuels de la syphilis.

IV. SYMPTOMATOLOGIE

Symptômes de la leucoplasie

Sans décrire toutes les maladies des muqueuses qui s'accompagnent de leucoplasie, qui chacune ont leur caractère particulier
connu par ailleurs, nous voulons indiquer ici: 1.º les aspects principaux de la leucoplasie dégagée de toutes ses combinaisons morbides, autrement dit la symptomatologie du symptôme; 2.º ses rapports objectifs avec les lésions anatomo-pathologiques élémentaires des muqueuses.

I. *Variétés objectives de la leucoplasie.* La leucoplasie a des
aspects variables suivant le degré de sa coloration et l'état de
sa surface. Si l'on tient compte seulement de la coloration, on
peut voir qu'il y a deux aspects principaux, deux variétés principales de couleurs blanches, entre lesquelles s'échelonnent des
teintes de tous les degrés, depuis la teinte simplement opaline
jusqu'à la teinte laiteuse. Ces deux types extrêmes sont d'ailleurs
les plus fréquents.

Il y a des leucoplasies à peine accentuées, qui pourraient
même passer inaperçues à un examen rapide et si l'on ne prenait
pas la précaution d'essuyer la muqueuse avec une toile fine. Elles
sont d'un blanc bleuâtre analogue aux irisations du lait, mais

n'ont pas l'aspect opaque, la teinte blanc éclatant de ce liquide. On pourrait encore les comparer aux irisations des bulles de savon. C'est la leucoplasie que nous appelons *opaline*. Elle se rencontre avec une prédilection toute particulière à la face interne de la lèvre inférieure où elle revêt presque toujours cet aspect. On dirait que la muqueuse a été recouverte d'une mince pellicule transparente qui permet de voir les tissus vascularisés sous-jacents. Cette leucoplasie opaline est généralement *lisse* et uniforme. L'épithélium est abrasé. Elle est le résultat de lésions peu profondes du derme de la muqueuse, mais très tenaces et toujours récidivantes.

Elle se présente en flots à contours réguliers, en cercle, en nappe, suivant les cas.

D'autres fois, la leucoplasie opaline au lieu d'être lisse est *bridée*; elle est développée sur des cicatrices rétractées dont la forme est variable comme celle de l'ulcération causale. On l'observe alors de préférence sur les bords de la langue dans leur $\frac{1}{3}$ ou $\frac{2}{3}$ antérieurs, siège de prédilection des syphilides linguales. Ces leucoplasies opalines bridées, qu'on pourrait encore appeler cicatricielles à cause de leur pathogénie, sont généralement linéaires et prennent des aspects réguliers: étoile à trois branches, Z, H, ligne droite, triangle, etc.

Cette leucoplasie, que tout le monde a vue et que tout le monde reconnaît comme leucoplasie, n'est pas accompagnée de kératinisation de la muqueuse. Mais le derme est sclérosé à son niveau.

La leucoplasie classique est d'un blanc éclatant; elle est blanche comme du lait, elle est *lactescente*. Elle est ici en couche plus épaisse et cache entièrement les tissus sous-jacents qu'il est impossible d'apercevoir par transparence. Elle se présente sous trois formes différentes: *lisse, quadrillée, ou mamelonnée*. La forme lisse est assez rare et relève plutôt de la leucoplasie opaline. Au contraire, l'état quadrillé et l'état mamelonné sont ordinaires.

La leucoplasie *quadrillée* se présente comme un carrelage blanc dû à une striation plus ou moins régulière qui accentue les papilles normales de la muqueuse. Ce quadrillage s'observe très régulièrement à la face interne des joues, en arrière des commissures labiales, où il constitue les plaques commissurales de Fournier. Le quadrillage n'est jamais très surélevé. Sur la langue, la leucoplasie quadrillée est rarement isolée; ses éléments y sont plus hauts que sur la joue, à cause des dimensions des papilles, et il s'y mêle souvent des plaques lisses opalines ou lactescentes ou de la leucoplasie mamelonnée.

La leucoplasie *mamelonnée* relève presque toujours de la glossite scléro-gommeuse. Sur des bosselures de la muqueuse séparées par des sillons, la leucoplasie lactescente prend l'apparence de papillomes blancs. C'est dans ces formes vieilles et végétantes qu'il faut redouter l'apparition de l'épithélioma.

Telles sont les variétés objectives de la leucoplasie. Nous les avons à dessein schématisées. Il va sans dire qu'elles peuvent se mélanger de façons très différentes, et constituer alors des types hybrides extrêmement variés. Il entre d'ailleurs un autre élément fort important dans la production des variétés cliniques de la leucoplasie, c'est la diversité des lésions anatomo-pathologiques élémentaires du derme de la muqueuse qui en sont la cause.

Ce sont elles que nous allons envisager maintenant.

II. *Rapports avec les lésions anatomo-patoldogiques élémentaires des muqueuses*. La leucoplasie, avons-nous dit, à part les cas très rares d'épithélioma leucoplagène, est toujours secondaire à une lésion du derme de la muqueuse. Ces lésions sont d'ordre multiple et comme au niveau de la peau peuvent être distinguées en papules, érosions, ulcérations et scléroses du derme; c'est ainsi que nous avons distingué (voy. page 107) des leucoplasies papulogènes, érosiogènes, ulcérogènes et sclérogènes qu'on peut distinguer en sur, péri ou post papulo ou sclérogènes suivant qu'elles se développent sur, autour ou après une papule ou toute autre lésion du derme. Ce sont ces formes que nous allons maintenant passer en revue, sans nous appesantir, bien entendu, sur les maladies leucoplagènes connues et à symptomatologie bien déterminée comme le lichen plan, mais en insistant au contraire sur les formes d'ailleurs peu connues de la leucoplasie syphilitique qui à notre avis ne font qu'un avec les leucoplasies dites idiopathiques.

La leucoplasie papulogène a son type le plus parfait réalisé par le lichen plan des muqueuses, de la langue en particulier, puisqu'il s'y manifeste en plaques souvent étendues et non en simple pointillé. Anatomiquement, il s'agit bien d'une papule, puisque l'infiltrat siège uniquement dans les régions supérieures du derme, dans le corps papillaire, et disparaît sans laisser de cicatrice.

C'est une *leucoplasie surpapulogène*.

Les plaques muqueuses opalines réalisent également cette leucoplasie surpapulogénée. Dans quelques cas même, où elle sont très végétantes et ainsi qu'on l'observe surtout sur le ces syphilides deviennent d'un blanc éclatant, presque porcelainiques (moulage Fournier et Milian, musée de l'Hôpital St. Louis).

Le chancre syphilitique de la langue s'accompagne presque constamment de leucoplasie, non pas à son niveau même, mais à très grande distance de ses limites immédiates. Il réalise un type parfait de leucoplasie péripapulogénée. Celle-ci ne se voit pas autour des chancres ulcéreux qui n'ont pas d'infiltration notable; au contraire, dans les formes où l'infiltrat cellulaire est abondant et se propage certainement à distance, malgré son peu d'importance à l'œil nu, la transformation opalescente de l'épithélium est d'une netteté très grande.

On n'observe pas de leucoplasie postpapulogénée. Quand la papule est guérie, la leucoplasie est également guérie. De même que la papule ne laisse pas d'infiltrat dans le derme et guérit totalement, de même elle ne laisse aucune trace de son passage dans l'épithélium. La leucoplasie papulogénée est donc essentiellement transitoire.

La leucoplasie érosiogénée est une des plus fréquentes; elle a pour origine constante la syphilis, mais son origine est généralement méconnue.

On lit dans les traités (1) à propos de la leucoplasie:

Les débuts de la maladie passent généralement inaperçus, mais, lors des poussées successives qui signalent les progrès de l'affection, on constate souvent aux endroits où vont se développer de nouvelles plaques une coloration érythémateuse ordinairement en rapport avec l'activité du processus morbide. Cet érythème quelquefois diffus peut être disposé sous forme de macules lisses et luisantes, le plus souvent arrondies. Peu à peu la couche épithéliale se trouble, prend une coloration blanc bleuâtre laissant voir encore par transparence la rougeur de la muqueuse. Puis, la teinte devient blanche, laiteuse ou nacrée, parfois un peu grisâtre, en même temps que la plaque s'épaissit et s'indure.

Cette description est d'une exactitude parfaite. C'est ainsi qu'on voit débuter le plus souvent la leucoplasie, mais au lieu d'attribuer à un processus mystérieux cet érythème disposé sous

---

forme de macules lisses et luisantes, «de plus souvent arrondies,»
il faut l'attribuer à la syphilis et la qualifier de syphilide érosive.

Il suffit d'examiner avec attention la bouche de syphilitiques
en activité pour en être immédiatement convaincu.

C'est ainsi qu'on peut voir tous les stades de la lésion en
évolution chez un de ces malades: à côté de syphilides ulcéreuses de la langue, par exemple, on peut constater l'existence, à la
face interne de la lèvre inférieure d'une part, de lésions érosives
ou même simplement érythémateuses en placards arrondis de la
dimension d'une pièce de vingt centimes, d'autre part de lésions
érosives en partie recouvertes de leucoplasie, et enfin de lésions
purement et simplement opalines. Si l'on traite ces malades par
le mercure, on fait disparaître, en même temps que les syphilides
linguales, les lésions érythémateuses et les lésions opalines débu-
tantes de la lèvre inférieure. Si même le traitement est suffisamment prolongé et intensif, les plaques opalines finissent elles-mêmes
par disparaître.

Je possède l'observation (¹) très caractéristique d'un malade
qui présentait 1.° une syphilide de la lèvre inférieure arrondie et
de la dimension d'une pièce de 1 fr. à cheval sur la peau et sur la
muqueuse, qui au niveau de la peau avait les caractères d'une
syphilide érythémato-papuleuse typique, et sur la muqueuse labiale prenait la physionomie d'une syphilide érythémato-érosive.
Autour de l'érosion, existait une leucoplasie opaline des plus
nettes. Sur la joue gauche, existait le triangle commissuraire avec
une ulcération assez profonde. La leucoplasie et les syphilides
labiales guérissent en peu de temps par des piqûres, ainsi que
l'ulcération creuse de la joue. Il ne persista que la leucoplasie
quadrillée de la face interne de la joue, le triangle commissuraire
de Fournier.

On objectera 1.° que des lésions semblables aussi superficielles appartiennent au début de la syphilis et ne peuvent se
perpétuer indéfiniment au cours de celle-ci, 2.° que bien des
auteurs ont essayé sans résultat de traiter ces lésions par le
mercure.

À ces objections il est facile de répondre.

Ces syphilides érosives ou même purement érythémateuses
des muqueuses peuvent s'observer à toutes les périodes de la

(¹) Malh... X. C. 19.

syphilis. Elles peuvent malgré leur superficialité apparaître très tard après le chancre, dix ans, vingt ans, et davantage. Le malade dont je parlais à l'instant avait contracté la syphilis à 24 ans et il en avait 38, ce qui fait un laps de 14 ans.

Cet exemple d'une lésion muqueuse superficielle survenant des années après le chancre est d'ailleurs loin d'être une exception. Ne connaissons-nous pas entre autres les plaques lisses de la syphilis, la glossite syphilitique dépapillante, qui malgré sa superficialité survient à tous les âges de la maladie et récidive avec une ténacité désespérante? Notons, en passant, que ces «plaques fauchées» de la langue ne paraissent pas engendrer la leucoplasie. Je n'en ai pas vu d'exemples.

Quant à la question de l'influence nulle du traitement, elle ne devrait plus servir d'argument négatif pour toute étude syphiligraphique qui remonte à quelques années. L'observation montre que ces syphilides érosives labiales ou linguales sont difficiles à guérir. Il est facile de faire disparaître une gomme en peu de temps par n'importe quel traitement antisyphilitique, il est impossible de guérir une syphilide érythémateuse tertiaire de la langue ou des lèvres par les traitements ordinaires. Les pilules font quelquefois disparaître la lésion, mais, aussitôt que le traitement a cessé, la lésion reparaît. Le résultat obtenu n'est pas stable. Si, au contraire, on institue le traitement par injections, la guérison se maintient plus longtemps et, si l'on a soin de le reprendre de temps en temps avant le retour des accidents, il peut devenir définitif.

Ce sont ces taches érythémateuses à peine érosives qui engendrent la leucoplasie, surtout la leucoplasie opaline; celle-ci peut donc être *antérosive* ou *périérosive* ou *postérosive*.

Tandis que la leucoplasie papulogénée est constamment, facilement et définitivement guérissable, la leucoplasie érosiogénée que nous venons d'envisager est difficilement guérissable et constamment récidivante, comme la lésion syphilitique qui lui donne naissance.

La leucoplasie ulcérogénée ou née sur des ulcérations s'observe particulièrement à la langue. Nous avons déjà indiqué que la tuberculose ne paraissait pas en produire. Au contraire, dans les ulcérations syphilitiques, la leucoplasie est la règle. Jamais on ne l'observe sur l'ulcération elle-même, il n'y a pas de leucoplasie sarulcerogénée. Cela d'ailleurs est obligatoire; qui dit ulcération, dit chute de l'épithélium et par suite impossibilité matérielle à la production de leucoplasie. Par contre, celle-ci naît sur les bords de la plaie au fur et à mesure que l'épithélium réapparaît et elle se propage plus ou moins, suivant que les lésions qui ont causé la perte de substance s'étendent elles-mêmes plus ou moins loin sous l'épithélium. Cette leucoplasie *périulcéreuse* est généralement *opaline*. Quand l'ulcération est cicatrisée, la surface se recouvre généralement d'un enduit leucoplasique opalin qui retrace la physionomie de l'ulcération et qui est bridé comme la cicatrice elle-même.

La leucoplasie sclérogénée se présente comme épiphénomène dans les glossites syphilitiques scléreuses ou sclérogommeuses. C'est elle qui renferme la plupart des cas de leucoplasie dits idiopathiques. Il est absolument impossible d'en faire une description séparée. La leucoplasie sclérogénée est, contrairement aux précédentes, presque constamment blanche. Elle est soit quadrillée, soit mamelonnée suivant le cas et ne laisse pas voir par transparence les tissus sous-jacents. Quelquefois pourtant elle est lisse, mais alors d'aspect opalin; la langue se présente alors volumineuse, absolument lisse, comme vernissée à sa face dorsale, sans l'apparence d'aucune papille; sa teinte est blanc bleuâtre et, de place en place, existent des érosions ou ulcérations ou même des taches ecchymotiques qui transparaissent sous la couche opaline.

Dans tous les cas, l'organe est modifié dans sa forme et dans son volume; atrophié ou hypertrophié. L'atrophie est peu fréquente; elle s'accompagne, comme une cirrhose, de sillons qui brident l'organe; celui-ci est dur et bosselé.

Au cas d'hypertrophie, celle-ci est partielle ou totale. Son volume est parfois considérable; la langue est lourde et difficilement mobilisable; elle gêne la parole et la mastication; serrée contre les arcades dentaires, elle porte sur ses bords l'empreinte des dents. À la palpation, on sent dans l'épaisseur de la muqueuse, promenant le doigt à la surface de l'organe, des indurations plus ou moins étendues, tantôt de la surface d'une lentille, ou d'une pièce de 0 fr. 20, tantôt sous forme de bandelettes allongées suivant le sillon longitudinal médian, tantôt sous forme de petits placards plus ou moins réguliers ou même de sclérose en nappe. Dans d'autres cas, particulièrement dans la forme mamelonnée, on sent des bosselures, des nodosités d'un volume plus ou moins considérable qui siègent dans la muqueuse ou même dans l'épaisseur de l'organe. De toute manière, la consistance de celui-ci est considérablement altérée et il a perdu sa souplesse si spéciale et si caractéristique.

Il se surajoute, là comme ailleurs, d'une manière variable, des ulcérations qui n'ont rien de banal et ne relèvent pas, comme nous l'avons déjà expliqué, de craquelures secondaires de la muqueuse, mais bien de lésions ulcéreuses syphilitiques, puisqu'elles guérissent par le traitement.

L'évolution de pareils processus est d'une chronicité désespérante. C'est la sclérose du derme de la muqueuse qui la commande; or, contre la sclérose, même syphilitique, notre action thérapeutique est toujours très lente. Les formes avec hypertrophie et mamelonnement guérissent mieux et plus complètement que les formes avec atrophie et rétraction. Le mercure diminue la sclérose, fait fondre les nodosités et cicatrise les ulcérations. Parallèlement à cette amélioration, la leucoplasie diminue en étendue et en épaisseur. Mais il persiste malgré tout des régions blanches et indélébiles qui résistent du moins à 2 ou 3 séries d'injections consécutives. Voyez plus loin l'évolution vers le cancer au chapitre: *Rapports de la leucoplasie et du cancer.*

III. *Leucoplasie primitive épithéliogène.* J'ai indiqué plus haut que l'épithélioma au début pouvait se présenter comme une plaque de leucoplasie. J'en ai rapporté le seul cas qu'il m'ait été donné d'observer. Je n'ai donc plus à revenir sur cette symptomatologie.

On peut résumer tout ceci dans le tableau suivant:

Variétés objectives de la leucoplasie symptôme

L. Opalescente
— Lisse: en nappe, en îlots, en cercle, etc. Siège de préférence à la lèvre inférieure — en rapport avec lésions dermiques tenaces mais peu profondes.
— Bridée: linéaire, stellaire, en H, etc., consécutive à des cicatrices. Siège aux bords de la langue le plus fréquemment.

L. Lactescente.
— Lisse: assez rare — langue.
— Quadrillée; dont le type est la plaque commissurale de la face interne des joues.
— Mamelonnée; presque toujours en rapport avec glossite scléro-gommeuse.

Variétés en rapport avec les lésions anatomopathologiques élémentaires des muqueuses c'est-à-dire de la leucoplasie maladie

L. Papulogène
— Surpapuleuse. Lichen plan; plaques muqueuses opalines ou porcelainiques.
— Péri papuleuse. Chancre syphilitique de la langue.
— Post papuleuse. N'existe pas.

L. Erosiogène
: Surérosive. Leucoplasie dite idiopathique, en réalité relevant toujours d'une lésion érythémato-érosive syphilitique de la muqueuse.
: Périérosive — Idem.
: Postérosive — Idem.

L. Ulcérogène..
: Surulcéreuse. N'existe pas, puisque l'épithélium est détruit.
: Périulcéreuse. Autour d'ulcérations syphilitiques — généralement opaline.
: Postulcéreuse. Forme cicatricielle — généralement opaline.

L. sclérogène..
: Surclérenne. Forme ordinaire des leucoplasies dites idiopathiques, en réalité impossibles à distinguer des leucoplasies syphilitiques et qui doivent être confondues avec elles.
: Forme opaline (opalescente) — lisse avec hypertrophie; bridée; cicatricielle.
: Forme laiteuse (lactescente) — quadrillée avec atrophie ou avec hypertrophie — mamelonnée avec hypertrophie.

L. Épithéliogène
: Épithélioma leucoplasène; plaque lactescente.

V. RAPPORTS DE L'ÉPITHÉLIOMA ET DE LA LEUCOPLASIE

Il y a longtemps que les différents auteurs qui ont étudié la leucoplasie ont constaté la fréquence de sa transformation en cancer, et discuté les raisons de cette transformation. Comme conséquence aux faits précédemment énoncés plus haut et relatifs à l'épithélioma leucoplasène, il résulte que la question ne peut plus être seulement envisagée à ce seul point de vue et qu'il y a deux catégories de faits à considérer:

1.° le développement d'une leucoplasie d'origine épithéliale;
2.° le développement de l'épithélioma sur la leucoplasie.

Développement de leucoplasie d'origine épithéliale
(Épithélioma leucoplasène)

Nous l'avons dit plus haut, il y a un épithélioma qui engendre la leucoplasie, il y a un épithélioma leucoplasène. La totalité de la plaque cancéreuse est blanche comme neige; c'est un cancer blanc identique à une plaque leucoplasique. La couleur ne tient pas à ce qu'il est recouvert d'une plaque d'épiderme kératinisé, car il n'existe rien de tel à sa surface, mais bien à l'état même du protoplasma de ses cellules. C'est d'ailleurs un épithélioma pavimenteux à globes épidermiques. Ce cancer est-il capable comme les ulcérations syphilitiques d'engendrer autour de lui, au niveau de l'épiderme qui l'environne et qui n'est pas cancérisé, la leucoplasie ordinaire, c'est là une question à laquelle nous ne pouvons pas répondre, car l'épithélioma que nous avons observé débutait, était très petit et n'avait encore provoqué aucune réaction alentour. Il sera utile de tenir compte de cette possibilité (quoiqu'elle me paraisse peu vraisemblable) lorsqu'on voudra se rendre compte des rapports qui unissent un épithélioma donné à la leucoplasie qui l'entoure. Dans le cas que nous avons observé, il n'y avait pas la moindre trace de celle-ci: où finissait la plaque blanche, c'est-à-dire l'épithélioma, commençait l'épithélium pavimenteux un peu hyperacanthosé, mais non kératinisé.

Faisons remarquer que si l'on assistait toujours au début de l'épithélioma, comme dans notre cas, on constaterait peut-être toujours qu'il s'agit d'un cancer blanc.

Développement de l'épithélioma sur la leucoplasie.

Ici, nous rentrons dans les faits connus et depuis longtemps connus.

La fréquence de cette complication de la leucoplasie est diversement appréciée. Les anciens auteurs, Vidal entre autres, la considéraient comme très habituelle et survenant dans la moitié des cas.

Schwimmer accuse la proportion de 4 sur 20 (20 %), Leloir de 8 sur 35 (22,85 %), Debove de 8 sur 24 (33,33 %), Morris de 14 sur 27 (51,85 %), R. Weir de 31 sur 68 (45,58 %), Perrin de 38 sur 132 (28,81 %), Fournier de 97 sur 324 (29,9 %), Barthélemy seul (1) dit que la dégénérescence cancéreuse de la leucoplasie est relativement rare et accuse seulement 8 cas de cancer sur 83 de leucoplasie (9,63 %). Ce qui fait que les statistiques des auteurs oscillent entre les chiffres extrêmes de 9,63 % et 51,85 %. Le chiffre de 30 % est le plus généralement admis. Aussi personne n'hésite-t-il un seul instant à ranger la leucoplasie parmi les maladies précancéreuses.

Les raisons de cette prédilection de l'épithélioma pour la leucoplasie sont bien difficiles à déterminer, étant donnée l'ignorance où nous sommes de la cause du cancer. Deux théories principales

---

(1) Congrès derm., 1900.

sont en présence pour expliquer celui-ci: la théorie infectieuse d'une part, la théorie cellulaire d'autre part.

Si l'on admet la *théorie infectieuse* (microbe ou parasite quel qu'il soit), le lien entre la leucoplasie et le cancer est facile à trouver: les ulcérations leucoplasiques sont une porte constamment ouverte à ce parasite. L'arthritisme et l'âge du malade permettent sa pullulation. Cela est extrêmement simple. Malheureusement la théorie infectieuse du cancer est loin d'être démontrée et l'on s'accorde aujourd'hui d'une manière à peu près unanime à adopter la théorie cellulaire, la perturbation fonctionnelle des cellules sous une influence à nous inconnue. En quoi la leucoplasie peut-elle prédisposer à cette perturbation?

Pour Hallé [1], Le Dentu [2], Costan [3], Perrin [4], Gaucher et Sergent [5], l'intermédiaire entre la leucoplasie et l'épithélioma est le globe épidermique. «L'épithélioma, dit Perrin, se développe aux dépens de globes épidermiques apparaissant dans la couche cornée, sans qu'il y ait eu d'ulcérations préalables de la plaque blanche».

Pour juger de la valeur de cette manière de voir, il faut se demander quels sont les rapports du globe épidermique avec la leucoplasie d'une part et quels sont les rapports du globe épidermique avec le cancer d'autre part.

Rapports du globe épidermique avec la leucoplasie.

Puisque des auteurs comme Perrin, Gaucher et Sergent, etc., ont trouvé des globes épidermiques dans la leucoplasie, il est bien certain qu'il en existe. Mais ceux-ci sont-ils constants ou seulement fréquents ou rares? Sont-ils fatals dans les leucoplasies accompagnées de cancer? La réponse à ces deux questions nous fournira des points d'appui sérieux pour apprécier le rôle intermédiaire de ce globe épidermique.

Sur 10 cas de leucoplasie étudiés par moi histologiquement je n'ai pas trouvé une seule fois des globes épidermiques. Bender dans ses observations de leucoplasie vulvaire n'en signale pas da-

[1] Hallé, Annales des maladies des organes génito-urinaires, juin et juillet 1898.
[2] Le Dentu, Revue de Chirurgie, Décembre 1892.
[3] Costan, Archives Générales de Médecine, juin et août 1902.
[4] Loc. cit.
[5] Id.

vantage. Letulle n'en signale pas non plus dans son travail. Il ne peut s'agir d'omission de la part de si bons observateurs. J'ai d'ailleurs examiné leurs préparations à ce point de vue spécial sans trouver de globes.

D'autre part, dans un cas d'épithélioma leucoplasdégéné, tout au début, je n'ai pas constaté un seul globe corné dans la région leucoplasique.

Il n'y avait pas de transformation insensible entre l'épiderme kératinisé hyperacanthose et l'épithélioma, mais un saut brusque, les boyaux épithéliaux s'enfonçant brutalement et sans transition dans la profondeur.

Il n'y a donc même nullement besoin de papillome intermédiaire avec ou sans globes épidermiques pour donner naissance à l'épithélioma leucoplasdégéné. Cela peut exister, puisque des auteurs, M. le professeur Gaucher entre autres, l'ont vu, mais cela n'est pas obligatoire.

D'ailleurs, ainsi que nous le demandions il y a un instant quels sont les *rapports du globe épidermique avec le cancer?*

Le globe épidermique n'est autre chose qu'un amas de cellules cornées, c'est-à-dire n'est que le résultat de l'évolution de cellules qui tendent à la kératinisation. Il est un stade de terminaison et ne peut donc être considéré comme un point de départ. Les globes épidermiques sont d'ailleurs fréquents dans les papillomes de tout genre et ces papillomes ne sont pas voués pour cela à l'épithélioma.

Ce qui fait l'épithélioma, c'est la prolifération monstrueuse et désordonnée des cellules et non pas l'évolution vers la kératinisation, que celle-ci se fasse en surface comme dans la cutisation ou en cercle comme dans le globe corné. Cette prolifération monstrueuse et désordonnée (désordonnée est ici pris dans son sens strict d'absence d'ordination, les cellules proliférant en profondeur dans des régions où elles n'auraient jamais dû pénétrer) est en rapport avec une vitalité excessive des cellules dont la cause nous échappe absolument, mais que nous retrouvons chaque fois qu'un épithélium est irrité chroniquement. C'est ainsi que l'épithélium des bronchioles acineuses et des alvéoles pulmonaires emprisonné par la pneumonie interstitielle devient volumineux, se colore vivement par les réactifs, témoignant ainsi de son activité, et se transforme en cancer sans papillome ni globe corné intermédiaire. Or, les cellules épithéliales leucoplasiques sont douées d'une suractivité fonctionnell considérable puisqu'elles aboutissent à la formation de cellules cornées, qu'elles étaient dans l'impossibilité de réaliser en tant que cellules épithéliales de la muqueuse buccale normale.

La modification chimique de leur protoplasma est sans doute analogue à celle des cellules cancéreuses, puisque nous avons vu qu'il y a un cancer blanc, un épithélioma leucoplagène. Cette modification chimique et fonctionnelle me paraît le lien capital qui unit la leucoplasie à l'épithélioma. Et je ne dirai pas que c'est le globe corné qui est ce lien. La cellule épithéliale, du jour où elle devient leucoplasique, porte en elle des modifications biologiques qui, en s'accentuant grâce à la durée de l'inflammation sous-jacente, aboutiront à la désorientation cellulaire et au cancer. La formation de globes cornés est un indice de l'activité proliférante des cellules, c'est-à-dire d'une tendance à la malignité, mais n'est pas encore le cancer, et celui-ci peut naître directement sans globe corné intermédiaire.

VI. TRAITEMENT DE LA LEUCOPLASIE

L'étude étiologique prolongée que nous venons de faire nous amène à cette conclusion consolante qu'il y a une thérapeutique et une thérapeutique active de la leucoplasie.

En effet, quand on a bien éliminé toutes les affections leucoplagènes, épithélioma, lichen plan, hydroa buccal, etc., qui ont chacune leur thérapeutique appropriée, il ne reste plus à envisager que l'hypothèse d'une leucoplasie syphilitique. Et, 80 fois sur 100 *au minimum*, cette hypothèse sera vérifiée. Et quand elle ne le sera pas, c'est encore la syphilis qui devra être accusée. C'est donc une thérapeutique antisyphilitique qui devra être instituée, sans préjudice d'ailleurs de soins locaux qu'il ne faut pas négliger.

Traitement local. — Avant toute chose, le malade atteint de leucoplasie devra se prémunir contre les irritations locales de la bouche, vin pur, alcool, mets épicés, *tabac*, et s'en abstenir entièrement.

Il devra plus qu'aucun autre avoir un soin minutieux de sa cavité buccale, l'infection secondaire étant un facteur aggravant de la leucoplasie. Les dents et les gencives devront au besoin être nettoyées par le dentiste; les chicots, les dents cassées devront être extirpés ou limés pour ne pas ulcérer les bords de la langue. La brosse à dents et les pâtes alcalines seront employées matin

et soir et après les repas. Il faudra s'abstenir de dentifrices forts
en alcool ou en produits irritants comme la menthe. L'eau chaude
alcalinisée avec du borax, l'eau de camomille ou de guimauve
sont assurément les meilleures à employer pour rincer la bouche
et les dents. Il ne faut pas se laisser tenter par les solutions antiseptiques (sublimé, acide borique, eau oxygénée, etc.) qui sont
aussi très irritants.

On a préconisé le traitement local de la leucoplasie par certains
produits modificateurs tels que le baume du Pérou. Outre que
l'efficacité de ces substances est douteuse, celles-ci peuvent quelquefois amener comme les divers antiseptiques de l'irritation et
l'on sait son rôle dans la genèse du cancer. Tout au plus, pourra-
t-on se permettre de cautériser au *nitrate d'argent* les *ulcérations*
leucoplasiques qui étant toujours syphilitiques ne peuvent que
bénéficier de son action cicatrisante, mais il faut avoir soin de ne
toucher que les ulcérations et de ne pas étendre la solution ou le
crayon sur les plaques blanches environnantes.

Ces soins locaux ont leur très grande importance. Ils peuvent
à eux seuls améliorer un peu l'état de la muqueuse; ils ont de
plus l'avantage de permettre un traitement mercuriel interne convenable et à dose suffisante.

Traitement général. — Le traitement général antisyphilitique
est le véritable traitement de la leucoplasie.

L'iodure de potassium n'a aucune utilité dans le traitement
de cet accident. De l'avis de M. Gaucher, il serait même nuisible,
ce qui n'est pas étonnant si l'on songe à l'action styptique de
cette substance et à l'importance de son élimination par les glandes
salivaires.

Le traitement mercuriel est, au contraire, le traitement de
choix, à condition d'être judicieusement employé.

Les pilules et tous les mercuriaux ab ingestis sont manifestement insuffisants. Ils ont une action très médiocre et quelquefois
même peuvent nuire en amenant des troubles digestifs. La leucoplasie s'en trouve aggravée, puisque la langue subit avec une sensibilité si grande les perturbations gastro-intestinales et que l'état
saburral se surajoute à l'état lactescent.

Les frictions pourraient être efficaces, mais ne peuvent être
employées suffisamment longtemps.

Au contraire, les *injections* constituent la thérapeutique de
choix, comme la plus active et la mieux tolérée. Mais lorsqu'on
commence ce traitement, il faut être bien convaincu d'une chose,

c'est que, pour obtenir un résultat durable et appréciable, ce traitement doit être continué longtemps.

La leucoplasie est une affection à évolution lente, récidivante, chronique. A maladie chronique il faut un traitement chronique. C'est là une chose dont on n'est pas suffisamment convaincu. On se contente, la plupart du temps, de mercurialiser les malades pendant un mois ou six semaines et comme le résultat obtenu en ce temps est médiocrement appréciable, on cesse le traitement d'une manière définitive, faute d'être bien convaincu de la nature syphilitique de la leucoplasie d'une part, et faute d'être persuadé de l'utilité d'une cure extrêmement prolongée. Cette cure prolongée doit durer six mois au minimum d'une manière continue et se prolonger d'une manière intermittente pendant deux ou trois ans pour prévenir les récidives.

Il va sans dire qu'un pareil traitement n'est guère compatible avec l'emploi des sels solubles. Ceux-ci cependant pourront être utilisés avec succès au début du traitement pour tâter la susceptibilité du sujet et permettre de frapper au début un grand coup par des doses fortes sans craindre des phénomènes dangereux d'intoxication. Le benzoate ou le biiodure, par exemple, pourront pendant un mois à six semaines être injectés à la dose de 2 à 4 centigr. par jour. Mais ensuite l'huile grise à la dose de 2 à 5 divisions de l'huile à 40 °/₀ doit être injectée avec une persévérance que peut seul permettre un sel insoluble. J'ai pu donner ainsi consécutivement à des malades 12 injections d'huile grise, ce qui représente 3 mois de traitement ininterrompu. Quand l'huile grise ne donne pas de résultats suffisants, le calomel employé avec la même persistance à la dose de 5 à 10 centigr. par semaine, peut être injecté à son tour et il est bien rare que la lésion ne rétrocède pas devant lui. Il est bien entendu que cette thérapeutique doit être accompagnée d'une surveillance attentive de l'individu. A la moindre alarme, il faut interrompre les sels insolubles, mais non le traitement, sous peine de perdre le bénéfice obtenu, et continuer par les sels solubles qui permettront de s'arrêter à la dose limite si cela est nécessaire. Au bout de 3 mois de traitement, le malade sera mis au repos pour 4 semaines et reprendra ensuite une série de piqûres identique à la précédente.

Par cette méthode, les résultats obtenus seront excellents: les ulcérations se fermeront, les lésions profondes (plaques de sclérose, indurations diverses, hypertrophie de l'organe) s'atténueront et la langue reprendra sa souplesse. La même amélioration se fera sentir aux lèvres et aux joues. La leucoplasie elle-même diminuera d'étendue mais il en restera toujours quelques plaques plus ou moins grandes, en rapport avec une sclérose du derme que le traitement antisyphilitique est impuissant à résorber.

Si l'on veut que cette amélioration se maintienne, il sera bon, deux ou trois fois par an, pendant deux ou trois ans, de refaire une série d'injections mercurielles. On pourra s'abstenir de continuer quand on verra qu'il ne se produit plus de poussées nouvelles, et qu'en particulier il n'apparaît plus à la face profonde des lèvres de ces taches rouges à évolution silencieuse qui donnent naissance à la leucoplasie.

Lorsque, par un traitement mercuriel prolongé, on aura réduit la lésion aux plaques de leucoplasie irréductible, sur lesquelles la thérapeutique ne peut plus rien, on pourra s'en tenir là et attendre les évènements, c'est-à-dire surveiller la transformation épithéliale possible et intervenir chirurgicalement dès qu'on la soupçonne, soit en cautérisant les bourgeons épithéliaux profondément comme le fait le professeur Gaucher, soit en intervenant par le bistouri comme le font les chirurgiens, M. Le Dentu en particulier.

Il y a lieu pourtant de se demander s'il ne serait pas préférable d'enlever cette lésion précancéreuse avant sa transformation. Tillaux autrefois avait décortiqué des langues leucoplasiques. Hartmann (¹) a extirpé des plaques leucokératosiques du rectum dans les rectites chroniques avec plein succès. Perrin a recommandé la décortication à la manière de Tillaux.

Le traitement chirurgical de cette leucoplasie non encore transformée en cancer est absolument logique à condition qu'il soit pratiqué dans les termes suivants:

1° — *Il ne doit s'adresser qu'à des plaques de leucoplasie irréductible*, c'est-à-dire à des organes ayant subi un traitement mercuriel prolongé et où il reste une plaque blanche sur laquelle le traitement n'a plus de prise.

2° — *Il ne doit pas consister seulement en décortication, mais en une exérèse complète de la plaque avec le derme sclérosé sous-jacent.* Si l'on enlève seulement l'épithélium, on laisse à sa place le derme enflammé, au-dessus duquel se régénère avec une nouvelle vigueur l'épithélium kératinisé. Perrin l'a d'ailleurs lui-même

---

(¹) Quénu et Hartmann. Chirurgie du rectum. T. 1, p. 261 et 263, fig. 83.

constaté : «Celle-ci (la décortication) doit être faite profondément, il faut arriver jusqu'à la couche musculaire, sans quoi on ne fait qu'exaspérer les lésions, augmenter l'irritation proliférative, et le malade est presque condamné à une récidive rapide avant même que la cicatrisation de la surface opérée ne soit obtenue».

J'ai suivi cette ligne de conduite chez deux malades syphilitiques porteurs de leucoplasie linguale, très améliorée par le traitement mercuriel, mais arrivée au stade de plaques limitées irréductibles. L'exérèse fut pratiquée au bistouri sous la cocaïne par M. Morestin et le résultat qui date aujourd'hui d'un an et demi est absolument parfait. La langue a recouvré sa couleur normale et les malades sont enchantés de ne plus avoir dans la bouche ces plaques blanches qui les inquiétaient. Ils ont depuis lors subi quelques injections mercurielles qui me paraissent une bonne précaution pour prévenir toute récidive.

Traitement prophylactique. — La meilleure thérapeutique est celle qui prévient, particulièrement quand il s'agit d'affections rebelles.

Or, précisément nous sommes tout puissants en matière de thérapeutique préventive antileucoplasique. La leucoplasie est le résultat de lésions syphilitiques du derme des muqueuses, il faut intervenir avant que ces lésions syphilitiques ne soient devenues scléreuses, c'est-à-dire non influençables par le traitement. Il faut particulièrement surveiller ces malades, qui dès le début de la syphilis font des accidents nombreux et tenaces du côté des muqueuses, langue, lèvres, vulve, etc.; il faut redouter les plaques muqueuses récidivantes. Quand la syphilis s'est installée dans un organe, la langue surtout, elle s'y cantonne et on l'en déloge difficilement. Si un traitement suffisant n'intervient pas, si on se contente, par exemple, de donner des pilules, les lésions s'atténuent mais n'en demeurent pas moins; elles pullulent silencieusement et fabriquent doucement la sclérose leucoplasique contre laquelle le mercure ne pourra plus rien.

Le meilleur traitement prophylactique de la leucoplasie sera donc de traiter, jusqu'à *stérilisation complète et définitive*, tous les accidents bénins ou graves, développés sur une muqueuse déterminée. Il faudra frapper à coups redoublés jusqu'à certitude d'une disparition complète de tout accident si minime soit-il. Il ne faut même pas laisser, par exemple, sur le bord d'une langue, une ulcération non visible ou à peine visible, mais que le malade sent pourtant au passage d'aliments irritants. Cela indique que le virus n'est pas entièrement détruit et peut repartir à un moment donné pour faire des accidents nouveaux et plus profonds. Cette conduite doit être tenue aussi bien dès le début de la syphilis que plusieurs années, cinq ans, dix ans ou davantage, après le chancre, car la syphilis linguale est de tous les âges de la maladie et demande un traitement de plusieurs mois ou années, aussi bien dix ans que trois mois après le chancre. Je le répète, une fois de plus, le facteur de guérison n'est pas tant ici la question de doses que la question de durée.

THÈME : SYPHILIS HÉRÉDITAIRE ET HÉRÉDITÉ SYPHILITIQUE
Par M. le Dr. PAUL-LOUIS GASTOU (Paris)

ancien chef de clinique et assistant de consultation, chef de laboratoire de la Faculté de médecine à l'hôpital Saint-Louis

INTRODUCTION

Lorsqu'en 1904 mon ami le docteur Virgilio Baptista vint au nom du bureau du Congrès me proposer un sujet de rapport, je choisis aussitôt comme titre : La syphilis héréditaire et l'hérédité syphilitique.

Le sujet est vaste, complexe, déjà traité longuement de mains de maître et à plusieurs reprises dans les Congrès, les assemblées savantes, les ouvrages didactiques, les mémoires ou travaux originaux, par suite fouillé en tous sens et n'offrant plus rien à glaner. Or, malgré tout l'ensemble de faits et matériaux accumulés, vivant dans le milieu de l'hôpital St. Louis où la syphilis sous toutes ses formes se rencontre à chaque pas, je vois constamment à propos de cette maladie la confusion se faire dans l'emploi des mots : héréditaire et hérédité, et, par suite, dans la conception des faits cliniques qu'ils représentent. De cette confusion est né pour moi le désir de prouver la nécessité absolue de séparer la syphilis héréditaire de l'hérédité syphilitique et de réagir contre la tendance générale qui existe de tout imputer à la syphilis, de faire de toutes prédispositions, dystrophies ou malformations une tare de nature ou d'origine syphilitiques, sans même chercher si d'autres causes étiologiques ou pathogéniques sont en cause, qu'elles agissent soit isolément soit en s'associant à la syphilis. La portée de la conception des dystrophies de la syphilis héréditaire, établie par mon maître, le professeur Fournier, est considérable. Mais l'œuvre puissante du maître tend de plus en plus à devenir une tour de Babel indescriptible, grâce aux soi-disants matériaux de consolidation qu'on tend à lui apporter journellement sans esprit de suite ni direction méthodique. Dès 1894, alors que j'avais le grand honneur d'être le chef de clinique de M. le professeur Fournier, il m'est arrivé bien souvent, en prenant des observations cliniques relatives aux enfants issus de syphilitiques, de constater que la syphilis n'était pas seule en cause dans la production des tares et dégénérescence et qu'à côté d'elle il y avait une grande part à faire à l'alcoolisme, à la tuberculose, aux infections, aux intoxications, à l'hérédité névropathique, ainsi qu'aux nombreuses causes qui agissent sur l'embryon et le fœtus par l'intermédiaire du milieu maternel. Dès l'antiquité à travers les siècles et parmi nos contemporains, un grand nombre d'écrivains médicaux ou autres ont insisté sur l'existence des diverses influences morbides héréditaires. Vers le milieu du XIX° siècle ont paru les travaux de Lucas sur l'hérédité naturelle et de Morel sur les dégénérescences physiques, intellectuelles et morales de l'espèce humaine. Ils constituent encore un guide indispensable dans l'étude de l'hérédité morbide. L'expérimentation plus tard, avec les recherches des Geoffroy St. Hilaire, de Dareste, Féré, Charrin, a essayé de fixer les conditions de l'hérédité tératologique et de montrer que les troubles, les arrêts de développement, les malformations et monstruosités sont fonctions du vice de développement embryogénique et sous la dépendance à la fois des qualités des géniteurs et des conditions du terrain utérin. M. le professeur Fournier, dans une suite d'ouvrages sur la syphilis et le mariage, sur l'hérédité syphilitique, établit par la statistique, en réunissant de nombreux faits cliniques, que la syphilis à elle seule réalise toutes les conditions capables de provoquer les diverses manifestations de l'hérédité morbide, non seulement en tant qu'influence sur la natalité, sur les tares et dégénérescence, mais encore comme facteur tératologique. MM. Barthélemy, Julien, ont insisté en apportant de nouveaux faits propres à prouver encore l'influence héréditaire morbide de la syphilis.

Peu à peu cette influence acquit une telle prépondérance que la syphilis englobe aujourd'hui presque toute la pathologie héréditaire morbide, non seulement à la première, mais encore à la seconde génération et bientôt peut-être dans la suite des générations.

C'est la conception qui semble se dégager des travaux de M. le dr. Ed. Fournier.

Cependant, timidement, dans sa thèse inaugurale sur l'*Influence dystrophique de l'hérédité syphilitique* (Paris 1896), le dr. Barasch, qui fut pendant toute une année mon collaborateur à la clinique de la Faculté, émet l'hypothèse de l'origine toxi-infectieuse de certaines dystrophies et les rattache à d'autres causes qu'à la syphilis, laquelle ne les produirait précisément qu'en tant que toxi-infection.

En émettant cette opinion, Barasch s'inspirait d'ailleurs de la doctrine que venait d'édifier M. le prof. Fournier en une savante leçon d'ouverture du cours de la Faculté.

M. le dr. Ed. Fournier, dans sa thèse inaugurale de 1898 sur les stigmates dystrophiques de l'hérédo-syphilis, contrairement à Barasch, élargit, amplifie l'action de la syphilis et lui rattache la plus grande partie, on pourrait presque dire toute la pathologie dystrophique.

De cette thèse qui fait époque dans l'histoire de la syphilis est née la notion de l'hérédité de la syphilis déjà esquissée comme nous l'avons dit en France par Barthélemy, Jullien et d'autres encore et amplifiée depuis par les travaux de Tarnowsky, du professeur *Gaucher* et de ses élèves. Mais de cette thèse également est née dans l'esprit du public une confusion indépendante de la volonté de l'auteur entre la syphilis héréditaire et l'hérédité syphilitique. C'est cette confusion entre des faits dissemblables, entre la nature d'une maladie et son origine, qu'à plusieurs reprises, à la Société de dermatologie et de syphiligraphie, dans plusieurs Congrès de médecine et chaque fois que j'en ai eu l'occasion dans des travaux successifs, j'ai essayé de démontrer et de réfuter (voir pag. 150).

Cette confusion ne vient pas seulement du manque de précision dans l'emploi et l'attribution exacte des mots *syphilis héréditaire et hérédité syphilitique*, mais encore de la notion de parasyphilis mal comprise en général. D'après l'acception du mot parasyphilis, on pourrait dire que la syphilis transmise aux descendants comprend des lésions véritablement spécifiques de nature syphilitique, c'est-à-dire, la syphilis héréditaire et des lésions non spécifiques d'origine syphilitique, d'origine toxi-infectieuse syphilitique (hérédité syphilitique) et par suite, ainsi que l'enseigne M. le professeur Fournier, pouvant être imputables à toutes autres causes toxi-infectieuses que la syphilis, c'est-à-dire parasyphilitiques (1). Cette définition s'applique de tous points à

---

(1) En réalité, le terme parasyphilis se conçoit mieux comme désignation d'accidents chez des syphilitiques, accidents non syphilitiques et dans lesquels la syphilis peut n'avoir aucune action, ou seulement une action prédisposante toxi-infectieuse, non spécifique, banale.

l'hérédité syphilitique. L'hérédité syphilitique ne serait donc que
de la parasyphilis, d'où la conséquence que, d'après l'enseignement
même du prof. Fournier, syphilis héréditaire et hérédité syphilitique sont deux choses différentes qu'il faut étudier séparément.
Mais, par définition même, étudier l'hérédité syphilitique c'est en
réalité étudier l'hérédité toxi-infectieuse et par suite l'hérédité
morbide en général. Pour arriver à ce but il est indispensable
d'établir des distinctions dans la nature et l'origine des tares et
dystrophies héréditaires. Ces distinctions résultent de différences
qui existent entre la transmission héréditaire ou spermato-ovulaire,
la contagion utéro-placentaire et l'hérédo-morbidité intra-utérine.
C'est l'étude de ces trois facteurs essentiels, bases non seulement
de l'hérédité syphilitique, mais de toute l'hérédité morbide, qui
servira de point de départ à ce rapport.

1ᵉ PARTIE

LES BASES D'ÉTUDE DE LA SYPHILIS HÉRÉDITAIRE ET DE L'HÉRÉDITÉ SYPHILITIQUE

Agent pathogène et statistiques — Les causes d'erreurs

Étudier la question de la syphilis héréditaire et de l'hérédo-
syphilis était jusqu'à présent incertain, faute de criterium étiologique, lorsque tout récemment, alors que ce rapport se terminait,
une découverte est venue changer du tout au tout et peut-être
éclaircir définitivement l'étiologie et la pathologie de la syphilis.
Le Spirochaete de Schaudinn, également appelé spironème, était
découvert et de ce fait pourront peut-être dans l'avenir, si son
rôle pathogène est définitivement démontré, se prouver par sa
présence la nature syphilitique ou non des accidents, tares ou
dégénérescence imputées à la syphilis en tant que transmission
directe virulente: héréditaire, ou par son absence, l'action de la
syphilis, en tant que cause indirecte, toxi-infectieuse: hérédité (¹).
La science sur ce point n'est pas suffisamment renseignée pour que
dans ce rapport j'aie pu m'appuyer complètement sur la découverte

---

(¹) L'absence du Spirochaete n'impliquerait pas qu'il n'a jamais existé. Il peut vraisemblablement agir à la façon du bacille de Koch par la toxine qu'il laisse après lui. Or, à côté de l'action spécifique de la toxine, il y a son action toxi-infectieuse générale, analogue à celle que produisent toutes les toxines de même nature (toxalbumine, diastase, alcaloïdes, etc., etc.).

de Schaudinn, j'ai dû rester sur le terrain de la clinique et ne
retenir que les observations, les constatations anatomiques et les
faits expérimentaux. Cela revenait à faire de la statistique: méthode de travail qui a servi de fil conducteur à tous ceux qui se
sont occupés de la question. Méthode utile quand il n'en existe
point d'autres, mauvaise au point de vue strictement scientifique,
parce que les mêmes faits reçoivent des interprétations différentes
suivant celui qui les interprète. Je n'en veux comme preuve que
l'hérédité syphilitique virulente de 2ᵉ génération d'Edmond Fournier, interprétée comme syphilis binaire par Tarnowsky, c'est-à-dire
comme une seconde syphilis acquise, virulente, greffée sur une
première syphilis héréditaire, non virulente.

Je dis et répète à nouveau que la statistique est un mauvais
moyen scientifique parce que cliniquement les faits sont très souvent recueillis avec une idée préconçue ou se préoccupant uniquement de ce que l'on recherche, sans songer qu'en médecine il
n'est pas de maladies simples, mais des associations morbides;
que la cause étiologique est rarement unique, qu'il est bien plus
fréquent de rencontrer à côté de la cause provocatrice occasionnelle directe des causes déterminantes et prédisposantes qui
compliquent l'étiologie et la pathogénie.

Mauvais moyen enfin parce qu'à la statistique dans la syphilis
il manquait et il manque encore sur la plupart des points les
critériums anatomo-pathologiques, pathogéniques ou étiologiques.

J'ai dit que la statistique est un moyen infidèle parce qu'elle
est basée uniquement sur les observations cliniques et que ces
observations sont prises dans un esprit et un but déterminés. Cela
est une cause d'erreur considérable. La plupart des travaux
sont basés sur des faits puisés à la même source et les faits
sont souvent altérés dès l'origine, car on n'y a cherché que la
syphilis sans se préoccuper d'autres causes associées, toujours
adjuvantes, souvent essentielles.

Tels sont les matériaux avec lesquels il faut édifier. Une deuxième cause d'erreur qui me paraît le point faible de la doctrine est
l'absence de définition des termes sur lesquels s'est fait entièrement la conception de l'hérédité syphilitique et par suite la confusion entre la syphilis héréditaire et l'hérédité syphilitique.

De l'emploi indéterminé des mots *hérédité*, *héréditaire*, *conception*, *signes*, *stigmates*, etc., etc., résulte, dans les observations, une
ambiguïté qui permet à chacun de les interpréter à sa guise. Les

mots symptôme et stigmate sont indifféremment employés l'un pour l'autre et servent à désigner un accident aigu de nature syphilitique ou une dystrophie de même origine. Il en est ainsi pour tous les termes, d'où une confusion complète, totale, entre ce qui appartient à la syphilis héréditaire, ce qui est du domaine de l'hérédité syphilitique, ce qui est le résultat de l'hérédo-morbidité intra-utérine, c'est-à-dire de la maladie embryonnaire fœtale intra-utérine, conséquence de la maladie maternelle anté- ou post-conceptionnelle ou de la viciation des germes spermatiques ou ovariens antérieure à la conception.

Dans la question si complexe que j'étudie il me fallait une méthode; j'ai donné les raisons qui à mon avis font la complexité et la confusion du sujet.

C'est pourquoi j'indique de suite les idées directrices de ce rapport. Elles sont au nombre de trois.

1° La définition exacte de chaque terme employé dans les observations avec leur signification française indiquée en particulier par Littré ou les auteurs compétents (Encyclopédie et Dictionnaires).

2° L'étude préalable de l'hérédité pathologique et de ses différents modes (*).

3° La notion de la conception, point capital, nœud de la question toute entière de la syphilis héréditaire et de l'hérédité syphilitique, d'où dérivent les questions de l'état antérieur pré-conceptionnel des procréateurs, de la virulence, de la latence, de l'imprégnation, de la contagion et des maladies fœtales.

(*) J'ai défendu la notion des trois modes de l'hérédité pathologique (hérédo-transmission, hérédo-contagion, hérédo-morbidité intra-utérine) dans plusieurs communications, travaux et mémoires, en particulier voir: Scrofule, lymphatisme, strume, dans leurs rapports avec les diathèses et les infections, Bulletins de la Société de dermatologie et de syphiligraphie, 1899-1900. — Congrès périodique de gynécologie, d'obstétrique et de pédiatrie, Nantes, septembre 1901. — Bulletin médical, 1901, n.° 77, pag. 266 — Revue des maladies de la nutrition, 4 mai 1903.

La scrofule septico-pyohémie héréditaire ou acquise d'autres d'infection, Congrès national de gynécologie, obstétrique et pédiatrie, Rouen, 3 à 10 avril 1904.

Article Strauss, Traité des maladies de l'enfance de Grancher, Marfan et Comby, 2e édit.

La scrofule, Revue d'hygiène et de médecine infantile, t. III n.° 4 et 5, 1904; tirage à part, O. Doin, 1904.

Dermatoses infantiles in Traité d'hygiène et de pathologie des nourrissons, 3e de Fleurtie... rinus, O. Doin, 1904.

Les formes de l'hérédité pathologique infantile, dystrophies, stigmates et maladies, Congrès de gynécologie, obstétrique et pédiatrie, Rouen, 3-10 avril 1904

Définition des termes employés dans l'étude de l'hérédité morbide et en particulier dans l'étude de la descendance des syphilitiques.

Comme il est impossible de se comprendre si on ne parle pas la même langue, si on ne connaît pas la valeur des mots employés, je donne ici le sens des principaux termes usités dans l'étude de la syphilis héréditaire ou de l'hérédité syphilitique; ces termes sont les suivants : symptôme, signe, stigmates, dystrophies, tares, dégénérescence, congénital, conceptionnel, hérédité.

Le *symptôme* est un phénomène insolite perçu par le malade ou le médecin, dans la constitution matérielle ou le fonctionnement des organes, qui se trouve lié à l'existence d'une maladie (Littré).

Rationnellement le symptôme ne doit exister que dans la syphilis héréditaire et non dans l'hérédité syphilitique. Parmi les symptômes sont les éruptions, le pemphigus, les plaques muqueuses, le coryza, les manifestations viscérales que démontrent la clinique, l'anatomie pathologique et peut-être la bactériologie.

Il se peut que dans un avenir prochain dans toute expression de syphilis héréditaire, cutanée, muqueuse ou viscérale, on trouve le spirochaete de Schaudinn; ce serait là le critérium absolu du symptôme pathognomonique.

Le *signe*, indice d'une chose passée, présente ou à venir, peut être défini : tout phénomène apparent, tout symptôme et toute disposition ou caractère par le moyen duquel on parvient à la connaissance d'effets plus cachés, dérobés au témoignage direct des sens (Littré).

Par suite le mot *signe* peut comprendre un ou plusieurs symptômes en activité ou non et sa compréhension est plus large que celle du symptôme.

C'est aux reliquats des symptômes proprement dits ou des signes qu'il faudrait attribuer la désignation du mot *stigmate* qui prend ainsi une compréhension tellement générale qu'il a besoin lui-même d'être déterminé par un qualificatif.

Le stigmate par définition est en effet la marque, la cicatrice que laisse une plaie (Littré). Le stigmate se conçoit en pathologie comme étant le reliquat, ce qui reste d'un symptôme. Les stigmates de la syphilis héréditaire (cicatrices, altérations osseuses ou dentaires, seraient donc, au sens absolu du mot, l'expression d'une syphilis qui a été virulente et la démonstration absolue de cette syphilis.

Par extension le mot *stigmate* a été employé comme synonyme d'un signe ou d'un ensemble de signes et dans les observations relatives à la syphilis on dit: les stigmates de l'hérédité syphilitique.

Or, l'hérédité syphilitique ne donnant pas de lésions de nature syphilitique ne saurait avoir de stigmates syphilitiques proprements dits; le stigmate syphilitique étant le reliquat d'une lésion syphilitique.

Il est par suite indispensable pour être logique, dans l'intérêt de la compréhension du mot stigmate et de ce qu'il signifie, de faire suivre ce mot d'un qualificatif en déterminant le sens.

C'est ainsi que la définition de *stigmates de dégénérescence* ou de *stigmates dystrophiques* a un tout autre sens que celui qui est donné par exemple au même mot dans la syphilis héréditaire tardive. Ici il indique le reliquat d'une lésion de nature syphilitique. Plus haut, il indique simplement l'ensemble des signes ou des lésions en rapport avec une origine syphilitique (hérédité syphilitique) possible mais non certaine.

Le *stigmate de dégénérescence* est en effet, d'après Magnan, toute disposition organique congénitale et permanente dont l'effet est de mettre obstacle à l'accomplissement régulier de la fonction correspondante et de détruire l'harmonie biologique où l'espèce trouve les moyens de poursuivre son double but naturel de conservation et de reproduction.

Plus simplement (Raymond, *Hérédité morbide*, page 320), M. Mayet définit les stigmates de dégénérescence les signes révélateurs de l'état de déchéance physique et morale de l'individu considérés et les groupe ainsi:

1° *stigmates anatomiques*: physiques, somatiques ou tératologiques.

2° *stigmates physiologiques*: tare corporelle apparente ou cachée et défaut d'adaptation au milieu extérieur.

3° *stigmates psychologiques*: anomalie de l'esprit et inadaptation au milieu psychique, aux idées admises comme normales.

4° *stigmates sociologiques*: inadaptation au milieu social, affaiblissement ou perte des qualités nécessaires à la collectivité.

La désignation de *stigmate dystrophique* a un sens analogue à celui de stigmate de dégénérescence, mais s'entend plus spécialement des troubles organiques fonctionnels ou des anomalies de développement embryonnaire et fœtal.

En effet, par définition la dystrophie est un trouble de la nutrition des divers tissus de l'organisme, caractérisé surtout par l'atrophie consécutive indiquant souvent un développement difficile, arrêt de développement, ou mauvais, malformation ou monstruosité, et créant les tares ou dégénérescences, la tare indiquant simplement une défectuosité physique ou morale, la dégénérescence résultant d'une altération organique ou fonctionnelle d'origine dystrophique, dégradation graduelle du type normal transmissible par hérédité et pouvant aboutir à la stérilité et à l'extinction.

Comme on le voit, la différence existant entre la dénomination de stigmates de dégénérescence et de stigmates dystrophiques est que les premiers visent l'espèce, les seconds l'individu.

En discutant longuement l'emploi du mot stigmate, j'ai cherché à montrer quel était l'inconvénient d'employer un mot avec plusieurs sens.

En résumé, il ne faut pas employer le mot stigmate seul, sans qualificatif dans le sens de tares ou dystrophies spéciales à la syphilis, mais le faire suivre toujours dans ce cas du mot syphilitique, il aura alors la même valeur que le mot symptôme ou signes de syphilis en nature, dont il indiquera simplement l'existence antérieure; on évitera ainsi la confusion continuelle entre la syphilis héréditaire et l'hérédité syphilitique.

Parler de stigmates de l'hérédité syphilitique équivaut presque à dire: stigmates toxi-infectieux, puisque l'hérédité syphilitique n'a, comme nous le verrons par la suite, aucune spécificité.

Définition des mots héréditaire et hérédité

Si la confusion existe pour la signification du mot *stigmate*, elle est encore plus considérable pour les mots *héréditaire et hérédité* qui englobent des faits tout différents.

La définition de l'hérédité donnée par les auteurs est la suivante: «l'hérédité est la loi biologique par laquelle tous les êtres doués de vie tendent à se répéter dans leurs descendants et à leur transmettre leurs propriétés» (Littré, Larousse, etc.).

C'est là seulement le sens biologique du mot *héréditaire* qui équivaut au sens: transmission par héritage.

Mais en médecine le sens du mot *hérédité* s'est amplifié et comporte non seulement la transmission directe ou héritage pro prement dit, mais encore ce qu'on appelle en droit, la donation entre vifs; en pathologie, l'hérédo-contagion, transmission et contagion auxquelles il faut ajouter la congénitalité ou hérédo-morbidité intra-utérine.

D'où trois modalités de l'hérédité morbide:

L'*hérédo-transmission*, qui par l'acte de la fécondation, soit individuellement par le spermatozoïde ou l'ovule, soit par association spermato-ovulaire, fait passer chez le produit les caractères du père, de la mère ou des deux à la fois.

L'*hérédo-contagion*, qui de la mère ou par l'intermédiaire de la mère fait passer la maladie à l'embryon ou au fœtus, véritable transmission utéro-placentaire par contagion directe.

Enfin: l'*hérédo-morbidité intra-utérine* qui résulte des deux premiers modes par viciation primitive de la nutrition du germe mâle ou femelle, ou en est indépendante et crée chez l'embryon ou le fœtus toute une série de maladies ou de dystrophies consécutives constituant toute la série des affections congénitales. On peut désigner cette hérédo-morbidité par les noms de *hérédo-congénitalité, hérédo-gravidité, hérédité gestative ou obstétricale*.

Ainsi qu'on le voit, si on applique ces données à l'étude de la syphilis, il y a lieu d'étudier séparément:

L'*hérédo-transmission*, résultant d'une syphilis du père, de la mère, ou des deux, antérieure à la conception.

L'*hérédo-contagion* ou syphilis d'inoculation donnée toujours par la mère à l'enfant après la conception.

L'*hérédo-gestation* ou *hérédo-gravidité*, qui dérive indirectement de la syphilis et peut être provoquée par toute affection, toute tare maternelle antérieure ou concomitante à la grossesse, troublant le développement normal de l'embryon et du fœtus; cela peut également tenir d'un vice originel paternel, dépendant ou non de la syphilis et déterminant une maladie embryonnaire ou fœtale aboutissant à l'impossibilité du développement du produit, à sa mort ou à la dystrophie.

Ainsi conçue, la conception de l'hérédité nous montre que:

L'*hérédo-transmission* fait la syphilis héréditaire ou l'hérédité syphilitique, du fait du père, de la mère ou des deux.

L'*hérédo-contagion* engendre la syphilis héréditaire par l'intermédiaire de la mère.

L'*hérédo-gestation*, hérédo-morbidité intra-utérine ou congénitale, est toujours le fait de la mère et constitue surtout l'hérédité dystrophique et tératologique.

Qu'enfin les trois modes d'hérédité, en s'associant entre eux, peuvent donner naissance, en même temps qu'aux symptômes et signes de la syphilis héréditaire, aux stigmates dégénératifs et dystrophiques de l'hérédité toxi-infectieuse d'origine syphilitique.

De toutes les modalités de l'hérédité, *l'hérédo-morbidité gestative intra-utérine, congénitale*, est la plus importante comme facteur dystrophique, car la part que prend la mère par la gestation, par la qualité du terrain nutritif qu'elle donne au produit, est à tous points de vue prédominante.

Méthode suivie pour l'étude de l'hérédité morbide. Son application à la descendance des syphilitiques

Toute la question de l'hérédité morbide gravite autour de la mère et par suite toute étude de la syphilis héréditaire et de l'hérédité syphilitique doit partir de la *conception*. La conception comporte à la fois l'étude du germe, du terrain sur lequel il se greffe, du milieu dans lequel il évolue, c'est-à-dire les conditions existant avant ou au moment de la conception, chez le père et la mère, après la conception chez la mère; d'où le plan suivi ici pour le relevé des observations de syphilis héréditaire et d'hérédité syphilitique. La conception envisagée seulement comme le moment où la fécondation s'effectue est prise comme point de départ, elle intéresse le père, la mère ou les deux; la gestation est entièrement en rapport avec l'influence maternelle.

Les différentes modalités héréditaires du produit sont donc le résultat:

1° De l'état des parents avant la conception.

2° De l'état de la mère après la conception, c'est-à-dire pendant la gestation.

Ainsi, pour connaître complètement l'influence de la syphilis sur l'enfant il faut étudier séparément chacune des éventualités qui peuvent se produire du fait du père, de la mère, ou des deux; il faut savoir si du côté du père, de la mère, ou des deux existaient, aussitôt avant ou au moment de la conception, des accidents ou symptômes syphilitiques virulents et contagieux, si en l'absence d'accidents au moment même de la conception, il en a existé avant et quelle était leur nature, en un mot, si la syphilis était avant la conception: immédiate (virulente), récente, ancienne, latente ou à manifestations nerveuses.

Pour ce qui est de l'état de la mère après la conception et

pendant la gestation, il faut rechercher si l'infection syphilitique a été concomitante de la fécondation, c'est-à-dire si le chancre est survenu à la fin du premier mois de la grossesse, ou les accidents secondaires entre le 2ᵉ et le 3ᵉ mois, c'est alors la syphilis post-conceptionnelle conjugale immédiate, tandis que du troisième au septième mois elle serait précoce et du 7ᵉ au 9ᵉ mois tardive.

A côté de la syphilis acquise pendant la gestation, il faut placer la syphilis conceptionnelle ou syphilis atténuée que l'on suppose, suivant l'enseignement de Diday et Fournier, donnée à la mère par un produit né d'un père syphilitique, la mère n'ayant jamais présenté de chancre; cette syphilis peut être:

1° Latente, c'est-à-dire sans accidents; elle ne se démontre alors que par la loi de Colles-Baumès, c'est-à-dire par l'immunité maternelle contre la syphilis de son enfant.

2° Immédiate, produit des accidents virulents du premier au troisième mois.

3° Précoce, se manifestant du 3ᵉ au 7ᵉ mois.

4° Tardive, donnant lieu à des accidents, soit de suite après l'accouchement, soit dans l'intervalle ou à l'occasion de nouvelles grossesses, soit à n'importe quel autre moment de la vie.

Ces différentes modalités, quoique complexes, sont indispensables à rechercher pour avoir une opinion nette sur l'influence des générateurs et des accidents qu'ils présentent sur l'évolution ultérieure du produit de la conception.

C'est la meilleure façon de déterminer l'influence paternelle, maternelle, conjugale; et les conditions qui président à la genèse de la syphilis héréditaire en nature: spécifique virulente; ou des dystrophies héréditaires dégénératives, non spécifiques, non virulentes, simplement toxi-infectieuses (hérédité syphilitique).

Voici un tableau d'ensemble montrant l'ordre des recherches adopté et le détail du nombre d'observations dépouillées pour l'étude de la descendance des syphilitiques, étude qui fait l'objet de ce rapport.

TABLEAU A

Statistique du nombre d'observations de syphilitiques et de leurs descendants
dont l'étude a servi à établir ce rapport

SYPHILIS HÉRÉDITAIRE DE PREMIÈRE GÉNÉRATION

Syphilis paternelle :

	Nombre d'observations	Nombre d'enfants
1 virulente	34	105
2 récente	30	139
3 acquise	122	473
4 paralysie générale	72	205
5 tabes	58	121
6 indéterminée	138	583
	463	1651

Syphilis maternelle :

	Nombre d'observations	Nombre d'enfants
7 ante-conceptionnelle	42	128
8 post-conceptionnelle	35	72
9 par. génér.	12	30
10 tabes	18	96
11 imprégnations	5	30
12 indéterminée	51	148
	636	2185

Syphilis conjugale :

	Nombre d'observations	Nombre d'enfants
13 ante-conceptionnelle virulente	57	160
14 ante-conceptionnelle non virulente	10	26
15 concept. à manif. précoces	9	37
16 concept. à manif. tardives	31	116
17 concept. précoce gracile	7	9
18 concept. indéterminée	175	1512
19 concept. nerveuses	2	7
	1217	4122

SYPHILIS HÉRÉDITAIRE DE DEUXIÈME GÉNÉRATION

Syphilis paternelle :

	Nombre d'observations	Nombre d'enfants
20 déterminée	56	205
21 indéterminée	31	64

Syphilis maternelle :

	Nombre d'observations	Nombre d'enfants
22 déterminée	78	229
23 indéterminée	47	159

Syphilis conjugale :

	Nombre d'observations	Nombre d'enfants
24 observations	7	11

Syphilis ataxique (1) :

	Nombre d'observations	Nombre d'enfants
25 observations	2	6
	216	665

(1) Syphilis qui saute une génération, grands-parents syphilitiques, enfants la femme, petits-enfants présentent des signes ou stigmates d'origine syphilitique.

Dans chacune de ces divisions, le mode de dépouillement a été
le même.

J'ai envisagé successivement et recherché dans l'histoire pathologique du ou des descendants :

1° *Les stigmates sociaux*, c'est-à-dire mortalité et morbidité.

2° *Les signes et stigmates syphilitiques.*

3° *Les stigmates d'origine syphilitique.*

4° *Les stigmates de dégénérescence* (familiaux, infantiles et obstétricaux.)

J'en ai dressé pour chaque division des tableaux d'ensemble.

L'histoire de la descendance des syphilitiques se trouve résumée dans 39 tableaux analogues au suivant.

Ces tableaux ont été établis d'après 1491 observations, représentant 4820 descendants de syphilitiques, divisés d'après l'origine, l'âge, la forme et la nature de la syphilis comme l'indique le tableau B.

TABLEAU B

Indiquant l'ordre et la nature des recherches à faire et faites ici pour étudier
la descendance des syphilitiques suivant la source, l'origine et la nature
de la syphilis des ascendants.

Nombre d'observations
Nombre de grossesses
Natalité à terme
Natalité prématurée
Mortalité
Morbidité

I. Enfants sains
II. Enfants avec signes ou stigmates de nature syphilitique (syphilis héréditaire)

1) Syphilis immédiate
2)   —   précoce
3)   —   tardive
4)   —   probable
5)   —   binaire
6) Réinfection (*syphilis héréditaire doublée*).

III. Enfants avec signes ou stigmates d'origine toxi-infectieuse syphilitique (hérédité syphilitique)

Système nerveux
—   ostéo-articulaire et musculaire
—   vasculaire
—   cutanéo-muqueux
—   génito-urinaire
—   splanchnique (viscères)

IV. Enfants avec signes ou stigmates de dégénérescence (hérédo-morbidité gravide)

A) Signes ou stigmates familiaux
Avortements
Fausses couches
Morts-nés sains
Morts-nés macérés
Mort immédiate
Mort précoce
Mort tardive

B) Signes et stigmates infantiles
Troubles de développement infantiles, débiles
—   de nutrition
Débilité mentale
Dystrophies générales
—   partielles, yeux
—   oreilles
—   dents
Arrêts de développement
Hydrocéphalie
Monstruosités

C) Signes et stigmates obstétricaux
Gémelliparité
Hydramnios
Môle hydatiforme
Placenta prævia
Dystocies
Stérilité

Pour la compréhension du mode de recherches et des termes que j'ai employés, quelques explications sont indispensables.

J'appelle syphilis virulente celle qui s'est manifestée au moment même de la conception soit par un chancre, soit par des accidents secondaires contagieux, cutanés ou muqueux, contagieux. La syphilis récente est celle qui n'est pas en activité au moment de la conception, mais ne remonte pas à ce moment au delà de 3 ans: période admise comme virulente. La syphilis ancienne est celle à manifestations tertiaires, c'est-à-dire non virulente ou simplement latente. Les syphilis nerveuses concernent des pères et même atteints de tabes ou de paralysie générale. Les syphilis indéterminées forment un groupe d'observations dans lesquelles manquent ou sont incomplets les renseignements; ce sont d'ailleurs les plus nombreuses. Au point de vue maternel, j'entends par syphilis anté-conceptionnelle la syphilis existant avant la conception. La syphilis post-conceptionnelle est une syphilis par contamination dans le cours de la grossesse.

La syphilis conjugale est une syphilis mixte d'origine à la fois paternelle et maternelle. Elle comprend deux variétés: 1° La syphilis anté-conceptionelle, syphilis acquise par la mère, soit du fait du père, soit par contagion extraconjugale; 2° La syphilis dite conceptionnelle sans chancre de Diday et Fournier, transmise par l'enfant, par contagion spermato-ovulaire supposée; cette syphilis peut donner à la mère des accidents immédiats dès le début de la gestation, des accidents tardifs, ou rester latente.

La syphilis conjugale précoce post-gravide est celle qui est contractée par contamination aussitôt après l'accouchement.

Enfin j'entends par syphilis binaire de Tarnowsky la réinfection syphilitique chez les hérédo-syphilitiques n'ayant pas eu d'accidents de nature syphilitique.

La syphilis de réinfection, décrite chez les hérédo-syphilitiques par Gaucher et Bostaine, est une syphilis acquise chez un syphilitique héréditaire ayant présenté dans l'enfance des accidents syphilitiques virulents: c'est une véritable syphilis doublée: je l'appellerai ainsi pour la distinguer de la syphilis binaire.

Dans les tableaux 1 à 39 le mot *syphilis immédiate* est synonyme de syphilis congénitale ou de: enfant venu au monde avec du coryza, du pemphigus, des lésions cutanées ou viscérales virulentes, tous accidents dans lesquels on trouve le spirochæte.

La syphilis précoce est celle qui se manifeste après la naissance, de la 2e ou 3e semaine jusqu'au 6e mois et au de là, par des accidents virulents et contagieux.

La syphilis héréditaire tardive est caractérisée par des manifestations tertiaires ou bien par des stigmates syphilitiques, c'est à dire des reliquats de lésions de nature syphilitique (lésions nasales, oculaires, cutanées, viscérales ou osseuses).

La désignation de syphilis probable indique une syphilis héréditaire incomplètement prouvée dans l'observation étudiée, mais ayant toutes probabilités d'existence.

Je viens de dire ci-dessus ce que je comprenais sous le nom de stigmates héréditaires syphilitiques.

Les stigmates d'hérédité syphilitique comportent toutes les dystrophies supposées d'origine et non de nature syphilitique. ils sont désignés sous le nom de stigmates dystrophiques.

J'ai fait en dernier lieu une large part aux stigmates d'hérédo-morbidité gravide. Insuffisamment étudiés jusqu'à présent, ils ont, ainsi que l'ont démontré MM. les drs. Larcher Père et Fils, une importance considérable. Je les divise en familiaux, infantiles et obstétricaux.

Ils résultent pour une grande part d'altérations congénitales intra-utérines, de troubles de développement embryogéniques entraînant chez l'embryon les arrêts de développement et malforma-tions tératologiques d'origine amniotique (Ballantyne) et chez le fœtus les maladies d'origine placentaire (Ballantyne).

La cause initiale des premiers pouvant être le père ou la mère, mais toujours par l'intermédiaire de la mère, soit du fait d'une maladie locale intéro-ovarienne, d'une affection viscérale localisée (reins, foie), d'une maladie générale (intoxication, infection, etc.), ou de troubles nerveux.

Critique des observations, des statistiques et du pourcentage

Parmi les 4820 observations relevées dans ce travail, il en est un certain nombre qui ont été répétées un certain nombre de fois.

Cela tient à ce que la plupart des auteurs qui ont étudié la descendance des syphilitiques puisent aux mêmes sources : en l'es-pèce dans les travaux de MM. Hutchinson, Fournier, Finger, Hoch-singer, Gaucher, Tarnowsky, Barthélemy, Julien, Ed. Fournier, pour ne citer que les principaux.

Je signale dès le début cette cause modificatrice des statis-tiques entraînant une erreur des plus difficiles à éviter, erreur qui en soi ne dénature en rien les résultats, mais les exagère.

En second lieu, le nombre des syphilis indéterminées est con-sidérable. C'est à peine si dans les observations on signale la sy-philis des parents. Souvent nulle mention n'est faite de l'âge de cette syphilis, de la nature des accidents, du traitement suivi. Encore moins est-il question de la source de la syphilis, source d'ailleurs difficile à préciser tant au point de vue conjugal qu'extra-conjugal, tant au point de la syphilis méritée que de la syphilis imméritée.

A côté des observations indéterminées par manque ou im-possibilité de renseignements, il existe toute une catégorie d'ob-servations qu'on pourrait appeler observations erronées, erreurs résultant du fait du malade ou du médecin. L'erreur du fait du malade est volontaire ou involontaire, soit qu'il ne veuille pas répondre par défiance ou pour toute autre cause, soit qu'il ne puisse, par ignorance de ce qu'on lui demande, donner de renseignements. Cette erreur est impossible à éviter. L'erreur du médecin, facile à éviter, tient à plusieurs causes.

1.° A l'idée préconçue qui fait tout rattacher à la syphilis. Ainsi un sujet est débauché avant ou après son mariage, sa femme fait une ou plusieurs fausses couches, un enfant naît avec une oreille malformée, tous ces accidents sont mis sur le compte de la syphilis et, qui mieux est, de la syphilis paternelle; pourquoi? parce que la mère est saine, parce que le père est libertin(!), donc syphilitique. (Observation textuellement rédigée ainsi et recueillie telle dans un travail sur la *syphilis héréditaire*).

2.° A l'erreur de raisonnement, voulue d'ailleurs, du *post hoc ergo propter hoc*, c'est-à-dire de certifier l'existence de la syphilis des parents par la présence de dystrophies infantiles, admises a *priori* comme dûment syphilitiques, sans preuves évidentes et certaines de la syphilis des géniteurs.

Par exemple, enfant avec dent malformée, dents érodées ou anormales, infantilisme, cicatrices fessières.

Conclusion: Stigmates dystrophiques, par leur association d'origine syphilitique.

Cette syphilis n'étant pas acquise, donc elle est héréditaire, donc l'un des parents ou les deux étaient syphilitiques, parce que l'enfant l'est (?) du fait des stigmates qu'il présente.

Le nombre des observations ainsi établies est considérable: elles forment le fond de la documentation de plusieurs travaux ou thèses considérables de par leur étendue et de par le nom de l'auteur.

Cette erreur est le corollaire de la suivante.

3.° On omet, on néglige, on laisse de côté volontairement tout ce qui n'est pas de nature ou d'origine syphilitique, tout ce qui acompagne la syphilis.

Par exemple:

1.° Un tuberculeux alcoolique épouse une syphilitique: la syphilis seule de la mère est retenue.

2.° Une femme épileptique épouse un syphilitique: il est tenu seulement compte de la syphilis et nullement de l'épilepsie.

Dans d'autres observations au contraire, de ce fait qu'un ensemble de stigmates ou de signes fait penser à la syphilis, on en conclut à l'origine syphilitique, quoique la tuberculose ou l'alcoolisme soient évidents.

Comme on le voit, ces causes d'erreurs entachent d'une façon fâcheuse toutes les statistiques et rendent inexacte la documentation sur la syphilis en général et celle de la descendance des syphilitiques en particulier.

Cela est évident pour l'étude de la première génération des syphilitiques, à plus forte raison pour la 2e génération. En somme toute enquête sur la descendance des syphilitiques pour être complète devrait réaliser les conditions suivantes:

1. *Enquête paternelle.*
2. *Enquête maternelle.*
3. *Enquête infantile.*

en recherchant les renseignements énumérés dans les 3 tableaux suivants (C, D, E).

TABLEAU C

Enquête sur la descendance des syphilitiques

ENQUÊTE PATERNELLE

1° — *Enquête sur la syphilis.*

    Chancre: Époque d'apparition.
         Siège.
         Évolution.
         Absence de chancre.
    Évolution des accidents syphilitiques.
         accidents secondaires.
         »   tert.
         »   nerveux.
    Traitement suivi:
         Époque.
         Nature.
         Durée.

2° — *Enquête génitale.*

    Mariage.
         Age.
         Date.
         Intervalle après le chancre,
         »   » les accidents secondaires.
         Autres particularités.
    Première conception
         Conditions relativement à la syphilis.
         Autres conceptions.

3° — *Enquête sur la morbidité.*

        Maladies anté-conceptionnelles.
           »   générales.
           »   locales.
           »   pré-conceptionnelles (état au moment de la conception)
           »   post-concept.

4° — *Enquête sur l'hérédité.*

    Ascendants : — Paternels.
                Maternels : Fécondité.
                      Anomalies obstétricales.
    Collatéraux : — Frères et sœurs
               Oncles et neveux.
    Tares familiales : — Nerveuses.
                 Toxi-infectieuses.
                 Néoplasiques.
                 Tropho-névrotiques.
    Consanguinité.

TABLEAU D

Enquête sur la descendance des syphilitiques

ENQUÊTE MATERNELLE

1° — *Enquête sur la syphilis.*

    Chancre : Époque d'apparition.
            Siège.
            Évolution.
            Absence.
    Évolution de la syphilis.
            Nature des accidents.
    Traitement suivi :
            Époque.
            Nature.
            Durée.

2° — *Enquête génitale.*

    Menstruation.
    État des organes génitaux.
    Époque du mariage.
    Enquête obstétricale.
            Nombre de grossesses.
            Dates des grossesses.
            Accidents syphilitiques avant la grossesse.
               »   »   pendant
               »   »   après
            Incidents de la gestation.
            Dystocies.

État du produit : à terme.
    »   »   prématuré.
    »   »   mort-né.
    »   »   macéré.
État du placenta.
Hydramnios.
Anomalies fœtales.
Gémelliparité.
Menstruosités.
Stérilité.

3° — *Enquête sur la morbidité* (locale et générale).
        Maladies anté-conceptionnelles.
    »   pré-   »
    »   post-   »

4° — *Enquête sur l'hérédité.*
    Ascendants : — Paternels.
                Maternels : l'écundité.
                        Anomalies obstétricales.
    Collatéraux : — Frères et sœurs.
                Oncles et neveux.
    Tares familiales : — Nerveuses.
                Toxi-infectieuses.
                Néoplasiques.
    Consanguinité.

TABLEAU E

Enquête sur la descendance des syphilitiques

ENQUÊTE INFANTILE

1° — *Enquête sur la syphilis.*
    a) Accidents syphilitiques héréditaires.
        Syphilis congénitale.
    »   pemphigus.
            autres manifestations.
        Syphilis précoce.
    »   tardive : signes.
                stigmates.
2° — *Enquête sur la morbidité.*
    b) Tares héréditaires.
        Inaptitude à la vie.
        Dystrophies générales : débilité.
                retard de développement.
        Dystrophies locales : œil.
                oreille.
                dent.
                squelette.
                peau.

    c) Maladies congénitales.
        Arrêts de développement.
        Malformations.
        Monstruosités.
        Maladies organiques.
        Troubles de nutrition.
        Prédispositions.
        Maladies fonctionnelles.
    d) Maladies infantiles.
        avant la chute du cordon.
        de la chute du cordon à la première dentition.
        après la première dentition.

3° — *Enquête sur l'allaitement et la croissance*
        Nature de l'alimentation.
        Dentition.
        Précocité intellectuelle.
        Marche.

4° — *Enquête sur les collatéraux.*
        Rang du sujet dans la famille.
            Frères.
            Sœurs.
        Polymortalité : Nombre de morts.
            Causes présumées.
        État de santé.

Ce sont, dira-t-on, des conditions irréalisables. Ce sont, en tous cas, les seules conditions grâce auxquelles, en y joignant l'étude bactériologique, on pourra peut-être, en laissant toujours de côté la question d'erreur de paternité, arriver à constituer l'histoire de la descendance non seulement des syphilitiques, mais de l'hérédité pathologique ou morbide en général.

Il me reste à parler du pourcentage dans les statistiques.

Comme on le verra dans les tableaux se rapportant aux dystrophies, plus le nombre de cas est faible, plus le pourcentage semble augmenter. En réalité, le pourcentage ne devrait être fait que lorsque le nombre de cas observés dépasse cent.

D'autre part, en ce qui concerne les dystrophies, le nombre des enfants sains ou vivants et la mortalité, on trouve dans le pourcentage des contradictions flagrantes.

La mortalité comporte en effet des enfants qui naissent en apparence bien portants, dans la suite deviennent syphilitiques ou sont dystrophiques et meurent ensuite. Ceci explique que le total des enfants sains, vivants, et morts dépasse le nombre de cas étudiés, d'où erreur de pourcentage.

Les dystrophies donnent également un pourcentage exagéré

en raison de ce fait qu'elles sont souvent multiples chez le même sujet.

Enfin en ce qui concerne le nombre d'enfants sains : ne sont compris parmi eux que ceux spécifiés ainsi et ne présentant, par suite, aucun stigmate dystrophique, aucune lésion ou stigmate syphilitique.

2ᵉ PARTIE

LA DESCENDANCE SYPHILITIQUE

Syphilis héréditaire et hérédité syphilitique
Groupement des observations

Le professeur Tarnowsky, en donnant le titre général de : «La descendance des syphilitiques ou la famille syphilitique» à son volumineux travail sur l'hérédité syphilitique, a, par cela même, réservé la nature ou l'origine des accidents que produit à travers les générations l'agent pathogène de la syphilis ou sa toxine.

Je suivrai ici la même méthode et, dans une suite de tableaux, sans faire de discussions théoriques, je placerai sous les yeux du lecteur ce que devient l'enfant conçu par l'un des géniteurs ou les deux géniteurs en puissance de syphilis virulente, récente ou ancienne avant la conception. Mon but est simplement, d'après ces tableaux :

1ᵉ D'établir la relation d'existence et de fréquence qui existe entre la syphilis paternelle, maternelle ou conjugale et les accidents observés chez l'enfant.

2ᵉ De rechercher quelle action déterminante l'époque de la syphilis ou la nature des accidents du ou des procréateurs a sur la production du signe ou stigmate syphilitique et du stigmate dystrophique chez le produit.

3ᵉ De rattacher les manifestations, les accidents ou les signes qui surviennent chez les enfants à la syphilis héréditaire ou à l'hérédité syphilitique.

J'élimine de suite l'influence du traitement. Je ne l'ai pas indiqué dans les tableaux et cela pour deux raisons essentielles :

1ᵉ La première, capitale, est l'accord unanime sur la notion essentielle établie par M. le professeur Fournier que le traitement stérilise la syphilis et qu'avec une rigueur presque mathématique, tout syphilitique en traitement avant ou au moment de la conception a toutes chances de procréer un produit indemne de syphilis héréditaire.

2° La seconde, c'est qu'il est impossible, dans l'état actuel de la syphiligraphie, de dire quelle influence a le traitement spécifique sur la non-production de dystrophies, étant donné que la syphilis, dans ce cas, agit surtout comme cause toxi-infectieuse et s'associe à toutes les tares et dégénérescences de l'hérédité morbide pré-conceptionnelle, conceptionnelle, congénitale, gravide, soit héréditaire ou acquise; l'hérédité morbide non syphilitique jouant également un rôle considérable dans la production de ces dystrophies. De même, dans les tableaux statistiques, il manque les commémoratifs infectieux ou toxiques pour la raison qu'ils n'existent pour ainsi dire jamais dans les observations. Je ferai la même remarque pour les stigmates d'hérédo-gravidité ou stigmates obstétricaux sur lesquels les drs. Larger père et fils ont les premiers publié un travail d'ensemble. Enfin j'ai omis volontairement dans ces tableaux l'énumération de certains stigmates que j'ai groupés sous des titres-d'ensemble afin de ne pas compliquer et élargir le sujet au delà des limites d'un rapport.

Syphilis d'origine paternelle; mère saine

Les tableaux relatifs à la syphilis paternelle ont pour but de rechercher:

1° La proportion de syphilis héréditaire en nature transmise à l'enfant par le père sans contamination apparente de la mère.

2° La proportion de dystrophies ou de stigmates hérédo-syphilitiques, d'origine toxi-infectieuse syphilitique paternelle.

3° La proportion de syphilitiques héréditaires et d'hérédo-syphilitiques suivant l'âge, la virulence ou la non-virulence de la syphilis paternelle.

Je ne discuterai pas comment se transmet cette syphilis paternelle. S'il s'agit d'une transmission directe du père à l'enfant ou d'une transmission indirecte par contamination ou contagion préalable de la mère, soit spermato-ovulaire, soit syphilitique d'emblée, d'origine sanguine sans accident primitif apparent (Thèse de Loculier 1901), soit par le fait d'une syphilis transmise de la mère à l'enfant par l'intermédiaire du placenta.

Il est actuellement inutile de discuter le mode de transmission, faute d'éléments positifs que seul nous donneront peut-être la recherche et la constatation du spirochaete et la connaissance de son évolution.

TABLEAU I

Syphilis paternelle virulente — Mère saine

Nombre d'observations 31
Nombre de grossesses 105
Natalité à terme 11
Natalité prématurée 3
Mortalité 64
Morbidité

I. Enfants sains : 22.
II. Enfants avec signes ou stigmates de nature syphilitique (syphilis héréditaire)
    1. Syphilis immédiate : 10.
    2.   »   précoce.
    3.   »   tardive : 15.
    4.   »   probable.
    5.   »   lunaire.
    6. Réinfection.
III. Enfants avec signes ou stigmates d'origine syphilitique (hérédité syphilitique)
    Système nerveux : 3.
       »   ostéo-articulaire et musculaire : 2.
       »   vasculaire : 1.
       »   cutanéo-muqueux : 3.
       »   génito-urinaire : 2.
       »   splanchnique (viscères) : 2.
IV. Enfants avec signes ou stigmates de dégénérescence (hérédo-morbidité gravide)
    A) Signes ou stigmates familiaux
        Avortements : 6.
        Fausses couches : 21.
        Morts-nés sains : 3.
        Morts-nés macérés : 7.
        Mort immédiate : 2.
        Mort précoce : 13.
        Mort tardive : 9.
    B) Signes et stigmates infantiles
        Troubles de développement (infantiles, débiles) : 6.
           »   de nutrition.
        Débilité mentale : 1.
        Dystrophies générales : 8.
           »   partielles, œil : 8.
           »   »   oreille : 2.
           »   »   dents : 10.
        Arrêts de développement : 3.
        Hydrocéphalie : 3.
        Monstruosités
    C) Signes et stigmates obstétricaux
        Gémelliparité : 4
        Hydramnios
        Môle hydatiforme
        Placenta prævia
        Dystocies
        Stérilité

TABLEAU 2

Syphilis paternelle récente non virulente au moment de la conception – Mère saine

```
        Nombre d'observations .....................   50
        Nombre de grossesses .....................  139
        Natalité à terme .........................   15
        Natalité prématurée ......................    8
        Mortalité ................................   62
        Morbidité ................................
```

I. Enfants sains : 6.

II. Enfants avec signes ou stigmates de nature syphilitique (syphilis héréditaire)
    1. Syphilis immédiate : 10.
    2)   „   précoce : 3.
    3)   „   tardive : 14.
    4)   „   probable : 5.
    5)   „   binaire.
    6) Réinfection.

III. Enfants avec signes ou stigmates d'origine syphilitique (hérédité syphilitique)
    Système nerveux : 10.
        „   ostéo-articulaire et musculaire : 2.
        „   vasculaire.
        „   cutanéo-muqueux : 10.
        „   génito-urinaire.
        „   splanchnique (viscères) : 1.

IV. Enfants avec signes ou stigmates de dégénérescence (hérédo-morbidité gravide)
    A) Signes ou stigmates familiaux.
        Avortements : 7.
        Fausses couches : 17.
        Morts-nés sains : 13.
        Morts-nés macérés.
        Morts immédiates : 6.
        Mort précoce : 4.
        Mort tardive : 12.
    B) Signes et stigmates infantiles.
        Troubles de développement (infantiles, débiles).
        Troubles de nutrition.
        Débilité mentale : 1.
        Dystrophies générales : 12.
            „   partielles, œil : 5.
            „   „   oreilles : 9.
            „   „   dents : 5.
        Arrêts de développement.
        Hydrocéphalies : 6.
        Monstruosités.
    C) Signes et stigmates obstétricaux.
        Gémelliparité.
        Hydramnios.
        Môle hydatiforme.
        Placenta prævia.
        Dystocies.
        Stérilité.

TABLEAU 3

Syphilis paternelle ancienne (datant de plus de trois ans) — Mère saine

Nombre d'observations.................................... 122
Nombre de grossesses 473
Natalité à terme 27
Natalité prématurée 17
Mortalité 223
Morbidité

I. Enfants sains : 96.
II. Enfants avec signes ou stigmates de nature syphilitique (syphilis héréditaire)
    1) Syphilis immédiate : 18.
    2)   "   précoce : 10.
    3)   "   tardive : 41.
    4)   "   probable : 1.
    5)   "   binaire : 11.
    6) Réinfection
III. Enfants avec signes ou stigmates d'origine syphilitique (hérédité syphilitique)
    Système nerveux : 25.
       "   ostéo-articulaire musculaire : 28.
       "   vasculaire : 1.
       "   cutanéo-muqueux : 14.
       "   génito-urinaire : 2.
       "   splanchnique (viscères) : 3.
IV. Enfants avec signes ou stigmates de dégénérescence (hérédité morbide gravide)
    A) Signes ou stigmates familiaux.
        Avortements : 17.
        Fausses couches : 54.
        Morts nés sains : 19.
        Morts nés macérés : 4.
        Mort immédiate : 4
        Mort précoce : 2
        Mort tardive : 70
    B) Signes et stigmates infantiles.
        Troubles de développement (infantiles, débiles) : 32.
          "   de nutrition.
        Débilité mentale : 12.
        Dystrophies générales : 30.
          "   partielles, œil : 17.
          "   "   oreille : 4.
          "   "   dents : 38.
        Arrêts de développement et malformation : 19.
        Hydrocéphalies : 10.
        Monstruosité : 1.
    C) Signes et stigmates obstétricaux.
        Gémelliparité.
        Hydramnios.
        Môle hydatiforme.
        Placenta prævia.
        Dystocies.
        Stérilité.

TABLEAU 4

Syphilis paternelle nerveuse — Mère saine

Nombre d'observations 58
Nombre de grossesses 121
Natalité à terme 5
Natalité prématurée ....
Mortalité 47
Morbidité

I. Enfants sains : 56.

II. Enfants avec signes ou stigmates de nature syphilitique (syphilis héréditaire)
    1) Syphilis immédiate.
    2)   ,,   précoce : 1.
    3)   ,,   tardive : 1.
    4)   ,,   probable : 1.
    5)   ,,   binaire : 1.
    6) Réinfections : 1.

III. Enfants avec signes ou stigmates d'origine syphilitique (hérédité syphilitique)
    Système nerveux — 26 dont 11 tabes héréditaires.
        ,,   ostéo-articulaire et musculaire.
        ,,   vasculaire.
        ,,   cutanéo-muqueux.
        ,,   génito-urinaire.
        ,,   splanchnique (viscères).

IV. Enfants avec signes ou stigmates de dégénérescence (hérédo-morbidité gravide)
    A) Signes ou stigmates familiaux.
        Avortements.
        Fausses couches : 8.
        Morts-nés sains : 2.
        Morts-nés macérés : 1.
        Mort immédiate : 4.
        Mort précoce : 8.
        Mort tardive : 17.
    B) Signes et stigmates infantiles.
        Troubles du développement (infantiles, débiles) : 2.
            ,,   de nutrition.
        Débilité mentale : 3.
        Dystrophies générales.
            ,,   partielles, œil : 2.
            ,,   oreilles.
            ,,   dents : 3.
        Arrêts de développement : 1.
        Hydrocéphalie
        Monstruosités
    C) Signes et stigmates obstétricaux.
        Gémelliparité : 2.
        Hydramnios.
        Môle hydatiforme.
        Placenta prævia.
        Dystocies.
        Stérilité : 6.

TABLEAU 5

Syphilis paternelle — Paralysie générale — Mère saine

Nombre d'observations... 72
Nombre de grossesses 260
Natalité à terme 1
   „   prématurée 3
Mortalité 161
Morbidité

I. Enfants sains : 39.

II. Enfants avec signes ou stigmates de nature syphilitique (syphilis héréditaire)
    1) Syphilis immédiate.
    2)   „   précoce : 1.
    3)   „   tardive : 1.
    4)   „   probable.
    5)   „   lunaire.
    6) Réinfection.

III. Enfants avec signes ou stigmates d'origine syphilitique (hérédité syphilitique
    Système nerveux — 99 dont 16 paralysies générales.
        „   ostéo-articulaire et musculaire : 6.
        „   vasculaire : 1.
        „   cutanéo-muqueux.
        „   génito-urinaire.
        „   splanchnique (viscères).

IV. Enfants avec signes ou stigmates de dégénérescence (hérédo-morbidité gravide)
    A) Signes ou stigmates familiaux.
        Avortements.
        Fausses couches : 31.
        Morts-nés sains : 9.
        Morts-nés macérés.
        Mort immédiate : 2.
        Mort précoce : 34.
        Mort tardive : 20.
    B) Signes et stigmates infantiles.
        Troubles de développement (infantiles, débiles) : 5.
                „   de nutrition.
        Débilité mentale : 33.
        Dystrophies générales : 3.
            „   partielles, ord.
            „   „   oreilles.
            „   „   dents : 5.
        Arrêts de développement : 5.
        Hydrocéphalie : 1.
        Monstruosités.
    C) Signes et stigmates obstétricaux.
        Gémelliparité.
        Hydramnios.
        Môle hydatiforme.
        Placenta prævia.
        Dystocies.
        Stérilité.

TABLEAU 6

Syphilis paternelle indéterminée — Mère saine

Nombre d'observations 138
Nombre de grossesses 583
Natalité à terme 12
   „   prématurées... 5
Mortalité 278
Morbidité

I. Enfants sains : 82.
II. Enfants avec signes ou stigmates de nature syphilitique (syphilis héréditaire)
    1) Syphilis immédiate : 14.
    2)   „   précoce : 24.
    3)   „   tardive : 21.
    4)   „   probable : 47.
    5)   „   binaire : 2.
    6) Réinfection.
III. Enfants avec signes ou stigmates d'origine syphilitique (hérédité syphilitique)
    Système nerveux : 21.
        „   ostéo-articulaire et musculaire : 22.
        „   vasculaire : 1.
        „   cutanéo-muqueux : 10.
        „   génito-urinaire.
        „   splanchnique (viscères).
IV. Enfants avec signes ou stigmates de dégénérescence (hérédo-morbidité gravidique)
    A) Signes ou stigmates familiaux.
        Avortements : 23.
        Fausses couches : 65.
        Morts-nés sains : 23.
        Morts-nés macérés : 4.
        Mort immédiate : 5.
        Mort précoce : 47.
        Mort tardive : 44.
    B) Signes ou stigmates infantiles.
        Troubles du développement (infantiles, débiles) : 18.
          „   de nutrition.
        Débilité mentale : 4.
        Dystrophies générales : 21.
          „   partielles, œil : 20.
          „   „   oreilles : 8.
          „   „   dents : 25.
        Arrêts de développement : 29.
        Hydrocéphalie : 48.
        Monstruosités.
    C) Signes et stigmates obstétricaux.
        Gémelliparité : 2.
        Hydramnios : 3
        Môle hydatiforme : 2.
        Placenta prævia.
        Dystocies.
        Stérilité.

Si nous réunissons toutes ces observations, nous aurons le tableau I qui donne la moyenne de ce qui est l'influence de la syphilis d'origine paternelle.

TABLEAU I

Syphilis paternelle

Nombre des cas et total des enfants	Virulente		Récente		Ancienne		Tabes		Paral. gén.		Indéterm.	
Observations	[illegible]		[illegible]		[illegible]		[illegible]		[illegible]		[illegible]	
Enfants	[illegible]		[illegible]		[illegible]		[illegible]		[illegible]		[illegible]	
Mortalité	[illegible]	[illegible]	[illegible]	[illegible]	[illegible]	[illegible]	[illegible]	[illegible]	[illegible]	[illegible]	[illegible]	[illegible]
Syphilis immédiate	[illegible]	[illegible]	[illegible]	[illegible]	[illegible]	[illegible]	[illegible]	[illegible]	[illegible]	[illegible]	[illegible]	[illegible]
Syphilis précoce	[illegible]	[illegible]	[illegible]	[illegible]	[illegible]	[illegible]	[illegible]	[illegible]	[illegible]	[illegible]	[illegible]	[illegible]
Syphilis tardive	[illegible]	[illegible]	[illegible]	[illegible]	[illegible]	[illegible]	[illegible]	[illegible]	[illegible]	[illegible]	[illegible]	[illegible]
Syphilis grossesse	[illegible]	[illegible]	[illegible]	[illegible]	[illegible]	[illegible]	[illegible]	[illegible]	[illegible]	[illegible]	[illegible]	[illegible]
Syphilis bénigne	[illegible]	[illegible]	[illegible]	[illegible]	[illegible]	[illegible]	[illegible]	[illegible]	[illegible]	[illegible]	[illegible]	[illegible]
Dystrophies	[illegible]	[illegible]	[illegible]	[illegible]	[illegible]	[illegible]	[illegible]	[illegible]	[illegible]	[illegible]	[illegible]	[illegible]
Sains	[illegible]	[illegible]	[illegible]	[illegible]	[illegible]	[illegible]	[illegible]	[illegible]	[illegible]	[illegible]	[illegible]	[illegible]

La mortalité infantile reste sensiblement la même aux différentes périodes de la syphilis paternelle, elle atteint son maximum lorsque celle-ci est virulente.

L'enfant hérite de la syphilis en nature surtout dans la période virulente (25 %); cette syphilis se manifeste au moment même de la naissance ou reste latente pendant un certain temps.

Plus la syphilis paternelle vieillit, moins la syphilis infantile est fréquente.

Les dystrophies à toutes les époques restent aussi fréquentes proportionnellement que les accidents syphilitiques, mais en réalité dans le pourcentage il faut tenir compte de ce fait qu'il existe souvent plusieurs dystrophies sur le même sujet; les chiffres 45, 47, 50, 26, 51 et 47 n'ont qu'une valeur tout à fait relative. Les dystrophies accompagnent les manifestations syphilitiques en nature et indiquent nettement l'influence dystrophique en même temps que virulente de la syphilis paternelle. Elles semblent donc bien être plus en rapport avec une syphilis héréditaire qu'avec une hérédité syphilitique.

Plus la syphilis paternelle est ancienne, plus l'influence dystrophique semble prédominer, ce qui indiquerait une altération plus profonde du germe paternel due soit à l'ancienneté de la maladie, soit à l'absence de traitement, soit enfin à l'association d'autres causes étrangères à la syphilis.

Le tableau I présente une anomalie au sujet des enfants sains qui seraient, d'après la statistique, d'autant plus nombreux que la syphilis paternelle est plus active. Cette anomalie est apparente et résulte de ce fait que dès le début de la syphilis les malades se soignent et procréent par suite des enfants sains. Dans les années qui suivent, le nombre d'enfants sains diminue considérablement, le malade se croit guéri, ne se traite plus et la morbidité infantile augmente.

Puis, plus tard, la morbidité diminue, le malade se traitant à nouveau.

Enfin une remarque importante est relative aux tabétiques qui ont en général des syphilis peu graves et procréent des enfants sains alors que les paralytiques généraux paient à la mortalité et aux dystrophies un plus lourd tribut.

Syphilis infantile d'origine maternelle ; père sain

Les observations de syphilis infantile dans lesquelles la mère seule est infectée sont relativement rares.

M. le prof. Fournier, dans son livre «Syphilis et mariage» a pu en réunir un certain nombre qui, jointes à celles que j'ai recueillies dans la littérature médicale, donnent un total de 163 cas. Encore faut-il se demander si tous ces cas sont absolument authentiques et remplissent la condition essentielle voulue : mère syphilitique, le ou les pères (au cas de plusieurs unions) étant sains.

La syphilis maternelle étudiée ici ne comporte que les cas de syphilis avec chancres, de syphilis par contamination directe; la syphilis conceptionnelle sans chancre initial étant étudiée avec la syphilis conjugale.

La syphilis maternelle peut exister avant la conception ou être contractée après la conception, c'est-à-dire pendant la grossesse. Dans ce dernier cas, la mère tient sa syphilis d'une source étrangère au père, soit par rapport extra-conjugal, soit par contamination accidentelle.

La syphilis anté-conceptionnelle est tout à fait distincte comme transmission à l'enfant de la syphilis post-conceptionnelle.

Dans le premier cas, l'enfant vient sur un terrain anciennement ou récemment syphilisé, la virulence de la syphilis sera pour lui d'autant plus à craindre que la syphilis sera plus récente ou moins traitée.

Mais, quelle que soit cette virulence, l'action de cette syphilis sera surtout néfaste pour lui par l'intoxication chronique réalisée dans le milieu maternel pendant toute la période de gestation.

Dans le deuxième cas (syphilis acquise post-conceptionnelle) l'action de la syphilis dépendra de la période de grossesse où s'est faite la contamination. Comme la transmission est inter-placentaire, elle semble moins active et, en tous cas, l'action toxi-infectieuse est de moindre durée.

TABLEAU 7

Syphilis maternelle anté-conceptionnelle (récente ou ancienne)

PÈRE SAIN

Nombre d'observations 42
Nombre de grossesses 128
Natalité à terme.. 2
  — prématurée 4
Mortalité... 91
Morbidité .... »

I. Enfants sains.
II. Enfants avec signes ou stigmates de nature syphilitique (syphilis héréditaire)
    1) Syphilis immédiate : 6.
    2)   „   précoce : 22.
    3)   „   tardive : 3.
    4)   „   probable.
    5)   „   binaire.
    6) Réinfection.
III. Enfants avec signes ou stigmates d'origine syphilitique (hérédité syphilitique)
    Système nerveux : 2.
       „   ostéo-articulaire et musculaire : 5.
       „   vasculaire.
       „   cutanéo-muqueux : 27.
       „   génito-urinaire.
       „   splanchnique (viscères).
IV. Enfants avec signes ou stigmates de dégénérescence (hérédo-morbidité gravide)
    A) Signes ou stigmates familiaux.
        Avortements : 9.
        Fausses couches : 2.
        Morts-nés sains : 15.
        Morts-nés macérés : 3.
        Mort immédiate : 15.
        Mort précoce : 4.
        Mort tardive : 33.
    B) Signes et stigmates infantiles.
        Troubles de développement (infantiles, débiles) : 5.
          „   de nutrition.
        Débilité mentale : 1.
        Dystrophies générales : 1.
          „   partielles, œil : 20.
          „   „   oreilles : 5.
          „   „   dents : 9.

Arrêts de développement et malformations : 8.
Hydrocéphalie : 3.
Monstruosités.

C) Signes et stigmates obstétricaux.
Gémelliparité.
Hydramnios.
Môle hydatiforme.
Placenta praevia.
Dystocies.
Stérilité.

TABLEAU 8

Syphilis maternelle post-conceptionnelle

PÈRE SAIN

Nombre d'observations 35
Nombre de grossesses 72
Natalité à terme 1
— prématurée.. 18
Mortalité 37
Morbidité ....

I. Enfants sains : 6.
II. Enfants avec signes ou stigmates de nature syphilitique (syphilis héréditaire).
1) Syphilis immédiate : 5.
2)   „   précoce : 14.
3)   „   tardive : 6.
4)   „   probable.
5)   „   binaire : 1.
6) Réinfections.
III. Enfants avec signes ou stigmates d'origine syphilitique (hérédité syphilitique).
Système nerveux : 4.
„   ostéo-articulaire et musculaire : 8.
„   vasculaire.
„   cutanéo-muqueux : 9.
„   génito-urinaire.
„   splanchnique (viscères) : 1.
IV. Enfants avec signes ou stigmates de dégénérescence (hérédo-morbidité gravide).
A) Signes ou stigmates familiaux.
Avortements : 1.
Fausses couches : 1.
Morts-nés sains : 1.
Morts-nés macérés.
Mort immédiate : 3.
Mort précoce : 13.
Mort tardive : 4.
B) Signes et stigmates infantiles.
Troubles de développement (infantiles, débiles) : 2.
„   de nutrition.

Débilité mentale.
Dystrophies générales.
„ partielles, œil : 8.
„ „ oreilles : 1.
„ „ dents : 2.
Arrêts de développement et malformations : 4.
Hydrocéphalie.
Monstruosités.

C) Signes et stigmates obstétricaux
Gémelliparité.
Hydramnios.
Môle hydatiforme.
Placenta praevia.
Dystocies
Stérilité.

TABLEAU 9

Syphilis maternelle (tabes)

PÈRE SAIN

Nombre d'observations	18
Nombre de grossesses	96
Natalité à terme	„
— prématurée	„
Mortalité	56

I. Enfants sains : 33.

II. Enfants avec signes ou stigmates de nature syphilitique (syphilis héréditaire
1) Syphilis immédiate.
2) „ précoce.
3) „ tardive.
4) „ probable.
5) „ binaire.
6) Réinfection.

III. Enfants avec signes ou stigmates d'origine syphilitique (hérédité syphilitique).
Système nerveux : 10 dont 1 tabes.
„ ostéo-articulaire et musculaire.
„ vasculaire : 2.
„ cutanéo-muqueux.
„ génito-urinaire.
„ splanchnique (viscères).

IV. Enfants avec signes ou stigmates de dégénérescence (hérédo-morbidité gravide).
A) Signes ou stigmates familiaux
Avortements : 1.
Fausses couches : 8.
Morts-nés sains.
Morts-nés macérés.
Mort immédiate.
Mort précoce : 9.
Mort tardive : 15.

B) Signes et stigmates infantiles.
Troubles de développement (infantiles, débiles).
„ de nutrition.
Débilité mentale.
Dystrophies générales.
„ partielles, œil : 1.
„ „ oreilles.
„ „ dents.
Arrêts de développement.
Hydrocéphalie.
Monstruosités.
C) Signes et stigmates obstétricaux.
Gémelliparité.
Hydramnios.
Môle hydatiforme.
Placenta praevia.
Dystocies.
Stérilité.

TABLEAU 10

Syphilis maternelle (paralysie générale)

PÈRE SAIN

Nombre d'observations 12
— de grossesses 30
Natalité à terme 1
— prématurée 2
Mortalité 10
Morbidité ....

I. Enfants sains : 9.
II. Enfants avec signes ou stigmates de nature syphilitique (syphilis héréditaire)
1) Syphilis immédiate.
2) „ précoce : 1.
3) „ tardive.
4) „ probable : 1.
5) „ binaire.
6) Réinfection.
III. Enfants avec signes ou stigmates d'origine syphilitique (hérédité syphilitique)
Système nerveux : 7 dont 1 tabes.
„ ostéo-articulaire et musculaire.
„ vasculaire.
„ cutanéo-muqueux : 1.
„ génito-urinaire.
„ splanchnique (viscères).
IV. Enfants avec signes ou stigmates de dégénérescence (hérédo-morbidité gravide)
A) Signes ou stigmates familiaux.
Avortements : 3
Fausses couches : 3.

Morts-nés sains.
Morts-nés macérés.
Mort immédiate: 1.
Mort précoce: 1.
Mort tardive: 6.

B) Signes et stigmates infantiles.

Troubles de développement (infantiles, débiles): 1.
»   »   nutrition.
Débilité mentale: 2.
Dystrophies générales: 1
    »   partielles, œil: 1.
    »   »   oreilles.
    »   »   dents.
Arrêts de développement.
Hydrocéphalie: 1
Monstruosités.

C) Signes et stigmates obstétricaux.

Gémelliparité.
Hydramnios.
Môle hydatiforme.
Placenta praevia.
Dystocies.
Stérilité.

TABLEAU 11

Syphilis maternelle par imprégnation

PÈRE SAIN

Nombre d'observations 5
Nombre de grossesses 30
Natalité à terme 4
Natalité prématurée ....
Mortalité 24
Morbidité 5

I. Enfants sains: 3.
II. Enfants avec signes ou stigmates de nature syphilitique (syphilis héréditaire).
    1) Syphilis immédiate: 2.
    2)   »   précoce: 1.
    3)   »   tardive.
    4)   »   probable.
    5)   »   binaire.
    6) Réinfection.
III. Enfants avec signes ou stigmates d'origine syphilitique (hérédité syphilitique).
    Système nerveux.
        »   ostéo-articulaire et musculaire.
        »   vasculaire.
        »   cutanéo-muqueux: 2.
        »   génito-urinaire.
        »   splanchnique (viscères): 1.

IV. Enfants avec signes ou stigmates de dégénérescence (hérédo-morbidité gravide).
    A) Signes ou stigmates familiaux.
        Avortements : 4.
        Fausses couches : 11.
        Morts-nés sains.
        Morts-nés macérés.
        Mort immédiate.
        Mort précoce : 7.
        Mort tardive : 2.
    B) Signes et stigmates infantiles.
        Troubles de développement (infantiles, débiles).
            de nutrition.
        Débilité mentale.
        Dystrophies générales.
            partielles : œil.
                oreilles.
                dents.
        Arrêts de développement et malformations : 5
        Hydrocéphalie.
        Monstruosités.
    C) Signes et stigmates obstétricaux.
        Gémelliparité.
        Hydramnios
        Môle hydatiforme.
        Placenta praevia.
        Dystocies.
        Stérilité.

TABLEAU 12

Syphilis maternelle (indéterminée)

Nombre d'observations	31
Nombre de grossesses	108
Natalité à terme	1
prématurée	8
Mortalité	91
Morbidité	»

I. Enfants sains : 8.

II. Enfants avec signes ou stigmates de nature syphilitique (syphilis héréditaire).
    1) Syphilis immédiate, 8.
    2)   précoce : 5.
    3)   tardive : 5.
    4)   probable : 6.
    5)   binaire : 1.
    6) Réinfection.

III. Enfants avec signes ou stigmates d'origine syphilitique (hérédité syphilitique).
    Système nerveux : 6.
        ostéo-articulaire et musculaire : 3.
        vasculaire.
        cutanéo-muqueux : 1
        génito-urinaire : 2.
        splanchnique (viscères).

IV. Enfants avec signes ou stigmates de dégénérescence (hérédo-morbidité gravide)
    A) Signes ou stigmates familiaux.
        Avortements: 4.
        Fausses couches: 16.
        Morts-nés sains: 11.
        Morts-nés macérés: 3.
        Mort immédiate: 7.
        Mort précoce: 17.
        Mort tardive: 19.
    B) Signes et stigmates infantiles.
        Troubles de développement (infantiles, débiles): 3.
            "   de nutrition.
        Débilité mentale: 3.
        Dystrophies générales: 1.
            "   partielles, œil: 3.
            "   "   oreilles: 2.
            "   "   dents: 7.
        Arrêts de développement et malformations: 14.
        Hydrocéphalie: 15.
        Monstruosités.
    C) Signes et stigmates obstétricaux.
        Gémelliparité: 2.
        Hydramnios: 1.
        Môle hydatiforme: 1.
        Placenta prævia.
        Dystocies: 2.
        Stérilité.

TABLEAU II

Syphilis maternelle

Nombre de cas et état des enfants	Antéc. conc.	%	Pneum.	%	Paral. gén.	%	Tabes	%	Indéterm.	%	Imprégnation	%
Observations	43		33		12		28		31		5	
Enfants	138		71		30		98		138		32	
Mortalité	94	80	32	49	19	64	55	60	64	68	24	50
Syphilis immédiate	6	5	5	7	0	0	0	0	8	6.2	2	60
Syphilis précoce	28	84	14	19	7	33	0	0	5	1.5	1	33
Syphilis tardive	7	7	6	8.1	0	0	0	0	5	3.5	0	0
Syphilis probable	0	0	0	0	1	3.3	0	0	1	0.6	0	0
Syphilis binaire	0	0	1	1.4	1	3.3	0	0	1	0.6	0	0
Dystrophie	60	85	34	47	11	47	72	14.3	60	5	8	27
Sains	0	0	6	8.1	0	0	31	45	5	6.2	5	10

On peut donc dire que dans la syphilis maternelle aucun enfant n'échappe à la syphilis qui provoque la mort, la syphilis en nature ou des dystrophies. Il n'y a pas d'enfants sains dans la syphilis maternelle anté-conceptionnelle. Cela semble en rapport fréquent si ce n'est pas constant avec l'absence de traitement. Seules les paralysies générales et les tabétiques donnent des enfants relativement sains, très vraisemblablement pour les mêmes raisons que dans la syphilis paternelle. La mortalité dans la syphilis anté-conceptionnelle est presque totale (80 %), elle baisse dans la syphilis post-conceptionnelle, probablement parce que la malade est traitée, mais reste toujours à un taux élevé.

La syphilis infantile en nature et précoce est très fréquente dans la syphilis maternelle anté et post-conceptionnelle, elle devient des plus rares dans les autres formes.

Les dystrophies, très fréquentes dans la syphilis infantile d'origine anté-conceptionnelle, diminuent presque de moitié dans toutes les autres formes. C'est dans le tabès et dans la paralysie générale que l'on trouve les meilleures statistiques, réserve faite pour la mortalité qui semble, d'après les observations, se manifester surtout au début de la syphilis.

Il est à remarquer, chez l'homme aussi bien que chez la femme, que les syphilis qui plus tard donneront le tabès ou la paralysie générale paraissent à leur début des plus bénignes. D'où absence de traitement et vraisemblablement pour cette raison mortalité infantile très accentuée.

Syphilis conjugale

J'entends par cette dénomination la syphilis des deux conjoints, due à une syphilis communiquée à la femme soit par le mari, soit par un enfant issu d'un père syphilitique (syphilis conceptionnelle de Diday et Fournier). Ne rentre pas dans la syphilis conjugale toute syphilis ne venant pas, directement ou indirectement par conception, du père de l'enfant.

Cette notion préalable est d'autant plus importante qu'il y a lieu de se demander si l'action funeste de la syphilis est pour l'enfant doublé ou non du fait des deux facteurs syphilitiques. C'est ce que les tableaux nous indiqueront.

J'appelle *syphilis conjugale conceptionnelle* précoce la syphilis maternelle sans chancre supposée donnée par l'enfant engendré par un père syphilitique, syphilis conceptionnelle précoce dont les accidents se manifestent du commencement de la grossesse à la fin du sixième mois.

La *syphilis conceptionnelle tardive* est celle dans laquelle les accidents surviennent après le 7e mois.

Enfin *la syphilis conjugale post-gravide* manifeste son existence après la grossesse soit par un chancre, soit par des accidents secondaires.

TABLEAU 13

Syphilis conjugale anté-conceptionnelle virulente, chancre ou accidents secondaires, au moment de la conception chez l'un des deux générateurs

Nombre d'observations... 57
Nombre de grossesses... 160
Natalité à terme... »
Natalité prématurée.. 22
Mortalité.. 90
Morbidité.. 22

I. Enfants sains: 21.

II. Enfants avec signes ou stigmates de nature syphilitique (syphilis héréditaire).
   1) Syphilis immédiate: 9.
   2)   „   précoce: 8.
   3)   „   tardive: 7.
   4)   „   probable.
   5)   „   lunaire.
   6) Réinfection: 1.

III. Enfants avec signes ou stigmates d'origine syphilitique (hérédité syphilitique).
   Système nerveux: 7.
      „   ostéo-articulaire et musculaire: 5.
      „   vasculaire: 1.
      „   cutanéo-muqueux: 6.
      „   génito-urinaire: 5.
      „   splanchnique (viscères).

IV. Enfants avec signes ou stigmates de dégénérescence (hérédo-morbidité gravide).
   A) Signes ou stigmates familiaux.
      Avortements: 11.
      Fausses couches: 13.
      Morts-nés sains: 5.
      Morts-nés macérés: 6.
      Mort immédiate: 5.
      Mort précoce: 17.
      Mort tardive: 12.
   B) Signes et stigmates infantiles.
      Troubles de développement (infantiles, débiles): 4.
        „   de nutrition.
      Débilité mentale: 2.
      Dystrophies générales: 17.
        „   partielles: œil: 9.
        „   „   dents: 13.
        „   „   oreilles: 2.
      Arrêts de développement et malformations: 25.
      Hydrocéphalie: 8.
      Monstruosités: 4.

C) Signes et stigmates obstétricaux.
Gémelliparité.
Hydramnios.
Môle hydatiforme.
Placenta prævia.
Dystocies.
Stérilité.

TABLEAU 14

Syphilis conjugale anté-conceptionnelle non virulente
Pas d'accidents contagieux chez les générateurs

Nombre d'observations	1
Nombre de grossesses	26
Natalité à terme	4
Natalité prématurée	2
Mortalité	20
Morbidité	

I. Enfants sains : 5.

II. Enfants avec signes ou stigmates de nature syphilitique (syphilis héréditaire)
1) Syphilis immédiate : 2.
2)   „   précoce : 7.
3)   „   tardive : 2.
4)   „   probable.
5)   „   binaire : 1.
6) Réinfection : 1.

III. Enfants avec signes ou stigmates d'origine syphilitique (hérédité syphilitique).
Système nerveux : 2.
„   ostéo-articulaire et musculaire : 3.
„   vasculaire
„   cutanéo muqueux : 5.
„   génito-urinaire : 1.
„   splanchnique (viscères).

IV) Enfants avec signes ou stigmates de dégénérescence (hérédo morbidité gravide).
A) Signes ou stigmates familiaux.
Avortements : 2.
Fausses couches : 11.
Morts-nés sains.
Morts-nés macérés : 1
Mort immédiate.
Mort précoce : 11.
Mort tardive : 8.

B) Signes et stigmates infantiles.
Troubles de développement (infantiles, débiles) : 2
Troubles de nutrition
Débilité mentale.
Dystrophies générales : 9.
„   particulies : œil : 6.
„   „   oreilles.
„   „   dents : 4.

Arrêts de développement et malformations : 2.
Hydrocéphalie : 3.
Monstruosités : 1.
C) Signes et stigmates obstétricaux.
    Gémelliparité.
    Hydramnios.
    Môle (hydatiforme).
    Placenta praevia.
    Dystocies.
    Stérilité.

TABLEAU 15

Syphilis conjugale conceptionnelle précoce (manifestations syphilitiques
du premier à la fin du 6e mois de la grossesse)

Nombre d'observations.. 23
Nombre de grossesses... 48
Natalité à terme 11
Natalité prématurée 7
Mortalité.. 47
Morbidité.. 5

I. Enfants sains : 11.
II. Enfants avec signes ou stigmates de nature syphilitique (syphilis héréditaire).
  1) Syphilis immédiate : 10.
  2)   précoce : 6.
  3)   tardive : 8.
  4)   probable.
  5)   bénigne.
  6) Réinfection.
III. Enfants avec signes ou stigmates d'origine syphilitique (hérédité syphilitique).
  Système nerveux : 5.
      osseux articulaire et musculaire : 4.
      vasculaire : 1.
      cutanéo-muqueux : 7.
      génito-urinaire.
      splanchnique (viscéral).
IV. Enfants avec signes ou stigmates de dégénérescence (hérédo-morbidité gravide).
  A) Signes ou stigmates familiaux.
    Avortements : 12.
    Fausses couches : 5.
    Morts-nés simp. : 5.
    Morts-nés macérés : 1.
    Mort immédiate : 2.
    Mort précoce : 10.
    Mort tardive : 5.
  B) Signes et stigmates infantiles.
    Troubles de développement infantiles, débiles : 1.
        de nutrition.
    Débilité mentale.

Dystrophies générales : 3.
    »   partielles, œil : 6.
    »   »   oreilles.
    »   »   dents : 7.
Arrêts de développement et malformations : 1.
Hydrocéphalie.
Monstruosités.
C) Signes et stigmates obstétricaux.
Gémelliparité : 2.
Hydramnios.
Môle hydatiforme.
Placenta prævia.
Dystocies.
Stérilité.

TABLEAU 16

Syphilis conjugale conceptionnelle tardive (manifestations syphilitiques
du 7ᵉ au 9ᵉ mois de la grossesse).

Nombre d'observations   31
Nombre de grossesses   116
Natalité à terme   19
Natalité prématurée   2
Mortalité   56
Morbidité . . . .

I. Enfants sains : 11.
II. Enfants avec signes ou stigmates de nature syphilitique (syphilis héréditaire).
    1) Syphilis immédiate : 1.
    2)   »   précoce.
    3)   »   tardive : 1.
    4)   »   probable.
    5)   »   binaire.
    6) Réinfection.
III. Enfants avec signes ou stigmates d'origine syphilitique (hérédité syphilitique).
    Système nerveux : 2.
        »   ostéo-articulaire et musculaire : 4.
        »   vasculaire.
        »   cutanéo-muqueux : 1.
        »   génito-urinaire : 1.
        »   splanchnique (viscères).
IV. Enfants avec signes ou stigmates de dégénérescence (hérédo-morbidité gravide).
    A) Signes ou stigmates familiaux.
    Avortements : 27.
    Fausses couches : 6.
    Morts-nés sains : 4.
    Morts-nés macérés.
    Mort immédiate : 3.
    Mort précoce : 9.
    Mort tardive : 14.

B) Signes et stigmates infantiles.
    Troubles de développement (infantiles, débiles) : 8.
         „   de nutrition.
    Débilité mentale : 1.
    Dystrophies générales : 2.
         „   partielles : œil : 2.
         „   „   oreilles.
         „   „   dents : 2.
    Arrêts de développement : 1.
    Hydrocéphalie.
    Monstruosités.
C) Signes et stigmates obstétricaux.
    Gémelliparité.
    Hydramnios.
    Môle hydatiforme.
    Placenta prævia.
    Dystocies.
    Stérilité.

TABLEAU 17

Syphilis conjugale conceptionnelle post-gravide
(manifestations de syphilis virulente après l'accouchement)

Nombre d'observations 7
Nombre de grossesses 9
Natalité à terme 1
Natalité prématurée 1
Mortalité 1
Morbidité . . . . „

I. Enfants sains.
II. Enfants avec signes ou stigmates de nature syphilitique (syphilis héréditaire).
    1) Syphilis immédiate : 5.
    2)   „   précoce : 5.
    3)   „   tardive.
    4)   „   probable.
    5)   „   binaire.
    6) Réinfection.
III. Enfants avec signes ou stigmates d'origine syphilitique (hérédité syphilitique).
    Système nerveux.
        „   ostéo-articulaire et musculaire.
        „   vasculaire.
        „   cutanéo-muqueux.
        „   génito-urinaire.
        „   splanchnique (viscères).
IV. Enfants avec signes ou stigmates de dégénérescence (héredo-morbidité gravide).
    A) Signes ou stigmates familiaux.
        Avortements.
        Fausses couches.
        Morts-nés sains.

Morts-nés macérés.
Mort immédiate.
Mort précoce.
Mort tardive.
B) Signes et stigmates infantiles.
Troubles de développement (infantiles, débiles).
    „   de nutrition.
Débilité mentale.
Dystrophies générales.
    „   partielles : œil.
    „   „   oreilles.
    „   „   dents.
Arrêts de développement.
Hydrocéphalie.
Monstruosités.
C) Signes et stigmates obstétricaux.
Gémelliparité.
Hydramnios.
Môle hydatiforme.
Placenta prævia.
Dystocies.
Stérilité.

TABLEAU 18

Syphilis conjugale indéterminée [1]

Nombre d'observations	365
Nombre de grossesses	1121
Natalité à terme	16
prématurée	24
Mortalité	503
Morbidité	

I. Enfants sains : 38.
II. Enfants avec signes ou stigmates de nature syphilitique (syphilis héréditaire).
    1) Syphilis immédiate 34.
    2)   „   précoce : 66.
    3)   „   tardive : 179.
    4)   „   probable : 44.
    5)   „   binaire : 3.
    6) Réinfection 1.
III. Enfants avec signes ou stigmates d'origine syphilitique (hérédité syphilitique).
Système nerveux : 42.
    „   ostéo-articulaire et musculaire : 97.
    „   vasculaire : 16.
    „   cutanéo-muqueux : 60.
    „   génito-urinaire : 12.
    „   splanchnique (viscères) : 18.

[1] A propos de la syphilis indéterminée, j'ai fait deux tableaux résultant de statistiques différentes, pour bien montrer à quelles variations de pourcentage on peut arriver avec la même méthode.

IV. Enfants avec signes ou stigmates de dégénérescence (hérédo-morbidité gravide)

A) Signes ou stigmates familiaux.

    Avortements : 2.

    Fausses couches : 39.

    Morts-nés sains : 47.

    Morts-nés macérés 12.

    Mort immédiate : 10.

    Mort précoce : 149.

    Mort tardive : 194.

B) Signes et stigmates infantiles.

    Troubles de développement (infantiles, débiles) : 36.

         ,,   de nutrition.

    Débilité mentale : 21.

    Dystrophies générales : 12.

         ,,   partielles, œil : 226.

         ,,   ,,   oreilles : 52.

         ,,   ,,   dents : 132.

    Arrêts de développement et malformations : 41.

    Hydrocéphalie : 44.

    Monstruosités.

C) Signes et stigmates obstétricaux.

    Gémelliparité : 6.

    Hydramnios : 3.

    Môle hydatiforme.

    Placenta prævia.

    Dystocies : 1

    Stérilité.

TABLEAU 10

Syphilis conjugale indéterminée

Nombre d'observations 110

Nombre de grossesses 391

Natalité à terme 15

  ,,   prématurée 8

Mortalité 194

Morbidité .... ,,

I. Enfants sains : 26.

II. Enfants avec signes ou stigmates de nature syphilitique (syphilis héréditaire)

    1) Syphilis immédiate : 12.

    2)   ,,   précoce : 41.

    3)   ,,   tardive : 75.

    4)   ,,   probable.

    5)   ,,   binaire.

    6) Réinfection.

III. Enfants avec signes ou stigmates d'origine syphilitique (hérédité syphilitique)

    Système nerveux : 94.

      ,,   ostéo-articulaire et musculaire : 30.

      ,,   vasculaire : 3.

    ,,   cutanéo-muqueux : 41.
    ,,   génito-urinaire : 2.
    ,,   splanchnique (viscéraux) : 7.

IV. Enfants avec signes ou stigmates de dégénérescence (hérédo-morbidité gravide)

    A) Signes ou stigmates familiaux.
        Avortements : 45.
        Fausses couches : 49.
        Morts-nés sains : 24.
        Morts-nés macérés : 1.
        Mort immédiate : 2.
        Mort précoce : 34.
        Mort tardive : 61.

    B) Signes ou stigmates infantiles.
        Troubles de développement infantiles, débiles : 11.
          ,,   de nutrition.
        Débilité mentale : 5.
        Dystrophies générales : 9.
          ,,   partielles, œil : 45.
          ,,   ,,   oreilles : 12.
          ,,   ,,   dents : 37.
        Arrêts de développement et malformations : 5.
        Hydrocéphalie : 18.
        Monstruosités.

    C) Signes et stigmates obstétricaux.
        Gémelliparité.
        Hydramnios.
        Môle hydatiforme.
        Placenta prævia.
        Dystocies.
        Stérilité.

TABLEAU III

Syphilis conjugale

Nombre de cas et état des enfants	Anté-conceptionnelle Virulente %	Non-virul. %	Conceptionnelle Précoce %	Tardive %	Post-gravidique %	Indéterminée	Indéfinie
Observations	[illegible]	[illegible]	[illegible]	[illegible]	[illegible]	[illegible]	[illegible]
Enfants	[illegible]	[illegible]	[illegible]	[illegible]	[illegible]	[illegible]	[illegible]
Mortalité	[illegible]	[illegible]	[illegible]	[illegible]	[illegible]	[illegible]	[illegible]
Syphilis immédiate	[illegible]	[illegible]	[illegible]	[illegible]	[illegible]	[illegible]	[illegible]
Syphilis précoce	[illegible]	[illegible]	[illegible]	[illegible]	[illegible]	[illegible]	[illegible]
Syphilis tardive	[illegible]	[illegible]	[illegible]	[illegible]	[illegible]	[illegible]	[illegible]
Syphilis probable	[illegible]	[illegible]	[illegible]	[illegible]	[illegible]	[illegible]	[illegible]
Syphilis sanitaire	[illegible]	[illegible]	[illegible]	[illegible]	[illegible]	[illegible]	[illegible]
Dystrophies	[illegible]	[illegible]	[illegible]	[illegible]	[illegible]	[illegible]	[illegible]
Sains	[illegible]	[illegible]	[illegible]	[illegible]	[illegible]	[illegible]	[illegible]

A première vue, il ne semble pas que la mortalité et la fréquence de la syphilis infantile soient plus considérables dans la syphilis d'origine conjugale que dans la syphilis d'origine maternelle. Il faut attribuer ce résultat à l'influence du traitement. Les deux conjoints se soignent d'autant plus facilement que le mari sait qu'il est contagieux et qu'il a contaminé sa femme. En faveur de cet argument il suffit de voir combien, dès que la syphilis n'est plus virulente, la mortalité, la syphilis en nature et les dystrophies s'élèvent, les conjoints négligeant ou oubliant de se soigner.

La mortalité reste à peu près fixe dans toutes les modalités de la syphilis conjugale. Exception faite pour la syphilis postgravide dans laquelle, la syphilis de l'enfant se manifestant de suite en même temps que celle de sa mère par des signes extérieurs, le traitement est aussitôt appliqué.

Cette modalité de la syphilis conjugale est insuffisamment établie; il est difficile d'après les observations de se rendre compte du mode de contamination infantile qui théoriquement serait plutôt une syphilis acquise, ce qui semblerait démontrer l'absence de dystrophies.

Les chiffres relatifs aux syphilis conceptionnelles à manifestations précoces et tardives confirment le fait connu que plus les accidents apparaissent tôt après la conception, plus la syphilis de la mère sera pernicieuse pour l'enfant, tandis qu'elle le sera moins et souvent pas du tout si les accidents surviennent vers la fin de la grossesse.

Les dystrophies sont d'autant plus fréquentes que la syphilis conjugale est plus ancienne.

SYPHILIS DE DEUXIÈME GÉNÉRATION ET SES VARIÉTÉS

NON VIRULENTE, BÉNIGNE, VIRULENTE OU TARDIVE DE DEUXIÈME GÉNÉRATION, HÉRÉDITAIRE DOUBLÉE

Nous venons d'étudier longuement la descendance des syphilitiques à la première génération et de montrer quelles étaient les conséquences de la syphilis chez les enfants des syphilitiques.

Le docteur Barthélemy, dès 1897 au Congrès de Moscou, a montré que l'influence de la syphilis s'étendait au delà de la première génération, dans sa communication intitulée *Essais sur les stigmates de para-hérédo-syphilis de seconde génération. Indices de dégénérescence de la race.*

Il énumère et décrit les stigmates de cette hérédité.

La question mise à l'ordre du jour au Congrès de 1900 a donné lieu aux rapports d'Hutchinson, Tarnowsky, Finger, Jullien, à la discussion desquels prirent part: Hallopeau, Boeck, Pellizzari, Troisfontaines, Aubry, Barthélemy.

Enfin, une communication du docteur Edmond Fournier, datée de 1900 et intitulée *Contribution à l'étude des dystropsies de l'hérédo-syphilis de 2° génération* fut suivie en 1905 d'un travail du même auteur sur l'hérédo-syphilis de deuxième génération, précédé lui-même en 1904 par un mémoire du prof. Tarnowsky sur *La famille syphilitique et sa descendance*, étude biologique dans laquel il appelle hérédo-syphilis de troisième génération ce que les auteurs français appellent hérédo-syphilis de deuxième génération.

Dans ce même mémoire, ainsi que dans son rapport de 1900, le prof. Tarnowsky soulevait la question de la réinfection des hérédo-syphilitiques sous le nom de *syphilis binaire* et concluait qu'un grand nombre de signes ou stigmates attribués à la deuxième génération des syphilitiques étaient dus à une syphilis nouvelle contractée par le ou les descendants de première génération.

Dans ces derniers temps, M. le professeur Gaucher a attiré l'attention sur les réinfections chez les syphilitiques héréditaires ayant présenté dans leur enfance des phénomènes virulents.

M. Rostaine a groupé ces faits dans sa thèse inaugurale intitulée *Syphilis acquise chez les syphilitiques héréditaires*.

Enfin, à propos de l'hérédo-syphilis de 2° génération, M. Edmond Fournier a cherché à établir que les faits étudiés par le prof. Tarnowsky sous le nom de syphilis binaire étaient pour la plupart de la syphilis virulente de deuxième génération.

Nous aurons donc à passer en revue pour étudier complètement l'influence de la syphilis sur la descendance:

1° *La syphilis de deuxième génération (3° de Tarnowsky)*;

2° *La syphilis binaire de Tarnowsky*;

3° *La syphilis virulente de 2° génération ou syphilis héréditaire tardive de 2° génération*;

4° *La réinfection des syphilitiques héréditaires ou syphilis héréditaire doublée*.

Pour la syphilis de deuxième génération nous suivrons l'ordre adopté pour la première génération.

Pour cette question les matériaux nous ont été fournis surtout par MM. Barthélemy, Jullien, Edmond Fournier, Gaucher,

Rostaine, etc., etc., en France, par M. le prof. Tarnowsky, à l'étranger.

Les cas étudiés sont résumés en tableaux. Il y aurait lieu dans la syphilis de 2ᵉ génération de déterminer très exactement si la 1ʳᵉ génération a été atteinte d'accidents de syphilis en nature ou d'accidents d'origine syphilitique; cette constatation est capitale pour déterminer l'effet de la nature et de l'origine des accidents sur la descendance; elle est impossible à faire à cause de la confusion permanente qui existe entre les mots héréditaire et hérédité. C'est ainsi que M. Edmond Fournier, donnant comme titre à son mémoire sur la syphilis de 2ᵉ génération: *Heredo-syphilis de 2ᵉ génération*, mentionne dans beaucoup des observations qu'il cite les mots «accidents de syphilis héréditaire». S'il s'agit de syphilis héréditaire, c'est donc de la syphilis en nature et non de l'hérédité syphilitique.

Or la syphilis héréditaire pourrait être transmise à la 2ᵉ génération et donner des accidents virulents, comme il le signale du reste. L'hérédité syphilitique, au contraire, ne peut transmettre la syphilis en nature.

TABLEAU 20

Syphilis de deuxième génération

SYPHILIS PATERNELLE DÉTERMINÉE

Nombre d'observations	56
Nombre de grossesses	205
Natalité à terme	7
Natalité prématurée	5
Mortalité	70
Morbidité	..

I. Enfants sains : 20.

II. Enfants avec signes ou stigmates de nature syphilitique (syphilis héréditaire).
    1. Syphilis immédiate : 2.
    2.   précoce : 1.
    3.   tardive : 9.
    4.   probable : 7.
    5.   binaire : 1.
    6. Réinfection.

III. Enfants avec signes ou stigmates d'origine syphilitique (hérédité syphilitique).
    Système nerveux : 18.
    »   ostéo-articulaire et musculaire : 15.
    »   vasculaire
    »   cutanéo-muqueux : 2.
    »   génito-urinaire : 2.
    »   splanchnique (viscères).

IV. Enfants avec signes ou stigmates de dégénérescence (hérédo-morbidité gravide).
    A) Signes ou stigmates familiaux.
        Avortements : 24.
        Fausses couches : 8.
        Morts-nés sains : 5.
        Morts-nés macérés.
        Mort immédiate : 1.
        Mort précoce : 10.
        Mort tardive : 20.
    B) Signes et stigmates infantiles.
        Troubles de développement (infantiles, débiles) : 15.
        Troubles de nutrition.
        Débilité mentale : 12.
        Dystrophies générales.
              partielles, œil : 9.
                    oreilles : 4.
                    dents : 18.
        Arrêts de développement et malformations : 7.
        Hydrocéphale.
        Monstruosités.
    C) Signes et stigmates obstétricaux.
        Gémelliparité.
        Hydramnios.
        Môle hydatiforme.
        Placenta prævia.
        Dystocies : 1.
        Stérilité.

TABLEAU 21

Syphilis de deuxième génération

SYPHILIS PATERNELLE INDÉTERMINÉE

Nombre d'observations	31
Nombre de grossesses	64
Natalité à terme	2
Natalité prématurée	3
Mortalité	59
Morbidité	

I. Enfants sains : 1.
II. Enfants avec signes ou stigmates de nature syphilitique (syphilis héréditaire).
    1) Syphilis immédiate.
    2)   » précoce.
    3)   » tardive : 3.
    4)   » probable : 2.
    5)   » binaire.
    6) Réinfection.
III. Enfants avec signes ou stigmates d'origine syphilitique (hérédité syphilitique).
    Système nerveux : 9.
        »   ostéo-articulaire et musculaire : 9.
        »   vasculaire.

Système cutanéo-muqueux.
    »   génito-urinaire : 1.
    »   splanchnique (viscères).
IV. Enfants avec signes ou stigmates de dégénérescence (hérédo-morbidité gravide).
    A) Signes ou stigmates familiaux.
        Avortements : 3.
        Fausses couches : 4.
        Morts-nés sains : 1.
        Morts-nés macérés.
        Mort immédiate : 1.
        Mort précoce : 5.
        Mort tardive : 5.
    B) Signes et stigmates infantiles.
        Troubles de développement (infantiles, débiles) : 3.
            »   de nutrition.
        Débilité mentale : 2.
        Dystrophies générales.
            »   partielles, œil : 12.
            »   »   oreille : 6.
            »   »   dents : 5.
        Arrêts de développement et malformations : 8.
        Hydrocéphalie : 2.
        Monstruosités.
    C) Signes et stigmates obstétricaux.
        Gémelliparité.
        Hydramnios.
        Môle hydatiforme.
        Placenta prævia.
        Dystocies.
        Stérilité.

TABLEAU 22

Syphilis de deuxième génération

SYPHILIS MATERNELLE DÉTERMINÉE

Nombre d'observations 73
Nombre de grossesses 229
Natalité à terme 10
    »   prématurée 1
Mortalité.. 38
Morbidité.. »

I. Enfants sains : 51.
II. Enfants avec signes ou stigmates de nature syphilitique (syphilis héréditaire).
    1) Syphilis immédiate : 1.
    2)   »   précoce : 10.
    3)   »   tardive : 4.
    4)   »   probable : 1.
    5)   »   binaire.
    6) Réinfection : 1.

III. Enfants avec signes ou stigmates d'origine syphilitique (hérédité syphilitique).
    Système nerveux : 15.
       „   ostéo-articulaire et musculaire : 17.
       „   vasculaire.
       „   cutanéo-muqueux : 3.
       „   génito urinaire.
       „   splanchnique (viscères) : 1.

IV. Enfants avec signes ou stigmates de dégénérescence (hérédo-morbidité gravides).
  A) Signes ou stigmates familiaux.
      Avortements : 30.
      Fausses couches : 12.
      Mort-nés sains : 9.
      Mort-nés macérés : 1.
      Mort immédiate : 4.
      Mort précoce : 22.
      Mort tardive : 15.
  B) Signes et stigmates infantiles.
      Troubles de développement (infantiles, débiles) : 16.
         „   de nutrition.
      Débilité mentale : 1.
      Dystrophies générales : 11.
            partielles, œil : 15.
                „   oreilles : 1.
                „   dents : 18.
      Arrêts de développement et malformations : 8.
      Hydrocéphalie.
      Monstruosités.
  C) Signes et stigmates obstétricaux.
      Gémelliparité : 2
      Hydramnios.
      Môle hydatiforme.
      Placenta prævia.
      Dystocies.
      Stérilité.

TABLEAU XI

Syphilis de deuxième génération

SYPHILIS MATERNELLE INDÉTERMINÉE

Nombre d'observations.. 47
Nombre de grossesses.. 134
Natalité à terme...
   „   prématurée.. 9
Mortalité.. 64
Morbidité..

I. Enfants sains : 0.
II. Enfants avec signes ou stigmates de nature syphilitique (syphilis héréditaire).
  1) Syphilis immédiate.
  2)   „   précoce : 12.

3) Syphilis tardive : 3
4)   „   probable : 5.
5)   „   binaire.
6) Réinfection.
III. Enfants avec signes ou stigmates d'origine syphilitique (hérédité syphilitique).
Système nerveux : 4.
      „   ostéo-articulaire et musculaire : 8.
      „   vasculaire.
      „   cutanéo-muqueux : 3.
      „   génito-urinaire : 1
      „   splanchnique (viscères) : 1. „
IV. Enfants avec signes ou stigmates de dégénérescence (hérédo-morbilité gravide).
    A) Signes ou stigmates familiaux.
      Avortements : 13.
      Fausses couches : 7.
      Morts-nés sains : 4
      Morts nés macérés.
      Mort immédiate.
      Mort précoce : 13.
      Mort tardive : 15
    B) Signes et stigmates infantiles.
      Troubles de développement (infantiles, débiles) : 6.
            „   de nutrition.
      Débilité mentale : 1
      Dystrophies générales : 2
            „   partielles, œil : 53
            „   „   oreilles : 4
            „   „   dents : 21
      Arrêts de développement et malformations : 12.
      Hydrocéphalie : 3
      Monstruosités.
    C) Signes et stigmates obstétricaux.
      Gémelliparité : 2
      Hydra mnios.
      Môle hydatiforme.
      Placenta praevia.
      Dystocies.
      Stérilité.

TABLEAU 24

Hérédo-syphilis de douzième génération

PÈRE ET MÈRE SYPHILITIQUES

Nombre d'observations	25
Nombre de grossesses	11
Natalité à terme	»
— prématurée	»
Mortalité	3
Morbidité	»

I. Enfants sains.
II. Enfants avec signes ou stigmates de nature syphilitique (syphilis héréditaire).
    1) Syphilis immédiate : 1.
    2)   ,,   précoce : 2.
    3)   ,,   tardive : 1.
    4)   ,,   probable.
    5)   ,,   binaire : 1.
    6) Réinfection.
III. Enfants avec signes ou stigmates d'origine syphilitique (hérédité syphilitique).
    Système nerveux : 2.
        ,,   ostéo-articulaire et musculaire : 4.
        ,,   vasculaire.
        ,,   cutanéo-muqueux : 1.
        ,,   génito-urinaire.
        ,,   splanchnique (viscères).
IV. Enfants avec signes ou stigmates de dégénérescence (hérédo-morbidité gravide).
    A) Signes ou stigmates familiaux.
        Avortements : 1.
        Fausses couches.
        Morts-nés sains.
        Morts-nés macérés.
        Mort immédiate.
        Mort précoce.
        Mort tardive : 2.
    B) Signes et stigmates infantiles.
        Troubles de développement (infantiles, débiles) : 2
          ,,   de nutrition.
        Débilité mentale.
        Dystrophies générales.
          ,,   partielles, œil.
          ,,   ,,   oreilles.
          ,,   ,,   dents : 3.
        Arrêts de développement.
        Hydrocéphalie : 2.
        Monstruosités.
    C) Signes et stigmates obstétricaux.
        Gémelliparité.
        Hydramnios.
        Môle hydatiforme.
        Placenta prævia.
        Dystocies.
        Stérilité.

TABLEAU IV

Syphilis de 2ᵉ Génération

NOMBRE DE CAS ET ÉTAT DES ENFANTS	PATERNELLE				MATERNELLE				CONJUGALE	
	Déterminée	%	Indéterminée	%	Déterminée	%	Indéterminée	%		%
Observations	55		31		72		47		7	
Enfants	205		94		239		176		11	
Mortalité	70	56	39	48	98	43	61	41	3	37
Syphilis immédiate	3	1	6	0	1	0,5	0	0	1	12
Syphilis précoce	1	0,5	0	0	10	4,9	13	8	3	24
Syphilis tardive	9	4,2	3	3	4	1,9	5	3	0	9
Syphilis probable	7	3	2	3	1	0,5	5	3,6	0	0
Syphilis binaire	1	0,5	6	9	1	0,5	0	0	1	12
Dystrophies	68	47	37	87	85	92	88	58	14	12,7
Sains	29	14	1	18	51	25	6	4	0	6

D'après les faits d'ensemble résumés dans ce tableau il résulte: que la mortalité des descendants de 1ᵉ génération est relativement considérable et à peu près la même pour la syphilis venant du père, de la mère ou des deux, tout en conservant une plus grande intensité pour l'origine maternelle.

Nous relevons également quelques cas de syphilis virulente de 2ᵉ génération, la plupart d'origine maternelle. Ces cas, au nombre de 52 sur 660 cas (7 p. cent environ) sont rares. Faut-il les rattacher à la syphilis binaire, comme le veut Tarnowsky, ou à la syphilis héréditaire virulente de deuxième génération ainsi que l'admet Edmond Fournier? il est presque impossible de trancher la question.

La plupart des observations n'étant pas suffisamment explicites sur l'origine et l'évolution de la syphilis des grands parents et des parents, origine et évolution qu'il est des plus difficiles à établir dans une enquête, la question de la virulence de la syphilis de deuxième génération reste entièrement ouverte à la discussion. J'en parlerai à propos de la *syphilis binaire* et de la *syphilis héréditaire tardive de 2ᵉ génération*.

Pour ce qui est des dystrophies, la syphilis de 2ᵉ génération en exagère le nombre et la fréquence surtout en ce qui concerne la syphilis conjugale de 2ᵉ génération qui ne laisserait subsister aucun enfant absolument sain, alors que la syphilis maternelle de 2ᵉ génération semble moins pernicieuse et que la syphilis paternelle de même origine paraît encore plus bénigne que la maternelle.

Mais on conçoit la difficulté qu'il y a à interpréter les statistiques quand on fait intervenir la possibilité non seulement de réinfection, mais surtout de toutes les causes sociales, morales, traumatiques, toxi-infectieuses qui peuvent agir ensemble ou séparement, s'associant ou non à la syphilis originelle *et cela à travers trois générations.*

Signalons en passant une particularité des plus importantes que j'ai rencontrée dans des observations du mémoire d'Ed. Fournier: l'influence de la syphilis pourrait sauter une génération.

Les grands parents ayant été syphilitiques, le père et la mère étant sains, les petits-enfants pourraient être dystrophiés du fait de la syphilis de leurs aïeux (observations XXVI et XXX, *hérédo-syphilis de deuxième génération*).

Cette variété d'influence syphilitique mériterait, si elle est plus amplement démontrée, le nom de *syphilis atavique de deuxième génération.*

FORMES ET VARIÉTÉS DE LA SYPHILIS
DE DEUXIÈME GÉNÉRATION

I. — SYPHILIS BINAIRE (OU PROFESSEUR TARNOWSKY)

En étudiant chacun des membres de la famille syphilitique, le prof. Tarnowsky a constaté que souvent il se produisait des réinfections chez les descendants de syphilitiques de 1ʳᵉ génération, atteints de stigmates de syphilis héréditaire ou dystrophiés et que, dans ces conditions de réinfection, la nocivité de la syphilis de première génération augmentait considérablement, étant plus grande, pour les descendants de deuxième génération (troisième génération de Tarnowsky); il a donné à cette nouvelle modalité de syphilis le nom de *syphilis binaire.*

Cette syphilis offre dans sa marche et son évolution une allure particulière, variable suivant les cas, d'où, pour Tarnowsky les formes suivantes:

1° *Syphilis binaria abortiva* sans phénomènes secondaires ou tertiaires consécutifs autres que le chancre et l'adénopathie.

2° *Syphilis binaria benigna* (levis) caractérisée, en plus du chancre et de l'adénopathie, par des accidents secondaires légers apparaissant après une très longue incubation.

3° *Syphilis binaria atypica*, dans laquelle tout est irrégulier comme manifestations, comme évolution, comme malignité.

Pour Tarnowsky c'est la syphilis binaire qui a la plus grande part dans la production des stigmates ou dystrophies de

2ᵉ génération et c'est d'elle que dépendent les accidents virulents constatés chez les descendants de 2ᵉ génération.

II. — SYPHILIS DOUBLÉE. — SYPHILIS ACQUISE CHEZ LES HÉRÉDO-SYPHILITIQUES (PROFESSEUR GAUCHER ET ROSTAINE).

Le docteur Rostaine, dans une thèse sur la *syphilis acquise chez les hérédo-syphilitiques*, inspirée par M. le prof. Gaucher, étudie la réinfection chez les descendants de syphilitiques.

Il adopte pour son étude la classification des manifestations de l'hérédo-syphilis donnée par M. Gaucher dans ses leçons de 1904.

Cette classification comporte :

1° *L'hérédo-syphilis secondaire* (syphilis congénitale ou héréditaire précoce) qui est analogue comme accidents à la syphilis acquise.

2° *L'hérédo-syphilis tertiaire*, caractérisée par des manifestations tertiaires dès la naissance.

3° *L'hérédo-syphilis quaternaire*, se manifestant par des accidents parasyphilitiques associés ou non à des accidents syphilitiques.

4° *L'hérédo-syphilis quintaire*, dans laquelle on ne rencontre que les dystrophies et malformations, résultant de l'action toxique de la syphilis s'exerçant *in utero*.

A propos de cette classification, je ferai remarquer que M. le prof. Gaucher réunit la *syphilis héréditaire* et l'*hérédité syphilitique* dans le même mot : *Hérédo-syphilis*.

En réalité, c'est l'influence de la syphilis en nature qui est la base de sa classification. Il crée trois grandes divisions qui correspondent absolument à la conception de l'hérédité telle que je l'ai défendue aux congrès de Nantes et de Rouen.

L'hérédo-syphilis secondaire est la syphilis virulente de l'enfant ; l'*hérédo-syphilis tertiaire* est la syphilis virulente tardive — toutes deux transmises en nature (*hérédo-transmission* et *hérédo-contagion*).

L'hérédo-syphilis quaternaire réunit à la fois des accidents virulents de nature syphilitique et des accidents parasyphilitiques, c'est-à-dire d'origine syphilitique. C'est à la fois la *syphilis héréditaire* et l'*hérédité syphilitique*, mais beaucoup plus l'hérédité syphilitique toxi-infectieuse analogue à l'hérédité morbide en général (*hérédité de transmission*).

Enfin, l'*hérédo-syphilis quintaire* comprend les dystrophies résultant de l'action toxique de la syphilis s'exerçant *in utero*. C'est ce que j'appelle *hérédo-gravidité*.

En réalité, M. le prof. Gaucher fait plus de part à l'action virulente qu'à l'action toxique de la syphilis, à la syphilis héréditaire qu'à l'hérédité syphilitique.

Le mot hérédo-syphilis dans sa classification est un mot générique qui indique le genre, c'est-à-dire l'influence de la syphilis.

Les mots : secondaire, tertiaire, quaternaire et quintaire indiquent l'espèce, c'est-à-dire la *syphilis héréditaire, l'hérédité syphilitique, l'hérédité gestative, congénitale ou tératologique*.

J'ai donc le droit de me réclamer de son autorité en disant que c'est à la syphilis héréditaire qu'il faut rattacher l'hérédité syphilitique.

D'après l'étude de nombreuses observations basées sur la classification de M. le prof. Gaucher, le docteur Rostaine conclut :

1° Les hérédo-syphilitiques quaternaires et quintaires contractent la syphilis comme les individus normaux.

2° Les hérédo-syphilitiques tertiaires contractent également, mais très rarement, la syphilis.

3° Les hérédo-syphilitiques secondaires ne contractent pas la syphilis.

En réalité, au point de vue de la syphilis, les deux catégories (*hérédo-syphilitiques quaternaires et quintaires*) ne sont que sous l'influence de l'hérédité toxi-infectieuse d'origine syphilitique ; ils n'ont jamais eu d'accidents de nature syphilitique ; ils peuvent ne pas être immunisés.

Les deux dernières catégories, hérédo-syphilitiques tertiaires et secondaires, sont, au contraire, des malades qui ont été atteints de syphilis en nature, ce sont des syphilitiques héréditaires et non des hérédo-syphilitiques, par suite, ils devraient être immunisés.

Or, d'après 14 observations recueillies dans la science et 2 provenant du service de M. le prof. Gaucher à l'hôpital Saint-Louis, les syphilitiques héréditaires tertiaires peuvent contracter à nouveau la syphilis.

Il en serait de même des syphilitiques héréditaires ayant eu des accidents secondaires, à en juger par les deux observations suivantes :

Tarnowsky, obs. 50 (Taylor).
Père syphilitique, mère saine. Grossesses : 1 , 2e, 3e : avortement.

4° : coryza, roséole, après la naissance, chétive et débile ; à 19 ans ; 1er enfant, après l'accouchement gomme syphilitique ; à 26 ans est contaminée par son mari et présente un chancre suivi de roséole et plaques muqueuses.

P. Bostaine, LXXII (Taylor).

Parents syphilitiques.

Grossesses ? 1°, 2°, 3° : fausses couches ; 4° : atteinte de coryza, éruption cutanée et plaques muqueuses dans sa première année, chétive jusqu'à 6 ans ; à 19, ulcère gommeux du nez. Traitement et guérison en 9 mois. A 26 ans, chancre induré de la petite lèvre droite, roséole, syphilide squameuse, plaques muqueuses génitales et pharyngées, alopécie, lésions unguéales, hypertrophies ganglionnaires. Cette femme, qui avait été contaminée par son mari, eut un enfant qui jusqu'à l'âge de deux ans est resté sain.

Quoique MM. Fournier et Barthélemy nient la réalité de la réinfection, il n'est pas douteux, d'après ces deux observations, qu'elle soit possible, quoique étant très rare.

En tous cas, même comme faits d'attente ces observations sont des plus importantes à noter. Dans ces deux cas l'évolution de la *syphilis double* a paru normale et, pour le dernier cas, ne pas avoir eu d'action aggravante sur l'enfant.

III. — SYPHILIS VIRULENTE DE 2.ᵉ GÉNÉRATION
(DE ED. FOURNIER).
SYPHILIS HÉRÉDITAIRE TARDIVE DE 2.ᵉ GÉNÉRATION.

M. Edmond Fournier, dans son mémoire de 1905 (*Hérédo-syphilis de seconde génération*), a réuni 19 observations intéressant 22 malades présentant dans l'ensemble 40 manifestations de syphilis virulente, qui ont été :

Roséole et syphilides papuleuses	6	fois
Gommes (nez, jambes, seins)	6	„
Syphilides palmaires et plantaires	4	„
Syphilides d'ordre varié	6 à 8	„
Sarcocèle	4	„

L'ensemble de ces cas s'élève à 14 % environ des syphilitiques de 2ᵉ génération.

Je ne discuterai pas ces faits qui, pour Tarnowsky, seraient peut-être des cas de syphilis binaire. Je ferai remarquer seulement la confusion qui résulte de l'emploi de termes mal définis : c'est ainsi que dans son mémoire qui porte, je l'ai dit, le titre d'*Hérédo-syphilis de 2.ᵉ génération*, M. Ed. Fournier établit des *tableaux synoptiques des observations de syphilis héréditaire de seconde génération*.

Je m'élève encore une fois contre l'emploi des mots *hérédo-syphilis* et *syphilis héréditaire* pour représenter les mêmes faits. Je le répète encore, et tout mon rapport est destiné à montrer qu'il ne faut pas confondre ces deux mots.

La *syphilis héréditaire* est la transmission en nature d'une maladie autonome, spécifique, dont les accidents sont toujours semblables à eux-mêmes et ne se voient dans aucune autre maladie.

L'*hérédité syphilitique* est le résultat d'un trouble évolutif de l'embryon ou du fœtus aboutissant à des lésions ou à des affections nullement spécifiques, que toutes les toxi-infections peuvent produire avec une fréquence variable.

SYPHILIS DE TROISIÈME ET QUATRIÈME GÉNÉRATIONS

Le prof. Tarnowsky a pu suivre la syphilis jusqu'à la troisième génération dans cinq familles.

Dans l'une d'elles jusqu'à la quatrième génération, mais il y à eu syphilis binaire à la première génération (grand-père). Je donne ici ces observations résumées à cause de l'intérêt de rareté qu'elles présentent.

Syphilis de 3e génération (4e de Tarnowsky)

Tarnowsky XVIII. — 1. Arrière-grand-père syphilitique.
2. Grand-père : syphilitique héréditaire.
3. Mère : à terme, petite, bien proportionnée. Goître. Mariée à 20 ans.
Père, bien portant.
4. Enfants : 1er avortement au 3e mois.
2e et 3e à terme, bien constitués, sans dystrophies, âgés de 2 et 1 an.
XX. — 1. Arrière-grand-père syphilitique.
2. Grand'mère : sans dystrophies, normale, débile.
Grand-père : sain.
3. Mère : bien portante, sans dystrophies.
Mari : sain, 4 enfants.
4. Enfants : tous bien portants, sans dystrophies.
XXIII. — 1. Arrière-grand-père syphilitique.
2. Grand'mère : normale, chétive sans symptômes, se marie à 20 ans.
3. Mère : normale, chétive.
Père : sain, 2 enfants.
4. Enfants : 2 à terme, sans dystrophies.

Tarnowsky XXVI. — 1. Arrière-grand-père syphilitique.
    2. Grand'mère : scrofule, syphilis héréditaire.
    3. Mère : dystrophies dentaires, anémique, débile.
    Père : sain, 3 enfants.
    4. Enfants : 1er avortement au 2e mois.
        2e et 3e à terme, normaux.

Syphilis de 4e génération et syphilis binaire

XXIX. — 1. Trisaïeul : syphilitique.
    2. Arrière-grand-père : hérédo-syphilitique, blennorrhagies et
      chancres mous.
    3. Grand-père : syphilis binaire.
    Grand'mère : syphilis par voie extra-génitale.
    4. Mère : débile et chétive, crâne asymétrique, petites dents
      mal plantées, érodées, monchisme, oreilles difformes.
      Mariée à 19 ans.
    Père : bien portant.
    5. Enfant : à terme, normal, sans dystrophies, âgé de 4 ans

3e PARTIE

ÉNUMÉRATION ET GROUPEMENT DES SIGNES ET STIGMATES
DE DÉGÉNÉRESCENCE DES DESCENDANTS DE SYPHILITIQUES

(1er, 2e, 3e, et 4e générations)

Les documents qui précèdent vont nous permettre de faire
maintenant l'étude d'ensemble des signes et stigmates de dégénérescence que présentent les descendants de syphilitiques, c'est-
à-dire l'étude des différentes modalités qui ont été attribuées à la
syphilis héréditaire ou à l'hérédité syphilitique de la 1re à la 4e
génération.

Pour montrer tout ce qu'on a rattaché à la syphilis, je citerai,
d'après MM. Fournier, Barthélemy et Jullien, tous les signes et
stigmates qui ont été relevés chez les descendants de syphilitiques en dehors des accidents, symptômes ou lésions nettement syphilitiques.

Je signale en premier lieu, d'après le relevé des 1800 observations que j'ai mentionnées ici sous forme de tableaux statistiques:

Les avortements, fausses couches, la naissance à terme ou
prématurée d'enfants débiles, morts-nés, morts et macérés; la
mort immédiate précoce, subie quelques jours ou semaines après
la naissance, les hémorrhagies localisées ou généralisées, la di-

minution de poids sans motifs, desquels il faut rapprocher peut-
être certains stigmates obstétricaux: *hydramnios, môle hydatiforme, altérations placentaires, placenta prævia, dystocie, accidents
du travail et des suites de couches.*

A ces stigmates s'ajoutent ceux mentionnés par le dr. Ed.
Fournier dans sa thèse et groupés par lui ainsi:

I — *Dystrophies d'ordre général*

1° Habitus, facies, constitution. Chétivité native, inaptitude à
la vie, dystrophie générale entraînant la mort sans raison, athrepsie; enfants: malingres, débiles, délicats, maladifs, difficiles à élever,
à teint terne et terreux.

2° Retards et imperfections du développement physique.

Infantilisme, croissance pénible, taille petite, gracilité, nanisme, rachitisme, exostoses ostéogéniques.

II — *Dystrophies partielles*

Malformations craniennes. Front olympien, à bosselures latérales, en carène. Crâne bosselé, élargi, natiforme. Asymétrie cranienne. Synostoses. Acrocéphalie (voûte cranienne élevée), Dolichocéphalie. Scaphocéphalie (tête allongée). Microcéphalie. Hydrocéphalie. Circulation cranienne supplémentaire.

Dystrophies dentaires: retard de l'évolution dentaire. Erosions
dentaires: en cupule, en sillon, en nappe. Dystrophies cuspidiennes.
Dent d'Hutchinson. Microdontisme. Nanisme. Gigantisme. Anomalies de forme. Vulnérabilité dentaire. Absence de dents. Persistance des dents de lait.

Malformations des machoires. Machoire supérieure: rétrécissement transverse, ogivalité de la voûte palatine, dystrophie de l'arcade dentaire supérieure, dystrophie de l'os incisif, asymétrie.

Machoire inférieure: aplatissement transverse, prognathisme
inférieur, engrenage vicieux des arcades dentaires. Irrégularité
d'implantation dentaire. Espacement anormal de certaines dents.

Bec de lièvre.

Dystrophies nasales: nez écrasé à la base, occlusion congénitale des narines (1).

Dystrophies oculaires: malformations palpébrales, coloboma des
paupières, de la pupille, des membranes du fond de l'œil, anomalies papillaires. Disasymétrie oculaire. Dénivellation oculaire. Strabisme. Altérations pigmentaires de la rétine.

---

(1) *Stigmates dystrophiques de l'Hérédo-syphilis,* par le dr. Edmond Fournier. Rueff, Paris,
1898.

Malformations du pavillon de l'oreille.

Dystrophies rachidiennes: scoliose, spina-bifida.

Dystrophies des membres: hypotrophie, asymétries.

Élongation des membres. Gigantisme partiel localisé; gigantisme total. Nanisme partiel et général. Polydactylie. Syndactylie. Brachydactylie. Ectrodactylie. Ectromélie. Hémimélie.

Dystrophies pelviennes: Luxation congénitale de la hanche. Pieds bots.

Dystrophies cérébrales et médullaires. Surdi-mutité.

Dystrophies cardiaques et vasculaires: maladie bleue. Microsphygmies.

Dystrophies de l'appareil digestif: imperforation anale.

Dystrophies génito-urinaires: exstrophie, epispadias, hypospadias. Ectopie testiculaire. Cryptorchidie. Malformations vulvaires, vaginales, utérines.

Dystrophies cutanées: ichtyose, alopécies péladoïdes, nævi, kystes dermoïdes, sclérodermie.

Dystrophies des annexes fœtales.

Monstruosités.

Dystrophies du développement intellectuel: retard, imperfection. Dystrophie de prédisposition.

Adipose générale ou partielle. Hypertrophie mammaire.

Scrofulo-tuberculose: adénopathies strumeuses, tuberculisation pulmonaire, coxalgie, mal de Pott, tumeurs blanches.

Dystrophies cérébro-spinales: convulsions, méningite, tabes, paralysie générale, tabes congénital spasmodique. Névroses: épilepsie, hystérie, neurasthénie, nervosisme général. Bégaiement. Tics. Incontinence d'urine.

A tous ces stigmates déjà nombreux il faudrait ajouter l'hémoglobinurie paroxystique, la maladie de Raynaud et les dystrophies de 2ᵉ génération qui, d'après le docteur Barthélemy (¹), comporterait une hérédité syphilitique proprement dite et la para-hérédosyphilis aboutissant à la déchéance individuelle et à la dégénérescence de la race.

Voici le détail des dystrophies de deuxième génération d'après le docteur Barthélemy:

Chétivité native et débilité congénitale. Lenteur et difficulté

(¹) Barthélemy. Essais sur les stigmates de para-hérédo-syphilis de 2e génération. Indices de dégénérescence de race. Congrès de Mosc. et Congrès de Paris 1900. Annales de dermatologie et de syphiligraphie, août et septembre 1896. Syphilis et santé publique. Paris 1890.

de croissance, arrêts et imperfections de développement physique. Infantilisme. Nanisme. Retards de l'évolution et dystrophies dentaires. Strabisme. Tendance à l'anémie et au lymphatisme; adénopathies multiples volumineuses et chroniques. Rachitisme, scoliose. Malformations diverses : grosse tête bosselée, écrasement du nez, ogivalité de la voûte palatine, asymétries, disproportions, bec-de-lièvre. Syndactylie, bifidité de la luette, naevi, hernies congénitales, cryptorchidies. — Troubles vasculaires, acrocyanose avec mains bleuâtres, moites et froides. Granulations pharyngées et enrouement chronique. — Tares nerveuses : nervosisme, hystéricisme, impressionnabilité, phobies, convulsions, épilepsie, hydrocéphalie, débilité intellectuelle, idiotie.

M. Edmond Fournier mentionne en outre dans son mémoire sur l'hérédo-syphilis de deuxième génération (p. 66) :

1° — Le retard de la parole, la voix infantile.

2° — La rareté du système pileux.

3° — La scoliose, les arthropathies, le spina-ventosa, la luxation de la hanche, le genu valgum, le pied bot, les pseudo-tumeurs blanches, le pseudo-mal de Pott cervical, le bassin vicié, l'asymétrie du corps, le gigantisme partiel, le nanisme.

4° — Le strabisme, l'astigmatisme, la myopie, le glaucome, le colobome irien, la pupille ovalaire.

5° — Les céphalées violentes, le retard de l'intelligence, l'idiotie, la maladie de Little, la maladie de Friedreich, l'hémiplégie, les paralysies, les vertiges, l'hystérie, l'épilepsie, la démence et le gâtisme.

6° — L'implantation vicieuse des dents, le microdontisme, l'absence de certaines dents, le prognathisme, l'ogivalité palatine.

7° — La microcéphalie, l'hydrocéphalie, la scaphocéphalie, l'acrocéphalie, la circulation crânienne supplémentaire.

8° — La malformation des oreilles, la surdi-mutité.

9° — L'effondrement du nez, l'ozène.

10° — Les adénopathies, l'anémie, l'hémophilie, les malformations congénitales, la maladie bleue, les malformations cardiaques, les kystes congéniaux, l'ichtyose.

Je serais incomplet si je ne mentionnais pas ici l'opinion de M. le prof. Gaucher relative à la fréquence de l'appendicite, des végétations adénoïdes et des accidents dits scrofuleux chez les syphilitiques héréditaires ou, ainsi qu'il le dit, les hérédo-syphilitiques.

Ceux-ci présenteraient une prédisposition spéciale du tissu lymphatique ou lymphoïde qui expliquerait certaines localisations morbides.

En somme, il n'est pas de troubles de nutrition, de dystrophies, de malformations que l'on n'ait rattachés à la syphilis.

Mais le tout n'est pas de dire que la syphilis produit des dystrophies; il est nécessaire de savoir quels signes ou dystro phies elle produit de préférence, quand et comment elle les produit. En employant toujours la méthode que j'ai employée dès le début de ce travail, j'examinerai successivement les signes et dystrophies en rapport avec la syphilis d'origine paternelle, maternelle ou conjugale, dans chaque génération, pour en tirer ensuite les conclusions cherchées.

Voici les tableaux de fréquence des signes par nombre d'observations et de grossesses ou descendants.

TABLEAU 25
Mortalité
1re génération

	Nombre de cas	Observations	Enfants	Pourcentage
Syphilis paternelle				
Virulente	64	34	115	60,94
Récente	63	39	139	44,60
Ancienne	223	122	473	47,14
Paralysie générale	131	72	260	50,38
Tabès	47	58	121	38,84
Indéterminée	278	138	583	37,77
Syphilis maternelle				
Ante-conceptionnelle	91	42	128	71,08
Post-conceptionnelle	37	35	72	51,35
Paralysie générale	19	12	30	63,33
Tabès	58	18	96	58,32
Imprégnation	24	5	30	80,00
Indéterminée	91	51	148	61,47
Syphilis conjugale				
Ante-concept. virulente	90	57	150	60.00
— non virulente	20	10	28	76,36
Concept. à manif. précoce	47	28	68	61,49
— — tardive	66	31	146	57,00
— précoce post-gravide	1	7	9	11,11
— indéterminée	697	476	1512	46,14
— nerveuse				

2e génération

	Nombre de cas	Observations	Enfants	Pourcentage
Syphilis paternelle				
Déterminée	76	56	205	30,06
Indéterminée	29	51	64	45,29
Syphilis maternelle				
Déterminée	98	73	229	42,72
Indéterminée	64	47	150	42,03
Syphilis conjugale	3	7	11	27,27
atavique				
binaire				
double (réinfection)				
virulente de 2e génération				

TABLEAU 26

Avortements

1re génération

	Nombre de cas	Observations	Enfants	Pourcentage
Syphilis paternelle.				
Virulente	6	34	195	5,72
Récente	7	39	139	5,087
Ancienne	13	122	475	9,09
Paralysie gén.				
Tabes				
Indéterminée	23	138	583	3,94
Syphilis maternelle.				
Anté-concept.	9	42	128	7,90
Post-concept.	1	35	72	1,39
Paralysie gén.	3	12	30	10,00
Tabes	1	18	96	1,04
Imprégnation.	4	5	30	13,33
Indéterminée	4	51	148	2,70
Syphilis conjugale.				
Anté-concept. virul.	11	57	150	7,19
— non virul.	2	10	26	7,69
Concept. à manif. précoce	12	23	68	1,17
— — tardive	27	31	110	23,27
— précoce post-gravide.				
— indéterminée	47	475	1512	3,11
— nerveuse				

2e génération

	Nombre de cas	Observations	Enfants	Pourcentage
Syphilis paternelle.				
Déterminée	24	56	205	11,70
Indéterminée	3	31	64	1,69
Syphilis maternelle.				
Déterminée	36	73	229	15,71
Indéterminée	13	47	150	8,66
Syphilis conjugale	1	7	11	9,39
— atavique				
— binaire				
— doublée (réinfection)				
— virulente de 2e génération				

3e et 4e générations

TABLEAU 27

Fausses couches

1re génération

	Nombre de cas	Observations	Enfants	Pourcentage
Syphilis paternelle				
Virulente	21	84	105	20,00
Récente	17	39	139	12,23
Ancienne	54	122	473	12,42
Paralysie générale	31	72	260	11,93
Tabes	8	58	121	6,62
Indéterminée	65	138	583	11,15
Syphilis maternelle				
Anté-conceptionnelle	2	42	128	1,56
Post-conceptionnelle	1	35	72	1,38
Paralysie générale	3	12	30	10,00
Tabes	8	18	96	8,34
Imprégnation	11	5	30	36,66
Indéterminée	16	51	148	10,81
Syphilis conjugale				
Anté-concept. virulente	13	57	150	8,66
— non virulente	11	10	26	42,34
Concept. à manif. précoce	5	23	68	7,36
— — tardive	6	31	116	5,18
— précoce post gravide				
— indéterminée	58	475	1512	3,83
— nerveuse				

2e génération

	Nombre de cas	Observations	Enfants	Pourcentage
Syphilis paternelle				
Déterminée	8	56	205	3,90
Indéterminée	4	31	64	6,26
Syphilis maternelle				
Déterminée	12	73	229	5,24
Indéterminée	7	47	150	4,67
Syphilis conjugale				
— atavique				
— binaire				
— doublée (réinfection)				
— virulente de 2e génération				

3e et 4e générations

TABLEAU 28

Prématurés

1re génération

	Nombre de cas	Observations	Enfants	Pourcentage
Syphilis paternelle :				
Virulente	3	34	105	2,85
Récente	3	39	139	2,16
Ancienne	17	122	473	3,59
Paralysie gén	3	72	260	1,15
Tabes				
Indéterminée	5	138	583	0,87
Syphilis maternelle.				
Anté-concept	1	42	128	3,12
Post-concep	18	35	72	2,50
Paralysie gén	2	12	30	6,66
Tabes				
Imprégnation				
Indéterminée	8	51	148	5,40
Syphilis conjugale :				
Anté-concept virul	22	57	150	1,47
— non virul	2	10	26	7,50
Concept à manif. précoce	7	23	68	10,30
— tardive	3	31	116	2,58
— précoce post-gravide	1	7	9	11,11
— indéterminée	32	375	1512	2,11
— nerveuse				

2e génération

	Nombre de cas	Observations	Enfants	Pourcentage
Syphilis paternelle.				
Déterminée	5	56	205	2,43
Indéterminée	2	31	64	3,12
Syphilis maternelle.				
Déterminée	4	73	299	1,34
Indéterminée	2	47	150	1,33
Syphilis conjugale.				
— atavique				
— binaire				
— doublée (réinfection)				
— virulente				

3e et 4e générations

TABLEAU 39

Morts-nés non macérés

1re génération

	Nombre de cas	Observations	Enfants	Pourcentage
Syphilis paternelle				
Virulente	3	34	105	2,85
Récente	14	39	139	9,35
Ancienne	19	122	473	4,01
Paralysie générale	9	72	260	3,96
Tabès	2	58	121	1,65
Indéterminée	23	138	583	3,94
Syphilis maternelle				
Anté-conceptionnelle	15	42	128	11,72
Post-conceptionnelle	4	33	72	5,55
Paralysie générale				
Tabès				
Imprégnation				
Indéterminée	14	51	148	9,18
Syphilis conjugale				
Anté-concept. virul.	5	57	150	3,30
— non virul.				
Concept. à manif. précoce	5	25	68	7,35
— tardive	4	31	116	3,45
précoce post-gravide				
— indéterminée	71	175	1512	4,69
— nerveuse				

2e génération

	Nombre de cas	Observations	Enfants	Pourcentage
Syphilis paternelle				
Déterminée	5	56	205	24,39
Indéterminée	1	31	64	1,56
Syphilis maternelle				
Déterminée	9	73	229	3,93
Indéterminée	4	47	150	2,66
Syphilis conjugale				
atavique				
binaire				
doublée (réinfection)				
virulente				

3e et 4e générations

TABLEAU 30.

Morts-nés macérés

1re génération

	Nombre de cas	Observations	Enfants	Pourcentage
Syphilis paternelle.				
Virulente...........................	7	44	105	6,46
Récente...........................				
Ancienne	4	122	475	0,84
Paralysie gén.				
Tabes	1	58	121	0,82
Indéterminée...........................	4	138	583	0,68
Syphilis maternelle.				
Anté-concept	3	42	128	2,34
Post-concept				
Paralysie gén.				
Tabes				
Imprégnation...........................				
Indéterminée...........................	3	57	148	2,02
Syphilis conjugale.				
Anté-concept. virul...........................	6	57	150	4,00
— non virul...........................	1	10	36	3,84
Concept. à manif. précoce...........................	1	23	68	1,47
— — tardive...........................				
— précoce post-gravide...........................				
— indéterminée...........................	13	175	1512	0,86
— indét. parents...........................				
— nerveuse...........................				

2e génération

	Nombre de cas	Observations	Enfants	Pourcentage
Syphilis paternelle.				
Déterminée				
Indéterminée...........................				
Syphilis maternelle.				
Déterminée...........................	1	73	220	0,45
Indéterminée...........................				
Syphilis conjugale				
— atavique...........................				
— binaire...........................				
— doublée (réinfection)...........................				
— virul de 2.e génération				

3e et 4e générations.

TABLEAU 31

Signes oculaires.

1re génération

	Nombre de cas	Observations	Enfants	Pourcentage
Syphilis paternelle				
Virulente		34	105	
Récente	1	39	139	0,72
Ancienne	3	122	475	0,63
Paralysie gén.	1	72	260	0,38
Tabes	3	58	121	2,48
Indéterminée	9	138	583	1,54
Syphilis maternelle				
Anté-concept.	2	42	128	1,56
Post-concept.	2	35	73	0,76
Paralysie gén.	1	12	30	3,33
Tabes				
Imprégnation				
Indéterminée				
Syphilis conjugale				
Anté-concept. virul.	4	57	150	2,66
— non virul.				
Concept. à manif. précoces	1	23	68	1,47
— — tardive	1	31	116	0,86
— précoce post gravidev				
— Indéterminée	25	475	1512	1,65
— nerveuse				

2e génération.

	Nombre de cas	Observations	Enfants	Pourcentage
Syphilis paternelle				
Déterminée	4	56	205	1,95
Indéterminée				
Syphilis maternelle				
Déterminée	2	75	229	0,87
Indéterminée	7	47	150	4,66
Syphilis conjugale	2	7	11	8,18
— attaque				
— lunaire	6	84	84	7,14
— doublée (réinfection)				
— virul. de 2e génération	1	6	27	3,70

3e et 4e générations.

TABLEAU 32

Stigmates oculaires

1re génération

	Nombre de cas	Observations	Enfants.	Pourcentage.
Syphilis paternelle.				
Virulente				
Récente				
Ancienne.	1	122	473	0.21
Paralysie gén.				
Tabes.				
Indéterminée	3	158	583	0.34
Syphilis maternelle.				
Anté-concept	5	42	128	3.90
Post-concept				
Paralysie gén.				
Tabes				
Imprégnation				
Indéterminée				
Syphilis conjugale.				
Anté-concept. virul.				
— non virul.	1	10	26	3.84
Concept. à manif. précoce				
— — tardive				
— précoce post-gravide				
— indéterminée	12	475	1513	0.72
— nerveuse				

2e génération.

	Nombre de cas	Observations	Enfants.	Pourcentage.
Syphilis maternelle.				
Déterminée				
Indéterminée	5	31	64	7.81
Syphilis paternelle.				
Déterminée	2	73	229	0.87
Indéterminée	3		150	2.00
Syphilis conjugale				
— atavique				
— binaire				
— doublée				
— virul. de 2e génération				

3e et 4e générations.

TABLEAU 33

Ophthalmies

1re génération

	Nombre de cas	Observations	Enfants	Pourcentage
Syphilis paternelle.				
Virulente	1	34	105	0,95
Récente				
Ancienne	4	123	473	0,845
Paralysie générale	3	72	260	1,153
Tabes				
Indéterminée	1	138	583	0,17
Syphilis maternelle				
Anté-conceptionnelle	7	42	128	5,47
Post-conceptionnelle	3	35	72	4,16
Paralysie générale				
Tabes				
Imprégnation				
Indéterminée				
Syphilis conjugale				
Anté-concept. virulente	3	57	150	2,00
— non virulente				
Concept. à manif. précoce				
— — tardive	1	31	116	0,86
— précoce post-gravide				
— indéterminée	25	475	1512	1,65
— nerveuse				

2e génération

Syphilis paternelle				
Déterminée				
Indéterminée				
Syphilis maternelle				
Déterminée				
Indéterminée				
Syphilis conjugale				
— atavique				
— binaire				
— doublée (réinfection)				
— virulente de 2e génération				

3e et 4e générations

TABLEAU 34

Kératites

1re génération

	Nombre de cas	Observations	Enfants	Pourcentage
Syphilis paternelle				
Virulente	6	34	105	3,71
Récente	3	39	139	2,19
Ancienne	10	122	478	2,11
Paralysie générale	1	72	360	0,38
Tabès				
Indéterminée	7	138	583	1,20
Syphilis maternelle				
Anté-conceptionnelle	2	42	128	1,56
Post-conceptionnelle	3	35	72	4,18
Paralysie générale	1	12	30	3,93
Tabès				
Imprégnation				
Indéterminée	2	61	118	1,35
Syphilis conjugale				
Anté concept. virulente	4	57	150	2,60
— non virulente	1	10	26	3,84
Concept. a maalf. précoce	1	23	68	5,88
— tardive	2	31	116	1,72
— précoce post-gravide				
— indéterminée	137	175	1512	9,06
— nerveuse				

2e génération

	Nombre de cas	Observations	Enfants	Pourcentage
Syphilis paternelle				
Déterminée	5	56	205	2,43
Indéterminée	10	31	64	15,62
Syphilis maternelle				
Déterminée	5	73	229	2,18
Indéterminée	4	17	150	5,83
Syphilis conjugale				
— atavique				

3e et 4e générations

	Nombre de cas	Observations	Enfants	Pourcentage
Syphilis binaire	5	84	84	5,95
— double (réinfection)	2	9	9	22,22
— virulente de 2e génération				

TABLEAU 35

Iotio

1re génération

	Nombre de cas	Observations	Enfants	Pourcentage
Syphilis paternelle				
Virulente				
Récente	3	89	139	2,15
Ancienne	2	122	478	0,42
Paralysie générale				
Tabes				
Indéterminée				
Syphilis maternelle				
Anté-conceptionnelle	5	42	128	3,90
Post-conceptionnelle	3	35	72	4,16
Paralysie générale				
Tabes				
Imprégnation				
Indéterminée				
Syphilis conjugale				
Anté-concept. virulente				
— non virulente	1	10	26	3,84
Concept. à manif. précoce				
— tardive	1	31	116	0,86
— précoce post-gravide				
— indéterminée	45	475	1512	2,97
— nerveuse				

2e génération

	Nombre de cas	Observations	Enfants	Pourcentage
Syphilis paternelle				
Déterminée				
Indéterminée	1	31	64	1,56
Syphilis maternelle				
Déterminée	2	78	220	0,87
Indéterminée				
Syphilis conjugale				
— atavique				

3e et 4e générations

	Nombre de cas	Observations	Enfants	Pourcentage
Syphilis binaire				
— doublée (réinfection)	2	9	9	22,22
— virulente de 2e génération	1	6	27	11,11

TABLEAU 36.

Choroïdite.

1re génération.

	Nombre de cas	Observations	Enfants	Pourcentage
Syphilis paternelle.				
Virulente				
Récente	1	29	139	0,71
Ancienne				
Paralysie gén.				
Tabes				
Indéterminée	1	138	583	0,17
Syphilis maternelle.				
Anté-concept.	1	42	126	9,79
Post-concept.				
Paralysie gén.				
Tabes				
Imprégnation.				
Indéterminée	1	51	148	0,67
Syphilis conjugale.				
Anté-concept. virul.	1	57	150	0,66
— non virul.	1	10	26	3,84
Concept. à manif. précoce				
— — tardive				
— précoce post gravide				
— indéterminée	13	175	1512	0,86
— nerveuse				

2e génération.

	Nombre de cas	Observations	Enfants	Pourcentage
Syphilis paternelle.				
Déterminée	5	56	205	2,43
Indéterminée	2	31	61	3,12
Syphilis maternelle.				
Déterminée	1	72	229	0,43
Indéterminée				
Syphilis conjugale.				
— atavique				

3e et 4e générations.

	Nombre de cas	Observations	Enfants	Pourcentage
Syphilis binaire				
— doublée (réinfection).	2	9	9	22,27
— virul. de 2e génération.	1	6	27	3,70

TABLEAU 37.

Cécité.

1re génération.

	Nombre de cas.	Observ. cons.	Enfants.	Pourcentage.
Syphilis paternelle.				
Virulente	2	59	199	1,43
Récente	1	123	473	0,21
Ancienne				
Paralysie gén				
Tabès				
Indéterminée				
Syphilis maternelle.				
Anté-concept.	1	42	128	0,78
Post-concept.				
Paralysie gén.				
Tabès.				
Imprégnation.				
Indéterminée.				
Syphilis conjugale.				
Anté-concept. virul.	3	57	159	1,34
non virul.				
Concept. à manif. précoce	1	29	68	1,47
— tardive	1	31	116	0,86
précoce post-gravide				
— indéterminée	17	475	1519	1,11
nerveuse				

2e génération.

Syphilis paternelle

  Déterminée
  Indéterminée

Syphilis maternelle.

  Déterminée
  Indéterminée

Syphilis conjugale

  — atavique
  — binaire
  — double réinfection
  — virul. de 2e génération

3e et 4e générations

TABLEAU 38

Strabisme

1re génération

	Nombre de cas	Observations	Enfants	Pourcentage
Syphilis paternelle				
Virulente				
Récente	3	59	139	2,15
Ancienne	3	122	473	0,63
Paralysie générale				
Tabes				
Indéterminée	3	138	583	0,35
Syphilis maternelle				
Anté conceptionnelle	3	42	128	2,84
Post-conceptionnelle				
Paralysie générale				
Tabes				
Imprégnation				
Indéterminée	2	61	148	1,35
Syphilis conjugale				
Anté concept. virulente				
— non virulente	1	10	26	3,84
Concept. à manif. précoce				
— — tardive				
— précoce post-gravide				
— indéterminés	11	475	1512	0,72
— nerveuse				

2e génération

	Nombre de cas	Observations	Enfants	Pourcentage
Syphilis paternelle				
Déterminée				
Indéterminée	1	31	64	1,56
Syphilis maternelle				
Déterminée	1	73	229	0,43
Indéterminée				
Syphilis conjugale				
— atavique				

3e et 4e générations

	Nombre de cas	Observations	Enfants	Pourcentage
Syphilis binaire	1	84	84	1,19
— doublée (réinfection)				
— virulente de 2e génération				

TABLEAU 39.

Anomalies dentaires.

1re génération.

	Nombre de cas	Observations.	Enfants.	Pourcentage.
Syphilis paternelle.				
Virulente	6	34	105	4,71
Récente	2	39	139	1,43
Ancienne	28	122	473	5,92
Paralysie gén	6	72	260	2,31
Tabes	4	58	121	3,30
Indéterminée	23	138	583	3,94
Syphilis maternelle.				
Anté-concept	8	42	128	6,25
Post-concept	1	95	72	1,38
Paralysie gén				
Tabes	1	18	96	1,04
Imprégnation				
Indéterminée	6	51	148	4,05
Syphilis conjugale.				
Anté-concept. virul	8	57	150	5,33
— non virul	3	10	26	11,54
Concept. à manif. précoce	3	23	68	4,41
— — tardive	1	31	116	0,86
— précoce post-gravide				
— indéterminée	82	475	1512	5,42
— nerveuse				

2e génération.

	Nombre de cas	Observations.	Enfants.	Pourcentage.
Syphilis paternelle.				
Déterminée	14	56	205	6,82
Indéterminée	7	31	64	10,93
Syphilis maternelle.				
Déterminée	9	73	229	3,92
Indéterminée	16	47	150	10,66
Syphilis conjugale	1	7	11	9,09
— atavique				
— binaire	42	84	84	5,00
— doublée (réinfection)	2	9	9	22,22
— virulente de 2e génération	2	6	27	7,40

3e et 4e générations

TABLEAU 40

Dents d'Hutchinson.

1re génération.

	Nombre de cas	Observations	Enfants	Pourcentage
Syphilis paternelle.				
Virulente	4	34	105	8.80
Récente	2	96	139	1.43
Ancienne	11	122	473	2.32
Paralysie gén				
Tabes	4	58	121	0.82
Indéterminée	5	138	583	0.85
Syphilis maternelle.				
Anté-concept	4	42	128	3.12
Post-concept	1	35	72	1.38
Paralysie gén				
Tabes				
Imprégnation				
Indéterminée	3	51	148	2.02
Syphilis conjugale.				
Anté-concept, virul	5	57	150	3.33
— non virul				
Concept. à manif. précoce	1	23	68	5.88
— tardive	1	51	116	0.86
— précoce post-gravide				
— indéterminée	77	175	1518	0.09
— nerveuse				

2.e génération.

	Nombre de cas	Observations	Enfants	Pourcentage
Syphilis paternelle.				
Déterminée	6	50	205	2.92
Indéterminée				
Syphilis maternelle.				
Déterminée	7	73	229	3.05
Indéterminée				
Syphilis conjugale	3	7	11	27.27
— atavique				

3.e et 4.e générations.

	Nombre de cas	Observations	Enfants	Pourcentage
Syphilis binaire	4	84	84	4.76
— doublée (réinfection)				
— virulente de 2e génération				

TABLEAU 41

Dystrophies auriculaires

1re génération

	Nombre de cas.	Observations.	Enfants.	Pourcentage.
Syphilis paternelle				
Virulente	3	34	105	2,85
Récente				
Ancienne	10	122	473	2,11
Paralysie générale	1	72	260	0,38
Tabès				
Indéterminée	2	138	583	0,34
Syphilis maternelle				
Anté-exceptionnelle				
Post-conceptionnelle				
Paralysie générale				
Tabès				
Imprégnation				
Indéterminée	1	51	148	0,67
Syphilis conjugale				
Anté-concept. virulente	2	57	150	1,32
— non virulente				
Concept. à trml. précoce				
— — tardive				
— précoce post-gravide				
— indéterminée	2	475	1512	0,13
— indéterminée, parents				
— nerveuse				

2e génération

	Nombre de cas.	Observations.	Enfants.	Pourcentage.
Syphilis paternelle				
Déterminée	4	55	295	1,95
Indéterminée				
Syphilis maternelle				
Déterminée	4	73	229	1,74
Indéterminée	1	47	150	0,66
Syphilis conjugale				
— atavique				

3e et 4e générations

	Nombre de cas.	Observations.	Enfants.	Pourcentage.
Syphilis binaire	3	84	84	3,57
— doublée (réinfection)				
— virulente de 2e génération				

TABLEAU 42

Écoulements d'oreilles. Otorrhée.

1re génération.

	Nombre de cas	Observations	Enfants	Pourcentage
Syphilis paternelle.				
Virulente	1	34	105	0.95
Récente				
Ancienne	3	722	473	0.42
Paralysie gén				
Tabes	1	85	121	0.82
Indéterminée	3	138	388	1.03
Syphilis maternelle.				
Anté-concept	5	42	128	3.90
Post-concept	2	85	72	2.77
Paralysie gén				
Tabes				
Imprégnation				
Indéterminée	1	51	148	0.67
Syphilis conjugale.				
Anté-concept virul				
— non virul				
Concept. à manif. précoce	1	27	68	1.47
— — tardive				
— précoce post-gravide				
— indéterminée	17	475	1512	1.12
— nerveuse				

2e génération.

	Nombre de cas	Observations	Enfants	Pourcentage
Syphilis paternelle.				
Déterminée				
Indéterminée	1	31	64	1.50
Syphilis maternelle.				
Déterminée	1	73	229	0.13
Indéterminée	1	17	150	0.66
Syphilis conjugale.				
— atavique				

3e et 4e générations.

	Nombre de cas	Observations	Enfants	Pourcentage
Syphilis binaire	1	84	84	1.19
— double (réinfection)				
— virulente de 2e génération				

TABLEAU 48.

Otites.

1ʳᵉ génération.

	Nombre de cas.	Observations.	Enfants.	Pourcentage.
Syphilis paternelle.				
Virulente................................				
Récente				
Anciennes				
Paralysie gén	2	72	260	0,76
Tabes...................................				
Indéterminée...........................	2	138	583	0,34
Syphilis maternelle.				
Anté-concept				
Post-concept...........................				
Paralysie gén				
Tabes...................................				
Imprégnation...........................				
Indéterminée...........................	1	51	148	0,67
Syphilis conjugale.				
Anté-concept, virul.				
— non virul.				
Concept. à manif. précoce..............				
— — tardive...........				
— précoce post gravide ..				
— indéterminée	2	175	1512	0,13
— nerveuse...................				

2ᵉ génération.

	Nombre de cas.	Observations.	Enfants.	Pourcentage.
Syphilis paternelle.				
Déterminée.............................				
Indéterminée...........................	3	31	64	1,56
Syphilis maternelle.				
Déterminée				
Indéterminée...........................				
Syphilis conjugale				
— ataxique........................				

3ᵉ et 4ᵉ générations.

	Nombre de cas.	Observations.	Enfants.	Pourcentage.
Syphilis binaire...........................	1	81	84	1,2
— doublée (réinfection)........				
— viral. de 2ᵉ génération...				

TABLEAU 44.

Surdité

1re génération

	Nombre de cas.	Observations.	Enfants.	Pourcentage.
Syphilis paternelle.				
Virulente				
Récente	2	39	139	1.42
Ancienne	5	122	473	1.05
Paralysie gén.	1	72	260	0.38
Tabès	1	58	121	0.82
Indéterminée	5	138	583	0.85
Syphilis maternelle.				
Anté-concept.	3	42	128	2.34
Post-concept.	1	36	72	1.38
Paralysie gén.				
Tabès				
Imprégnation.				
Indéterminée				
Syphilis conjugale.				
Anté-concept. viral				
— non viral				
Concept. à manif. précoce				
— — tardive				
— précoce post-gravide				
indéterminée	54	475	1512	3.50
— indét. parents				
— nerveuse				

2e génération.

	Nombre de cas.	Observations.	Enfants.	Pourcentage.
Syphilis paternelle.				
Déterminée	1	56	205	0.48
Indéterminée	3	31	64	4.68
Syphilis maternelle.				
Déterminée	2	73	229	0.80
Indéterminée				
Syphilis conjugale				
— atavique				

3e et 4e générations

Syphilis binaire				
— doublée (réinfection)				
— virul de 2e génération				

TABLEAU 45

Rhinite et nécroses palatines.

1re génération

	Nombre de cas.	Observations.	Enfants.	Pourcentage.
Syphilis paternelle				
Virulente	2	54	105	1,90
Récente	1	39	139	0,71
Ancienne	4	122	473	0,84
Paralysie générale				
Tabes				
Indéterminée	7	136	583	1,20
Syphilis maternelle				
Anté-conceptionnelle	15	42	128	11,71
Post-conceptionnelle	3	35	72	4,16
Paralysie générale				
Tabes				
Imprégnation				
Indéterminée	6	51	148	4,05
Syphilis conjugale				
Anté-concept. virulente	9	57	150	6,00
— non virulente	4	10	26	15,40
Concept. à manif. précoce	6	23	68	8,82
— tardive				
— précoce post-gravide				
— indéterminée	85	475	1512	5,62
— nerveuse				

2e génération

	Nombre de cas.	Observations.	Enfants.	Pourcentage.
Syphilis paternelle				
Déterminée	7	56	205	3,40
Indéterminée	2	31	64	3,12
Syphilis maternelle				
Déterminée	17	73	229	7,16
Indéterminée	15	47	150	10,00
Syphilis conjugale	1	7	11	9,09
— ataxique	1	2	6	16,66

3e et 4e générations

	Nombre de cas.	Observations.	Enfants.	Pourcentage.
Syphilis binaire	5	84	84	5,95
— doublée (réinfection)	3	9	9	33,33
— virulente de 2e génération	1	6	27	3,70

TABLEAU 40

Dystrophies crâniennes.

1re génération

	Nombre de cas	Observations	Enfants	Pourcentage
Syphilis paternelle.				
Virulente	1	74	105	0,95
Récente				
Ancienne	13	122	473	2,75
Paralysie gén	6	72	260	2,30
Tabes	2	38	121	1,65
Indéterminée	22	138	583	3,77
Syphilis maternelle.				
Anté-concept	2	42	128	1,56
Post-concept				
Paralysie gén				
Tabes	1	18	96	1,04
Imprégnation				
Indéterminée	4	51	148	2,70
Syphilis conjugale.				
Anté-concept. virul	1	57	150	0,66
— non virul	1	10	26	3,84
Concept. à manif. précoce	2	23	68	2,94
— — tardive	1	31	116	0,86
— précoce post gravids				
— indéterminée	23	475	1512	1,51
— nerveuse				

2e génération.

	Nombre de cas	Observations	Enfants	Pourcentage
Syphilis paternelle.				
Déterminée	9	58	205	4,39
Indéterminée	8	31	64	12,50
Syphilis maternelle.				
Déterminée	4	79	229	1,74
Indéterminée	4	47	130	3,06
Syphilis conjugale	3	7	11	27,27
— ataxique				

3e et 4e générations.

	Nombre de cas	Observations	Enfants	Pourcentage
Syphilis binaire	12	84	84	14,89
— doublée (réinfection)	1	9	9	11,11
— virul. de 2e génération				

TABLEAU 47.

Hydrocéphalie.

1re génération.

	Nombre de cas.	Observations.	Enfants.	Pourcentage.
Syphilis paternelle:				
Virulente	4	54	105	3,81
Récente	6	39	139	4,31
Ancienne	10	122	473	2,11
Paralysie gén	1	72	260	0,38
Tabes				
Indéterminée	18	138	583	8,23
Syphilis maternelle.				
Ante-concept	3	42	128	2,34
Post-concep.				
Paralysie gén	2	12	30	6,66
Tabes				
Imprégnation				
Indéterminée	15	51	148	10,13
Syphilis conjugale.				
Ante-concept. virul	8	57	150	5,33
— non virul	4	10	26	11,54
Concept. à manif. précoce	1	23	68	1,47
— tardive				
— précoce post gravido.				
— indéterminée	62	475	1512	4,10
— perveuse				

2e génération.

	Nombre de cas.	Observations.	Enfants.	Pourcentage.
Syphilis paternelle.				
Déterminée	3	56	205	1,46
Indéterminée	6	81	64	9,37
Syphilis maternelle.				
Déterminée	1	73	229	0,43
Indéterminée	3	47	160	2,00
Syphilis conjugale	2	7	11	18,18
— atavique				
— binaire				
— double (réinfection)				
— virulente de 2e génération				

3e et 4e générations.

TABLEAU 48.

Méningite.

1re génération.

	Nombre de cas.	Observations	Enfants	Pourcentage
Syphilis paternelle.				
Virulente	1	51	106	0,95
Récente				
Ancienne	4	122	473	0,84
Paralysie gén.	20	72	260	7,68
Tabes	5	58	121	4,13
Indéterminée	6	138	583	1,03
Syphilis maternelle.				
Anté-concept	2	42	128	1,56
Post-concept				
Paralysie gén.				
Tabes	7	18	96	7,28
Imprégnation	2	5	30	6,66
Indéterminée	7	51	148	4,73
Syphilis conjugale.				
Anté-concept virul.	5	57	150	3,33
— nos virul.				
Concept. à manif. précoce	1	23	68	1,47
— tardive	2	31	116	1,72
— précoce post-gravide				
— indéterminée	19	475	1512	1,26
— nerveuse				

2e génération.

	Nombre de cas.	Observations	Enfants	Pourcentage
Syphilis paternelle.				
Déterminée	7	56	205	3,39
Indéterminée	1	31	64	1,56
Syphilis maternelle.				
Déterminée	1	73	229	0,43
Indéterminée	2	17	150	1,33
Syphilis conjugale				
atavique				

3e et 4e générations.

	Nombre de cas.	Observations	Enfants	Pourcentage
Syphilis binaire				
— doublée (réinfection)				
— virulente de 2e génération	3	6	27	11,11

TABLEAU 49

Lésions osseuses et articulaires

1re génération

	Nombre de cas	Observations	Enfants	Pourcentage
Syphilis paternelle				
Virulente	2	81	105	1,90
Récente	2	39	139	1,4388
Ancienne	26	122	473	5,92
Paralysie générale	7	72	260	2,1370
Tabes				
Indéterminée	22	118	583	3,77
Syphilis maternelle				
Anté-conceptionnelle	5	42	128	3,90
Post-conceptionnelle	3	35	72	4,16
Paralysie générale				
Tabes				
Imprégnation				
Indéterminée	3	51	148	2,026
Syphilis conjugale				
Anté-concept. virulente	5	57	150	3,30
— non virulente	3	10	26	11,53
Concept. à manif. précoce	4	25	68	5,86
— — tardive	4	31	116	3,448
précoce post-gravide				
— indéterminée	127	475	1312	8,41
— nerveuse				

2e génération

	Nombre de cas	Observations	Enfants	Pourcentage
Syphilis paternelle				
Déterminée	15	58	205	7,27
Indéterminée	9	31	64	14,06
Syphilis maternelle				
Déterminée	17	77	229	7,17
Indéterminée	8	47	150	5,92
Syphilis conjugale	4	7	11	36,36
— atavique	1	2	6	16,66
— lunaire	1	84	84	4,76
— doublée (réinfection)	3	9	9	3,32
— virulente de 2e génération	2	6	27	7,40

TABLEAU 50

Rachitisme

1re génération

	Nombre de cas	Observations	Enfants	Pourcentage
Syphilis paternelle				
Virulente				
Récente				
Ancienne	6	122	473	1,26
Paralysie générale	2	72	260	0,76
Tabes				
Indéterminée	3	138	583	0,51
Syphilis maternelle				
Anté-conceptionnelle				
Post-conceptionnelle				
Paralysie générale				
Tabes				
Imprégnation				
Indéterminée				
Syphilis conjugale				
Anté-concept. virulente				
— non virulente				
Concept. à manif. précoce				
— tardive				
— précoce post gravide				
— indéterminée	4	475	1512	0,264
— nerveuse				

2e génération

	Nombre de cas	Observations	Enfants	Pourcentage
Syphilis paternelle				
Déterminée	5	50	205	2,43
Indéterminée	2	31	64	3,12
Syphilis maternelle				
Déterminée	10	73	229	4,36
Indéterminée	5	47	150	3,83
Syphilis conjugale				
— atavique				

3e et 4e générations

	Nombre de cas	Observations	Enfants	Pourcentage
Syphilis binaire				
— doublée (réinfection)				
— virulente de 2e génération	1	6	27	3,70

TABLEAU 31

Système vasculaire

1re génération

	Nombre de cas.	Observations.	Enfants.	Pourcentage.
Syphilis paternelle.				
Virulente..........	1	34	105	0,0523
Récente..........				
Ancienne..........	1	122	473	0,2114
Paralysie générale..........	1	72	260	0,3846
Tabès..........				
Indéterminée..........	1	138	583	0,1715
Syphilis maternelle				
Ante-conceptionnelle				
Post-conceptionnelle				
Paralysie générale				
Tabès..........	2	18	96	2,083
Imprégnation				
Indéterminée..........				
Syphilis conjugale				
Ante concept. virulente..........	1	57	150	0,666
— non virulente.....				
Concept. à manif. précoce.....	1	23	68	1,4707
— — tardive.....				
— précoce post gravide...				
— indéterminée..........	19	475	1512	1,26
— nerveuse..........				

2e génération

	Nombre de cas.	Observations.	Enfants.	Pourcentage.
Syphilis paternelle				
Déterminée..........				
Indéterminée..........				
Syphilis maternelle				
Déterminée..........				
Indéterminée..........				
Syphilis conjugale..........				
— ataxique..........				
— binaire..........				
— doublée (réinfection).....				
— virulente de 2e génération.	1	8	27	3,71

TABLEAU 52

Système nerveux

1re génération

	Nombre de cas	Observations	Enfants	Pourcentage
Syphilis paternelle				
Virulente	3	34	105	2,85
Récente	10	39	139	7,19
Ancienne	25	122	473	5,28
Paralysie générale	19	72	260	38,07
Tabes	26	58	121	21,48
Indéterminée	24	138	383	4,116
Syphilis maternelle				
Anté-conceptionnelle	3	12	128	1,56
Post-conceptionnelle	4	35	72	5,55
Paralysie générale	7	12	30	23,33
Tabes	10	18	96	10,41
Imprégnation				
Indéterminée	6	31	148	4,052
Syphilis conjugale				
Anté-concept. virul.	7	57	150	4,66
— non virul.	2	10	26	11,53
Concept. à manif. précoce	3	23	68	1,41
— — tardive	2	31	116	1,794
— précoce post-gravide				
— indéterminée	66	175	1612	4,56
— nerveuse				

2e génération

	Nombre de cas	Observations	Enfants	Pourcentage
Syphilis paternelle				
Déterminée	13	56	205	5,94
Indéterminée	9	31	64	14,05
Syphilis maternelle				
Déterminée	15	73	229	6,55
Indéterminée	4	47	150	2,66
Syphilis conjugale	2	7	11	18,18
atavique				
— binaire	4	84	84	4,76
— doublée (réinfection)				
— virulente de 2e génération				

TABLEAU 54.

Lésions viscérales.

1re génération.

	Nombre de cas.	Observations.	Enfants.	Pourcentage.
Syphilis paternelle.				
Virulente				
Récente	1	39	139	0,72
Ancienne	3	122	473	0,63
Paralysie gén				
Tabes				
Indéterminée				
Syphilis maternelle.				
Anté-concept				
Post-concept	1	35	72	1,39
Paralysie gén.				
Tabes				
Imprégnation	1	5	30	3,33
Indéterminée	1	51	148	0
Syphilis conjugale.				
Anté-concept virul.				
— non virul.				
Concept. à manif. précoce				
— tardive				
— précoce post-gravide				
— indéterminée	25	475	1512	1,65
— nerveuse				

2e génération.

	Nombre de cas.	Observations.	Enfants.	Pourcentage.
Syphilis paternelle.				
Déterminée				
Indéterminée				
Syphilis maternelle.				
Déterminée	1	73	229	0,44
Indéterminée	1	47	150	0,68
Syphilis conjugale				
— atavique				
— binaire				
— doublée (réinfection)				
— virulente de 2e génération				

TABLEAU 51.

Infantilisme

1re génération.

	Nombre de cas	Observations	Enfants	Pourcentage
Syphilis paternelle.				
Virulente............................	1	34	105	0,95
Récente................................				
Ancienne.............................	2	123	473	0,42
Paralysie gén.......................				
Tabes.................................	1	58	121	0,82
Indéterminée.......................	3	138	583	0,51
Syphilis maternelle.				
Anté-concept.......................	1	42	128	0,78
Post-concept........................				
Paralysie gén........................				
Tabes.................................	1	18	96	1,04
Imprégnation........................				
Indéterminée........................	3	51	148	2,01
Syphilis conjugale.				
Anté-concept. virul.................				
— non virul.................				
Concept. à manif. précoce.........				
— — tardive.............	3	31	116	2,58
— précoce post-gravide......				
— indéterminée.............	22	475	1512	1,45
— nerveuse.................				

2e génération.

	Nombre de cas	Observations	Enfants	Pourcentage
Syphilis paternelle.				
Déterminée..........................	3	65	205	1,41
Indéterminée........................	2	31	64	2,10
Syphilis maternelle.				
Déterminée..........................	5	73	229	2,18
Indéterminée........................	1	47	150	2,00
Syphilis conjugale..............				
— atavique......................				
— binaire.......................	5	81	84	5,95
— doublée (réinfection).........				
— virul. de 2e génération.......				

3e et 4e générations.

TABLEAU 55.

Malformations, arrêts de développement, monstruosités.

1re génération

	Nombre de cas	Observations	Enfants	Pourcentage
Syphilis paternelle.				
Virulente	11	24	105	10,17
Récente	12	39	139	8,63
Ancienne	50	192	473	10,56
Paralysie gén	8	72	260	3,07
Tabes	1	58	121	0,82
Indéterminée	30	138	583	8,57
Syphilis maternelle.				
Ante-concept	9	42	128	7,03
Post-concept	4	25	72	5,55
Paralysie gén	1	12	30	3,33
Tabes				
Imprégnation				
Indéterminée	15	51	148	10,13
Syphilis conjugale.				
Ante-concept, virul.	40	57	130	30,69
— non virul.	12	10	26	46,15
Concept. à manif. précoce	4	23	68	5,88
— tardive	3	61	116	2,58
— précoce post-gravide				
— indéterminée	65	473	1512	4,30
— nerveuse				

2e génération.

	Nombre de cas	Observations	Enfants	Pourcentage
Syphilis paternelle.				
Déterminée	7	58	205	3,41
Indéterminée	8	31	64	12,50
Syphilis maternelle.				
Déterminée	19	73	229	8,30
Indéterminée	14	47	150	9,33
Syphilis conjugale.				
— ataxique				
— linaire				
— doublée (reinfection)				
— virulente de 2e génération				

TABLEAU 56.

Bec-de-lièvre.

1re génération.

	Nombre de cas	Observations	Enfants	Pourcentage
Syphilis paternelle.				
Virulente................	1	34	105	0,95
Récente............				
Ancienne............	5	122	475	1,06
Paralysie gén.........				
Tabes............				
Indéterminée.........	1	138	583	0,17
Syphilis maternelle.				
Anté-concept.........	3	42	198	2,44
Post-concept.........				
Paralysie gén.........				
Tabes............				
Imprégnation.........	2	5	50	0,06
Indéterminée.........	5	51	148	2,02
Syphilis conjugale.				
Anté-concept. virul.........				
— non virul.........				
Concept. à manif. précoce.........	1	28	68	3,81
— — tardive.........				
— précoce post-gravide.........				
— indéterminée.........	7	425	1512	0,46
— nerveuse.........				

2e génération.

	Nombre de cas	Observations	Enfants	Pourcentage
Syphilis paternelle.				
Déterminée.........				
Indéterminée.........	3	34	64	1.
Syphilis maternelle.				
Déterminée.........	3	73	229	1,31
Indéterminée.........				
Syphilis conjugale.........				
— ataxique.........				

3e et 4e générations.

Syphilis binaire.........				
— doublée.........				
— virulente de 2e génération.........				

TABLEAU 57.

Pied bot.

1re génération.

	Nombre de cas.	Observations.	Enfants.	Pourcentage.
Syphilis paternelle.				
Virulente				
Récente				
Ancienne	2	122	473	4.22
Paralysie gén				
Tabes				
Indéterminée	9	138	583	1.54
Syphilis maternelle.				
Anté-concept	1	42	128	0.78
Post-concept				
Paralysie gén				
Tabes				
Imprégnation				
Indéterminée	6	51	118	4.05
Syphilis conjugale.				
Anté-concept. virul.	1	57	150	0.66
— non virul.	1	10	26	3.84
Concept. à manif. précoce				
— tardive				
— précoce post-gravide				
— indéterminée	3	475	1512	0.19
— nerveuse				

2e génération.

	Nombre de cas.	Observations.	Enfants.	Pourcentage.
Syphilis paternelle.				
Déterminée	1	73	229	0.43
Indéterminée	1	31	64	1.56
Syphilis maternelle.				
Déterminée				
Indéterminée				
Syphilis conjugale				
— atavique				

3e et 4e générations.

	Nombre de cas.	Observations.	Enfants.	Pourcentage.
Syphilis binaire	1	84	84	1.2
— doublée (réinfection)				
— circulaire de 2e génération				

TABLEAU 38.

Spina-bifida.

1re génération

	Nombre de cas.	Observations	Enfants	Pourcentage.
Syphilis paternelle.				
Virulente................................	2	34	105	1,90
Récente................................				
Ancienne...............................	2	122	474	0,42
Paralysie gén..........................				
Tabes..................................				
Indéterminée...........................	3	198	589	0,51
Syphilis maternelle.				
Anté-concept...........................	1	12	128	0,78
Post-concept...........................	1	35	72	1,38
Paralysie gén..........................				
Tabes..................................				
Imprégnation...........................				
Indéterminée...........................	1	51	148	2,70
Syphilis conjugale.				
Anté-concept. virul....................				
— non virul...............				
Concept. à manif. précoce.............				
— — tardive.............				
— précoce post-gravide..........				
— indéterminée..................	5	475	1512	0,34
— nerveuse......................				

2e génération.

	Nombre de cas.	Observations	Enfants	Pourcentage.
Syphilis paternelle.				
Déterminée.............................				
Indéterminée...........................				
Syphilis maternelle.				
Déterminée.............................				
Indéterminée...........................	1	47	150	0,66
Syphilis conjugale..................				
— atavique..........................	1	2	4	1000

3e et 4e générations.

Syphilis binaire....................				
— doublée (réinfection).............				
— virul. de 2e génération...........				

TABLEAU 59

Anomalies obstétricales

1re génération.

	Nombre de cas	Observations	Enfants	Pourcentage
Syphilis paternelle.				
Virulente....................				
Récente.....................				
Ancienne....................				
Paralysie gén................				
Tabès.......................				
Indéterminée................	5	138	582	0,85
Syphilis maternelle.				
Ante-concept................				
Post-concept................				
Paralysie gén................				
Tabès.......................				
Imprégnation................				
Indéterminée................	4	51	148	2,79
Syphilis conjugale.				
Anté-concept. virul..........				
non virul........				
Concept. à manif. précoce....				
tardive....				
— précoce post-gravid........				
— indéterminée..............	4	475	1512	0,26
— nerveuse..................				

2e génération.

	Nombre de cas	Observations	Enfants	Pourcentage
Syphilis paternelle.				
Déterminée..................	1	56	205	0,48
Indéterminée................				
Syphilis maternelle.				
Déterminée..................				
Indéterminée................				
Syphilis conjugale.......				
— atavique..................				
— binaire...................				
— doublée (réinfection.......				
— virul. de 2e génération....				

En utilisant les matériaux précédents, voici les moyennes d'ensemble auxquelles je suis arrivé pour apprécier la mortalité, la morbidité et l'état de santé pour 100 des descendants de syphilitiques. Je donne comparativement les résultats obtenus par MM. Fournier et Tarnowsky.

1re génération

	Syphilis paternelle p. 100	Syphilis maternelle p. 100	Syphilis conjugale p. 100	Ensemble des 3 p. 100
Mortalité	47	43	48	50
Syphilis immédiate	3,5	4	3,8	3
» précoce	2,5	8,5	7	5
» tardive	5,5	2,7	9	6
» totalisée	11	15,4	15,9	15
Dystrophies	41	39	67	64
Enfants sains	17	13,7	6,1	11
Enfants vivants (¹)	61	50	73	65

Pour M. le prof. Fournier, les résultats d'ensemble sont les suivants :

	Syphilis paternelle p. 100	Syphilis maternelle p. 100	Syphilis conjugale p. 100
Morts	28	71	77
Vivants	71	28	22

S'il existe un écart assez considérable entre les moyennes obtenues par M. Fournier et les miennes, cela peut résulter du nombre d'observations qui ont servi à établir les statistiques. Les moyennes de M. Fournier portent sur :

Syphilis paternelle.. 401 enfants
— maternelle.. 208 —
— conjugale.. 431 —

tandis que j'ai groupé :

Syphilis paternelle.. 1681 enfants
— maternelle.. 504 —
— conjugale.. 1888 —

(¹) Parmi ceux-ci il en est qui meurent plus ou moins longtemps après la naissance; c'est ce qui explique que leur pourcentage soit plus élevé que celui de la mortalité.

Un fait est identique, dans les deux statistiques, c'est l'influence prépondérante de la mère.

2e génération

Je donne une statistique globale qui comporte:

	Syphilis paternelle	Maternelle	Commune	Ensemble
Nombres d'enfants	269	579	11	639
	p. 100	p. 100	p. 100	p. 100
Mortalité	30	42,75	27,27	36
Syphilis immédiate	0,73	0,86	9,09	8,36
précoce	0,36	3,9	18,18	21,31
tardive	4,4	1,85	»	3,12
totale	5,5	1,58	18,63	8,57
Dystrophies	64	40,41	127,27	75,22
Enfants sains	11	15,04	»	13

M. Ed. Fournier donne comme moyenne générale pour la syphilis de 2e génération sur:

    116 observations.................
    347 grossesses..................
    117 morts ....   48,2 p. 100
    192 vivants   52,5
    161 dystrophies ....   43,8 —
    31 sains ....   8,4 —

auxquels il faut ajouter:

    Syphilis virulente............   14 p. 100

M. le professeur Tarnowsky montre que la statistique diffère complètement si on fait entrer en ligne de compte la *syphilis binaire*.

Dans la syphilis de 2e génération pure il a relevé:

    Mortalité ....   32,1 p. 100
    Accidents syphilitiques   0
    Dystrophies   15,6

Tandis que dans la syphilis de 2e génération avec syphilis binaire il obtient:

    Mortalité ....   60 p. 100
    Accidents syphilitiques......   11,2 —
    Dystrophies   35,3

Je ferai encore à propos de ces pourcentages remarquer combien les statistiques peuvent être trompeuses et variables d'un auteur à l'autre. Telle est par exemple ma statistique de l'influence de la syphilis conjugale de 2ᵉ génération qui ne porte que sur 11 cas, donnant comme moyenne 127 p. 100 de dystrophies.

C'est que précisément, ainsi que je l'ai dit plus haut, en matière de dystrophies, chaque sujet peut représenter à lui seul toute une série de dystrophies variables. Je dirai de même que les statistiques de mortalité sont très souvent au-dessus de la vérité, car elles ne font pas la part des causes de mort non imputables à la syphilis des parents.

STATISTIQUE DE FRÉQUENCE DES DYSTROPHIES

M. Edmond Fournier a donné les tableaux de la fréquence des dystrophies pour les syphilis de 1ʳᵉ et de 2ᵉ génération. Je les reproduis ici pour qu'on puisse les comparer avec les tableaux que je donne dans les pages suivantes (p. 250) :

SYPHILIS DE PREMIÈRE GÉNÉRATION

Tableau de fréquence relative des divers ordres de stigmates dystrophiques.

	Statistique du prof. Fournier sur 247 observations.		Statist. du dr. Ed. Fournier sur 233 observations	
	Cas	p. 100	Cas	p. 100
Lésions oculaires	107	43	111	48
Dystrophies dentaires	97	39	110	47
Lésions osseuses	51	23	47	20
— cutanées	49	15	98	42
— de l'oreille	34	14	41	18
— nasales	31	12	65	27
— du voile du palais	31	12	49	21
Infantilisme	25	10	32	13
Dystrophies crâniennes	19	7	77	32
— intellectuelles	16	6	11	4
Épilepsie	14	5	5	2
Lésions du testicule	11	4	30	12
Convulsions	11	4	9	3
Rachitisme	9	3	3	1
Gomme	8	3	37	15
Hydrocéphalie	7	2	3	1
Pied bot	1	0,4	»	»

SYPHILIS DE DEUXIÈME GÉNÉRATION

Tableau de la fréquence proportionnelle des stigmates d'après
le dr. Ed. Fournier, obtenu chez 428 malades.

Infantilisme (aspect chétif, rabougri, retard de la parole, de la mar-
  che et de la dentition) 45
Lésions du squelette (rachitisme, exostoses, réduction de la taille) ... 43
Stigmates oculaires 42
Système nerveux (méningites, convulsions, arrêt de l'intelligence) ... 50
Stigmates dentaires (érosions, dystrophies) 36
Stigmates crâniens: gros crâne, crâne natiforme, à bosses saillantes,
  en houle 36
Stigmates auriculaires: écoulements, surdité 13
Coryza 10
Microcéphalie 5
Céphalées 5

Ces tableaux ne renseignent que sur la fréquence des différentes dystrophies, d'après la statistique globale des générateurs
syphilitiques. J'ai cherché dans les observations que j'ai analysées
dans ce travail la fréquence des différentes catégories de dystrophies d'après l'origine de la syphilis: paternelle, maternelle ou
conjugale.

Je donne ici le résumé de ces recherches dont on trouvera
le détail dans les tableaux numéros 1 à 24.

Fréquence de chaque signe ou dystrophie par groupes étiologiques:
origine paternelle, maternelle ou conjugale, et pour chaque génération.

1re génération.

Mortalité.

	Syphilis paternelle	Syphilis maternelle	Syphilis conjugale	Ensemble des 3 syphilis
Nombre de cas (Enfants.)	1681	504	1888	4073
Mortalité	805	318	921	2044
Pourcentage	47,887	63,01	48,78	50,18

2e génération

Nombre de cas	269	379	17	665
Mortalité	105	162	3	270
Pourcentage	39,032	42,74	17,64	40,06

1re génération

Avortements.

Nombre de cas	1681	504	1888	4073
Avortements	79	22	99	200
Pourcentage	4,698	4,325	5,024	4,91

2e génération

Nombre de cas	269	379	17	665
Avortements	27	39	1	67
Pourcentage	11,559	10,292	5,882	10,075

1re génération.

Fausses couches.

Nombre de cas	1681	504	1888	4073
Fausses couches	196	41	93	330
Pourcentage	11,960	8,135	4,927	8,100

2e génération

Nombre de cas	269	379	17	665
Fausses couches	12	19		31
Pourcentage	4,460	5,013		4,661

Prématurés.

1re génération.

	Syphilis paternelle.	Syphilis maternelle.	Syphilis conjugale.	Ensemble des 3 syphilis.
Nombre de cas	1681	504	1888	4073
Prématurés	31	32	67	130
Pourcentage	1,848	6,336	3,544	3,185

2e génération.

	Syphilis paternelle.	Syphilis maternelle.	Syphilis conjugale.	Ensemble des 3 syphilis.
Nombre de cas	269	379	17	665
Prématurés	7	6		13
Pourcentage	2,597	1,578		1,950

Mort-nés non macérés.

1re génération.

	Syphilis paternelle.	Syphilis maternelle.	Syphilis conjugale.	Ensemble des 3 syphilis.
Nombre de cas	1681	504	1888	4073
Morts-nés non macérés	69	33	85	187
Pourcentage	4,105	6,534	4,496	4,681

2e génération.

	Syphilis paternelle.	Syphilis maternelle.	Syphilis conjugale.	Ensemble des 3 syphilis.
Nombre de cas	269	379	17	665
Morts-nés non macérés	6	13		19
Pourcentage	2,226	3,419		2,85

Mort-nés macérés.

1re génération.

	Syphilis paternelle.	Syphilis maternelle.	Syphilis conjugale.	Ensemble des 3 syphilis.
Nombre de cas	1681	504	1888	4073
Mort-nés macérés	16	6	21	43
Pourcentage	9,520	1,188		1,053

2e génération.

	Syphilis paternelle.	Syphilis maternelle.	Syphilis conjugale.	Ensemble des 3 syphilis.
Nombre de cas	269	379	17	665
Mort-nés macérés		1		1
Pourcentage		0,263		0,150

Jumeaux

1re génération.

	Syphilis paternelle.	Syphilis maternelle.	Syphilis conjugale.	Ensemble des 3 syphilis.
Nombre de cas	1681	504	1888	4073
Jumeaux	12	2	5	22
Pourcentage	0,714	0,396	0,423	0,539

2e génération.

	Syphilis paternelle.	Syphilis maternelle.	Syphilis conjugale.	Ensemble des 3 syphilis.
Nombre de cas	269	379	17	665
Jumeaux		4		4
Pourcentage		1,05		0,601

1re génération

	Syphilis paternelle	Syphilis maternelle	Syphilis conjugale	Ensemble des 3 syphilis
Hydramnios.				
Nombre de cas	1681	504	1888	4073
Hydramnios	3	5	5	13
Pourcentage	0,178	0,99	0,264	0,318

2e génération

Nombre de cas				
Hydramnios				
Pourcentage				

1re génération

Placenta.
Môle hydatiforme.

	Syphilis paternelle	Syphilis maternelle	Syphilis conjugale	Ensemble des 3 syphilis
Nombre de cas	1681	504	1888	4073
Placenta, môle hydat.	2	1	1	4
Pourcentage	0,1188	0,198	0,0529	0,098

2e génération

Nombre de cas				
Placenta, môle hydat.				
Pourcentage				

1re génération

Stérilité.

	Syphilis paternelle	Syphilis maternelle	Syphilis conjugale	Ensemble des 3 syphilis
Nombre de cas	1681	504	1888	4073
Stérilité	6	1		7
Pourcentage	0,351	0,198		0,171

2e génération

Nombre de cas				
Stérilité				
Pourcentage				

1re génération

Signes oculaires.

	Syphilis paternelle	Syphilis maternelle	Syphilis conjugale	Ensemble des 3 syphilis
Nombre de cas	1681	504	1888	4074
Signes oculaires	21	7	42	70
Pourcentage	1,249	1,388	2,225	1,719

2e génération

	Syphilis paternelle	Syphilis maternelle	Syphilis conjugale	Ensemble des 3 syphilis
Nombre de cas	269	379	17	665
Signes oculaires	5	11	2	18
Pourcentage	1,858	2,9	11,76	2,881

1re génération.

Ophtalmies.

	Syphilis paternelle	Syphilis maternelle	Syphilis conjugale	L'ensemble des 3 syphilis
Nombre de cas	1631	504	1938	4073
Ophtalmies	9	10	30	49
Pourcentage	0,5516	1,98	1,606	1,203

2e génération.

	Syphilis paternelle	Syphilis maternelle	Syphilis conjugale	L'ensemble des 3 syphilis
Nombre de cas				
Ophtalmies				
Pourcentage				

1re génération.

Kératites.

	Syphilis paternelle	Syphilis maternelle	Syphilis conjugale	L'ensemble des 3 syphilis
Nombre de cas	1631	504	1938	4073
Kératites	27	8	148	183
Pourcentage	1,655	1,584	7,839	4,493

2e génération.

	Syphilis paternelle	Syphilis maternelle	Syphilis conjugale	L'ensemble des 3 syphilis
Nombre de cas	269	379	17	665
Kératites	15	15		30
Pourcentage	5,565	3,419		4,511

1re génération.

Strabisme.

	Syphilis paternelle	Syphilis maternelle	Syphilis conjugale	L'ensemble des 3 syphilis
Nombre de cas	1631	504	1938	4073
Strabisme	9	5	12	26
Pourcentage	0,5516	0,929	0,634	0,637

2e génération.

	Syphilis paternelle	Syphilis maternelle	Syphilis conjugale	L'ensemble des 3 syphilis
Nombre de cas	269	379	17	665
Strabisme	1	1		2
Pourcentage	0,371	0,263		0,3

1re génération.

Iritis.

	Syphilis paternelle	Syphilis maternelle	Syphilis conjugale	L'ensemble des 3 syphilis
Nombre de cas	1631	504	1938	4073
Iritis	5	8	47	60
Pourcentage	0,207	1,584	2,486	1,47

2e génération.

	Syphilis paternelle	Syphilis maternelle	Syphilis conjugale	L'ensemble des 3 syphilis
Nombre de cas	269	379	17	665
Iritis	1	2		2
Pourcentage	0,371	0,526		0,4512

1re génération.

	Syphilis paternelle.	Syphilis maternelle.	Syphilis conjugale.	Ensemble des 3 syphilis.
Choroïdites.				
Nombre de cas	1681	504	1888	4073
Choroïdites	2	2	15	19
Pourcentage	0,1188	0,396	0,7935	0,4655

2e génération.

Nombre de cas	269	379	17	665
Choroïdites	7	1		8
Pourcentage	2,597	0,261		1,2032

1re génération.

Cécité.				
Nombre de cas	1681	504	1888	4073
Cécité	3	1	21	25
Pourcentage	0,1782	0,198	1,1109	0,6125

2e génération.

Nombre de cas				
Cécité				
Pourcentage				

1re génération.

Anomalies dentaires				
Nombre de cas	1681	504	1888	4073
Anomalies dentaires	69	16	97	182
Pourcentage	4,104	3,168	5,131	4,459

2e génération.

Nombre de cas	269	379	17	665
Anomalies dentaires	21	25	1	47
Pourcentage	7,79	6,575	5,884	7,068

1re génération.

Dents d'Hutchinson				
Nombre de cas	1681	504	1888	4073
Dents d'Hutchinson	23	8	87	118
Pourcentage	1,368	1,587	4,607	2,892

2e génération.

Nombre de cas	269	379	17	665
Dents d'Hutchinson	6	7	3	16
Pourcentage	1,8684	1,841	17,65	2,406

1re génération.

Dystrophies auriculaires.

	Syphilis paternelle	Syphilis maternelle	Syphilis conjugale	Ensemble des 3 syphilis
Nombre de cas	1681	501	1848	4073
Dystrophies auriculaires	16	1	4	21
Pourcentage	0,9501	0,198	0,2116	0,5145

2e génération.

Nombre de cas	269	379	17	665
Dystrophies auriculaires	4	5		9
Pourcentage	1,484	1,315		1,353

1re génération.

Otorrhée et otite.

Nombre de cas	1681	501	1888	4073
Otorrhée et otite	14	11	18	43
Pourcentage	0,8316	2,178	0,9522	1,044

2e génération.

Nombre de cas	269	379	17	665
Otorrhée et otite	4	2		6
Pourcentage	1,484	0,526		0,902

1re génération.

Surdité.

Nombre de cas	1681	504	1888	4073
Surdité	14	4	54	72
Pourcentage	0,831	0,792	2,858	1,461

2e génération.

Nombre de cas	269	379	17	665
Surdité	4	2		6
Pourcentage	1,484	0,526		0,902

1re génération.

Méningite.

Nombre de cas	1681	501	1888	4073
Méningite	36	18	27	81
Pourcentage	2,148	3,564	1,428	1,984

2e génération.

Nombre de cas	269	379	17	665
Méningite	8	3		11
Pourcentage	2,968	0,789		1,654

Hydrocéphalie

1re génération.

	Syphilis paternelle.	Syphilis maternelle.	Syphilis conjugale.	Ensemble des 3 syphilis.
Nombre de cas	1681	504	1888	4073
Hydrocéphalie	69	20	74	163
Pourcentage	4,104	3,96	4,02	3,992

2e génération.

	Syphilis paternelle.	Syphilis maternelle.	Syphilis conjugale.	Ensemble des 3 syphilis.
Nombre de cas	269	379	17	665
Hydrocéphalie	9	6		15
Pourcentage	3,349	1,578		2,255

Convulsions.

1re génération.

	Syphilis paternelle.	Syphilis maternelle.	Syphilis conjugale.	Ensemble des 3 syphilis.
Nombre de cas	1681	504	1888	4073
Convulsions	54	6	38	98
Pourcentage	3,207	1,188	2,01	2,401

2e génération.

	Syphilis paternelle.	Syphilis maternelle.	Syphilis conjugale.	Ensemble des 3 syphilis.
Nombre de cas	269	379	17	665
Convulsions	6	10	2	18
Pourcentage	2,126	2,63	11,768	2,7072

Dégénérescence mentale

1re génération.

	Syphilis paternelle.	Syphilis maternelle.	Syphilis conjugale.	Ensemble des 3 syphilis.
Nombre de cas	1681	504	1888	4073
Dégénérescence mentale	52	27	5	84
Pourcentage	3,088	5,346	0,2645	2,058

2e génération.

	Syphilis paternelle.	Syphilis maternelle.	Syphilis conjugale.	Ensemble des 3 syphilis.
Nombre de cas	269	379	17	665
Dégénérescence mentale	3	6		9
Pourcentage	1,115	1,578		1,3536

Épilepsie.

1re génération.

	Syphilis paternelle.	Syphilis maternelle.	Syphilis conjugale.	Ensemble des 3 syphilis.
Nombre de cas	1681	504	1888	4073
Épilepsie	16	11		27
Pourcentage	0,9524	2,178		0,6615

2e génération.

	Syphilis paternelle.	Syphilis maternelle.	Syphilis conjugale.	Ensemble des 3 syphilis.
Nombre de cas	269	379	17	665
Épilepsie	2			2
Pourcentage	0,741			0,3008

1re génération.

	Syphilis paternelle.	Syphilis maternelle.	Syphilis conjugale.	Ensemble des 3 syphilis.
Hystérie et nervosisme.				
Nombre de cas	1681	504	1888	4073
Hystérie et nervosisme	14	2	3	19
Pourcentage	0,8316	0,396	0,1587	0,4655

2e génération.

Nombre de cas	269	379	17	665
Hystérie et nervosisme	6	3		9
Pourcentage	2,226	0,789		1,253

1re génération.

Paralysie et aphasie				
Nombre de cas	1681	504	1888	4073
Paralysie et aphasie	31	12	28	71
Pourcentage	1,8411	2,376	1,481	1,739

2e génération

Nombre de cas	269	379	17	665
Paralysie et aphasie	5	1		6
Pourcentage	1,855	0,263		0,9024

1re génération.

Maladie de la moelle.				
Tabes, ataxie, scléroses, maladie de Little.				
Nombre de cas	1681	504	1888	4073
Maladie de la moelle	4	1	1	6
Pourcentage	0,2376	0,191	0,0529	0,1579

2e génération

Nombre de cas	269	379	17	665
Maladie de la moelle		1		1
Pourcentage		0,263		0,1504

1re génération.

Dystrophies crâniennes et faciales.				
Nombre de cas	1681	504	1888	4073
Dystrophies crâniennes et faciales	44	7	28	72
Pourcentage	2,613	1,386	1,48	1,788

2e génération.

Nombre de cas	269	379	17	665
Dystrophies crâniennes et faciales	17	8	3	28
Pourcentage	6,397	2,101	17,752	4,2112

1re génération.

	Syphilis paternelle	Syphilis maternelle	Syphilis conjugale	Ensemble des 3 syphilis
Bec-de-lièvre.				
Nombre de cas.	1681	504	1888	4073
Bec-de-lièvre.	7	8	8	23
Pourcentage.	0,4158	1,584	0,4232	0,5635

2e génération.

	Syphilis paternelle	Syphilis maternelle	Syphilis conjugale	Ensemble des 3 syphilis
Nombre de cas.	269	379	17	665
Bec-de-lièvre.	3	3		6
Pourcentage.	1,113	0,789		0,9024

1re génération.

	Syphilis paternelle	Syphilis maternelle	Syphilis conjugale	Ensemble des 3 syphilis
Malformations et dystrophies nasales et palatines.				
Nombre de cas.	1681	504	1888	4073
Malform. et dystrophies nasales et palatines.	14	24	104	142
Pourcentage.	0,832	4,761	5,465	3,484

2e génération.

	Syphilis paternelle	Syphilis maternelle	Syphilis conjugale	Ensemble des 3 syphilis
Nombre de cas.	269	379	17	665
Malform. et dystrophies nasales et palatines.	9	32	2	43
Pourcentage.	3,345	8,443	11,761	6,458

1re génération.

	Syphilis paternelle	Syphilis maternelle	Syphilis conjugale	Ensemble des 3 syphilis
Malformations et dystrophie générale des os.				
Nombre de cas.	1681	504	1888	4073
Malform. et dystrophie générale des os.	47	9	87	143
Pourcentage.	2,794	1,785	4,608	3,514

2e génération.

	Syphilis paternelle	Syphilis maternelle	Syphilis conjugale	Ensemble des 3 syphilis
Nombre de cas.	269	379	17	665
Malform. et dystrophie générale des os.	24	25	1	50
Pourcentage.	8,92	6,596	5,882	7,518

1re génération.

	Syphilis paternelle	Syphilis maternelle	Syphilis conjugale	Ensemble des 3 syphilis
Rachitisme.				
Nombre de cas.	1681	504	1888	4073
Rachitisme.	11		4	15
Pourcentage.	0,654		0,2116	0,3675

2e génération.

	Syphilis paternelle	Syphilis maternelle	Syphilis conjugale	Ensemble des 3 syphilis
Nombre de cas.	269	379	17	665
* Rachitisme.	7	5		22
Pourcentage.	2,597	3,945		3,3088

1re génération

	Syphilis paternelle.	Syphilis maternelle.	Syphilis conjugale.	Ensemble des 3 syphilis.
Gigantisme total et partiel.				
Nombre de cas	1681	504	1888	4073
Gigantisme total et partiel	8	1	3	12
Pourcentage	0,4752	0,198	0,1587	0,2940

2e génération

Nombre de cas	269	379	17	665
Gigantisme total et partiel		2		2
Pourcentage		0,526		0,3008

1re génération

Nanisme.				
Nombre de cas	1681	504	1888	4073
Nanisme	3			3
Pourcentage	0,1784			0,0735

2e génération

Nombre de cas	269	379	17	665
Nanisme		1		1
Pourcentage		0,263		0,1504

1re génération

Exostoses.				
Nombre de cas	1681	504	1888	4073
Exostoses, hyperostoses		2	14	16
Pourcentage		0,396	0,7406	0,402

2e génération

Nombre de cas	269	379	17	665
Exostoses, hyperostoses	2	2		4
Pourcentage	0,742	0,526		0,6016

1re génération

Dystrophies et malformations des pieds et des mains.				
Nombre de cas	1681	504	1888	4073
Dystrop. et malformations des pieds et mains	9	6	8	23
Pourcentage	0,5316	1,188	0,4252	0,5635

2e génération

Nombre de cas	269	379	17	665
Dystrop. et malformations des pieds et mains	1			1 *
Pourcentage	0,371			0,1504

1re génération

Malformations de la colonne vertébrale et du thorax

	Syphilis paternelle	Syphilis maternelle	Syphilis conjugale	Ensemble des 3 syphilis
Nombre de cas	1681	504	1888	4073
Malf. de la colonne vertébrale et du thorax	15	2	6	23
Pourcentage	0,891	0,396	0,3174	0,5835

2e génération

Nombre de cas	269	379	17	665
Malf. de la colonne vertébrale et du thorax	2	1		3
Pourcentage	0,741	0,263		0,4512

1re génération

Pied bot

Nombre de cas	1681	504	1888	4073
Pied bot	11	7	5	23
Pourcentage	6,534	1,386	0,2645	0,5635

2e génération

Nombre de cas	269	379	17	665
Pied bot	2			2
Pourcentage	0,743			0,3008

1re génération

Néoplasies

Nombre de cas	1681	504	1888	4073
Néoplasies	7	1	7	15
Pourcentage	0,4158	0,198	0,3703	0,3675

2e génération

Nombre de cas	269	379	17	665
Néoplasies	4	2		6
Pourcentage	1,484	0,526		0,9024

1re génération

Arrêts de développement général et monstruosités

Nombre de cas	1681	504	1888	4033
Arrêts de développement gén. et monstruosités	16	16	40	78
Pourcentage	0,9504	3,168	2,153	1,911

2e génération.

	Syphilis paternelle.	Syphilis maternelle.	Syphilis conjugale.	Ensemble des 3 syphilis.
Nombre de cas	269	379	17	665
Arrêts de développement gén. et monstruosités	5	12	1	18
Pourcentage	1,855	3,156	5,880	2,6072

1re génération.

Troubles de développement et de nutrition. Dystrophies générales.

	Syphilis paternelle.	Syphilis maternelle.	Syphilis conjugale.	Ensemble des 3 syphilis.
Nombre de cas	1681	504	1888	4073
Troubles de dévelop. et de nutr. Dystrophies gén.	83	16	116	215
Pourcentage	4,937	3,174	6,143	5,278

2e génération.

	Syphilis paternelle.	Syphilis maternelle.	Syphilis conjugale.	Ensemble des 3 syphilis.
Nombre de cas	269	379	17	665
Troubles de dévelop. et de nutr. Dystrophies gén.	19	22	1	42
Pourcentage	7,063	5,801	5,880	6,315

1re génération.

Dystrophies génito-urinaires.

	Syphilis paternelle.	Syphilis maternelle.	Syphilis conjugale.	Ensemble des 3 syphilis.
Nombre de cas	1681	504	1888	4073
Dystrop. génito-urinaires	19	3	15	37
Pourcentage	1,128	0,594	0,794	0,9065

2e génération.

	Syphilis paternelle.	Syphilis maternelle.	Syphilis conjugale.	Ensemble des 3 syphilis.
Nombre de cas	269	379	17	665
Dystrop. génito-urinaires	11	2	3	16
Pourcentage	4,081	0,526	17,752	2,4064

1re génération.

Affections et lésions hépatiques.

	Syphilis paternelle.	Syphilis maternelle.	Syphilis conjugale.	Ensemble des 3 syphilis.
Nombre de cas	1681	504	1888	4073
Aff. et lésions hépatiques	12	4	49	65
Pourcentage	0,7128	0,792	2,5921	1,5925

2e génération.

	Syphilis paternelle.	Syphilis maternelle.	Syphilis conjugale.	Ensemble des 3 syphilis.
Nombre de cas	269	379	17	665
Aff. et lésions hépatiques	4	3		7
Pourcentage	1,484	0,789		1,0528

1re génération.

Affections pulmonaires.

	Syphilis paternelle	Syphilis maternelle	Syphilis conjugale	Ensemble des 3 syphilis
Nombre de cas	1681	504	1888	4073
Affect. pulmonaires	2		1	3
Pourcentage	0,1188		0,0529	0,0735

2e génération.

	Syphilis paternelle	Syphilis maternelle	Syphilis conjugale	Ensemble des 3 syphilis
Nombre de cas	269	379	17	665
Affect. pulmonaires	1			1
Pourcentage	0,379			0,1504

1re génération.

Ganglions.

	Syphilis paternelle	Syphilis maternelle	Syphilis conjugale	Ensemble des 3 syphilis
Nombre de cas	1681	504	1888	4073
Ganglions	8	2	12	22
Pourcentage	4,4752	0,396	0,6048	0,5390

2e génération.

	Syphilis paternelle	Syphilis maternelle	Syphilis conjugale	Ensemble des 3 syphilis
Nombre de cas	269	379	17	665
Ganglions	3	2		5
Pourcentage	1,113	0,526		0,752

1re génération.

Dystrophies cutanées.

	Syphilis paternelle	Syphilis maternelle	Syphilis conjugale	Ensemble des 3 syphilis
Nombre de cas	1681	504	1888	4073
Dystrophies cutanées	7		1	8
Pourcentage	0,4158		0,0529	0,1960

2e génération.

	Syphilis paternelle	Syphilis maternelle	Syphilis conjugale	Ensemble des 3 syphilis
Nombre de cas				
Dystrophies cutanées				
Pourcentage				

1re génération.

Malformation du tube digestif : langue, anus.

	Syphilis paternelle	Syphilis maternelle	Syphilis conjugale	Ensemble des 3 syphilis
Nombre de cas	1681	504	1888	4073
Malf. du tube digestif	5	3	5	13
Pourcentage	0,2970	0,591	0,2646	0,3185

2e génération.

	Syphilis paternelle	Syphilis maternelle	Syphilis conjugale	Ensemble des 3 syphilis
Nombre de cas	269	379	17	665
Malf. du tube digestif		2		2
Pourcentage		0,526		0,3008

1re génération.

	Syphilis paternelle	Syphilis maternelle	Syphilis conjugale	Ensemble des 3 syphilis
Lésions gommeuses.				
Nombre de cas	1681	504	1888	4073
Lésions gommeuses	7	8	45	52
Pourcentage	0,4158	1,585	2,3705	1,274

2e génération.

Nombre de cas	269	379	17	665
Lésions gommeuses	5	2		7
Pourcentage	1,855	0,536		0,528

1re génération.

Lésions vasculaires.				
Nombre de cas	1681	504	1888	4073
Lésions vasculaires	13	2	19	34
Pourcentage	0,773	0,396	1,00	0,834

2e génération.

Nombre de cas	269	379	17	665
Lésions vasculaires	2	2	1	5
Pourcentage	0,747	0,527	5,882	0,752

Comme il est facile de le voir, par l'énumération que j'ai donnée très exactement d'après les deux principaux documents parus sur ce sujet (Edmond Fournier et Barthélemy) ainsi que par les tableaux successifs que j'ai dressés dans plusieurs chapitres de ce travail; la syphilis serait l'élément fondamental de la pathologie dystrophique.

Cependant le nombre des dystrophies, des lésions, des troubles de nutrition, des prédispositions, voire même des affections d'ordre varié, est tel qu'on ne peut s'empêcher de se demander si la syphilis les produit à elle toute seule sans adjonction de cause adjuvante occasionnelle ou prédisposante, ou si elle est seule à les produire à l'exclusion de toute autre cause.

M. Edmond Fournier s'exprime à ce sujet de la façon suivante (*Syphilis héréditaire de seconde génération*, page 68) :

Pour l'immense majorité, les stigmates en question n'ont rien de spécial, rien qui appartienne en propre à la syphilis. Et, en effet, les dystrophies que réalise l'hérédité syphilitique ont leurs pendants, leurs analogues dans celles que réalisent d'autres hérédités infectieuses ou toxiques (tuberculose, alcoolisme, saturnisme, impaludisme, tabagisme, intoxications diverses), sans oublier la consanguinité. Qu'on se rappelle à ce sujet les mémorables expériences de MM. Gley et Charrin.

Elles n'appartiennent donc pas en propre à la syphilis, elles ne lui sont en rien exclusives.

Elles doivent donc être considérées comme des expressions banales et communes à des influences héréditaires des plus diverses. Ce sont, somme toute, des stigmates de tare, de dégénérescence héréditaire, et rien de plus...

M. Edmond Fournier indique lui-même la voie à suivre pour tenter de fixer définitivement les caractères propres à ce qui, d'après lui, appartiendrait à l'hérédité syphilitique; c'est ce que nous allons essayer de faire en étudiant séparément les *dystrophies hérédi-taires toxi-infectieuses* et les *dystrophies hérédo-gestaires* ou *d'origine morbide intra-utérine*.

Ainsi pourrons-nous établir le bilan de l'hérédo-morbidité en général, en dehors de la syphilis, et arriver à cette conclusion que tout, ou la plus grande partie de ce qui a été attribué à l'hérédité syphilitique, appartient à la syphilis héréditaire spécifique, ou rentre dans le domaine de l'hérédo-morbidité générale.

1ᵉ PARTIE

LA DESCENDANCE DES TOXI-INFECTÉS

Les stigmates de l'hérédité toxi-infectieuse

Il est difficile de séparer l'intoxication de l'infection. Mais il faut distinguer la toxi-infection héréditaire résultant d'une véritable contagion ou transmission utéro-placentaire, de l'hérédo-toxi-infection qui n'est plus la transmission d'une maladie en nature, mais l'origine de troubles de nutrition, de modifications du développement embryonnaire et fœtal, d'affections du nouveau-né, qui constituent une grande partie de la pathologie gravide intra-utérine, source des maladies congénitales.

Je n'ai pas l'intention d'étudier ici toute l'hérédité morbide; le dr. Paul Raymond l'a fait dans des leçons résumées en un livre auquel il y a peu de choses à ajouter (1). Je veux montrer seulement en quoi la syphilis s'y rattache et n'en est qu'un cas particulier; pour y arriver je passerai rapidement en revue les faits nouveaux ou intéressants.

Je ferai remarquer que la question si complètement étudiée, pour la syphilis, par M. le prof. Fournier et Ed. Fournier, n'avait jamais été posée aussi nettement pour les autres infections et intoxications, et que, de plus, il est difficile de réaliser pour la tuberculose, l'alcoolisme ou d'autres maladies, ce que le prof. Fournier

---

(1) *L'hérédité morbide*, par le Dr Paul Raymond, professeur agrégé, chargé de cours de pathologie générale à la Faculté de médecine de Montpellier (Paris, Vigot frères, 1905).

a réalisé pour la syphilis, étant donné qu'il voit la généralité des syphilitiques, et qu'il a pu les suivre à travers plusieurs générations, alors qu'aucun médecin ne voit la généralité des tuberculeux, des alcooliques, des paludiques, des infectés, des intoxiqués et leurs descendants.

Hérédo-toxi-infection aiguë

M. le prof. Pinard a montré que la conception qui a lieu à la suite de la maladie du père ou de la mère pouvait entraîner des dystrophies et dégénérescences multiples chez l'enfant. -

Dans 22 cas de conception dans la convalescence de maladies aiguës telles que: fièvre typhoïde, 12 fois; grippe, 5 fois; rhumatisme articulaire aigu, 1 fois; goutte, 2 fois; il a vu ces dystrophies et dégénérescences.

Charrin a noté également: des anomalies multiples, la débilité, la croissance irrégulière, des troubles de nutrition, des malformations, chez des enfants dont les mères avaient eu les maladies suivantes avant la conception: pneumonie, grippe, phlegmon, fièvre typhoïde.

Expérimentalement, le prof. Charrin, Gley et Roger ont constaté que l'hérédo-infection par les toxines du bacille pyocyanique, du bacille de la diphthérie, du bacille de Koch, était identique dans ses effets sur les descendants à l'action de la syphilis.

Hérédo-toxi-infection chronique

L'hérédo-toxi-infection chronique, d'après le prof. Bouchard, créerait une nutrition parentale viciée par les toxines et transmise par l'hérédité.

Les cellules germinatives altérées par l'infection ou l'intoxication sont incapables d'assurer le développement normal du nouvel être, chez lequel se manifesteront des arrêts et retards de développement (Raymond).

Le prof. Charrin et ses élèves ont montré l'influence de l'infection ou de l'intoxication du père, de la mère, ou des deux sur le fonctionnement ultérieur des organes de leurs descendants: tous les viscères et en particulier le foie et les reins sont altérés dans leur fonctionnement, d'où production de troubles de nutrition, ou de lésions prédisposant à l'infection.

Dans plusieurs communications et mémoires, j'ai essayé de démontrer que les infections des ascendants se traduisaient chez les descendants par un véritable état septico-pyohémique que j'ai tenté d'identifier, de par ses signes et son évolution, à la scrofule.

J'ai défini cette toxi-infection héréditaire ou scrofule : un terrain constituant une véritable prédisposition à la suppuration, une véritable diathèse lymphoïde altérant le tissu lymphatique qui constitue la trame : des ganglions, du tissu cellulaire, de la peau, des os et des séreuses (articulations, plèvre et méninges), et prédisposant le sujet à la tuberculose [1].

Hérédo-tuberculose

L'hérédo-tuberculose a été étudiée longuement par le prof. Landouzy sous le nom d'*hérédité para-tuberculeuse*. De nombreux travaux sont venus confirmer l'influence dystrophique du bacille et de ses toxines.

Il manque encore un travail d'ensemble sur la question, quoique un essai ait été tenté par le dr. Vires.

Voici les principales dystrophies, malformations et prédispositions provoquées par la tuberculose des géniteurs chez les descendants :

Avortements, multiléthalité, dystrophies (hérédité hétéromorphe tuberculeuse de mon maître Hanot) [2].

Aspect général chétif : réduction de la taille, infantilisme, féminisme, croissance rapide dans l'enfance, mais s'arrêtant au milieu de l'adolescence. Chlorose, angustie artérielle. Doigts hippocratiques, ongles recourbés. Exiguïté de la poitrine, rétrécissement du thorax, saillie des côtes et des épaules, sternum bombé projeté en avant. Muscles grêles et mous. Os longs, fluets, ossifiés de bonne heure. Articulations très grosses. Pénis petit. Testicules atrophiés. Poumons peu développés : diminution de la quantité d'air inspiré, emphysème, rétrécissement de l'artère pulmonaire.

Hypertrophie du cœur, malformations : cardiaques, orificielles, valvulaires aortiques et mitrales. Rétrécissement mitral. Cavités cardiaques et parois amoindries. Aplasie artérielle.

Foie lobulé. Dilatation congénitale de l'œsophage, des ventricules latéraux.

---

[1] Voir dans ce volume page 146, et la bibliographie, ainsi que dans le *Traité d'Hygiène et de Pathologie du nourrisson* (H. de Rothschild) l'article *Scrofulo-tuberculose* de M. Paul Gastou. Tirage à part, O. Doin, 1902.

[2] Voy. *Femme Courrier*, tom. XII, p. 345.

Peau fine, transparente, manquant d'élasticité, cheveux fins soyeux, cils longs, squelette étroit et mince, attaches grêles, extrémités graciles, doigts allongés, faciès pâle, veinosités transparentes; barbe poussant irrégulièrement, clairsemée, teinte rouge vénitien des cheveux.

À côté de ces stigmates, il faut ajouter, d'après les citations de MM. Brocheu et Edmond Fournier et ce que nous avons vu nous-mêmes avec M. Barasch: les dystrophies et malformations telles que: bosses frontales saillantes, modifications du diamètre bipariétal, asymétrie de la face, implantation vicieuse des cheveux, malformation des oreilles et des fentes palpébrales, difformités de la voûte nasale et de la voûte palatine, voûte ogivale, atrophie de la lèvre supérieure, implantation vicieuse des dents, anomalies dentaires de forme et de nombre, atrophies dentaires, dents en plateau, incisives à échancrure médiane, atrophies canines, retard de l'évolution dentaire, malformation des seins, du nombril, du prépuce; ectopie testiculaire, hernies, malformations et insertions vicieuses du placenta et du cordon ombilical, dystrophies nerveuses: névrose, bégaiement, tics, chorée, goître exophthalmique, épilepsie, éclampsie, chlorose (Brocheu et Jeannerat).

Soudure tardive des fontanelles, malformations craniennes, incurvation rachitique des membres, dilatations veineuses craniennes, cyanose congénitale, bec-de-lièvre, surdi-mutité, monstruosités, prédispositions aux infections et surtout à la tuberculose.

Hérédité lépreuse

Elle a été étudiée surtout par Zambaco Pacha qui a mentionné, à côté de la stérilité, les avortements, atrophies et dystrophies multiples, la maigreur, la petitesse de taille, les arrêts de développement, l'aspect lustré violacé du cou et de certaines régions. On a noté chez les cagots, qui ont été assimilés aux lépreux, des lésions unguéales, digitales, de l'alopécie, des malformations dentaires et auriculaires.

Hérédité paludique

Bonfils, dans un travail sur ce sujet, signale les statistiques de:

Pasquali: 34 cas de grossesses chez des paludiques, 3 avortements, 25 accouchements prématurés, 6 à terme.

Sur 140 paludiques, ayant eu 105 accès, 12 avortements, 61 accouchements prématurés, 32 à terme.

Göth : sur 19 cas, 5 avortements et 14 prématurés (?).

On a rencontré des lésions placentaires. Le fœtus est souvent expulsé mort (33 fois sur 105).

L'enfant est débile et prédisposé au rachitisme, à la scrofule, à la tuberculose, aux affections nerveuses.

Hérédo-alcoolisme

L'intoxication alcoolique aiguë du père ou de la mère agit quelquefois comme une infection héréditaire donnant l'alcoolisme héréditaire ; elle produit généralement l'épilepsie.

L'hérédo-alcoolisme héréditaire est de toutes les hérédités morbides la plus grave et la plus fréquente, elle s'associe aux autres qu'elle prépare et aggrave. Elle prépare en particulier le terrain pour le développement de la tuberculose et de la paralysie générale.

En effet, dans l'alcoolisme les manifestations portent principalement sur le système nerveux ; en ceci, l'alcool agit comme les intoxications chimiques minérales, ainsi que l'a établi M. le dr. Bourneville.

Cherchant le rôle de la syphilis, de l'alcool et des intoxications dans la production de l'idiotie et des maladies nerveuses infantiles, il a trouvé comme facteur :

L'hérédo-syphilis, 1 p. 100.

L'hérédo-alcoolisme, 40 p. 100.

L'hérédo-intoxication (plomb, mercure, phosphore, cuivre), 21 p. 100 d'idiots, 79 p. 100 de maladies nerveuses.

Ces derniers se répartissant sur 87 familles, ayant eu 420 enfants dont 220, c'est-à-dire 52 p. 100, décédés et 87, c'est-à-dire 21 p. 100, idiots, imbéciles ou malades.

Le dr. Lancereaux a confirmé cette prédilection toute particulière de l'alcool pour le système nerveux.

En laissant de côté l'alcoolisme héréditaire, l'hérédo-alcoolisme provoque ce qui suit :

Troubles fonctionnels et dynamiques des fonctions cérébrales : sensibilité morale, tristesses, pleurs, rires, sensibilité à la douleur augmentée ou diminuée, réflexes exagérés avec incontinence nocturne d'urine. Désordres de la motilité. Hystérie. Intelligence précoce ; déséquilibrés ; enfants légers, changeants, distraits, hargneux et emportés, dénués de sens moral.

Lésions inflammatoires des centres nerveux.

D'origine embryonnaire: malformation de l'encéphale, anencéphalie, hydrocéphalie, porencéphalie.

D'origine fœtale: arrêts de développement: atrophies partielles, unilatérales; agénésie avec sclérose, déformation de la tête, épilepsie, hémiplégie, atrophie des muscles et des os. Atrophie bilatérale: tête peu développée, crâne petit; microcéphalie.

Développement général incomplet, marche difficile.

Imbécillité, idiotie, convulsions.

Épilepsies: franche ou avec vertiges, étourdissements, rêves et hallucinations terrifiantes s'accompagnant d'asymétrie crânienne et faciale, d'expression étrange du visage, de tristesse. Masturbation.

Il faut ajouter à cette longue liste: l'avortement précoce, la stérilité entraînant la disparition des familles. L'infantilisme, la réduction générale de la taille.

Toutes les malformations et monstruosités analogues à celles que produisent la syphilis et la tuberculose.

Les statistiques suivantes en témoignent.

M. le dr. Lancereaux, sur 60 familles alcooliques, a noté:

Enfants	301	
Morts	132	43 p. 100
Vivants	169	56

Sur ces 169 vivants:

60 épileptiques	35 p. 100	
48 ayant eu des convulsions	28 —	
64 bien portants	37 —	

Legrain, sur 814 enfants: 174 morts (21 p. 100), dont 16 mort-nés (1,1 p. 100); 37 prématurés (4,5 p. 100); 121 morts précoces (14 p. 100).

Sabrazès et Brenges, étudiant la descendance des alcooliques, ont constaté:

Dans la première génération: toutes les formes de dégénérescence intellectuelle et physique.

Asymétrie cranio-faciale, strabisme, surdité, surdi-mutité, cécité, blésité. Déséquilibration. Débilité mentale. Folie morale. Impulsion, hystérie, épilepsie, chorée, dipsomanie. Mortalité considérable.

Dans la deuxième génération: nervosisme, déséquilibre mental, folie, déchéance intellectuelle, stigmates physiques, mortalité élevée, convulsions, méningite.

Dans la troisième génération tous les sujets étaient atteints de tares nerveuses : imbéciles, idiots, fous, hystériques, épileptiques.

A toutes ces tares dégénératives il faut ajouter : prognathisme, vice d'implantation dentaire, excavation palatine, incontinence d'urine, tous les stigmates de l'instabilité morale et des impulsions.

Barbier a insisté sur l'action tératogène de l'alcool ; Arrivé mentionne les avortements répétés, les accouchements prématurés, la mort par faiblesse congénitale.

Hérédo-saturnisme

L'hérédo-saturnisme peut agir sur la mère, sur le père ou les deux à la fois. Il se complique très souvent d'hérédo-alcoolisme. Son action destructive de la race se rapproche de celle de la syphilis au point de vue de la mortalité.

Constantin Paul a noté [1] sur 123 grossesses chez de saturnines :

75 avortements et accouchements prématurés ou morts à la naissance : 59 p. 100.

50 enfants nés vivants sont morts :

20 dans la première année ;

8 dans la deuxième année ;

7 dans la troisième année ;

14 ont survécu.

D'après Renault : 27 grossesses chez 5 femmes ont donné 22 avortements (81 p. 100) ; 4 morts (14 p. 100) 2 vivants chétifs (7 p. 100).

Balland a publié les deux tableaux ci-dessous :

Sur 188 grossesses : 36 avortements (19 p. 100) ; 57 prématurés (31 p. 100) ; 45 avant terme (24 p. 100) ; 9 morts-nés (49 p. 100) ; 37 enfants morts (20 p. 100) ; 56 vivants (30 p. 100).

Sur 56 grossesses : 26 avortements (46 p. 100) ; 9 prématurés (16 p. 100) ; 1 mort-né ; 17 morts précoces (30 p. 100) ; 21 à terme (37 p. 100) ; 12 vivants (21 p. 100).

L'influence du père peut s'exercer, la mère étant saine.

Ainsi, d'après Renault, 111 grossesses du fait du père satur-

---

(1) *Archives générales de médecine*, mai 1888.

om ont donné: 82 avortements (58 p. 100); 4 avant terme
(2,7 p. 100); 5 mort-nés (3,5 p. 100); 50 vivants (35 p. 100), dont
20 sont morts de 1 jour à 1 an, 15 de 1 à 3 ans et 14 vivent encore.

La même influence paternelle a été signalée par Deneuffbourg.

Sur 442 grossesses: 66 avortements (15 p. 100); 51 accouchements *prématorés* (11 p. 100); 45 vers le huitième mois
(10 p. 100), 16 vers le neuvième mois 3,6 p. 100); 47 à terme
(10 p. 100). Il a noté 47 fœtus (10 p. 100) morts et macérés.

Hérédo-intoxications

Mercurielle, arsenicale, phosphorée, par essences, par l'éther,
par le tabac, morphinique, cocaïnique.

Comme le dit le dr. Raymond, «ce qui est transmis par l'hérédité, ce n'est pas la maladie, l'état adulte du mal, c'est en un
mot la prédisposition morbide qui se transmet, et non pas le
germe complet de la maladie (Debierre. Ainsi peut-on s'expliquer
le polymorphisme morbide héréditaire. De même que l'hérédité
normale, l'hérédité morbide ne crée rien; elle transmet mitigées
ou exaltées, semblables ou modifiées, les tares des ascendants
directs ou des ancêtres».

La tare héréditaire se transforme en passant du générateur
au descendant.

«Le trouble de la nutrition est toujours le même, mais la manifestation clinique qui en résulte est différente, c'est ce qu'on
appelle l'hérédité de transformation.»

«Tous les poisons peuvent avoir sur la descendance la même
influence préjudiciable. Ils se localisent dans nos éléments anatomiques et dans les cellules nerveuses notamment, ils en troublent
la nutrition et les réactions fonctionnelles, et nous savons que ces
troubles nutritifs sont essentiellement transmissibles par la fécondation (Debierre); l'hyperexcitabilité du système nerveux, les per-
versions morales, les crises convulsives, les terreurs nocturnes, la
déchéance mentale, les lésions matérielles telles que les agénésies,
les dysgénésies, l'infantilisme, les tares physiques, en un mot, et
les monstruosités — sont des conséquences des intoxications les
plus diverses des ascendants.»

Il m'est impossible de donner ici le détail de ce que produisent chacune de ces intoxications, qui, individuellement ou asso-

ciées, peuvent provoquer, chez les descendants, un, plusieurs ou l'ensemble des stigmates de l'hérédo-morbidité ou de la dégénérescence, dont on trouvera l'énumération ci-dessous.

Hérédité arthritique

Je ne mentionnerai pas les différentes modalités héréditaires de l'arthritisme. Je signale simplement chez les descendants d'arthritique: la fragilité du système artériel, la prédisposition aux affections des tissus fibreux, aux troubles de fonctionnement et inflammation des muqueuses, la fréquence des maladies nerveuses, l'infécondité et la stérilité.

La nature, dit M. Raymond (loc. cit., page 215), se charge d'éliminer les arthritiques. L'influence de cet état constitutionnel sur l'infécondité est réelle, et M. Maurel a établi que les familles arthritiques ne dépassent guère la cinquième génération. M. Laurent, dans une thèse faite sous l'inspiration de M. Maurel, a insisté sur ce fait qu'avant d'arriver à la stérilité l'hérédo-arthritisme fera sentir ses effets successivement:

1° par la diminution du nombre des enfants;

2° par la diminution de la masculinité;

3° par l'existence d'un enfant unique, qui est le plus souvent une fille;

4° par l'apparition de malformations;

5° par l'infécondité, la cause dépendant le plus souvent du mari.

En somme, l'arthritisme aboutit, d'une part, directement à la névropathie et à toutes ses conséquences et, d'autre part, crée à travers les générations la dégénérescence, dont l'aboutissant est la stérilité.

Hérédité névropathique et consanguinité

L'hérédité nerveuse, étudiée très longuement par Féré et Dejerine, peut également provoquer à elle seule toutes les dystrophies rencontrées dans la tuberculose et en particulier dans la syphilis. Elle est l'aboutissant de toutes les infections et intoxications, elle crée la dégénérescence et toutes ses conséquences héréditaires.

C'est ainsi que se voient chez les enfants issus de nerveux les stigmates suivants: retard de développement, infantilisme, asymétrie, malformations locales et arrêts de développement, micro et macrocéphalie, prognathisme, saillie des arcades dentaires in-

férieures, malformations auriculaires et oculaires, lésions de l'iris
(?), rétinite pigmentaire par sclérose d'évolution, bec-de-lièvre,
malformation palatine, érosions dentaires, spina-bifida, hyperosto-
ses, déformation des organes génitaux, anomalies de développement et prédispositions morbides (Féré). A côté de l'hérédité névropathique il faudrait placer la consanguinité à laquelle on a attribué autrefois un rôle considérable dans la transmission des modifications héréditaires. Aujourd'hui ce rôle n'est plus compris de
la même façon et on admet que la consanguinité ne peut créer de
tares ou de dégénérescences par elle-même, mais qu'elle ne fait
qu'en aggraver et amplifier l'action sur la descendance.

L'hérédo-syphilis et les associations morbides

Les hérédo-intoxications et les hérédo-toxi-infections qui peuvent faire naître déjà à elles seules des dystrophies analogues à
celles de la syphilis, s'associent souvent à cette dernière et con-
tribuent à modifier la descendance des syphilitiques, d'où la nécessité et la difficulté de faire la part de chacun des éléments qui
entrent en jeu dans la production des dystrophies hérédo-syphilitiques.

Difficulté d'autant plus grande que la plupart des troubles,
désordres et vices de développement d'origine congénitale ont leur
cause provocatrice dans les maladies de l'utérus ou des annexes
de cause locale ou générale, c'est-à-dire dans l'hérédo-morbidité
gestative intra-utérine qu'il nous reste encore à étudier.

5e PARTIE

HÉRÉDO-GRAVIDITÉ

Hérédo-morbidité gravide, intra-utérine,
gestative, obstétricale.

Les conséquences de l'hérédo-gravidité sont généralement englobées dans celles que produit l'hérédité et en particulier dési-
gnées sous le nom d'hérédo-congénitalité.

Or, celle-ci comprend à la fois: tous les troubles du développement embryonnaire ou fœtal, dont la cause initiale est paternelle, maternelle ou conjugale, et tous les troubles survenant du

fait d'altérations du milieu intra-utérin pendant la grossesse, troubles dont l'action se fait *in utero*, avant la naissance, et produit chez l'enfant: la malformation, l'arrêt de développement, la dystrophie, la maladie ou le trouble de nutrition dits congénitaux.

L'hérédo-congénitalité peut être tantôt le résultat d'une transmission: *hérédo-transmission spermato-ovulaire* (hérédité proprement dite), tantôt d'une contagion: *hérédo-contagion utéro-placentaire*.

L'hérédo-transmission entraîne surtout le trouble de développement ou la maladie de l'embryon, conséquence de l'altération initiale primitive de l'élément spermatique, ovulaire ou des deux. L'aboutissant de cette forme d'hérédité est la mort immédiate ou rapide du produit que traduit l'avortement, la fausse couche et la stérilité relative. Les infections, les intoxications, les troubles de nutrition, les manifestations nerveuses des parents agissent dans ce sens. L'action de l'hérédité est ici indirecte. L'hérédité est dite hétéromorphe, on ne reconnaît pas chez les descendants la maladie des procréateurs.

L'hérédo-contagion, au contraire de la précédente, est une hérédité directe homœomorphe, la maladie est transmise en nature au fœtus seulement par la mère, par l'intermédiaire du placenta. Elle se traduit chez le produit par la même maladie que la mère. Certaines maladies spécifiques, des fièvres éruptives et en particulier la syphilis produisent l'hérédo-contagion. Ici la mère joue le rôle d'agent pathogène.

Tout autre est le rôle de celle-ci dans *l'hérédo-morbidité gestative* ou *hérédo-gravidité*, dans laquelle c'est non plus la transmission ou la contagion qui agissent, mais uniquement le milieu maternel dont la modification physiologique ou pathologique altère la nutrition de l'embryon ou du fœtus et provoque les troubles, arrêts de développement et malformations.

L'hérédo-gravidité est à proprement parler une *hérédité tératologique* dépendant: d'un trouble nutritif, d'une maladie générale, viscérale le plus souvent, de troubles ou altérations nerveuses retentissant sur l'utérus, ou bien d'une modification ou maladie des organes du petit bassin créant pour l'embryon ou le fœtus des conditions de développement anormales, soit d'ordre mécanique, soit parfois de nature véritablement traumatique.

C'est ainsi que les altérations pulmonaires, intestinales, hépatiques, rénales de la mère, que les troubles généraux de sa santé, que les troubles de son système nerveux par altération organique ou fonctionnelle d'origine toxique ou quelquefois simplement émotive, déterminent des altérations de l'amnios et des membranes fœtales.

C'est ainsi que les déviations, les coudures, les maladies locales de l'utérus provoquent par action mécanique, par compression ou gêne de la circulation fœtale, les anomalies de position, les dystocies, les troubles et arrêts de développement, les malformations et monstruosités.

Tous phénomènes qui caractérisent l'*hérédo-gravidité*.

L'*hérédo-gravidité* se manifeste par ce que l'on peut appeler, ainsi que l'ont fait MM. Larger père et fils, *les stigmates obstétricaux*; ces stigmates sont:

1° la mortinatalité entraînant la stérilité;

2° les avortements et fausses couches;

3° la naissance de débiles et de prématurés;

4° l'expulsion à terme de mort-nés, macérés ou non, hydropiques, hydrocéphales;

5° l'expulsion à terme d'enfants vivants mourant aussitôt d'asphyxie brusque, de sclérème, de convulsions, d'hémorrhagies ou sans causes apparentes;

6° la naissance d'enfants atteints de nævi, d'angiomes, d'arrêts de développement, d'amputations et malformations congénitales, d'ectromélie, de syndactylie, polydactylie, bec-de-lièvre, voûte ogivale, luette bifide, de spina-bifida, pied bot, doigts bots, anomalies de l'œil, de l'oreille et des dents;

7° *la naissance de véritables monstres*.

A ces stigmates il y a lieu d'ajouter, ainsi que l'ont fait MM. Larger:

8° *les anomalies placentaires; l'hydramnios, l'insertion vélamenteuse, le placenta prævia, les dystocies, les anomalies et complications de l'accouchement*.

Tous ces stigmates ont été rattachés par MM. Larger père et fils à la dégénérescence paternelle et maternelle, mais la plupart d'entre eux sont le plus souvent le fait seul de la mère et caractérisent l'hérédo-gravidité.

La *mortinatalité* ou polyléthalité est un des principaux stigmates des mauvaises conditions de la parturition. Elle est en rapport avec les maladies utérines (dont la plupart relèvent de la blennorrhagie et du gonocoque), avec le traumatisme, le surmenage professionnel ou mondain, avec la misère, ainsi que l'a montré un des premiers M. le prof. Pinard.

Les *avortements* et *fausses couches*, en dehors de la provocation volontaire qui résulte de la pratique de plus en plus fréquente du malthusianisme, sont des plus fréquents du fait de la mère. C'est ainsi que sur 530 avortements dans 17.000 grossesses le dr. Wallich a pu relever les causes suivantes:

Insertions vicieuses	94 cas.
Syphilis	52 —
Albuminurie	37 —
Hydramnios	13 —
Malformations et déviations utérines	7 —
Causes indéterminées	300 —

La syphilis ne déterminerait que 10 p. 100 environ des avortements.

L'avortement par cause indéterminée est le plus fréquent.

Escande, dans sa thèse inaugurale, signale l'avortement sur 9 ou 10 grossesses. Pour lui, les 2/3 des avortements de causes indéterminées étant suspects, il en résulterait un avortement provoqué sur 9 environ, d'où dans la statistique précédente il faudrait compter:

Avortements provoqués 120.

Il en resterait 230 dus à toutes les affections utéro-ovariennes, la plupart d'origine gonococcique.

La naissance de débiles et de prématurés est en rapport avec les conditions de santé, d'hygiène de la mère, avec son âge (Pinard, Budin) et surtout avec les infections et intoxications maternelles.

M. le prof. Charrin et ses élèves ont montré le rôle considérable que les altérations viscérales de la mère avaient sur la production des débiles, prématurés et malformés. Delestre, dans sa thèse, a étudié le mécanisme des infections qui se produisent avec tant de facilité dans ces cas chez l'enfant et le tuent plus ou moins tôt après la naissance; infection se faisant quelquefois *in utero*.

L'expulsion à terme de mort-nés, macérés ou non, hydropiques, hydrocéphales se rencontre en dehors de la syphilis.

L'albuminurie de la mère, le traumatisme, les maladies fœtales non encore déterminées, produisent la macération, l'hydropisie ainsi que l'hydrocéphalie qui ne se rencontrerait coïncidant avec la syphilis des parents qu'une fois sur dix environ.

La fréquence de la naissance de mort-nés a été établie par

Bertillon, qui a montré que les chances de mort du fœtus, en dehors de toute tare étiologique spéciale des parents, était :

de 10 à 14 p. 1000 du 6° au 8° mois de la grossesse ;

de 25 p. 1000 au 9° mois.

La proportion de mort-nés par rapport aux enfants mourant prématurément est :

Morts-nés .... 51,1 p. 1000
Morts immédiates .... 38,91 —

Comme on le voit, même en dehors de la syphilis, la mortalité infantile est des plus considérables.

Les mêmes causes qui donnent la mortalité provoquent la morbidité congénitale, les arrêts de développement et les malformations.

Le dr. Ballantyne, dans ses ouvrages sur l'embryon et le fœtus, a longuement insisté sur ces causes productrices. Les Geoffroy-Saint-Hilaire, Dareste, Féré ont montré les diverses influences qui peuvent provoquer des modifications tératologiques chez l'enfant.

Comme j'ai cherché à l'établir rapidement, il faut donc tenir compte, dans l'interprétation des faits héréditaires, de l'influence uniquement maternelle ou obstétricale. Ainsi, l'hérédité syphilitique se trouvant diminuée de tout ce qui appartient à l'hérédité toxi-infectieuse et à l'hérédo-gravidité, je vais pouvoir maintenant essayer de déterminer ce qui appartient à la syphilis héréditaire et à l'hérédo-syphilis ; mais auparavant, dans un court résumé, je vais montrer à quoi aboutit l'hérédo-morbidité, c'est-à-dire exposer les stigmates dits de dégénérescence.

Les stigmates de l'hérédo-morbidité toxi-infectieuse
ou de dégénérescence

L'hérédo-transmission, l'hérédo-contagion, l'hérédo-gravidité intra-utérine, quelle que soit la cause morbide initiale, aboutissent relativement au produit, c'est-à-dire à l'enfant, aux trois effets suivants :

1° *la transmission de la maladie en nature ;*

2° *la mort ;*

3° *la dégénérescence ;*

1° La transmission pour les maladies spécifiques donne la maladie spécifique chez l'enfant. Pour les maladies toxiques même, la transmission en nature peut exister, témoin : l'alcoolisme héréditaire.

2.° La mort du produit par avortement, fausse couche, naissance prématurée, mort à terme ou mort immédiate, existe dans toutes les infections ou intoxications des générateurs. Il n'y a rien de spécial à la syphilis à ce point de vue.

3.° La dégénérescence du produit est l'aboutissant de toutes les tares des ascendants, qu'elles soient infectieuses, toxiques, névropathiques, dues à la syphilis, à la tuberculose, au paludisme, à l'alcool, au tabac, à la morphine ou à quelque cause que ce soit.

La dégénérescence n'est donc pas fonction de syphilis, mais fonction générale d'hérédité morbide. Or, cette dégénérescence se traduit par une série de signes, appelés stigmates de dégénérescence, dont nous empruntons l'énumération au dr. Raymond, qui les a divisés en stigmates physiques, physiologiques et psychiques.

Stigmates de l'hérédo-morbidité ou de dégénérescence

Stigmates physiques ou anatomiques

Les maladies des procréateurs produisent chez les produits des modifications, des tares organiques et fonctionnelles qui se caractérisent par ce qu'on appelle des dystrophies.

1° Monstruosités et arrêts de développement du corps, de la face, des membres.

2° Asymétrie du corps ou de la face.

3° Malformation de la tête, du crâne et de la face : microcéphalie, macrocéphalie, dolichocéphalie, brachycéphalie, oxycéphalie, etc., etc. A ces malformations se joignent souvent des lésions cérébrales et l'hydrocéphalie.

4° Arrêts de développement, malformations de l'œil, de l'oreille. En particulier : oreille de Morel à pavillon mal développé, avec absence ou irrégularité du lobule, désharmonie de l'ensemble.

5° Prognathisme et anomalies des maxillaires sur lesquelles a insisté récemment M. Galippe dans son livre sur les *Stigmates de dégénérescence*.

6° Anomalies dentaires (1).

____

(1) Au moment où ce rapport est à l'impression, paraît un remarquable travail de M. le dr. Capdepont dentiste des hôpitaux, ayant pour titre : *Étude critique sur l'érosion dentaire* (Société de Stomatologie de Paris, janvier, février, mars 1906).

7° Déformations et déviations rachidiennes, scoliose, spina-bifida.

8° Déformation du thorax et des membres.

9° Anomalie des organes génitaux.

10° Déformités cutanées.

11° Anomalie de croissance et de taille, infantilisme, féminisme, gigantisme, nanisme.

12° Anomalies viscérales: cardiaques, vasculaires, rétrécissements, aplasies.

13° Maladies familiales, nerveuses, cutanées.

Stigmates physiologiques

1° Troubles de la motilité: convulsions, crampes, spasmes, tremblements, paralysies, retard de la marche, strabisme, nystagmus, mutité, bégaiement, blésité, incontinence d'urine, torticolis, tics.

2° Troubles de la sensibilité: anesthésies, hyperesthésies, dysesthésies, troubles de l'audition, de la vision.

3° Appareil respiratoire: emphysème, prédisposition à la tuberculose.

4° Appareil circulatoire: chlorose, asphyxie des extrémités, cyanose, érythromélalgie.

5° Appareil digestif: aérophagie, mérycisme (rumination).

6° Appareil génito-urinaire: anomalies du sens génital.

Stigmates obstétricaux de la dégénérescence, de MM. Larger père et fils, au nombre desquels ils rangent les présentations anormales, l'éclampsie, la phlébite, la fièvre puerpérale comme prédispositions.

7° Système nerveux: hystérie, épilepsie, chorée, tics, déséquilibrés moteurs.

Stigmates psychiques

1° Dégénérés supérieurs: prodiges.

2° Débilité mentale: arriérés, idiots, imbéciles.

3° Vésanies: instabilité et confusion mentale, folie morale.

4° Névroses: irritables, instables, déprimés, excités, maniaques, monomanes, obsédés.

5° Déséquilibrés: originaux, excentriques.

6° Pervertis: érotomanes, sadiques.

7° Criminels: impulsifs.

Enfin lorsque la dégénérescence arrive à son plus haut point, elle produit :

Stigmates familiaux

1° La mort du produit *in utero* ou dès la naissance, par inaptitude à la vie.

2° L'infécondité des parents par polyléthalité des descendants.

3° La stérilité absolue.

J'ai résumé en ces quelques lignes une partie des stigmates de dégénérescence, afin de bien montrer qu'ils n'appartiennent pas en propre à la syphilis.

Celle-ci les produit uniquement parce qu'elle vicie la nutrition et altère le système nerveux comme le font les maladies toxi-infectieuses.

Il suffira d'ailleurs d'étudier les tableaux (1 à 59) pour se rendre compte que c'est dans les périodes virulentes ou actives de la syphilis que se produisent la plupart des signes qui ont été donnés comme stigmates propres à l'hérédo-syphilis, ceux-ci ne sont à vrai dire, dans ces cas, que des lésions de la syphilis héréditaire et non des stigmates toxi-infectieux.

La mortalité même et ses affluents : l'avortement, les fausses couches, la morti-natalité, peuvent être, dans la grande majorité des cas, de nature syphilitique. Quand ils semblent se produire en dehors de l'influence directe du spirochète, ils ne se montrent pas avec plus de fréquence dans la syphilis que dans toute autre infection.

Que conclure ? Logiquement ceci : que l'influence de l'hérédo-syphilis n'existe nullement telle qu'elle a été établie au détriment de la syphilis héréditaire et de l'hérédité morbide toxi-infectieuse, et qu'en réalité elle n'est pas le seul facteur étiologique et pathogénique des dystrophies, tares et dégénérescences.

6e PARTIE

ÉTABLISSEMENT DE LA SYPHILIS HÉRÉDITAIRE ET DE SES FORMES.
CONCEPTION DE L'HÉRÉDITÉ SYPHILITIQUE.

Syphilis congénitale embryonnaire et fœtale — Syphilis du nouveau-né spécifique et dystrophique. — Syphilis infantile précoce et tardive.

Jusqu'à ces derniers temps rien ne pouvait établir une distinction nette, une limite bien marquée entre la syphilis héréditaire (maladie de nature syphilitique) et l'hérédité syphilitique (état morbide d'origine syphilitique); la découverte de Schaudinn semble devoir confirmer et établir ce que la clinique laissait entrevoir.

Si le spirochæte, comme la plupart des constatations faites jusqu'à ce jour le laissent pressentir, est bien l'agent pathogène de la syphilis, toute maladie, affection ou lésion embryonnaire, fœtale ou infantile dans laquelle on trouvera le spirochæte ou tréponème (comme on l'a dénommé récemment) pourra être dite de nature syphilitique et par suite héréditaire.

Il ne s'ensuit pas que toute maladie, affection ou lésion où le spirochæte manquera devra être rejetée systématiquement de la syphilis héréditaire. Le spirochæte peut en effet avoir disparu depuis longtemps et le trouble morbide continuer à évoluer, soit que le spirochæte ait produit une altération immédiate et définitive, soit qu'il exerce son action par ses toxines supposées.

Il s'agira alors le plus souvent de lésions en rapport avec une syphilis héréditaire tardive, dont l'existence est justifiée par les stigmates et l'évolution, sans qu'il soit besoin de trouver l'agent pathogène.

Mais, lorsque dans une maladie embryonnaire, fœtale ou du nouveau-né, à côté de signes ou stigmates sous la dépendance de nombreuses causes étiologiques ou pathogéniques, à côté d'une évolution non en rapport spécial avec la syphilis, on ne rencontre pas le spirochæte, on peut, dans l'état actuel de la science, s'il y a présomption de syphilis chez les procréateurs, conclure qu'il ne s'agit pas de syphilis en nature, mais d'affections d'origine syphilitique, et par suite uniquement d'hérédité syphilitique analogue à l'hérédité toxi-infectieuse. Telle est, ce me semble, la seule façon logique de concevoir l'hérédité syphilitique.

Des recherches récentes permettent en effet de rattacher à la syphilis héréditaire toutes les lésions suivantes que la clinique et l'anatomie pathologique avaient déjà définies, et dans lesquelles on a trouvé le spirochète :

Les altérations sanguines : Wallich et Levaditi, Banti et Simonelli, Babès et Panea, Buschke et Fischer, Salmon. — Les éruptions cutanées muqueuses (pemphigus papules, érythèmes, plaques muqueuses : Levaditi, Bodin, Guido-Mgris, Buschke et Fischer, Nobécourt, Darré, Salmon, Grouven et Fabry, Veillon et Girard, etc., etc. Les lésions viscérales : Levaditi, Hoffmann, Nobécourt, Dare, Grouven et Fabry, Queyrat, Feuillée, Reischauer, etc. — Les lésions encéphalo-méningées : Ravaut et Ponselle.

A ces constatations il faut ajouter celles faites récemment par Brindeau et Nattan-Larrier, Wallich et Levaditi, à propos du placenta ; par Queyrat, Levaditi et Feuillée, par Bodin, Levaditi, chez des fœtus macérés ; par Babès et Panea, Reischauer, sur des enfants morts aussitôt après la naissance.

De ces constatations il résulte que les altérations placentaires, la macération, la mort immédiate, peuvent être le résultat de l'invasion du spirochète et par suite faire partie des accidents de la syphilis héréditaire.

Mais on ne peut pas dire que ces accidents sont toujours dus à la syphilis héréditaire, car il existe, à côté d'examens positifs, des examens négatifs pratiqués même chez des enfants qui ont dans leurs antécédents la syphilis.

Je n'envisage bien entendu ici que les accidents antérieurs à la naissance ou qui la suivent immédiatement. Les manifestations morbides plus tardives étant sujettes à discussion, le spirochète ayant pu exister antérieurement sans qu'on puisse le déceler ultérieurement.

Ces faits confirment la distinction qu'il faut faire entre l'action directe spécifique de la syphilis héréditaire et l'action indirecte de l'hérédité syphilitique.

Celle-là a des signes et stigmates, une évolution, un agent pathogène déterminés, celle-ci n'a aucun caractère qui lui appartienne en propre.

M. le dr. Edmond Fournier arrive lui-même à cette conclusion dans sa thèse et mentionne seulement deux caractères qui pour lui sont spéciaux à l'hérédité syphilitique :

1.º *le crâne natiforme,*

2.º *la dent d'Hutchinson.*

En dehors de ces deux caractères, l'hérédité syphilitique ne se démontre, dit M. Edmond Fournier, que parce qu'elle est: *dystrophique à sa manière*.

C'est-à-dire par l'ensemble des dystrophies qui font le type *hérédo-syphilitique*:

dystrophies du système dentaire;

dystrophies crânio faciales;

infantilisme.

Or il n'est aucun de ces signes qui appartienne en propre à l'hérédité syphilitique. Tous se rencontrent dans l'hérédo-toxi-infection.

Les dystrophies dentaires elles-mêmes sont en rapport avec les toxi-infections, ou bien avec les troubles du système nerveux et la croissance, ainsi que l'a montré Mlle Sollier; ou bien encore elles sont héréditaires, ainsi que l'a montré M. Galippe et en rapport avec des malformations, maxillaires ou cranio-faciales (1).

Les dystrophies dentaires, et en particulier ce que l'on a appelé les stigmates pigmentaires, seraient le plus souvent en connexion avec l'hérédité nerveuse pure en dehors de toute influence syphilitique. Les dystrophies cranio-faciales appartiennent à l'hérédité morbide générale.

M. Apport a démontré que l'infantilisme lui-même était lié à des altérations du corps thyroïde ou d'autres organes en rapport avec des troubles de nutrition et des maladies multiples.

Il ne resterait donc, comme signe propre et spécial à l'hérédité syphilitique, que le crâne natiforme.

Encore peut-on le rattacher, par l'hydrocéphalie qui l'accompagne, à la syphilis héréditaire.

En résumé, la plus grosse partie des signes ou stigmates de l'hérédité syphilitique ne sont que des signes ou stigmates de syphilis héréditaire, précoce ou tardive, et l'hérédité syphilitique ne fait pas autre chose que n'importe quelle toxi-infection.

La *syphilis héréditaire* comporte en effet les formes suivantes:

I. La SYPHILIS HÉRÉDITAIRE CONGÉNITALE, que l'on peut appeler ainsi, parce que son évolution est toute entière dans l'utérus.

Elle offre deux variétés:

---

(1) La plupart d'ailleurs de ces dystrophies et surtout les ectasies de formes multiples dont la dent d'Hutchinson, ne sont que des troubles de l'évolution dentaire, rattachés tardivement à une syphilis avant congénitale et plus ou moins contemporain du Dr Capitan.

1º La *syphilis héréditaire embryonnaire*, caractérisée par :

l'avortement précoce et répété ou la fausse couche ;

la polyléthalité ;

2.º La *syphilis héréditaire fœtale*, qui a comme signes :

l'hydramnios ;

l'accouchement prématuré ;

la débilité fœtale ;

la morti-natalité ;

la macération fœtale ;

les modifications placentaires, le placenta syphilitique étant le cinquième au lieu du septième du poids du corps (Wallich) et présentant des altérations multiples.

les lésions viscérales ;

avec constatation, dans tous ces cas, du spirochète.

II.—La SYPHILIS DU NOUVEAU-NÉ (appelée également congénitale).

Avec ses deux variétés isolées, concomitantes ou successives :

1.º La syphilis à lésions spécifiques, avec comme signes :

le pemphigus ;

la desquamation fœtale ;

les lésions viscérales ;

2.º La syphilis à lésions dystrophiques se manifestant par :

la mort subite ou immédiate ;

la mort rapide par ictus laryngé, par hémorrhagie ou sans causes apparentes ;

la cachexie rapide ;

la perte rapide de poids ;

la mort précoce, par refroidissement progressif, cyanose et asphyxie.

III.—La SYPHILIS HÉRÉDITAIRE INFANTILE PRÉCOCE, se manifestant de quelques jours à quelques semaines après la naissance par :

le coryza ;

les éruptions cutanées ;

les plaques muqueuses ;

la maladie de Parrot ;

les lésions viscérales.

Cette syphilis représente l'analogue de la syphilis acquise de l'adulte.

IV. — La SYPHILIS HÉRÉDITAIRE TARDIVE, qui se manifeste :

tantôt sous forme de signes et de symptômes syphilitiques

gommes cutanées et viscérales;

lésions osseuses;

tantôt sous forme de reliquats de symptômes, c'est-à-dire de stigmates caractérisant la syphilis héréditaire tardive de M. le prof. Fournier:

stigmates oculaires: kératite interstitielle, etc.

    —   nasaux: nez en pied de marmite, en lorgnette, etc.

    —   dentaires: dents d'Hutchinson, érosions dentaires, etc.

stigmates osseux: tibia en lame de sabre; etc.

    —   cicatriciels: cicatrices péri-buccales, fessières; etc.

    —   testiculaires: sclérose, dureté, petitesse, etc.

A tous ces signes et stigmates il faut ajouter les troubles fonctionnels ou lésions du système cérébro-spinal.

Quand on a fait, ainsi que je l'ai énoncé ici rapidement, le dénombrement de tous les signes et stigmates de la syphilis héréditaire tardive, que reste-t-il pour l'hérédité syphilitique? Rien autre que ce qu'on a appelé les *dystrophies et malformations* sans individualité spéciale, et que toutes les toxi-infections peuvent produire.

En réalité, la syphilis héréditaire seule a été et reste fermement établie, en tant qu'entité clinique, par les travaux du prof. Fournier, la plupart des troubles rapportés à l'hérédité syphilitique n'étant nullement différenciés des stigmates de l'hérédité morbide toxi-infectieuse.

CONCLUSIONS

Ainsi qu'il ressort des différents travaux parus en ces dernières années sur la descendance des syphilitiques: *l'hérédité syphilitique*, en créant des maladies, des troubles de nutrition ou de développement, des malformations, en un mot la plupart des tares de dégénérescence, tend à envahir et à englober toute l'hérédité morbide.

Cet envahissement résulte de la confusion qui est faite entre les deux expressions: *syphilis héréditaire* et *hérédité syphilitique*, que l'on emploie indifféremment et à tort l'une pour l'autre.

Par définition et d'après le sens des mots, il ne saurait en être ainsi.

La *syphilis héréditaire* indique la transmission directe, en nature, de la syphilis des parents aux enfants.

L'*hérédité syphilitique* indique seulement le trouble qu'apporte la syphilis des parents dans l'évolution normale du produit de la conception.

Les accidents de la syphilis héréditaire sont toujours de nature syphilitique, les modifications que produit l'hérédité syphilitique sont simplement d'origine syphilitique.

La syphilis héréditaire donne des lésions spécifiques, dont la spécificité tend à se démontrer de plus en plus par l'existence du spirochæte ou spironème de Schaudinn, et, à défaut de l'agent pathogène, par l'aspect clinique, les modifications anatomiques et surtout l'évolution pathologique. L'hérédité syphilitique produit des tares organiques ou fonctionnelles, des troubles de nutrition ou de développement, sans aucuns caractères spécifiques et tels que les produit l'hérédité morbide en général. Mais si toute la question de la descendance des syphilitiques repose, d'une part, sur la distinction entre la nature et l'origine des accidents, elle ne peut être comprise, d'autre part, sans la connaissance des diverses modalités de l'hérédité morbide.

En premier lieu : l'hérédité morbide est liée intégralement à la conception, elle dépend toute entière de l'état des parents : avant, au moment ou après la conception.

En second lieu : l'hérédité morbide est variable dans ses effets suivant qu'elle provient du père, de la mère ou des deux.

En troisième lieu : l'hérédité morbide est sous la dépendance directe de l'état maternel consécutif à la conception, ce qui entraîne un rôle beaucoup plus considérable de la mère que du père dans l'évolution embryonnaire et fœtale du produit.

Il y a donc lieu, dans toute question relative à la descendance, d'étudier chez les parents l'état morbide *anté-conceptionnel, conceptionnel* et *post-conceptionnel* ; d'envisager séparément le rôle de chaque géniteur isolé : *paternel, maternel* ou associés *conjugal* ; de faire une recherche complète des conditions maternelles post-conceptionnelles en étudiant les conditions du milieu intra-utérin pendant la gestation : *morbidité intra-utérine*.

En procédant ainsi, on arrive à définir ce que comporte la notion d'hérédité : c'est-à-dire la transmission, la contagion, l'évolution embryonnaire et fœtale *in utero*.

Ce que le père, la mère ou les deux procréateurs possèdent au moment de la conception et donnent à leur produit constitue *l'hérédité proprement dite ou hérédo-transmission* : qui se caractérise par la transmission d'un état organique, d'une prédisposition, d'une maladie en évolution.

Ce que le père, la mère ou les deux possèdent au moment de la conception, ils le transmettent en nature, par une véritable contagion : c'est l'*hérédo-contagion*.

Après la conception, le père ne peut transmettre au produit que par l'intermédiaire de la mère, il n'y a plus seulement alors transmission ou contagion, mais modification de la nutrition embryonnaire ou fœtale intra-utérine, il n'y a plus hérédité proprement dite, quoique par analogie on puisse grouper l'ensemble des modifications du produit sous le nom : d'*hérédo-morbidité congénitale* ou mieux d'*hérédo-morbidité gestative, gravide, intra-utérine ou obstétricale*. Ce dernier mode d'hérédité, jusqu'ici peu étudié, joue un grand rôle dans la production des tares que l'on a appelées dystrophies.

Cette conception des trois modes d'hérédité : *hérédo-transmission, hérédo-contagion, hérédo-gestation* permet d'établir une méthode rationnelle pour l'étude de l'influence de la syphilis des ascendants sur les descendants.

Cette méthode consiste à établir d'abord dans chaque observation :

1° si la syphilis paternelle, maternelle ou conjugale, existait avant, au moment ou après la conception ;

2° si cette syphilis était : virulente et contagieuse, récente, ancienne, latente, se déterminant en particulier par des accidents nerveux ;

3° à relever avec soin tous les signes, symptômes, stigmates dystrophiques ou tares notés chez les descendants ;

4° à établir le rapport existant entre l'origine, l'âge, la période, la nature et la forme des accidents syphilitiques des parents et les modifications de l'état normal apparues chez les descendants.

C'est cette méthode qui a été utilisée pour étudier les descendants provenant de familles syphilitiques dont l'histoire m'a servi à établir ce rapport, et permis d'émettre les conclusions suivantes, uniquement basées sur la statistique.

1° Que, quelle que soit l'origine de la syphilis : paternelle, maternelle ou conjugale, celle-ci manifeste son influence sur la descendance par deux ordres d'accidents de fréquence égale : des symptômes ou accidents de nature syphilitique, des modifications organiques ou fonctionnelles auxquelles on a donné le nom de dystrophies.

2° Que la mortalité des descendants est un des signes capitaux de la syphilis des ascendants; la moitié des grossesses aboutissant à l'avortement, à la fausse couche, à la naissance de prématurés, de mort-nés, à la mort immédiate ou rapide après la naissance.

3° Que les syphilis d'origine paternelle, maternelle ou conjugale semblent être également mortelles pour l'enfant; mais qu'elles ne le sont pas de la même façon, et aux différentes périodes de cette syphilis. Cela résulte de la recherche faite parallèlement : de la mortalité infantile, du nombre d'enfants sains, syphilitiques ou dystrophiés, comparés : à l'âge, à l'origine anté-conceptionnelle, conceptionnelle ou post-conceptionnelle, à la virulence ou non-virulence des accidents qui caractérisent la syphilis des parents.

L'influence de la syphilis des ascendants sur les descendants ayant été étudiée dans les conditions énumérées ci-dessus à travers les générations successives, voici les résultats donnés par les descendants de première génération.

4° La *syphilis d'origine paternelle* de première génération donne une mortalité à peu près égale à toutes ses périodes, d'autant plus forte cependant que la syphilis est plus virulente.

Les accidents de nature syphilitique sont d'autant plus fréquents chez l'enfant que la syphilis du père est plus virulente; ils diminuent avec l'ancienneté de la syphilis, et sont rares lorsque le père est atteint de syphilis nerveuse. Ces accidents se manifestent chez le quart environ des enfants et à égale proportion sous forme de syphilis précoce ou tardive.

Le nombre des enfants dystrophiés est égal à celui des infectés de syphilis; les dystrophies augmentent chez les enfants avec l'ancienneté de la syphilis paternelle.

Les enfants nés sains, sans syphilis ni dystrophies, sont en nombre d'autant plus grand que la syphilis paternelle s'est manifestée par des accidents nerveux, ou est plus ancienne. Une contradiction apparente de la statistique semble indiquer que plus la virulence de la syphilis est manifeste, plus l'enfant a chance de naître sain; en réalité, la contradiction traduit l'influence préservatrice du traitement. Plus le syphilitique est virulent, plus il a tendance à se soigner et plus les enfants ont de chance de naître sains. Nous retrouverons partout l'influence heureuse du traitement.

5° La *syphilis d'origine maternelle*, le père étant sain, est essentiellement grave pour l'enfant, aucun n'échappe à la mort.

à la syphilis ou à la dystrophie. Lorsque la syphilis est anté-conceptionnelle, on ne trouve aucun enfant sain, cela est la conséquence directe de l'absence de traitement due le plus souvent à l'ignorance de l'existence de la syphilis. D'ailleurs dans la syphilis d'origine maternelle, la mortalité infantile est totale alors qu'elle n'est que des deux tiers dans la syphilis maternelle conjugale conceptionnelle ou post-conceptionelle, toujours à cause de l'influence du traitement.

La syphilis en nature d'origine maternelle chez l'enfant est fréquente, d'apparition précoce. Mais il en est de l'existence de celle-ci comme des dystrophies ou des enfants sains: on en voit peu, car la syphilis maternelle est essentiellement destructive de la descendance, toujours par absence de traitement.

6° Il est à noter que la syphilis du père provoque de préférence les avortements précoces et les fausses couches, tandis que la syphilis de la mère donne des prématurés, des mort-nés, des morts immédiates et rapides après la naissance.

7° La *syphilis conjugale* est moins destructive que la syphilis maternelle, plus nocive que la syphilis paternelle. La mortalité est toujours de moitié; les syphilis infantiles en nature sont moins nombreuses que dans la syphilis maternelle, les dystrophies sont fréquentes et multiples. Mais ici on peut faire encore une constatation des plus importantes: dès que la virulence de la syphilis conjugale diminue ou que celle-ci vieillit, la mortalité et la syphilis infantile augmentent, contrairement à ce qu'on pourrait penser. Ce résultat est encore ici la conséquence de ce fait que les parents, n'ayant pas eu d'accidents visibles ou sans accidents depuis longtemps, ne se soignent pas ou plus.

L'absence de traitement explique également la rareté des enfants sains au début de la syphilis conjugale.

8° Dans la *syphilis de deuxième génération*, les influences paternelle, maternelle ou conjugale sont plus difficiles à préciser.

Il y a lieu, en effet, de faire intervenir un facteur nouveau qui est l'action d'une syphilis acquise chez les descendants de syphilitiques. Or, cette syphilis peut survenir chez des sujets qui n'ont jamais eu d'accidents de nature syphilitique, ou chez des sujets ayant eu la syphilis en nature; dans le premier cas, il s'agit d'une nouvelle modalité de syphilis que le prof. Tarnowsky décrit sous le nom de syphilis binaire, que M. Ed. Fournier considère comme une syphilis virulente de deuxième génération; dans le second cas, il s'agit d'une réinfection, comme l'a dit le prof. Gaucher.

De toutes façons il y a lieu de conclure que la syphilis des parents n'entraîne pas une immunité absolue chez les descendants.

9° La syphilis de deuxième génération donne une mortalité à peu près égale pour l'origine paternelle, maternelle ou conjugale.

La syphilis en nature existerait assez fréquemment pour M. Fournier, mais il y a lieu de se demander s'il n'y a pas eu réinfection du père ou de la mère; la question reste en suspens. Les dystrophies sont nombreuses, plus fréquentes dans la syphilis d'origine conjugale. Le nombre des enfants sains est plus élevé quand la mère est indemne de toute tare syphilitique, acquise ou héréditaire.

10° De l'ensemble des faits énoncés ci-dessus, il résulte que la syphilis des parents manifeste son action sur la descendance :

a) *d'une façon négative;*

b) *par la mort;*

c) *par des accidents syphilitiques;*

d) *par des dystrophies.*

11° Comme il n'est pas douteux que la mort du produit soit imputable à la syphilis en nature, comme la constatation du spirochaete a déjà permis de le faire, il s'ensuit qu'elle caractérise avec les accidents de nature syphilitique la syphilis héréditaire.

En est-il de même des dystrophies? Celles ci sont-elles de nature syphilitique, ou doivent-elles servir à former un groupe uniquement en rapport avec la syphilis, et constituer une hérédité spéciale, presque spécifique dite: *hérédité syphilitique?*

12° De l'étude clinique et anatomique détaillée des accidents que produit la syphilis, de la recherche du spirochaete, il résulte que, logiquement, la mortalité par : avortements, fausses couches, naissances prématurées, mort-nés, mort immédiate, peut être rattachée à la syphilis en nature; que la plupart des lésions osseuses, oculaires, nasales, dentaires, cutanées dites dystrophiques, ne sont que les reliquats, les stigmates de manifestations de nature syphilitique associées ou non à des infections ou intoxications surajoutées. Tous accidents, signes ou stigmates caractérisant la *syphilis héréditaire, précoce ou tardive.*

13° L'étude clinique, anatomique, pathogénique et étiologique de l'hérédo-toxi-infection morbide, et en particulier de l'hérédo-tuberculose, de l'hérédo-alcoolisme, de l'hérédo-saturnisme, de l'hérédité nerveuse, démontre que les dystrophies et tares sont aussi fréquentes dans la descendance des toxi-infectés que dans celle des syphilitiques.

14° L'étude de l'hérédo-morbidité intra-utérine gravide montre que la plupart des modifications dystrophiques ou tératologiques, et un grand nombre de lésions ou affections dites congénitales, ont leur origine dans un trouble intra-utérin antérieur ou concomitant à la grossesse.

De ces faits, il faut rapprocher l'hérédité de certains stigmates ou tares de dégénérescence, signalée par M. Féré dans la famille névropathique, et l'hérédité des malformations maxillaires et dentaires, à propos desquelles M. Galippe a depuis longtemps attiré l'attention.

15° De ce que la plupart des signes et stigmates dystrophiques se rencontrent dans l'hérédo-morbidité en général, il résulte donc nettement que *l'hérédité syphilitique n'a aucun caractère spécifique qui lui soit propre, et rentre dans l'hérédo-toxi-infection.*

Elle est simplement dystrophique à sa manière, ainsi que le dit M. Ed. Fournier, au même titre que le sont l'hérédo-tuberculose ou l'hérédo-alcoolisme.

Elle est peut-être plus dystrophique et plus fréquente que l'hérédo-toxi-infection, parce qu'elle permet plus souvent que les autres toxi-infections, ainsi que l'a dit M. le prof. Gaucher, la survie des enfants, elle l'est au maximum parce qu'elle s'associe à toutes les hérédo-morbidités toxiques ou infectieuses.

16° De tout ceci il résulte que les conséquences prophylactiques et thérapeutiques de la distinction entre la syphilis héréditaire et l'hérédité syphilitique sont considérables.

L'idée de l'hérédité syphilitique implique la tare fatale chez les descendants et la négation de tout traitement.

La notion de la syphilis héréditaire montre, au contraire, qu'il est possible d'empêcher la répercussion de la syphilis chez les descendants par un traitement approprié.

La conception actuelle de l'hérédité syphilitique a comme conséquence la défense du mariage pour le syphilitique, et la destruction morale et physique de la famille; cette notion, en effet, implique l'inutilité de tout traitement actif.

Il n'en est pas de même de la conception de la syphilis héréditaire, telle qu'elle a été établie par le prof. Fournier, conception que confirme l'influence heureuse du traitement sur la descendance et permet d'émettre les propositions suivantes :

1° *La syphilis, quelle que soit son ancienneté, sa forme, son ori-*

gine : paternelle, maternelle ou conjugale, est toujours et également dangereuse pour la descendance.

2° La syphilis se transmet en nature, tue l'enfant, ou le fait naître taré, dégénéré ou dystrophié.

3° La syphilis agit comme maladie spécifique ou comme maladie toxi-infectieuse.

4° La syphilis, maladie spécifique, se transmet sous forme de syphilis héréditaire, se caractérise, soit par des accidents ou des stigmates de nature syphilitique, soit par des stigmates dystrophiques, en rapport avec des accidents syphilitiques ayant évolué in utero.

5° La syphilis, maladie toxi-infectieuse, agit au même titre que l'hérédité morbide en général, dénommée dans cette action hérédo-syphilis ; elle n'a dans ses manifestations aucun caractère qui lui soit propre.

6° La conception actuelle de l'hérédité syphilitique, au même titre que celle de la para-syphilis, entraîne un déterminisme de fatalité contraire à toute intervention thérapeutique.

7° La notion de syphilis héréditaire implique, au contraire, un traitement préventif des procréateurs, prophylactique de la transmission en même temps que curatif de la maladie héréditaire.

8° Le traitement spécifique, mercuriel étant chez le syphilitique, quelle que soit la forme ou l'ancienneté de la syphilis, la sauvegarde de la famille, il en résulte que :

9° Tout syphilitique, atteint de syphilis peu virulente, datant de trois à quatre ans, régulièrement traité, sans tares individuelles ou familiales toxiques, infectieuses ou dégénératives, peut fonder une famille, après examen médical complet de son système nerveux et de tous ses organes.

10° Tout syphilitique avant de procréer, quelle que soit l'ancienneté de sa syphilis, la nature de celle-ci ou la médication déjà faite, doit subir un traitement mercuriel actif.

11° Toute femme qui procrée du fait d'un syphilitique virulent ou non, récent, ancien, ou latent, qu'elle ait présenté ou non des accidents syphilitiques, doit être traitée dès le début et pendant tout le cours de la grossesse.

Quel que soit le caractère d'absolutisme de cette proposition, je la maintiens formellement. D'autres l'ont émise avant moi, elle a, je crois, l'appui du prof. Pinard ; elle est, en tous cas, une sauvegarde pour l'enfant à naître, une garantie pour la descendance, un espoir réconfortant pour le malade et le médecin.

BIBLIOGRAPHIE

La bibliographie relative à la *syphilis héréditaire* et à *l'hérédité syphilitique* est des plus vastes, quoique limitée à vrai dire seulement aux deux termes de *syphilis* et *hérédité*, mais la compréhension de chacun de ces mots est telle que j'ai pu relever, sans grandes recherches, plus de 3000 indications bibliographiques.

Je n'indique ici que les *ouvrages, mémoires, travaux originaux, revues* et *articles*, que j'ai lus et dans lesquels j'ai puisé.

A propos de la *syphilis*, je mentionne de suite les nouvelles acquisitions relatives à son agent pathogène probable: *le spirochæte pallida ou spironème de Schaudinn (Schaudinn, Deutsche med. Woch., 1905, n.os 42 et 43; Schaudinn et Hoffmann, Berlin. klin. Woch., 1905, 29 mai).*

Depuis le mémoire initial de Schaudinn et Hoffmann, le nombre des travaux sur le spirochæte est devenu considérable, on en trouvera l'indication dans les *Bulletins de l'Institut Pasteur*, les *Bulletins de la Société de Biologie*, les *Annales de Dermatologie et de Syphiligraphie*; et surtout dans une revue d'ensemble parue dans la *Presse médicale* au moment de l'impression de ce rapport: *Le Treponema pallidum de Schaudinn*, par A. Sezary, interne des hôpitaux, *Presse médicale*, n.o 24, 24 mars 1906. Ce travail contient la bibliographie presque complète jusqu'à la fin de 1905.

Relativement à *l'hérédité*, je ne saurais trop recommander la lecture du livre du dr. *Paul Raymond*, professeur agrégé, chargé de cours de pathologie générale, à la Faculté de médecine de Montpellier; ce livre sur *l'Hérédité morbide* (Paris 1905, Vigot frères) est la synthèse de l'hérédité pathologique et de ses différentes formes.

A la question de la *syphilis héréditaire* et de *l'hérédité syphilitique* se rattachent *l'hérédité taro-infectieuse*, par suite tout ce qui a rapport à la descendance des alcooliques, des tuberculeux, des intoxiqués ou infectés, et aboutit à l'*Hérédité névropathique*, qui crée d'une part les *tares, dégénérescences et dystrophies*; d'autre part, la plupart des *maladies héréditaires et familiales*.

Toutes ces modalités ne relevant pas toujours de l'hérédité, mais des conditions du milieu maternel, il y a lieu de passer en revue les travaux relatifs à la *pathologie de la grossesse*, aux maladies *embryonnaires, fœtales, congénitales*, d'où l'étude de la *tératologie*, de la *puériculture*, de la *mortalité et morbidité infantile* et de ses causes; en somme, tout ce qui a trait aux *causes de dépopulation*.

J'indique ici en un groupement approximatif les sources bibliographiques concernant ces différents sujets.

Syphilis.

Astros (Léon d'). — La syphilis cérébrale héréditaire précoce, *Marseille médical*, 1891. — Influence dystrophique de l'hérédo-syphilis sur le cerveau de l'embryon, id., 1891. — Article *Hydrocéphalie*, *Traité des maladies de l'Enfance, Grancher, Comby, Marfan.* — *Les Hydrocéphalies*, Paris, 1898. — L'hydrocéphale hérédo-syphilitique, *Revue mensuelle des mal. de l'Enfance*, novembre-décembre 1891.

Babinski (J.). — Tabes hérédo-syphilitique (Tabes héréditaires), Extrait des *Bulletins et mémoires de la Soc. méd. des hôp. de Paris*, 24 octobre 1902.

Barasch (Albert). — Influence dystrophique de l'hérédité syphilitique. *Thèse de Paris*, 1895. Soc. d'éditions scientifiques.

Barrault (Charles). — Syphilis paternelle. Essai de prophylaxie (ab ovo) de l'hérédo-syphilis. *Thèse de Paris*, 1898. H. Jouve.

Barthélemy (L.). — La syphilis. *Revue mensuelle de médecine spéciale*, 1904, t. II, n° 1.

Basset (Marcel). — La descendance des tabétiques. *Thèse de Paris*, 1904, J. Roussel.

Bayet (A.). — Maladie de Friedreich et hérédo-syphilis. *Journal de Neurologie*, n° 8, 1902. Severeyns, Bruxelles.

Beaupertuy (Georges). — Rapports de la syphilis avec certaines dermatoses coexistantes. *Thèse de Paris*, 1902, A. Maloine.

Boucher (P.). — De l'influence du traitement antisyphilitique chez la femme enceinte sur le fœtus. Paris, H. Jouve, 1904.

Cantonnet (Marcel). — Incontinence d'urine et des matières fécales dans la syphilis héréditaire. *Thèse de Paris*, 1904, H. Jouve.

Caizergues (Raymond). — Des myélites syphilitiques. Hamelin frères, Montpellier, 1878.

Charpentier (Albert). — Relations entre les troubles des réflexes pupillaires et la syphilis. Étude clinique et statistique. G. Steinheil, Paris, 1899.

Chomprel. — Malformation buccale dans l'hérédo-syphilis. *XIIIe Congrès intern. de méd.* Paris 1900. Section de dermatologie, p. 446.

Danjou (Georges). — Contribution à l'étude clinique des ostéo-arthropathies déformantes dans la syphilis héréditaire. *Thèse de Paris* 1887, H. Jouve.

Diday (P.). — La pratique des mal. vénériennes. Asselin et Houzeau, Paris, 1886.

Dolay. — Le péril vénérien.

Divers. — *Annales de dermatologie et de syphiligraphie*, 1891-1906.

Dubois-Havenith. — Communications, enquêtes, traductions analytiques, etc., 1 et 2. *Conférence internat. pour la prophylaxie de la syphilis et des mal. vénériennes.* Bruxelles, 1899-1902.

Etienne (Georges). — Contribution à l'étude de l'influence du traitement des mères syphilitiques, surtout pendant la grossesse, sur la santé des nouveau-nés. *Ann. de gynécol. et d'obstét.*, avril 1902.

— Hérédité syphilitique à la deuxième génération. *Ann. de dermat. et de syphiligr.* G. Masson, Paris.

Ferrus (Jean). — Recherches sur la nutrition chez les syphilitiques par l'analyse chimique des urines. Paris, G. Naud, 1904.

Finger (E.). — Ueber die Nachkommenschaft der Hereditärsyphilitischen. Leipzig, W. Braumüller 1900.

Fournier (prof. Alfred). — Influence de la syphilis sur la mortalité infantile. Paris, 1885, G. Masson.

— Leçons sur la syphilis vaccinale, recueillies par P. Portalier. Paris, Lecrosnier et Babé, 1889.

Syphilis héréditaire tardive. Doutes syphilitiques. *Ann. de dermat. et de syphilig.*, septembre 1885, Paris.

— Talon d'origine hérédo-syphilitique probable. Fracture spontanée. *Extr. de la France médicale*, n°° 133, 137 et 139, 1886, t. II, Paris, A. Delahaye et Lecrosnier, 1886.

— Epilepsie para-syphilitique, *Revue de Neurologie*. G. Masson, Paris.

Fournier (Prof. Alfred). — Syphilis héréditaire tardive. Accidents cérébraux. Leçons professées à Saint-Louis. Ext. de l'*Union médicale*, 3e série 1884.
— Influence dystrophique de l'hérédo-syphilis. Paris, Rueff, 1896.
— Influence de la syphilis sur la mortalité infantile. *Acad. de méd.* Discussion sur l'accroissement de la population en France. Paris, G. Masson, 1885.
— Syphilis et mariage. Paris, G. Masson, 1899.
— De la syphilis héréditaire tardive. G. Masson.
Fournier (Edmond). — Hérédo-syphilis de seconde génération. Paris, J. Rueff, 1905.
— Stigmates dystrophiques de l'hérédo-syphilis. Paris, J. Rueff, 1898.
Fraba (Jean). — Du pemphigus chez le nouveau-né. Sa valeur diagnostique dans la syphilis. Paris, H. Jouve, 1897.
Ferdan (Jean). — Des rapports de l'hérédo-syphilis osseuse tardive (type Lannelongue) avec l'ostéite déformante (type Paget). *Thèse de Paris*, 1903. J. Rousset.
Gascard (Arthur). — La syphilis placentaire. *Thèse de Paris*, 1880. A. Davy.
Gasne. — Localisations spinales de la syphilis héréditaire. Paris, 1897.
Gaston (Paul). — Syphilis. Ext. du *Traité des mal. de l'Enfance.* 2e édit., t. Ier, Masson et Cie. Paris.
Gaucher. — De l'origine syphilitique de l'appendicite. Note additionnelle. *Presse médicale*, n° 35, t. Ier, avril 1904.
Gaucher et O. Crouzon. — Des troubles de la nutrition dans la syphilis. *Journal de Physiologie et de pathologie générale*, n° 1, 1902, Masson, Paris.
Gilles de la Tourette. — La syphilis héréditaire de la moelle épinière. Paris, J. Bataille et Cie, 1896.
Gindrou (Maurice). — De la mort subite chez les enfants syphilitiques. *Thèse de Paris*, 1901. H. Jouve.
Hallopeau. — La syphilis et les infections associées. *XIIIe Congrès internat. de méd. et IVe Congrès internat. de dermat. et de syphilig. réunis*, 1900. Paris. G. Masson.
— Les substances toxiques et insommantes dans la syphilis. Paris, Masson et Cie, 1904.
Hart Berry. — Placenta praevia. Edimbourg. Ext. des *Ann. de gynécol. et d'obstet.*, novembre 1892.
Herlant (Georges). — Valeur diagnostique des stigmates ophthalmoscopiques et rétinoculaires de la syphilis héréditaire. *Thèse de Paris*, 1900. Jouve et Boyer.
Hutchinson, Chapman, Lassar, Fodoré. — The duration of the period of contagion in syphilis. *Third international Congress of Dermatology.* London, 1896, p. 416, rapports.
Hutchinson. — Syphilis héréditaire. Traduction E. Bernett. Delahaye et Lecrosnier, Paris 1884.
Kollaine (M. Anna). — Contribution à l'étude des signes de la syphilis héréditaire précoce. Paris, 1900. G. Jacques.
Kchoff (Nicolas). — Contribution à l'étude de l'hystérie dans ses rapports avec la syphilis acquise et héréditaire. *Thèse de Paris*, 1898. H. Jouve.
Krukov (Helene). — Mortalité des enfants hérédo-syphilitiques. *Thèse de Paris*, 1900. Ollier Henri.
Lancereaux (E.). — Des affections viscérales de la syphilis héréditaire. Ext. des *Ann. de dermat. et de syphilig.*, t. X.
— Les ostéites syphilitiques. Travaux originaux. Mémoires, 25 mai 1886. *Ann. de dermat*, 2e série, VII.

Lancereaux (E.). — Paralysies toxiques et syphilis cérébrale. Delahaye et Lecrosnier, 1882.

Leculier (Henri). — Considérations à propos des syphilis d'emblée. Boyer, 1901.

Legrand (Louis). — Syphilis et grossesse. Essai sur la syphilis post-conceptionnelle. *Thèse de Paris*, 1886. H. Jouve.

Lernoud (Joseph). — Symptômes de la syphilis héréditaire sans exanthème chez les nourrissons. *Thèse de Paris*, 1905. J. Rousset.

Levin (Mme). — La syphilis ignorée. Paris, H. Jouve, 1897.

Longin (A.-J.). — Les hybrides de syphilis et de lupus. *Thèse de Paris*, 1905. J.-B. Baillière et fils.

Majereczak (Mlle Dina). — De la lymphadénie chez les syphilitiques. *Thèse de Paris*, 1902. L. Boyer.

Mallet (H.). — Contribution à l'étude de l'épilepsie syphilitique (encéphalite et méningite gommeuse). Paris, 1891. G. Steinheil.

Massouroff (W.) de Moscou. — De la syphilis héréditaire. *Congrès internat. de dermat. et de syphiligr.*, 1889. Paris, p. 259.

Mantoux (Charles). — La syphilis nerveuse latente et les stigmates nerveux de la syphilis. Paris, 1904. J. Rousset.

Maringer (Henry). — Facteurs de gravité chez les syphilitiques. *Thèse de Paris*, 1902. L. Boyer.

Marlier (Paul). — Étude sur la syphilis conceptionnelle immédiate. Paris, H. Jouve. 1897.

Mercier (Léon). — Contribution à l'étude des rapports de la puerpéralité et de la syphilis et en particulier de la fièvre syphilitique pendant les suites de couches. *Thèse de Paris*, 1886. A. Derenne.

Moscova. — De l'influence étiologique de l'hérédo-syphilis sur la sclérose en plaques chez les enfants. Paris, 1895. G. Steinheil.

Monod (Jacques). — L'anémie syphilitique. Paris, J.-B. Baillière et fils, 1900.

Nattan Larrier et *A. Brindeau*. — Présence du spirochæta pallida dans le placenta syphilitique. *Presse médicale*, no 3, 1906.

Neisser (Breslau). — Syphilis und ihre Beziehungen zu gleichzeitig vorhandenen, Infectionskrankheiten. *Internat. medicin. Congress*, Berlin, 1900.

Paris et *Salomon*. — Étude histologique des organes hématopoïétiques chez l'enfant syphilitique héréditaire. *Arch. de méd. expériment. et d'anat. pathol.*, no 1, janvier 1904. Paris, Masson et Cie.

Perilebich. — Syphilis en Serbie.

Pinard. — Prophylaxie de l'hérédo-syphilis. Ext. de la *Revue pratique d'obstét. et de pédiatrie*, décembre 1899. Paris.

Pitres — Descendance des tabétiques. *Journal de médecine de Bordeaux*, compte rendu par Ramme in *Presse médicale*, 15 août 1903.

Pourregon. — Tabes conjugal et tabes hérédo-syphilitique. Paris, 1900.

Perrin (Léon). — Syphilis exceptionnelle à manifestations tardives. *Ann. de dermat. et de syphilig.*

Pouzol (Henri). — De l'importance diagnostique de la courbe alimentaire dans certains cas d'hérédo-syphilis. *Thèse de Paris*, 1894. Soc. d'éditions scientifiques.

Raoult (Fernand). — Étude sur la prophylaxie de la syphilis. Paris, 1902. G. Steinheil.

Renaud (Joseph). — De l'ostéomyélite des nourrissons, ses rapports avec la pseudo-paralysie infantile. *Thèse de Paris*, 1905. J. Rousset.

Riesseur (Louis). — Syphilis, Hérédité paternelle. Paris, G. Steinheil.

Ripoult (Henri). — L'hérédo-syphilis infantile, manifestations pharyngo-nasales et pharyngées. Thèse de Paris, 1896, Imprimerie des Arch. gén. des mal. infantiles.

— L'hérédo-syphilis de la première et de la seconde enfance. Paris, 1896.

Robin. — Étude sur la syphilis infantile. Thèse de Paris, 1903, H. Jouve.

Kamahayano (Bukarest). — Les différentes formes de syphilis infantile. Internationaler dermatologischer Congress Wien., 1892, p. 71.

Roslann (Paul). — De la syphilis acquise chez les hérédo-syphilitiques. Thèse de Paris, 1905, G. Jacques.

Sandberg (Mlle). — La descendance des tabétiques. Thèse de Paris, 1903, F. R. de Rudeval.

Schwab. — De la syphilis du placenta. Paris, 1896.

Semper (Maurice). — Les enfants des paralytiques généraux. Thèse de Paris, 1894, J. Rousset.

Seringe (Henri). — Le testicule dans la syphilis héréditaire. Paris, 1899, G. Steinheil.

Sorrive. — Syphilis héréditaire précoce. Laryngite syphilitique. Études de clinique infantile. Publication du Progrès médical, 1883, Paris.

Sperk. — Syphilis, Prostitution. Études médicales diverses. Œuvres complètes. Don. 1896.

Stevenard (L.). — Le secret médical et la syphilis. H. Jouve, 1905.

Stoeber (L.). — Des accidents méningitiques de la syphilis héréditaire chez les enfants et en particulier chez les très jeunes. Paris, G. Steinheil, 1891.

Tarnowsky (Benjamin). — La famille syphilitique et sa descendance. Étude biologique. Clermont (Oise), 1904, Daix frères.

Thibierge (Georges). — Section de dermatologie et de syphiligraphie. Comptes rendus. XIIIe Congrès internat. de méd. Paris, 1900. Masson et Cie.

Trois-fontaines. — À propos de quatre observations de syphilis héréditaire. Liège, Vaillant, 1897.

Valentino (Ch.). — L'admissibilité des syphilitiques au mariage. Revue scientifique, no 21, 1905.

Wald (Lucien). — Contribution à l'étude de la descendance des paralytiques généraux. Thèse de Paris, 1898, Jouve et Boyer.

Wallich. — De l'avortement dans la syphilis. Ext. de la Gaz. hebdom. de méd. et de chir., octobre 1893.

Tuberculose.

Arcangeli (E. C.). — De la tuberculose chez les enfants. Paris, F. Alcan, 1892.

Baudelac de Parente. — Des tares observées chez les rejetons des mères tuberculeuses. Thèse de Paris, 1902, L. Boyer.

Bocquet (Albert). — La tuberculose à Reims. Thèse de Paris, 1901, Matot-Braine, à Reims.

Bonnefond (Maurice). — Du rôle étiologique de la tuberculose dans l'asphyxie locale et la gangrène symétrique des extrémités (syndrome de Raynaud). Thèse de Paris, 1904, A. Malpine.

Bonnys de Charelann. — La tuberculose et les grandes paralysie infantiles. Thèse de Paris, 1904, H. Jouve.

Brouardel. — Plan de campagne de la lutte contre la tuberculose en France. Ext. de la *Lutte antituberculeuse. Bull. de la Fédération antituberculeuse française.* Séance publique du 5 mai 1903. Paris, C. Naud.

Comby (J.). — Contagion familiale de la tuberculose chez l'enfant. *Presse médicale*, n° 3, 1906.

Costa (Th.). — Tuberculose et contagion dans la classe ouvrière. Étude statistique. Étiologie et prophylaxie. *Thèse de Paris*, 1899. Ollier Henry.

Doléris et Bourges. — Infection tuberculeuse intra-utérine du fœtus vérifiée par l'inoculation. *Semaine médicale*, 1896.

Durand (Ernest). — Contribution à l'étude des déformations et mutilations consécutives à la tuberculose osseuse des extrémités. Paris, G. Steinheil, 1903.

Fieux. — Tuberculose et puerpéralité. Ext. de la *Revue d'obstét. et de pédiatrie*, 1898. G. Steinheil.

Frenzel. — La mortalité par tuberculose pulmonaire à Saint-Pétersbourg et à Paris (1880-1899). Étude statistique. *Thèse de Paris*, 1902. L. Boyer.

Gastou (Paul). — La scrofule, terrain septico-pyohémique héréditaire ou acquis et diathèse lymphoïde pré ou post-tuberculose. Ext. de la *Revue d'hygiène et de méd. infantiles*, t. III, n°s 4 et 5, 1904, O. Doin.

Guibal (Fernand-Emmanuel). — Contribution à l'étude de la tuberculose pulmonaire du premier âge. *Thèse de Paris*, 1900. Jouve et Boyer.

Herrgott. — Tuberculose et gestation. Étude clinique. Ext. des *Ann. de gynécol. et d'obstét.*, t. XXXVI, juillet-août 1891. G. Steinheil.

Hutinel. — De l'hérédité de la tuberculose. *Semaine médicale*, 1889. *Congrès de médecine*, 1890.

Jeannerat (E.). — Contribution à l'étude de l'hérédité para-tuberculeuse. *Thèse de Paris*, 1899. Jouve et Boyer.

Jeannolle. — De l'étiologie et de l'auto-inoculation tuberculeuses consécutives aux plaies par morsure.

Kuener (Mlle Henriette). — De l'hérédo-dystrophie para-tuberculeuse. *Thèse de Paris*, 1901. L. Boyer.

Kuss (G.). — La théorie de Baumgarten sur l'hérédité de la tuberculose. Ext. de la *Revue mens. des mal. de l'enfance*, janvier 1889.

Kuss (Georges). — De l'hérédité parasitaire de la tuberculose humaine. Paris, 1898. Asselin et Houzeau.

Ladrière (is). — Comment les familles ouvrières disparaissent par tuberculose. *Thèse de Paris*, 1901. L. Boyer.

Landouzy. — Rapports sur l'emploi des sérums et des toxines dans le traitement de la tuberculose. Paris 1898, G. Carré et C. Naud.

Hérédité tuberculeuse. Hérédité de graine et d'état diathésique. Tuberculose héréditaire et atypique. Hérédo-tuberculose. *Revue de méd.*, 1891.

— La tuberculose, maladie sociale, 1903. Wellhoff et Roche. Levallois-Perret.

Landouzy et Martin. — Faits cliniques et expérimentaux pour servir à l'histoire de l'hérédité de la tuberculose. *Congrès de la Tuberculose*, 1888. *Revue de médecine.*

Leray (Adolphe). — Des lésions tuberculeuses chez l'homme et dans la série animale. Étude d'anatomie pathologique comparée. *Thèse de Paris*, 1895. G. Carré.

Loui (Pierre). — L'assistance à la famille du tuberculeux en Allemagne. *Thèse de Paris*, 1903. H. Jouve.

Malhey (Pierre). — La tuberculose à Paris. *Thèse de Paris*, 1901. L. Boyer.

Mercier (R.). — L'expansion tuberculeuse à Tours, 1901-1904. — Communication faite au *Congrès international de la tuberculose*, Paris, 2 au 7 octobre 1905. P. Salmon, Tours.

Mosny. — La famille des tuberculeux. *Annales d'hygiène publique et de médecine légale*, avril-mai 1902.

— Études sur les origines de la tuberculose. Tuberculose et hérédité. Ext. de la *Revue de la tuberculose*, 1898-1899.

Musgrave-Clay (Det. — Étude sur la contagiosité de la phthisie pulmonaire, 1879. A. Delahaye et C⁰, Paris.

Nélaton (Charles). — Le tubercule dans les affections chirurgicales. *Thèse présentée au concours de l'agrégation*. Paris, 1883. G. Masson.

Nielly. — Mesures prises par l'Administration générale de l'Assistance publique de Paris pour combattre la contagion de la tuberculose dans les hôpitaux. Ext. du *Congrès de la tuberculose*, 4ᵉ session, 1898. Masson et C⁰.

Noedrid. — Allocution au IVᵉ Congrès de la tuberculose. Ext. du *Congrès de la tuberculose*, 4ᵉ session, 1898. Masson et C⁰.

Pequet, J.-L. — Compte rendu de l'assemblée générale du 10 mars 1901. Société de préservation contre la tuberculose par l'éducation populaire. Masson et C⁰, Paris, 1901.

Quequot (Louis). — Contribution à l'étude de la tuberculose du premier âge. *Thèse de Paris*, 1886. G. Masson.

Richard (Paul). — Prophylaxie de la tuberculose dans les crèches. Ext. du *Congrès de la tuberculose*, 4ᵉ session, 1898. Masson et C⁰.

Rivière (Paul). — Des lésions non bacillaires des nouveau-nés issus de mères tuberculeuses. *Thèse de Paris*, 1902. L. Boyer.

Robelin (H.-L.-Ch.). — Modifications organiques des reptons des vaches tuberculeuses (mécanisme de ces modifications). *Thèse de Paris*, 1902. J. Rousset.

Sersiron. — Fédération des œuvres antituberculeuses françaises. Paris, 1902. C. Naud.

Tapret et Loude. — Étude comparée de la nutrition chez les femmes enceintes et chez les phthisiques. Ext. de la *Revue de la tuberculose*, nᵒ 3, 1894.

Tarkonian. — Des anencéphale d'un père tuberculeux. Communication au Congrès pour l'étude de la tuberculose. Session 1893.

Vires. — L'hérédité de la tuberculose. Paris, Masson et C⁰, Gauthier-Villars.

Lèpre

Besnier (Ernest). — Sur la lèpre, rôle étiologique. I. De l'hérédité. II. De la transmissibilité (nosologie générale, prophylaxie). Paris, 1897. Masson et C⁰.

Goldschmidt. La lèpre. Observations et expériences personnelles. Paris, 1891. Société d'éditions scientifiques.

Noël (A.). — La lèpre. Douze années de pratique à l'hospice des lépreux de la Désirade (Guadeloupe). Paris, H. Jouve, 1905.

Prince of Wales (K.-G., président). — Report of the Leprosy Commission in India National leprosy fund. Calcutta. William Clowes and sons, 1893.

Zambaco-Pacha. — La contagion de la lèpre et l'état de la science. Communication faite au *Congrès de Madrid*, Avril 1903. Ext. de la *Revue médico-pharmaceutique*. Imprimerie Christidis, Galata, 1904.

Alcoolisme.

Amat (Léonce). — De l'influence des boissons alcooliques sur la genèse, la forme et l'évolution de la tuberculose pulmonaire. *Thèse de Paris*, 1893. H. Jouve.

Aubeaux (André) — Contribution à l'étude de la toxicité des alcools et de la prophylaxie de l'alcoolisme. *Thèse de Paris*, 1897. H. Jouve.

Arrivé (Paul) — Influence de l'alcoolisme sur la dépopulation. *Thèse de Paris*, 1899, Jouve et Boyer.

Callier (Paul). — Alcool et phthisie. *Thèse de Paris*, 1899 Jouve et Boyer.

Oct (A.) — Alcoolisme chez la femme. *Thèse de Paris*, 1900. J. Rousset.

Charpine (A.). — De l'absinthisme. *Thèse de Paris*, 1894. H. Jouve.

Du Hamel (Pierre-Emile) — De l'alcoolisme chez les enfants et contribution à l'étude de l'alcoolisme chez les adultes. *Thèse de Paris*, 1899.

Imbert (Henri). — L'alcoolisme chronique dans ses rapports avec les professions, D'après les observations recueillies à la consultation externe de l'hôpital Laënnec, Février-août 1896, Société d'éditions scientifiques.

Jacquet (L.) — Alcool. Maladie. Mort. Rapport sur l'alcoolisme dans les hôpitaux parisiens. *Presse médicale*, n° 98, 1899, G. Carré et C. Naud, Paris.

Kostroff — Contribution à l'étude de l'alcool et de son influence néfaste sur la descendance. *Thèse de Bordeaux*, 1899.

Legendre (L.) — L'alcoolisme, ses conséquences pour l'individu, l'État et la société. Conférence faite à la Haye Malherbe et à Montaives Novembre 1878. Jouve et Boyer, Paris, 1899.

Le Gendre — La descendance des alcooliques. *Revue d'obstétrique et de pédiatrie*, 1893.

Legrain (M.) — Dégénérescence sociale et alcoolisme, Hygiène et prophylaxie. Paris, C. Naud, 1895.

Lemercier (Arsent). — Répression thérapeutique et sociale de l'alcoolisme. Paris, H. Jouve, 1898.

Loiseau (Georges). — Alcoolisme et réforme sociale. *Thèse de Paris*, 1900. J.-B. Baillière et fils.

Mairet et Combemale. — Influence dégénérative de l'alcool sur la descendance. *Académie de médecine*, 1888.

Renaut (Paul). — Contribution à l'étude de l'alcoolisme congénital au point de vue expérimental et clinique. *Thèse de Paris*, J. Rousset, 1901.

Sabrazès et Bruyant. — La descendance des alcooliques. Influence de l'hérédité paternelle.

Sollier (Paul). — du rôle de l'hérédité dans l'alcoolisme. Paris Lacrosnier et Babé, 1889.

Soudbé (Paul) — Alcoolisme, son influence sur la famille et la dépopulation. *Thèse de Paris*, 1902. H. Jouve.

Vaguier (F.). — Conférences publiques sur l'alcoolisme faites aux cours d'adultes de Villiers-sur-Marne, 1897. Paris, O. Berthier.

Maladies toxi-infectieuses.

Artault, de Vevey. — Action de l'infection des générateurs sur leurs descendants. *Société de Biologie*, 1893.

Aunard (Pierre) — Recherches sur le passage des microorganismes et en particulier du pneumocoque de la mère à l'enfant par le lait. Paris, 1891, H. Jouve.

Baron (H.). — Infections gastro-intestinales du fœtus d'origine intra-utérine. *Thèse de Paris*, 1898, Jouve et Boyer.

Baudoin (M. Adelina). — Des septicémies chez le nourrisson. Septicémie pneumococcique épidémique survenant. *Thèse de Paris*, 1900, Jouve et Boyer.

Bar (Émile). — De la toxicité urinaire chez la femme enceinte. Ext. des *Annales de gynécol. et d'obstét.*, juillet 1891, t. XXXVI, G. Steinheil.

Bouffe (Louis). — Paludisme et puerpéralité. Paris, Davy, 1885.

Bonnet (Noël-Étienne). — Des troubles nerveux dans l'intoxication par le sulfure de carbone. *Thèse de Paris*, 1885, Brodard et Gallois, à Coulommiers.

Bose (L.). — Les intoxications médicamenteuses chez l'enfant. *Thèse de Paris*, 1901, H. Jouve.

Bouffe de Saint-Blaise. — Du diagnostic des auto-intoxications de la grossesse et de leur traitement. G. Steinheil.

Charrin. — Influences des toxines sur la descendance. *Académie des sciences*, 29 juillet 1895.

Carlos (Jules-Étienne). — Influence de la fièvre typhoïde de la mère sur le fœtus. *Thèse de Paris*, 1890, Ollier Henry.

Courbeyre (Imbert). — Des suites de l'empoisonnement arsenical. Paris, J.-B. Baillière et fils, 1884.

Courtonesse (Michel). — Influence de la variole sur la grossesse et le produit de la conception. *Thèse de Paris*, 1901, L. Boyer.

Debeire (Marcel). — Étude sur les infections chez les prématurés. Paris, 1901, G. Steinheil.

Densbourg (Henri). — De l'intoxication saturnine dans ses rapports avec la grossesse. *Thèse de Paris*, 1905, H. Jouve.

Debuis (J.). — Étude sur les maladies professionnelles considérées comme accidents de travail. *Thèse de Paris*, 1901, H. Jouve.

Goulaye (Robert). — Contribution à l'étude de l'auto-intoxication saturnine considérée dans ses rapports avec la grossesse et l'hérédité. *Thèse de Paris*, 1900, Jules Rousset.

Hermant (Léopold). — Contribution à l'étude de l'auto-intoxication gravidique d'après une statistique prise à la maternité Baudelocque depuis sa fondation jusqu'au 1er janvier 1894. *Thèse de Paris*, 1894, Ollier Henry.

Herrgott (A.). — Un cas de putréfaction fœtale. Ext. des *Ann. de gynécol. et d'obstét.*, mai 1895, G. Steinheil.

Leclère (Eugène). — Variole et grossesse; leur influence réciproque chez la mère et l'enfant. Vaccine chez la femme enceinte et le nouveau-né. *Thèse de Paris*, 1902, L. Boyer.

Matras (R.). — Transmission utéro-placentaire des microorganismes. *Ann. de l'Institut Pasteur*, 1898.

Margoulieff (Mme B.). — Contribution à l'étude de la variole contractée par le fœtus dans la cavité utérine. *Thèse de Paris*, 1889, G. Steinheil.

Moreau (Henri). — Des infections et des intoxications d'origine intestinale au cours de la puerpéralité. *Thèse de Paris*, 1905, H. Jouve.

Nittis (Jacques de). — Les maladies infectieuses et l'hérédité. *Presse médicale*, n° 9, 1905.

Bovet (Simon). — De la septicémie. Paris, A. Delahaye et Cie, 1880.

Quédec (Étienne). — Des rapports entre les infections maternelles et les infections infantiles pendant les suites de couches. *Thèse de Paris*, 1905, H. Jouve.

Renaut (J.). — De l'intoxication saturnine chronique. Paris, 1875, A. Delahaye.

Reynal (J.). — De l'imprégnation maternelle ou infection maritale. *Thèse de Paris*, 1905. G. Steinheil.

Rickard. — Étude sur les intoxications alimentaires, *Thèse de Paris*, 1900. Vigot frères.

Roché (Jean). — Les poisons de l'organisme et la gestation. Paris, 1904. J. Rousset.

Roger (H.) — Les maladies infectieuses. Masson, Paris, 1902. — Les infections congénitales et l'hérédité. Masson, Paris, 1902.

Généralités

Hygiène et médecine sociale. — La question sexuelle: l'instinct de reproduction et la prophylaxie dans leurs rapports avec la mortalité et la morbidité. — L'hérédité normale: ses lois et ses anomalies; les dégénérescences. — L'hérédité pathologique ou morbide: ses causes, ses effets, sa prophylaxie; la consanguinité. L'hérédité névropathique et morbide. — Pathologie de la grossesse; maladies obstétricales, pathologie de l'embryon, du fœtus et du nouveau-né. — Puériculture. — Dépopulation. — La criminalité et les toxi-infections.

Renon (Louis). — Les maladies populaires (maladies vénériennes, alcoolisme, tuberculose). Masson, 1905.

Raraux (Paul). — Influence de la profession sur la mortalité. *Revue scientifique*, t. I, n° 4, 23 janvier 1904.

Springer. — L'énergie de croissance. *Encyclopédie scientifique des aide mémoire*, Masson.

Pinard. — De l'hérédité. *Revue d'obstétrique et de pédiatrie*, février 1901.

Ballantyne. — Manual of antenatal Pathology and Hygiene, 2 volumes. — Pathologie de l'embryon, 1904. Green and sons. Edinburgh, London.

— Diseases and deformities of the fœtus. Oliver and Boyd, Edinburgh, 1895.

Roger (H.) — Introduction à l'étude de la médecine, 2e édit. — Pathologie du fœtus. Hérédité, p. 263. Naud, Paris, 1904.

— Les maladies infectieuses. Les infections congénitales et l'hérédité, p. 1216. Masson, 1902.

Ferier (E.) — *Ann. de médecine et chirurgie infantiles* (la collection depuis l'origine).

Bouchard — Traité de pathologie générale, T. I, Masson, 1901. Articles Mathias Duval, Pathogénie générale de l'embryon, tératogénie. — Le Gendre: L'hérédité et la pathologie générale.

Chantemesse et Podwyssotzky. — T. I, Naud, 1901. Hérédité, p. 47.

Le Dantec (Félix). — Pathologie générale. — L'Hérédité physique, p. 197. Hérédité mendélienne ou hérédité des commensaux, p. 215.

Bouzeff (Léon et Maurice). — Les métiers qui tuent. Bibliographie sociale, 1906.

Gastou (Paul). — Hygiène sociale. Contribution à la lutte contre les causes de dégénérescence de l'espèce humaine et les maladies qui les provoquent (alcoolisme, cancer, syphilis, tuberculose). *Bulletin de la Société de Dermatologie et de Syphiligraphie*, 25 avril 1900, p. 10. Imprimerie du commerce, Havre.

Lacroix (J.-A.). — Lettre sur la criminalité infantile. Guillaume, 1880.

Lombroso (César). — L'homme criminel. Alcan, 1895.

Gueyo (Henry). — Contribution à l'étude statistique sur la criminalité en France, de 1896 à 1900. Michalon, 1902.

Audry. — Précis des maladies blennorrhagiques. G. Steinheil. Paris, 1894. — Congrès et rapports sur la syphilis: Vienne, Moscou, Londres, Paris. — The duration of the period of contagion in syphilis (*Third international congress of Dermatology*). London, 1896, p. 446. — Rapports: Hutchinson, Campana, Lassar, Foulard.

Broca (Paul). — De la prétendue dégénérescence de la population française. Paris, 1867, E. Martinet.

Galippe (V.). — L'hérédité des stigmates de dégénérescence et les familles souveraines. Paris, 1905, Masson et C°.

Larger (Henri). — Les stigmates obstétricaux de la dégénérescence. Paris, 1901, Vigot frères.

Martin (Ernest). — Histoire des monstres depuis l'antiquité jusqu'à nos jours. Paris, 1880, C. Reinwald et C°.

Morel (B.-A.). — Traité des dégénérescences physiques, intellectuelles et morales de l'espèce humaine et des causes qui produisent ces variétés maladives. Paris, 1857, J. B. Baillière.

Nordau (Max). — Dégénérescence. Paris, 1903, F. Alcan.

Valton (Edmond). — Monstres dans l'art. Êtres humains. Animaux. Bas-reliefs. Rinceaux. Fleurons. Paris, E. Flammarion.

Hirtz (E.). — De l'hérédité morbide. Ext. de la *Presse médicale*, n° 75, 1903, Paris, C. Naud.

Jacoby (Paul). — Études sur la sélection chez l'homme. Paris, F. Alcan, 1904.

Lorin (Marc). — Aperçu général de l'hérédité et de ses lois. *Thèse de Paris*, 1875, Ch. Noblet.

Le Dantec (Félix). — Les influences ancestrales. Paris, E. Flammarion.

Lucas (Prosper). — Traité philosophique et physiologique de l'hérédité naturelle dans l'état de santé et de maladie du système nerveux. T. I, Paris, J. B. Baillière, 1847.

Rignano (Eugenio). — Sur la transmissibilité des caractères acquis, hypothèse d'une centro-épigénèse. Paris, F. Alcan, 1906.

Brachet (Auguste). — Pathologie mentale des rois de France. Louis XI et ses ascendants. Une vie humaine étudiée à travers six siècles d'hérédité, 852-1483. Paris, 1903, Hachette et C°.

Costantin. — Scientia. L'hérédité acquise. Paris, C. Naud.

Debierre (Ch.). — L'hérédité normale et pathologique. L'œuvre médico-chirurgical, n° 4, oct. 1897, Paris, Masson et C°.

Dehrel (Fernand-Jules). La sélection naturelle dans l'espèce humaine. Contribution à l'étude de l'hérédité convergente. *Thèse de Paris*, 1901, G. Steinheil.

Delobeau (Gabriel). — Recherches expérimentales sur l'hérédité morbide, rôle des cytolysines maternelles dans la transmission du caractère acquis. *Thèse de Paris*, 1903, F. Alcan.

Delage (Yves). — L'hérédité et les grands problèmes de la biologie générale. Paris, 1903, Schleicher frères et C°.

Fonssagrives (J.-B.). — De la régénération physique de l'espèce humaine par l'hygiène de la famille et en particulier du rôle de la mère dans l'éducation physique des enfants. Paris, 1867, J. B. Baillière et fils.

Forel (Auguste). — La question sexuelle exposée aux adultes cultivés. Steinheil, 1906.

Guyau. — Éducation et hérédité, Étude sociologique. Paris, F. Alcan, 1904.

Guiard (F. P.). — Revue critique sur les lois de la formation des sexes. Paris, O. Doin, 1903.

Hillemand (C.) et R. Petruer. — Théorie de l'hérédité. Théorie de l'immunité. Pathogénie et physiologie pathologique générales. Ext. du Manuel de pathol. générale de Moynac. Paris, Steinheil, 1897.

Laforgo (Alphonse). — Rapport du poids des enfants à la durée de la grossesse. Thèse de Paris, 1905. H. Jouve.

Rochimont (Alexandre). — De la puériculture intra-utérine au cours des grossesses gémellaires. Thèse de Paris, 1899. G. Steinheil.

Breuchet (H.). — Études anatomiques de l'œil dans l'espèce humaine.

Chédeville (Maurice). — Du placenta prævia. Les dystocies qu'il peut engendrer en dehors des hémorrhagies. Thèse de Paris, 1904. J. Rousset.

Cousin (C.). — De l'imprégnation de la mère (télégonie), d'après les données actuelles de la zootechnie. Paris, H. Jouve.

Doré (Charles). — Réflexions critiques sur la puériculture. Essai de puériculture pratique. Thèse de Paris, 1902. Vermot.

Dujour (Mme R.). — Du rapport du poids fœtal au poids placentaire dans les malformations fœtales. Étude statistique. Thèse de Paris, 1905. F. Levé.

Duval (Mathias). — Pathogénie générale de l'embryon. Tératologie. Traité de pathologie générale de Bouchard. Masson, 1903.

— La segmentation et la formation du blastoderme : blastula et gastrula. Ext. des Ann. gynécol. et d'obstét., nov., 1896. G. Steinheil. Paris.

Laségue (Émile). — Pathogénie de l'éclampsie. Paris, 1891. J.-B. Baillière et fils.

Lejars (Ernest). — Quelques considérations sur le développement du fœtus. Mensurations et poids aux différents âges. Thèse de Paris, 1903. J. Rousset.

Lepage (G.). — Fonctionnement de la maison d'accouchement Baudelocque, dirigée par le prof. A. Pinard. Paris, 1892. G. Steinheil.

Porker. — La puériculture par l'assistance à domicile. Meulan, Firmin Roger, 1901.

Pinard (A.). — De la puériculture. Réponse à M. Bertillon. Ext. de la Revue d'obstét. et de pédiatrie, août 1897. Paris, G. Steinheil.

— Grossesse. Paris, G. Masson, 1887.

— Du fonctionnement de la maternité de Lariboisière et des résultats obtenus depuis 1882 jusqu'en 1887. Paris, 1887. G. Steinheil.

Roger (H.). — Introduction à l'étude de la médecine, 2e édit. Pathologie du fœtus. Hérédité, p. 265. Naud, 1904.

Godron (C.). — Mémoire sur l'influence de l'hérédité sur la production de la sexualité nerveuse. Sur les maladies qui en résultent et des moyens de les guérir. Bull. de l'Acad. royale de méd., t. IX, p. 268, 1843.

Mariner (J.). — Contribution à l'étude de l'hérédité chez les paralytiques généraux. Thèse de Paris, 1889. Ollier Henry.

Raffegeau (A.). — Les déséquilibrés du système nerveux. Étude clinique et thérapeutique. Paris, 1903. Asselin et Houzeau.

Raymond (F.). — Sur le tremblement essentiel héréditaire. Ext. du Bull. médical, mars 1892.

Sollier (Alexis). — De l'état de la dentition chez les enfants idiots et arriérés. Contribution à l'étude des dégénérescences dans l'espèce humaine. Thèse de Paris, 1887. A. Delahaye et Lecrosnier.

Baudry (V.). — De l'atrophie des membres due à la paralysie infantile dans ses rapports avec la grossesse. Ext. des Ann. de gynécol. et d'obstét., mai 1891.

Béry et Sayda. — Deux cas d'hystérie chez l'enfant. Ext. de la *Revue mens. des mal. de l'enfance*, décembre 1897.

Béru. — Quelques formes de la méningite chez l'enfant. Ext. de la *Revue mens. des mal. de l'enfance*, 1893, pag. 575.

Doutrez. — Les paralysies obstétricales. Ext. des *Ann. de gynécol. et d'obstétrique*.

Dejerine. — L'hérédité dans les maladies du système nerveux. *Thèse pour l'agrégation*, Paris, 1886, Asselin et Houzeau.

Dosset Oscar. — Hérédité de l'épilepsie. *Thèse de Paris*, 1865, A. Parent.

Féré (Ch.). — La famille névropathique, Paris, F. Alcan, 1898.

Féré (André). — Du mariage des épileptiques. *Thèse de Paris*, 1899, Jouve et Boyer.

Essex (G.). — De la pathogénie des paralysies brachiales chez le nouveau-né. Paralysies obstétricales. Ext. des *Ann. de gynécol. et d'obstét.*, janvier, 1897.

Boudron (E.). — De l'antéflexion congénitale dans ses rapports avec la stérilité et son traitement. *Congrès périodique de gynécologie, d'obstétrique et de pédiatrie*, 3e session, Nantes, septembre 1901, R. Guist'hau, A. Dugas.

Bienfait (Paul). — Le tremblement essentiel congénital. *Thèse de Paris*, 1902, J. Rousset.

Blancard (Charles). — Sur le rôle de l'amnios dans les malformations congénitales. *Thèse de Paris*, 1902, J. Rousset.

Bender (Paul). — Contribution à l'étude du stridor laryngé congénital des nourrissons. *Thèse de Paris*, 1901, J. Rousset.

Buisson (Jules). — Dystrophie congénitale multiple du tissu élastique. *Thèse de Paris*, 1904, A. Michalon.

Coustillier (Léon). — Contribution à l'étiologie et à la pathologie du pied bot congénital. Paris, 1898, Asselin et Houzeau.

Dufour (Henri). — De l'origine congénitale de certaines syringomyélies. *Bull. Soc. méd.*, juillet 1897.

Erdfret (Maurice). — Occlusion intestinale congénitale chez le nouveau-né. *Thèse de Paris*, 1900, Ollier Henry.

Facques (J. B.). — Étude sur l'absence congénitale de la rotule. *Thèse de Paris*, 1900, Jouve et Boyer.

Guéria (L.). — Difformités congénitales. Recherches sur les difformités congénitales chez les monstres, le fœtus et l'enfant. Paris, 1880.

Kirmisson (E.). — Contribution à l'étude de la pathogénie et du traitement des luxations congénitales de la hanche. Ext. de la *Revue d'orthopédie*, no 3, 1894, G. Masson.

Lepoivre (Henri). — Contribution à l'étude de la main bote congénitale. *Thèse de Paris*, 1900, Vigot frères.

Marfan (A. B.). — La débilité congénitale des enfants nés avant terme et son traitement. Ext. de la *Revue d'obstét. et de pédiatrie*, janvier 1894, G. Steinheil.

Paucastrelle. — La langue plicaturée symétrique congénitale dite «langue scrotale». Paris, 1895, Jules Rousset.

Souques (A.). — Contribution à l'étude de la forme familiale de la paraplégie spasmodique spinale.

Tissier (Paul). — De l'influence de l'accouchement anormal sur le développement des troubles cérébraux de l'enfant. Paris, G. Steinheil, 1899.

Brassart (G.). — Études de la consanguinité. *Thèse de Paris*, 1905, H. Jouve.

Gillet (Théophile). — Contribution à l'étude du rôle de la consanguinité dans l'étiologie de l'épilepsie, de l'hystérie, de l'idiotie et de l'imbécillité. *Thèse de Paris*, 1900. L. Boyer.

Gottschalck (A.). — Valeur de l'influence de la consanguinité sur la production de l'idiotie et de l'épilepsie. *Thèse de Paris*, 1889. A. Davy.

Apert (E.). — Les enfants retardataires (Arrêts de croissance et troubles du développement). J.-B. Baillière, 1902.

Baffet (E.). — La dépopulation plus spécialement envisagée au point de vue obstétrical. *Thèse de Paris*, 1903. H. Jouve.

Béchard (Jean). — Étude de quelques causes de mortalité infantile dans le département des Côtes-du-Nord et principalement dans les environs de Lamballe. *Thèse de Paris*, 1893. Jouve et Boyer.

Bertillon (Jacques). — De la mortinatalité selon l'âge du fœtus et selon l'âge de la mère. Ext. de l'*Annuaire statistique de la ville de Paris*, 1891. Imprimerie municipale, 1896.

Bertrand (Marcel). — L'Infantilisme dysthyroïdien. *Thèse de Paris*, 1902. L. Boyer.

Bonnet (Charles). — Dépopulation et repopulation. *Thèse de Paris*, 1903. H. Jouve.

Brissaud et H. Meige. — Gigantisme et acromégalie. *Journal de méd. et de chirurgie pratiques*, 25 janvier 1895. A. Coccoz, Paris.

Braunberger (Paul). — Étude d'hygiène infantile. Rachitisme et crèches. *Thèse de Paris*, 1902. J. Rousset.

Budin (P.). — Les enfants débiles. *Presse méd.* 1902, nº 45. Paris, C. Naud. — La mortalité infantile de 0 à 1 an. Ext. de l'*Obstétrique*, janvier 1903. O. Doin.

Baron (Henri). — De quelques causes de la mort du nouveau-né venu à terme et viable, dans les premières heures qui suivent la naissance. Paris, F. Levé, 1904.

Carnelle (Robert). — Les dystrophies du cartilage de conjugaison dans leurs rapports avec la croissance générale du squelette. *Thèse de Paris*, 1904. J. Rousset.

Charlois (Émile). — Du traitement spécifique dans les hydrocéphalies. *Thèse de Paris*, 1902. A. Michalon.

— Malformation faciale, section par une bride amniotique. *Arch. de gynécol. et d'obstétrique*.

Cormaillon (Louis). — Étude sur le mouvement de la population en France. *Thèse de Paris*, 1885. Ollier-Henry.

Coulon. — De l'augmentation du poids dans les jours qui précèdent la mort du nourrisson. *Thèse de Paris*, 1903. C. Naud.

Couvreur (Éd.). — De la pathogénie du rachitisme. *Thèse de Paris*, 1898. P. Belmar.

Cary (Alfred). — Traitement du spina bifida. *Thèse de Paris*, 1900. L. Boyer.

David (Gustave). — Mémoire sur la durée du travail de l'avortement criminel par manœuvres directes. *Thèse de Paris*, 1894. Ollier-Henry.

Delorgne (E.). — Statistique du ... de Auvard pendant les années 1909 et 1903. *Thèse de Paris*, 1903. A. Michalon.

Delacour (Joseph). — Le syndrome adénoïdien. Ozène, végétations adénoïdes, appendicite chronique. Paris, 1894. A. Maloine.

Desormeaux et P. Gervais. — Description d'un fœtus humain monstrueux, devant former un genre à part sous le nom de pseudocéphale. Paris, 1866. Arthus Bertrand.

Ducolle (Edmond). — La microcéphalie au point de vue de l'atavisme. Paris, 1890. E. Martinet.

Duchamp (C.-J.) — De l'insuffisance des défenses de l'organisme chez le nouveau-né. *Thèse de Paris*, 1904, H. Jouve.

Duresuraux (Fernand). — Des moyens de combattre la dépopulation par la diminution de la mortalité infantile et principalement en favorisant l'allaitement maternel. *Thèse de Paris*, 1901, J. Roussel.

Duffo (Adrien). — Contribution à l'étude de la polydactylie. *Thèse de Paris*, 1905, J. Roussel.

Escande (Paul). — Contribution à l'étude clinique des avortements et en particulier des avortements criminels. *Thèse de Paris*, 1903, Ollier Henry et Cie.

Élioure (L. F. Maurice). — Maternité et misère. Assistance par les refuges ouvroirs. *Thèse de Paris*, 1905, Mellote, Châteauroux.

Ferrand (Charles). — Le service médical dans les crèches. Thèse de Paris, 1900, L. Boyer.

Ferrier (Paul). — Relation de nutrition entre le squelette et les dents. Odontologie, ostéocie. *Thèse de Paris*, 1900, G. Carré et C. Naud.

François (Marcel). — Caractères et élevage des prématurés. *Thèse de Paris*, 1903, J. Roussel.

Graudotte (Eugène). — Contribution à l'étude des anomalies de développement de l'extrémité céphalique. Un cas de cyclopie. *Thèse de Paris*, 1905, J. Roussel.

Grivel (Pierre). — Des malformations rachitiques du membre inférieur chez l'enfant. Paris, 1900, G. Steinheil.

Guignard (E.). — De la protection des nouveau-nés. Paris, 1881, Berger-Levrault et Cie.

Guilbert (A.). — Contribution à l'étude de la respiration striduleuse chez les nouveau-nés. *Thèse de Paris*, 1900, L. Boyer.

Hahn (Camille). — Des prématurés, caractères, pronostic, traitement. Paris, 1901, G. Steinheil.

Herrgott (Alph.). — Contribution à l'étude de l'étiologie des hémorrhagies gastro-intestinales chez le nouveau-né. Ext. des *Ann. de gynécol. et d'obstét.*, 1893, p. 52.

Hussein-Haïdar. — Le rôle de la croissance dans les maladies. *Thèse de Paris*, 1897, H. Jouve.

Jessun (Albert-Georges). — Nanisme et infantilisme cardiaques. *Thèse de Paris*, 1905, H. Jouve.

Johannessen (Axell). — Sur la mortalité des enfants au-dessous d'un an en Norvège. Ext. de la *Rev. des mal. de l'enfance*, janvier 1901.

Kubara (Hyac.). — Des causes de la mortalité comparée de la première enfance dans les principaux climats de l'Europe. Paris, A. Delahaye, 1878; Bruxelles, H. Manceaux.

Laurent (Émile). — L'état actuel de la question des enfants assistés à propos de la récente loi sur la protection des enfants du premier âge. Paris, 1871, Guillaumin et Cie.

Lepire (Georges). — Contribution à l'étude de la mortalité infantile. Les lois actuelles ne protégeant pas toujours suffisamment l'enfant en bas âge. *Thèse de Paris*, 1901, L. Boyer.

Levaditi et Paris. — Le rôle des tares de la mère dans la genèse des prédispositions morbides des rejetons. *Journal de physiologie et de pathologie générale*, 1899.

Lereis (Louis). — Étude sur la mortalité et la morbidité dans la classe ouvrière de Paris. *Thèse de Paris*, 1897, Maréchal et Montorier.

Mauclaire (Pl.). — Maladies non traumatiques des os. Ostéites microbiennes et amicrobiennes. Ext. du *Traité de chirurgie*, t. II, décembre 1895. Paris, J.-B. Baillière et fils.

Marfan (Albert). — *Congrès national périodique de gynécologie, d'obstétrique et de pédiatrie*. IV⁰ session, Rouen, avril 1904. Lecerf, Rouen.

Meige (Henry). — Sur le gigantisme. *Thèse de Paris*, 1905. V. Albany.

Mignot. — Maladies pendant le premier âge. Paris, 1859, V. Masson, Gannat, F. Bourroux.

Morlot (A.). — Infantilisme et insuffisance surrénale. *Thèse de Paris*, 1903, J. Rousset.

Necau (N.). — La voûte palatine en ogive. Ses causes, ses conséquences, son traitement. Paris, 1905, H. Jouve.

Perret (Gaston). — De l'albuminurie des nouveau-nés. Rapports avec l'albumine et l'éclampsie maternelle. *Thèse de Paris*, 1897, H. Jouve.

Petit (Louis Romain). — De quelques accidents de croissance. Paris, 1887, H. Jouve.

Poullet (J.). — De l'hydrocéphalie fœtale dans ses rapports avec la grossesse et l'accouchement. *Thèse pour l'aggrégation*, Paris, 1880, A. Parent.

Renault (Paul-Louis). — Contribution à l'étude des rapports de l'idiotie et du rachitisme. Paris, 1902, J. Rousset.

Roché (Louis). — Accouchement gémellaire. Un des enfants cyclope. Le deuxième hydrocéphale et bec-de-lièvre. Difficulté de l'accouchement. Description des deux enfants. Ext. du *Bulletin de la Soc. méd. de l'Yonne*, 1870.

Roussel (Mⁱˡᵉ Gabrielle). — Contribution à l'étude de l'étiologie et de la scoliose. *Thèse de Paris*, 1903, H. Jouve.

Roy (Pierre). — Contribution à l'étude du gigantisme. *Thèse de Paris*, 1903, J. Rousset.

Somné (Georges Rey). — Les insuffisances de la croissance. *Thèse de Paris*, 1901, J. Rousset.

Seextre. — Étude de clinique infantile. (Hospice des enfants assistés, 1885-1889). Paris, 1890. Bureaux du *Progrès médical*.

Simon. — Documents relatifs à la corrélation entre le développement physique et la capacité intellectuelle. *Thèse de Paris*, 1900, G. Carré et C. Naud.

Sorre (E.). — Des modifications à apporter à la loi de protection des enfants en bas âge (Loi Roussel). *Thèse de Paris*, 1903, L. Boyer.

Springer (Maurice). — Étude sur la croissance et son rôle pathologique. Essai de pathologie générale. Paris, 1890, F. Alcan.

Springer. — Influence de l'hérédité morbide sur la croissance. *Congrès français de médecine*, Paris, 1895.

Terral (Louis). — Étude sur l'étiologie et la pathogénie du rachitisme. *Thèse de Paris*, 1900, Jouve et Boyer.

Thiollier (Maurice). — Quelques considérations sur la marche normale et les causes du retard de la marche chez l'enfant. *Thèse de Paris*, 1901, L. Boyer.

Varnier (Henri). — Obstétrique journalière. Paris, G. Steinheil, 1900.

Villemin, Broca et Marfan. — *XIII⁰ Congrès internat. de médecine*, Paris, 1900. Comptes rendus. Médecine et chirurgie de l'enfance.

TABLE DES MATIÈRES

THÈME 14. — LA PATHOLOGIE ET LA THÉRAPEUTIQUE DE LA LÉPRE
Par M. le Dr. P. G. UNNA (Hambourg)

Les temps sont heureusement passés, où, d'après l'opinion universelle, la lèpre était incurable, où chaque médecin qui ne se laissait pas tyranniser par ce dogme désolant ne recueillait qu'un sourire charitable. La lèpre a fait, en cela, le même chemin que la tuberculose. Ce n'ont été que les bons succès de quelques médecins, qui ne se contentaient pas de ce «dogme de commodité», qui y ont produit un changement.

Mais celui-ci ne consistait d'abord que dans la déclaration qu'il y avait des *changements favorables et spontanés* dans le cours de la lèpre. On supposa que les soi-disant guérisons de lèpre avaient coïncidé, par hasard, avec de telles améliorations spontanées et que les médecins observants s'étaient trompés. Eh bien! chaque médecin qui a observé beaucoup de lépreux connaît ces améliorations périodiques, excessivement faibles, par exemple en cas de changement de climat, de soins à l'hôpital, qu'il serait mieux de nommer une halte passagère qu'une amélioration réelle. Mais aucun observateur expert ne confondra ces conditions avec les améliorations rapides, *éclatantes* et presque *prévoyables*, comme celles qui apparaissent en conséquence d'un traitement énergique et heureux. Celui qui a vu une fois ces améliorations subites, artificielles, de lépreux, les estimera justes, en très heureux évènements thérapeutiques.

Mais aussi cette objection, paraissant scientifique, et ne témoignant que d'un manque d'expérience, se perdit. L'horizon des médecins européens s'élargit par les voyages des léprologues dans des contrées, où il y a moins de médecins théoriques que de masses de lépreux et à côté de ceux-là une médecine vulgaire, primitive, et des médecins empiriques non liés par un dogme. Ehlers et Cahnheim examinèrent les lépreux de Crète et trouvèrent des malades guéris. Mais c'est surtout Tonkin auquel nous devons beaucoup; car examinant les lépreux du Soudan, et y ayant trouvé de nombreux cas de guérison de la lèpre, il reproche ouvertement aux médecins européens d'avoir déclaré injustement que la lèpre était incurable.

Cependant c'est aussi dans les pays civilisés que les rapports sur des améliorations et guérisons de la lèpre ont augmenté et d'une telle façon qu'il est impossible de les omettre et de les négliger.

Ainsi, on a publié des cas d'améliorations étonnantes et des guérisons, en ce qui concerne les remèdes internes:

Par *l'huile gynocardique*: Besnier, Hallopeau, du Castel, Brousse et Vires, Miquel, Vanselme Sée, Danlos, Veyrières *en France*; Morrow, Fox, Hopkins, Black, Dyer dans *l'Amérique du Nord*; Ribb, Espada, Alfonso dans *l'Amérique centrale*; Noel, Sommer, Lutz dans *l'Amérique du Sud*; Talwik, Kupffer, Schaphir, Hirschberg en *Russie*; Baelz, Tashiro, Iakurane en *Japon*; Thin, Savill, Abraham en *Angleterre*; Dönitz en *Allemagne*; Isidor von Neumann en *Autriche*; Tourtulis-Bey en *Égypte*; Filaretopolo en *Grèce*.

Du *baume Gurjun*: Reissner et Loft. Par les *préparations mercurielles*: Meyer, Crocker, Haslund. De la *strychnine*: Piffard, Fox, Dyer, Kalindero.

Par *l'arsénic*: Glück, Hutchinson, Ramon de la Sota y Lastra. Par des *préparations salicyliques*: Danielssen, Lutz. De *l'ichthyol*: Bidenkap, Manssurow, Plucker, Brandt, Moraitis. Par *l'airol*: Fornara. Du *chinosol*: Müller. — Quant à l'utilité des *bains chauds*, la plupart des auteurs sont d'accord. Le *traitement externe* indiqué par moi a été employé avec le meilleur succès par Dreckmann, Lutz, Manssurow, Plucker, Lima, Dubreuilh.

Danielssen aussi a congédié comme guéris, d'après l'attestation d'Armauer Hansen, beaucoup de lépreux de l'hôpital de Lungegaards à Bergen, et attribue la guérison, en partie aux remèdes, tels que la soude salicylique, en partie aux bons soins de l'hôpital. Mais Armauer Hansen ne croit ni à l'un ni à l'autre.

Il admet que la lèpre soit curable dans des cas rares, mais alors «elle guérit par elle-même». Il dit, d'une façon courte et précise: «Il nous est impossible de contribuer en quelque chose à la guérison de la lèpre». Je ne puis qu'approuver cette phrase, si je suppose qu'Armauer Hansen parle un pluralis majestatis. Mais heureusement dans la médecine la théorie n'a jamais à dire le dernier mot.

Armauer Hansen aurait pu apprendre de Kaposi et Vidal, deux praticiens excellents, un peu plus de prudence. Le premier dit:

«La lèpre est une maladie infectieuse *jusqu'à présent presque* incurable».

Le dernier dit:

«Nous n'avons pas de spécifique contre cette affection. *Cependant il me semble que l'on ne doit pas désespérer d'en trouver un.*»

Cette contradiction entre la négation absolue de l'homme hygiéniste qui voit le seul salut dans l'hospitalisation publique de tous les lépreux, mais qui ne s'est jamais donné la peine d'en guérir un seul par un traitement plein de sacrifices, effectué pendant des mois et des années d'une manière énergique, et entre les remarques des praticiens éclairés et prudents, ne détruisant pas toute espérance de guérison définitive — cette contradiction marche encore aujourd'hui à travers toute la littérature sur la lèpre. Et cette contradiction est aussi très claire dans ses motifs pour l'initié. Car le matériel qui est la cause des deux sortes d'affirmations est tout-à-fait différent.

Pour un lépreux transporté d'un village misérable de pêcheurs de la côte norvégienne à l'hôpital de Bergen, ce dernier est un vrai paradis, où il trouve un lit et des vêtements propres, un bon repas, point de soucis, des soins médicaux et la compassion de son entourage, qui ne laisse paraître aucun signe de crainte ou de mépris, si horrible que soit son apparence. Celui-ci n'a point envie d'échanger cette tranquillité délicieuse et cette paix heureuse contre un traitement se répétant chaque jour, fatigant, et en partie douloureux, surtout si les médecins de l'hôpital eux-mêmes ont des vues très sceptiques sur les résultats d'un tel traitement; et lui-même voit, à la fin des fins, son congé, la misère ancienne et son entourage devenu méfiant.

En de telles circonstances s'éteint bientôt la meilleure volonté de traiter; on fait quelques expériences avec de nouveaux remèdes, avec méfiance et sans énergie, et bientôt on les abandonne de nouveau.

Quel autre aspect nous offre le matériel d'un médecin pratique dans une contrée exempte de la lèpre. Le malade vient seul et le médecin peut et doit se consacrer tout-à-fait à lui. Chassé d'une belle position, d'une heureuse vie de famille, d'une situation honorable dans la société par la panique la moins fondée et la moins raisonnable, dès que le diagnostic de la lèpre est établi, le malade voit son salut unique dans le traitement du médecin. De lui dépend non seulement sa vie, mais encore le bonheur de toute une famille, qui est bannie par la société d'aujourd'hui, dès qu'un seul de ses membres est atteint de la lèpre. Une misère indescriptible, morale aussi bien que physique, l'attend, s'il n'est pas guéri, et même l'abri d'un hôpital lui paraît un tombeau vivant. Il n'est donc point étonnant, s'il exécute non seulement très scrupuleusement ce que lui ordonne le médecin, si même cela n'est possible qu'avec des sacrifices et des douleurs, mais encore il presse chaque jour le médecin d'essayer tous les remèdes et chaque jour qui n'apporte pas un progrès vers la guérison lui semble perdu. Est-il donc surprenant qu'en de telles circonstances apparaissent des améliorations rapides et éclatantes et que chaque progrès excite une énergie encore plus grande de combattre la maladie.

Qui n'a pas encore vu une telle guérison, à celui-là je recommande de lire la description naïve que donne feu le docteur Dreckmann [1] de son lépreux. Pour savoir et pour apprendre ce qu'on peut faire pour guérir la lèpre, il n'est pas besoin d'avoir une série de cent lépreux pauvres, se trouvant relativement bien, indolents, contents, mais quelque patients où tout est en jeu et qui luttent acharnés, avec l'aide du médecin, pour obtenir la santé. A l'expérience extensive, quantitative, j'oppose l'expérience intensive, qualitative.

J'ai eu moi-même à traiter dans ces 22 dernières années 60 lépreux et j'ai suivi le mal chez ces personnes de deux mois à douze ans. Le matériel était tout-à-fait caractéristique. Les malades présentaient tous la *forme de lèpre de la peau* commençant

1) Dreckmann — Ueber Heilung eines Falles von Lepra nach der Guba'schen Methode, Monatsheft f. prakt. Med. Bd. 7 pg. 1180, 1188.

par les plus légers neuroléprides, libres de bacilles, ne se trahissant qu'au connaisseur, jusqu'aux plus graves lépromes universels du derme et de l'hypoderme. La plupart d'entre eux souffraient en outre de paresthésies, quelques-uns d'atrophies musculaires circonscrites; beaucoup, mais pas tous, d'une affection de la muqueuse nasale, quelques-uns d'une affection lépreuse des yeux. En revanche je n'ai jamais traité des formes pures de la lèpre des nerfs et de la lèpre mutilante. Mon matériel était donc non seulement petit, mais encore restreint, c'est-à-dire en général: dermatologique. Si les règles de mon traitement se sont affermies dans ces 22 dernières années, elles ont été fixées, principalement, par la nature de ce matériel. Ce traitement en un mot est en première ligne un traitement *dermatologique*. Et ce n'est que pour un matériel analogue que je recommande le traitement suivant.

Veut-on avoir dans le traitement de la lèpre quelque succès, on doit avant tout se délivrer du dogme non prouvé de l'incurabilité de la lèpre. Alors on se trouve en face de la vérité, c'est-à-dire, que l'on a affaire à une maladie *très difficile à guérir*, pour laquelle on ne possède point de *spécifique unique et commode*, comme le mercure dans la syphilis. C'est cette comparaison justement qui rappellera tout-de-suite à chaque médecin expérimenté, qu'il y a beaucoup de cas de syphilis, surtout des syphilides tertiaires, qui ne réagissent pas de même à un traitement par le mercure et l'iode appliqués seuls, mais qui disparaissent enfin tout-à-fait, si nous combinons ce traitement avec un traitement externe énergique, par exemple par le soufre ou par des cautérisations. Car il existe évidemment dans ces cas un obstacle individuel ou local pour que l'effet spécifique du mercure et de l'iode puisse se montrer, obstacle que nous écartons par le remède accessoire, que ce soit une incapsulation fibreuse du «virus», une infection mixte par des organismes différents, ou encore quelque autre chose. Eh, bien! nous pouvons dire qu'il peut s'agir d'une chose pareille dans la lèpre.

Nous possédons, comme on sait, des remèdes qui amènent, d'après quelques auteurs, quelquefois une guérison; d'après beaucoup d'autres, une amélioration sensible. Dans ce cas il est donc, il me semble, de notre devoir d'examiner d'un côté les conditions qui empêchent l'efficacité de ces remèdes et d'un autre côté celles qui augmentent et assurent leurs bons effets. *Dans la découverte de ces moyens auxiliaires, individuels ou locaux, est peut-être enfermé le secret de la guérison de la plupart des cas de lèpre.*

Nous connaissons déjà dans la lèpre toute une série d'obstacles contre nos effets médicaux. Le plus grand se trouve dans la réaction torpide et trop faible du tissu ambiant de la peau (et des nerfs) que le bacille excite autour de lui. Il ne cause pas une inflammation violente, séreuse ou purulente, mais une simple hypertrophie du tissu conjonctif, de ses fibres et d'une partie de ses cellules, tendant à une incapsulation fibreuse des bacilles, tandis que les cellules épithéliales de toutes sortes restent absolument passives. *Bref, le bacille se glisse dans le tissu et y est retenu, non expulsé.*

Un second obstacle se trouve dans l'obstruction par les bacilles de toutes les fentes lymphatiques du tissu, de telle sorte qu'il est impossible qu'un changement vif des matières ait lieu là où s'établit dans le tissu un foyer de bacilles lépreux, et ainsi que *nos remèdes n'y puissent parvenir que très lentement.* Par cet obstacle s'explique aussi le fait paradoxal que les lépromes superficiels vrais du derme sont plus difficiles à guérir que ceux plus profonds de l'hypoderme, car dans le dernier cas les médicaments peuvent mieux pénétrer dans le système lymphatique libre du derme.

Un troisième obstacle, de nature tout-à-fait spécial, se rencontre dans le bacille lui-même, qui produit en lui *une graisse solide ;* c'est pourquoi il devient en général plus accessible pour des liquides huileux que pour des liquides aqueux. Si même il partage cette difficulté avec le bacille tuberculeux, il le surpasse de beaucoup dans son inaccessibilité locale en s'entourant de *gloea*, c'est-à-dire, de masses glaireuses végétales, qui consistent en bacilles mortifiés et gonflés et qui contiennent en partie encore de la graisse solide. Cette gloea sépare les bacilles en partie du tissu vivant et met les foyers bacillaires encore moins en contact avec nos remèdes.

Cette masse inerte végétale, par laquelle la lèpre diffère encore plus défavorablement de la tuberculose, ne se colore que très difficilement, et a été toujours prise jusqu'à présent pour le protoplasma de cellules animales.

C'est la première fois, au Congrès de la lèpre, à Berlin, que je pus la démontrer dans toute son étendue, en colorant différemment les bacilles normaux et les bacilles morts, et en les différenciant par une coloration double en même temps du protoplasma. J'ai réussi depuis à colorer par une méthode beaucoup plus facile et plus sûre (du bleu de Victoria et de safranine) les bacilles normaux en bleu-noir, au milieu des masses de bacilles morts, jaune doré.

Cette coloration double, très brillante, nous laisse voir que la couleur jaune adhère non seulement aux masses devenues glaireuses, gonflées, amorphes, mais aussi à beaucoup de bacilles qui se colorent d'abord en bleu comme des bacilles normaux (par le bleu de Victoria), mais qui démontrent par leur décoloration facile et coloration nouvelle par la safranine, qu'ils ont perdu une substance qui retient dans les bacilles normaux le bleu de Victoria.

C'est donc la première fois que nous avons par cette coloration double une méthode facile, qui nous permet de constater qu'une partie des bacilles sont morts, tout en conservant leur forme bacillaire. On voit qu'un grand nombre des bacilles situés en tissu vivant sont déjà mortifiés, ainsi que probablement un nombre encore beaucoup plus grand des bacilles expectorés par les malades, par l'existence desquels on a si vivement inquiété les médecins et le public.

Des expériences futures suivant cette méthode doivent nous éclairer sur ce point.

Je ne peux manquer de citer ici un passage prophétique de *Tonkin*, tiré de son travail important:

»On dit, que, quoique l'individu semble guéri, on n'est pas sûr qu'il ne contient point de bacilles. Il peut en contenir; cela n'en fait pas encore un lépreux. Il ne l'est qu'au moment où il s'établit une réaction des bacilles contre les tissus, de même que quelques bacilles tuberculeux dans des foyers caséeux et calcaires du poumon ne font point de l'homme un tuberculeux. *Dans leur aspect et dans leur réaction contre les colorations différentes, les bacilles ne peuvent être distingués des organismes en état d'activité; mais leur viabilité est néanmoins douteuse et leur influence est, dans ces cas, évidemment nulle.* Il est probable qu'ils sont, du moins de temps en temps, des quantités négligeables. Il importe peu qu'ils le soient ou non: si l'homme ne présente aucun symptôme de la maladie active, si ses organes fonctionnent régulièrement, s'il jouit de la vie et peut travailler, je trouve logique de considérer cet homme comme sain, et si les liquides que l'on peut obtenir de son corps sont libres de bacilles, il est difficile de le considérer comme un danger pour son entourage.«

Ce sera pour l'avenir un problème de la plus grande importance que d'examiner par la nouvelle méthode de coloration double, si les bacilles inactifs de *Tonkin* qu'il considérait encore comme ne pouvant être distingués des bacilles actifs, et qu'on trouve dans les organes des lépreux après leur guérison, ne sont en vérité que des bacilles mortifiés.

Or l'élimination de difficultés mécaniques joue un grand rôle dans la lèpre et ces difficultés sont jusqu'à présent méconnues pour la plupart et rejetées injustement sur l'inefficacité de nos remèdes; c'est pourquoi je m'occuperai d'abord particulièrement de ces difficultés.

C'est la *chaleur* qui est le moyen le plus simple pour tirer la graisse solide du bacille lui-même et de la masse glaireuse enveloppante, comme en doit le supposer a priori et ce qui résulte a posteriori de tous les résultats de traitement à toutes les époques.

Les bains chauds ont toujours été pour beaucoup dans le traitement de la lèpre, comme remède populaire, et parmi les eaux minérales naturelles surtout les bains sulfureux. Nous trouvons ce principe de traitement par la chaleur exagérée, ayant aussi un succès incontestable, dans les bains excessivement chauds des Japonais, dont nous devons la connaissance à Baelz, Taskiro et Jakurane. Dans les bains mentionnés, ainsi que dans l'eau de Guber, en Roumanie, dont Glück nous a démontré le succès, se trouvent, entre autres, des acides forts (tel que l'acide sulfurique) et des combinaisons de fer. Ce détail n'est pas sans importance. On attribuerait, peut-être, aux bains alcalins une influence beaucoup plus forte sur les léprômes de la peau, vu la graisse contenue dans les bacilles. C'est aussi le cas, d'après mon expérience, en ce qui concerne les bains isolés, mais les malades ne supportent pas longtemps ces bains de soude et moins encore ceux de potasse à cause de la faiblesse du cœur et de la fatigue générale. Ainsi l'effet principal de ces bains chauds, à séjour prolongé, reste nul. Au contraire les malades supportent très bien comme bains chauds les bains peu acides et surtout les bains ferrugineux.

Les malades s'en trouvent de plus ranimés. Après plusieurs expériences j'ai fini par employer les bains nommés «d'encre», composés de fer sulfurique et de tannin. Les malades y restent d'un quart d'heure à une heure, selon qu'ils les supportent plus ou moins. La température en est d'abord de 30° C. et on l'élève peu à peu en y ajoutant de l'eau chaude goutte à goutte. Il les trouve bons surtout:

1) dans les intervalles des cures de frictions;

2) en cas d'état de faiblesse, où on laisse de côté le traitement fort;

3) en cas de paresthésies étendues et d'affections vasomotrices, particulièrement des mains et des pieds;

4) en cas d'affections articulaires;

5) en cas de complications d'anomalies de desquamation (psoriasis, eczéma, pityriasis).

Les bains chauds peuvent être remplacés par des douches chaudes avec savonnages (savon mou, savon phéniqué) et par des bains locaux des parties fortement attaquées, surtout les mains et les bras. Aux bains locaux, on peut ajouter avantageusement, selon la nature de la peau, des remèdes irritants ou caustiques (farine de moutarde ou acide hydrochlorique en cas de cyanose; savon mou ou soude en cas d'hyperkératose).

Une forme très pratique de la chaleur, c'est la pression forte et souvent répétée, et chaque fois pendant quelques secondes, *du fer à repasser*. Cette forme de traitement, qui s'assimile à chaque autre traitement, je la recommande surtout dans les cas de neuroléprides ou lépromes isolés, éloignés les uns des autres, où l'on ne désire pas un traitement de friction générale.

Entre la peau et le fer, l'on introduit quelques couches de flanelle et l'on presse le fer, tant que le malade supporte bien la chaleur. Il y a, par ce procédé, un effet momentané favorable, provenant non seulement de la chaleur, mais aussi de la pression; j'en parlerai bientôt. Par là, on voit même s'abaisser à vue d'œil les kéloïdes dans les cicatrices résultant des caustiques.

Voilà une indication spéciale: les taches disséminées, causées par des embolies bacillaires, caractérisées par la rougeur et la résistance augmentée de la peau.

Aucun traitement n'est plus simple et en même temps plus efficace. Vous pouvez répéter ce traitement chaque jour, sur autant de places différentes que possible. Quelquefois, on voit la peau rougir et même s'enfler à la place repassée, mais cela se perd toujours, si l'on continue à repasser et puis les places sont presque, et à la fin tout-à-fait, invisibles. Si dans des parties qui souffrent en même temps d'une anesthésie considérable, on applique à cause de l'insensibilité une chaleur trop forte, il arrive qu'apparaissent des bulles de brûlure. Sur les parties qui sont alors excoriées, on applique ensuite le guttaplaste au camphre et à l'huile gynocardique, et on obtient aussi des résultats très satisfaisants.

L'application la plus forte de la chaleur, la *thermocautérisation* des lépromes par le Paquelin, est un traitement bien employé et recommandé par beaucoup d'auteurs. J'ai laissé cette application de la chaleur, en grande partie, en faveur de *l'ablation horizontale*, car la formation des cicatrices est ici beaucoup plus belle et le matériel est conservé pour l'examen, et non détruit comme par la thermocautérisation. De plus l'ablation après congélation se fait sans douleur et peut être exécutée journellement. Les élévations de la peau sont congelés par l'éthylchloride et puis enlevées horizontalement par le rasoir. La surface sanglante est ensuite couverte d'un tampon d'ouate enduit d'une poudre styptique et fixée par un peu de leucoplaste. Le lendemain la surface coupée est congelée de nouveau et brûlée par un des remèdes caustiques, couverte ensuite d'emplâtres, et la guérison s'opère au niveau de la peau ambiante.

C'est aussi la cautérisation même que l'on peut employer pour arrêter le sang, si l'on continue à congeler la peau par l'éthylchloride pendant l'ablation et si on brûle immédiatement par le caustique et qu'on couvre d'emplâtre.

La guérison après l'ablation marche d'autant plus vite que la peau contient dans sa profondeur plus de masses épithéliales, comme au visage, si riche en follicules des poils, en glandes sébacées et glanduliformes.

L'application fréquente de l'ablation horizontale abrège alors considérablement le traitement, et le résultat cosmétique est de beaucoup meilleur.

Plus un cas est tubéreux, surtout au visage et aux mains, plus ce traitement simple est indiqué. Naturellement il n'était applicable que depuis que nous possédions des remèdes contre les plaies lépreuses, remèdes absolument sûrs et agissant rapidement. Je ne m'en sers aussi souvent qu'après avoir trouvé que les plaies spontanées et artificielles guérissent très bien et vite sous le guttaplaste au camphre et à huile gynocardique.

C'est l'obstruction de toutes les fentes et vaisseaux lymphatiques par des masses glaireuses des bacilles, qui est aussi un grand obstacle à l'introduction de nos médicaments dans la peau. Cet obstacle doit de même être toujours bien considéré dans le traitement.

Eh bien, le remède le plus simple et le plus naturel est pour cela *la pression appliquée conséquemment et le massage*.

En délivrant ainsi la peau d'une partie de ses infarctus bouchons) bacillaires, on ouvre en même temps un chemin à la résorption de nos médicaments. Le massage, surtout au moyen d'huiles désinfectantes, est recommandé par beaucoup d'auteurs.

Quant à moi, j'ai des expériences spéciales sur l'application de la pression et il m'est arrivé bien des fois que, sous un bandage comprimant, les tubercules lépreux s'applatissaient d'une manière frappante, se déplaçaient et même disparaissaient en partie.

Une fois, un léprome tubéreux et étendu du front, existant depuis peu, a disparu pendant quelques jours, sous un bandage très comprimant, à base de gélatine au zinc.

Dreckmann a observé un fait analogue en appliquant des emplâtres sous la pression de la gélatine au zinc. Pensant que les bacilles s'étaient localisés dans l'intérieur des cellules, on ne pouvait pas s'expliquer ces faits. Dès que nous savons que les soi-disant «Leprazellen» sont constituées par des masses de bacilles libres, situées dans les fentes lymphatiques, nous comprenons beaucoup mieux ces expériences singulières.

Mais ce traitement simple des lépromes de la peau a un mauvais côté, auquel il faut bien faire attention. Nous exprimons de la peau une partie des masses lépreuses par la pression forte et prolongée, et les transportons par les vaisseaux lymphatiques dans les glandes lymphatiques et dans le sang. Dans les glandes lymphatiques il n'est pas difficile d'atteindre ces masses bacillaires (par l'injection d'acide phénique, par extirpation), et quant au sang, il est pour ainsi dire notre allié en détruisant beaucoup de bacilles par une réaction fébrile. Mais quelques-uns de ces bacilles s'établissent malgré cela dans le système capillaire et y produisent des foyers d'inflammation autour des embolies, desquelles peuvent plus tard se développer des lépromes nouveaux. Le sang étant un allié incertain, on ne peut trop exiger de lui. En effet, chez le malade que je viens de nommer se formèrent, en conséquence de la disparation de son léprome du front, de nouvelles embolies des membres.

Il s'ensuit donc que la pression simple mécanique ne doit jamais être appliquée d'une manière exagérée, et qu'elle doit être de préférence combinée à d'autres remèdes détruisant les bacilles. Une combinaison de ce genre, qui est d'un côté plus sûre, de l'autre moins dangereuse, c'est la pression par le fer à repasser, que je viens de vous expliquer.

De même je peux vous recommander la combinaison d'emplâtres contenant des remèdes forts et réducteurs (comme le pyrogallol, la chrysarobine, etc.) avec la pression modérée d'une gélatine au zinc ouatée. Un effet semblable, mais moins fort, est produit par le massage.

À la pression seule peut-être se réduisent les bons effets des emplâtres qui ne contiennent point de remèdes spécifiques anti-bacillaires.

Après avoir parlé des remèdes physiques qui éliminent la graisse des bacilles j'en viens à ceux de la chimie; ce sont naturellement les alcalis, à l'application intense desquels je parvins par la découverte de la graisse dans les bacilles; naturellement les alcalis caustiques détruisent non seulement la graisse des bacilles mais encore leur albumine. Mais ils surpassent les autres remèdes en cela qu'ils attaquent vite et *en tout cas* les bacilles, en saponifiant en même temps leur graisse. Les alcalis caustiques sont donc les remèdes antilépreux les plus forts et nous pourrions obtenir par ceux-ci chaque destruction voulue des bacilles, si leur influence destructive sur le tissu de la peau et sur le sang ne limitait pas beaucoup leur application.

C'est ainsi que j'ai abandonné, comme je l'ai déjà expliqué, l'application systématique de bains chauds alcalins, tandis que je puis vous bien recommander l'emploi du savon mou au commencement et à la fin des bains.

Comme forme d'application la plus pratique des alcalis forts, je vous recommande *la pâte caustique*.

Sur les léPromes isolés, je l'étends pure et la couvre d'un morceau de leucoplaste qui empêche la vaporisation et protège en même temps la peau ambiante. S'il s'agit de la cautérisation de surfaces plus étendues, par exemple d'un front entier atteint de léontiasis, je me sers habituellement d'un *onguent caustique* en même temps que de pâte caustique. Le premier est composé de vaseline contenant $1-2-5\%$ de la pâte caustique. On l'étend d'abord sur toute la surface du front au moyen d'un tampon d'ouate, puis on applique aux points principalement élevés un peu de pâte caustique, et on la mélange en frottant avec l'onguent. On finit par couvrir le front entier du guttaplaste au zinc. De cette manière, on obtient avec quelque pratique une cautérisation efficace, bien nuancée et plus ou moins profonde, cautérisant au plus profond les éminences plus élevées et produisant ainsi très vite une surface assez lisse. La peau cautérisée guérit au plus vite par la *pâte au zinc soufrée* jusqu'à la fin de la sécrétion, puis sous le guttaplaste *au camphre et à l'huile gynocardique*. La pâte caus-

tique est particulièrement appropriée à la cautérisation des lépromes des muqueuses de la bouche, par exemple de la langue et
de la gorge; car l'humidité constante nous assure un effet profond
de la cautérisation. On frotte tout simplement la surface des lépromes avec un peu de pâte caustique au moyen d'un tampon,
une fois par jour, réitérant ce procédé plusieurs fois. Il se forme
souvent — effet accessoire sans doute gênant — après les cautérisations des kéloïdes dans les cicatrices, l'apparition desquels dépend d'ailleurs beaucoup de la disposition de l'individu pour la
formation de kéloïdes. On peut modérer cette formation de kéloïdes en ne cautérisant, si les cautérisations doivent être répétées,
que les premières fois avec la pâte caustique, la dernière avec
d'autres remèdes caustiques qui disposent moins à la formation
de kéloïdes (l'acide hydrochlorique, l'acide phénique).

Il est d'ailleurs utile de faire pendant quelque temps des injections de *thiosinamine* ou d'appliquer la thiosinamine en forme
de savon ou d'emplâtre, surtout après des cautérisations fortes au
visage. Comme emplâtre efficace, je puis vous recommander
d'après mes propres expériences *le guttaplaste à thiosinamine
simple* et *le guttaplaste à la thiosinamine et au mercure*.

On fait mousser longtemps le *savon à la thiosinamine* avec
de l'eau, sur l'endroit cicatrisé, puis on essuie la mousse à sec.

Ce traitement par la thiosinamine est indiqué non seulement
pour les kéloïdes de cicatrices produites par la pâte de potasse et
d'autres caustiques, mais dans la lèpre, en général, surtout au
commencement, si les lépromes sont assez durs et renfermés dans
des parties scléreuses de la peau.

J'ai eu un malade qui avait été traité ailleurs intérieurement
et extérieurement d'une manière très raisonnable, et chez lequel
l'amélioration était malgré cela restée stationnaire. La cause en
était l'induration sclérotique de la peau dans toute l'étendue du
visage et des extrémités; quelques injections de thiosinamine suf-
firent pour mettre à nu les lépromes, pour ainsi dire, en ramol-
lissant la sclérose et les rendant ainsi accessibles au traitement
habituel. Certainement il faut se garder dans ces cas d'un ramollissement trop rapide, si l'on ne veut pas voir se produire de nouveau une surabondance, dans le sang, des masses lépreuses, dont
la fièvre et de nouvelles embolies peuvent être la conséquence.

Chaque fois que les autres remèdes refusent, après un traitement prolongé, leur effet, il faut se demander, s'il n'y aurait pas
dans ce cas un enveloppement par du tissu conjonctif hypertro-

phique des masses lépreuses restantes et si un traitement court
par la thiosinamine ne serait pas indiqué.

Du reste je ne veux pas manquer de dire que j'ai obtenu autrefois de pareils succès comme par la thiosinamine par le savon à
la tuberculine ou par des injections de tuberculine.

J'abandonne maintenant les remèdes qui m'ont le plus servi
pour — permettez-moi de m'exprimer ainsi — *mettre à nu le protoplasma de bacille* et je parlerai des remèdes spécifiques contre la
lèpre, remèdes auxquels j'attribue une influence directe sur le protoplasma vivant du bacille de la lèpre. Naturellement, ces remèdes
peuvent être efficaces dans le seul cas, où le remède pourrait parvenir en quantité suffisante jusqu'au bacille.

C'est pourquoi je passe sous silence les opinions des auteurs
qui répètent toujours et sans cesse que nous ne possédons point
de «spécifiques» contre la lèpre, n'ajoutant même pas le correctif
prudent de «jusqu'à présent». Ils fondent tous leur opinion sur
des remèdes internes de toutes sortes donnés de façon systématique mais machinale, sans avoir bien réfléchi, si le remède, faisant
de l'effet dans quelques cas, et restant sans effet dans d'autres,
ne perdait pas son influence dans les derniers cas à cause *de circonstances locales embarrassantes.* Ou si en vérité l'influence négative dépendait d'une inactivité absolue du remède à l'égard du
bacille lépreux.

En ce qui concerne ces remèdes je commence par ceux qui
sont appliqués extérieurement, vu que les remèdes internes, en
première ligne l'huile de gynocarde, sont bien connus de tous les
médecins et leur sont familiers, ce qu'on ne peut pas dire des
remèdes externes.

Les remèdes les plus efficaces appliqués extérieurement appartiennent à la classe des *remèdes réducteurs.* A savoir les phénols:
le pyrogallol, la résorcine, l'acide phénique, la chrysarobine, dérivée
de l'anthracène, le soufre et l'ichthyol.

J'ai l'expérience la plus grande sur le *pyrogallol* qu'on a peut-
être le moins appliqué malgré son effet éminent.

Je ne connais du moins que les communications confirmant
mes expériences de Dreckmann, Lutz et Dubreuilh. Ce remède
exige certainement un peu d'expérience dermatologique et c'est
peut-être son effet toxique qui a empêché beaucoup de médecins
de l'employer. Mais nous avons heureusement dans *l'acide hydrochlorique dilué* l'antidote le plus simple du monde, au moyen
duquel nous pouvons même prescrire, jour par jour exactement,

la quantité de pyrogallol qui doit influer sur le sang et les organes internes ainsi que sur la peau, en réglant la dose d'acide hydrochlorique d'après le noircissement de l'urine. Ainsi il est très commode et sûr d'employer le pyrogallol, sans qu'il arrive jamais d'accident.

L'onguent que j'applique habituellement pour les frictions générales est l'*unguentum pyrogalloli comp.*, employé aussi beaucoup en cas de psoriasis, qui contient outre 5 % de pyrogallol 5 % d'ichthyol et 2 % d'acide salicylique. Mais on peut aussi appliquer avec à peu près le même succès un onguent contenant 5 % de pyrogallol et 5 % d'acide salicylique et noircissant moins fort. Si l'on ne veut agir que sur des parties circonscrites et en même temps agir plus fortement, on monte jusqu'à 10 grammes de pyrogallol et 10 d'acide salicylique sur 100 grammes de vaseline. Je me suis fait préparer par le dr. Runge le pyrogallol oxydé, pour examiner si l'effet du pyrogallol sur le tissu lépreux dépendait seulement de son pouvoir réducteur ou bien aussi de l'effet du produit final, c'est à dire, du pyrogallol oxydé et je l'ai souvent employé en le comparant au pyrogallol pur. Le résultat fut que ce pyrogallol oxydé, la *pyraloxine*, produit un effet électif analogue mais moins fort. C'est ainsi que les neuroléprides disséminés se colorent sous un onguent de pyraloxine également foncé jusqu'au noir, comme sous un onguent de pyrogallol, mais la peau saine environnante n'est nullement attaquée, comme c'est le cas dans l'emploi du pyrogallol. C'est pourquoi j'ai conservé la pyraloxine pour le traitement d'exanthèmes lépreux universels faibles.

On peut remplacer la pyraloxine par un onguent contenant 5 % de pyrogallol et 5 % de savon mou. Clair dans le récipient, il noircit tout de suite sur la peau et le malade est traité par un mélange de pyrogallol et pyraloxine, dans lequel le savon mou, comme remède pelant, remplace en même temps l'acide salicylique contenu dans l'ung. pyrogalloli comp.

Les *guttaplastes au pyrogallol* sont aussi excellents pour la destruction des tubercules et infiltrations, circonscrits et durs, que les onguents au pyrogallol pour les exanthèmes universels. Ces emplâtres restent jusqu'à ce que la peau se pèle ou forme des bulles. Quant au traitement subséquent, le léprome une fois ulcéré, ce sont les *guttaplastes*, à l'*ichthyol* ou au *camphre et à l'huile gynocardique* qu'on appliquera avec le meilleur succès.

La résorcine peut se considérer comme un remède remplacant le pyrogallol mais beaucoup plus doux. On peut s'en servir pour des frictions universelles chez les femmes et les enfants, en général chez des personnes à peau délicate et s'il y a des exanthèmes légers, par exemple des neuroléprides simples, érythémateux et pigmentés. On l'appliquera surtout dans la cure, dénommée *pelage de la face*, dans le cas de ces exanthèmes légers. On applique la pâte à peler (pasta lepismatica) beaucoup plus longtemps dans ce cas que dans celui de la rosacée, c'est-à-dire de 1 à 2 semaines sans interruption et deux fois par jour. Il se forme alors comme une écorce, une couche épaisse résorcinée, laquelle tombée sous l'application de la pâte au zinc et au soufre, la peau du visage est visiblement améliorée. Cette écorce résorcinée exerce, comme on le sait, une pression très forte sur la peau, c'est pourquoi il faut respecter aussi dans ce cas les règles qui restreignent l'emploi de pressions fortes. Là où la graisse souscutanée contient encore des bacilles en masses, le pelage à la résorcine n'est pas encore indiqué, car trop facilement il s'en suit une nouvelle embolisation du reste du corps. A-t-on, au contraire, éliminé la plus grande partie des masses de bacilles par des onguents de pyrogallol et de guttaplaste au pyrogallol, le pelage par la résorcine agit très favorablement et écarte, en même temps, toute pigmentation, tandis que le visage obtient tout d'un coup un aspect beaucoup meilleur.

Il arrive souvent que sous l'écorce résorcinée se ramollisent et suppurent des léprômes situés profondément, moyen par lequel ils guérissent vite spontanément ou après incision.

Pour rendre cette influence singulièrement favorable du pelage accessible au reste du corps, on fait des frictions partielles de la peau entière avec une pâte à peler mitigée; par exemple, chaque fois environ un tiers de la surface du corps et cela deux fois par jour, jusqu'à ce que se soit formée dans ces endroits une écorce résorcinée compacte. Pendant ce temps, on prépare le reste de la peau avec du savon mou ou encore mieux avec du savon, soude peroxydée («Pernatrolseife Mielcke»), car l'épidermie ramolli par les alcalis et l'oxygène est alors beaucoup plus attaqué par la pâte à la résorcine que l'épiderme normal. On protège ensuite les parties déjà résorcinées en les recouvrant de gélatine au zinc pendant le traitement subséquent. Après quelques jours, l'écorce résorcinée tombée, ces parties présentent un état beaucoup meilleur par l'affaiblissement de couleur des neuroléprides érythémateux et pigmentés. Une intoxication par le résorcinage universel même continué pendant plusieurs mois ne survient jamais, ce qui n'empêchera pas de donner de l'acide hydrochlorique à l'intérieur par précaution.

Un remède très efficace et très doux surtout pour les tubercules de la face c'est encore la résorcine sous forme de *guttaplaste à la résorcine*.

L'*acide phénique* est à l'état concentré un caustique excellent et presque anodin pour les lépromes isolés superficiels. Au contraire, en cas de lépromes situés profondément c'est l'injection sous-cutanée d'une solution de 2 % de phénol qui se recommande; on la répète chaque jour jusqu'à ce que les tubercules aient disparu. C'est pourquoi l'injection d'acide phénique s'assimile très bien au traitement de la peau entière par des frictions ou cautérisations. Dans ce but on injecte autour de différents tubercules sous-cutanés quelques gouttes d'une solution de 2 % d'acide phénique. Cette petite dose influe déjà visiblement les tubercules récents et est absolument inoffensive pour les tissus. Si l'on continue ces injections sous-cutanées, trop peu employées d'après mon opinion, pendant des semaines et des mois il est à recommander de même, de donner de l'acide hydrochlorique intérieurement pour empêcher l'apparition de l'urine noire phéniquée.

Quant à la *chrysarobine* elle ne joue pas un aussi grand rôle que dans le traitement du psoriasis, car elle agit trop superficiellement. On l'appliquera donc seulement dans les cas moins graves de neuroléprides érythémateux, pigmentés, plans et tubéreux. Comme elle cause après un emploi prolongé chez quelques sujets des irritations des conjonctives, qu'il faut éviter en tout cas, aux yeux des lépreux, on l'appliquera en forme d'onguent, surtout aux jambes. On donnera à ces onguents une composition analogue à celle des onguents au pyrogallol et on les appliquera en même temps aux jambes, comme ceux-ci sont appliqués au tronc et aux bras. Comme les jambes des lépreux souffrent habituellement de symptômes de stagnation du sang, on fait usage en appliquant la chrysarobine en même temps de sa propriété de produire une hyperémie forte. Veut-on l'appliquer à la face, aux mains et aux bras, je vous conseille alors la forme du *guttaplaste à la chrysarobine*, dont il y a plusieurs degrés de force, ainsi que des sortes contenant de l'acide salicylique. Il faut fixer ces emplâtres sur la peau au moyen de la gélatine au zinc ouatée, par précaution, et pour obtenir un effet plus intense. Ces emplâtres peuvent rester à la peau plusieurs jours jusqu'à une semaine. Je les ai employés surtout pour les tubercules des mains et des doigts, qui disparaissent là-dessous, souvent avec une rapidité frappante.

Quant au *soufre*, les autres léprologues l'ordonnent en générale sous forme de bains de soufre chauds. Je fais un emploi large de ce remède réducteur doux sous forme de *pâte au soufre et au zinc* pour réduire à l'état normal la peau irritée et endommagée par les remèdes réducteurs forts; en cas d'érythèmes artificiels, de formation de bulles, des parties cautérisées, surtout les surfaces humides, par exemple après la cautérisation par la potasse.

L'ichthyol a dans le traitement externe de la lèpre un emploi très varié:

1) appliqué *pur* avec ou sans pansement hydropathique dans le cas d'œdèmes et de stagnations du sang aux membres, de gonflements douloureux des articulations et des troubles vasomoteurs;

2) comme addition mitigeante à tout onguent de remèdes réducteurs forts (du pyrogallol, de la chrysarobine, de la résorcine) et comme friction douce universelle jointe à l'acide salicylique chez des personnes affaiblies, et pour dépigmenter la peau traitée;

3) sur la muqueuse du nez en forme de *vascline ichthyolique* à 5 %, avec ou sans addition d'onguent de zinc ou de pâte à soufre et zinc;

4) en forme de *collodium ichthyolisé* à 10 % sur des glandes enflées lépreuses et sur des tubercules récents emboliques, injectant en même temps l'acide phénique au même endroit;

5) en forme de *guttaplaste à l'ichthyol* sur des articulations douloureuses et sur des ulcères douloureux spontanés ou après cautérisation.

L'ichthyol est aussi indiqué pour l'application interne; il assure pendant les cures, d'ordinaire assez fatigantes, l'état vigoureux permanent des malades, augmente l'appétit et la production de graisse sous-cutanée, fortifie les muscles et soutient comme remède réducteur moins fort les remèdes réducteurs forts appliqués en même temps. Il est indiqué surtout chez des malades faibles et maigres. La dose journalière est de 1 à 2 grammes; la forme, celle de gouttes, de pilules, ou capsules.

À l'ichthyol comme tonique interne se joint le *camphre*, auquel j'ai accordé dans les dernières années une plus grande placé dans le traitement de la lèpre, particulièrement sous forme *d'injection d'huile camphrée*. J'injecte chaque jour le contenu d'une seringue de Pravaz, *d'oleum camph. forte* de préférence dans la région lésaière. Ces injections me semblent, non seulement améliorer la santé générale des lépreux, mais surtout diminuer la tendance à de nouvelles embolies de façon qu'il est possible d'effectuer beaucoup plus énergiquement la destruction des lépromes de la peau. Les malades supportent très bien, et sans exception, les injections de camphre, de plus elles se font sans douleur, n'excitent jamais d'infiltrations inflammatoires et n'ont jamais été suivies d'infections ou d'embolies de graisse. Je les ai fait faire pendant des années chaque jour avec le meilleur succès.

Appliqué extérieurement, le camphre a un effet excellent sous forme

1) d'onguent de *camphre* et de *gynocarde* en cas d'ulcères des jambes et de la muqueuse du nez;

2) de *guttaplaste au camphre et au gynocarde* comme application favorable à la guérison dans tous les cas de plaies et pertes de substances produites par cautérisation, ablation ou onguents irritants.

Par là, je suis venu au remède qui a, de tous les remèdes internes connus jusqu'à présent, le plus grand droit de se nommer *un spécifique interne: l'huile de gynocarde (huile de chaulmoogra.)*

Dans mes publications antérieures j'avais encore à me plaindre, comme la plupart des autres auteurs, de ce qu'on ne pouvait donner les grandes doses désirées qu'à un nombre très restreint de malades.

Ces difficultés cependant ont été peu à peu et toutà-fait vaincues. On évite déjà depuis plusieurs années le dommage causé à l'estomac par l'emploi prolongé de cette huile, par la forme des *pilules du savon de gynocarde kératinisées* et absolument insolubles dans l'estomac. Il s'y rencontre plusieurs avantages à la fois.

D'abord on a choisi la forme d'huile de gynocarde saponifiée, parce que d'après l'expérience des pharmaciens il réussit mieux à protéger la couverture de graisse et de kératine, si les pilules contiennent du savon.

Mais ensuite c'est aussi la résorption de l'huile dans l'intestin grêle qui est facilitée sous forme de savon, et par laquelle elle peut être amenée vers les foyers lépreux, ce qui serait impossible par une résorption dans l'estomac. Ce transport sous forme de savon paraît rationnel de son côté, à cause de la nature grasse des bacilles.

Naturellement la kératinisation des pilules doit être irréprochable et on devrait les faire venir d'une fabrique se faisant une spécialité de la kératinisation.

Beaucoup de malades qui ne supportent pas l'huile, à cause d'une irritation de l'estomac, continuent à bien supporter ces pilules kératinisées de savon de gynocarde.

Les pilules contenant chacune 0,15 gr. d'huile, le malade reçoit, la dose journalière étant à 32 pilules, par jour à peu près 5 gr. d'huile, une quantité suffisante d'après mon avis, si la cure interne est accompagnée d'une cure externe.

Cependant quelques malades ne supportent même pas bien ces pilules; peu à peu apparaissent chez eux des douleurs faibles de l'intestin grêle, accompagnées d'un malaise général. Cette difficulté, dont la cause est une irritation des nerfs qui accompagne la résorption des pilules dans l'intestin, je n'ai appris à la surmonter que dans les derniers temps en faisant ajouter au savon de gynocarde dans les pilules une dose d'anesthésine et de menthol. Ce sont les *pilulae gynocardiae mitigatae*, que les malades les plus sensibles des intestins continuent à bien supporter.

Quand même il serait un peu pénible et coûteux d'avaler tant de pilules kératinisées, il serait bien de pouvoir remplacer ce traitement interne par le traitement sous-cutané, recommandé par Tourtoulis-Bey. Mais j'ai rencontré chez mes malades beaucoup plus d'obstacles en faisant des injections qu'en donnant des pilules. Les injections sont en effet assez pénibles et excitent presque régulièrement des inflammations douloureuses, plus ou moins étendues, de l'hypoderme. Ainsi il ne m'a pas été permis jusqu'à présent et dans aucun cas de continuer conséquemment les cures d'injections ni avec l'huile pure, ni avec l'huile mitigée de une à quatre portions d'huile d'olives. C'est pourquoi je me suis borné récemment à ajouter aux injections d'huile camphrée, absolument anodines, dans les cas où les malades ne pouvaient dépasser qu'un nombre restreint de pilules (par exemple pas plus de 20) un peu d'huile de gynocarde à l'huile camphrée. Dans ce mélange les malades supportent bien l'huile de gynocarde jusqu'à 10 % par jour sans douleur ni inflammation, et se bornant à ces petites quantités d'huile, le danger d'une embolie de graisse est absolument écarté.

Nous devons une précieuse innovation à Hallopeau, qui

donna le premier l'huile de gynocarde en clystères de lait. Je peux confirmer que les malades continuent à les bien supporter, de sorte qu'il est facile d'appliquer au malade 5 gr. d'huile par jour en employant ce procédé. Il est mieux d'avoir en réserve une émulsion concentrée d'huile de gynocarde avec de l'eau de chaux, dont on emploie journellement une partie dissoute dans du lait chaud pour le clystère. Je les donne le soir après un clystère pour nettoyer le gros intestin, avant que les malades se couchent. Dans les cas graves, on pourra élever la dose en donnant 2 clystères par jour, c'est-à-dire 10 gr. par jour.

En ce qui concerne le traitement par les préparations d'acide salicylique, recommandé par Danielssen, j'ai une expérience beaucoup moindre. J'ai donné, suivant Lutz, souvent le *salol*, cependant maintenant je préfère *l'aspirine* (3-5 gr.), qui influe en même temps favorablement sur le soulagement de plusieurs affections douloureuses (névralgies, douleurs des articulations), c'est pourquoi les malades la prennent volontiers. Jamais, même en la donnant pendant des mois, je n'ai vu des effets accessoires désagréables.

Ces quatre remèdes internes, l'huile de gynocarde, l'ichthyol, le camphre et l'acide salicylique, je ne les ai donnés dans aucun cas seuls, mais toujours dans le but seul de seconder le traitement externe, à l'effectuation conséquente, infatigable, duquel je dois attribuer la plus grande importance. C'est pourquoi je ne sais pas quel effet produisent les remèdes internes donnés seuls, et mon opinion là-dessus, opinion que je me suis formée pendant 22 ans, ne vaut qu'une théorie de travail, que je mets en discussion.

Il me paraît qu'on peut attribuer à *l'huile de gynocarde* une influence spécifique sur le protoplasma du bacille, d'après les succès qu'ont obtenus les autres médecins, en le donnant tout seul sans le concours de remèdes externes. Plus on étudiera les difficultés locales du traitement, plus les résultats de ces remèdes se perfectionneront.

A *l'ichthyol* et au *camphre*, on peut, d'après mon expérience, attribuer un effet fortifiant le malade contre la maladie et prévenant de nouvelles éruptions. C'est pourquoi je les recommande aussi bien pendant que, et surtout, après le traitement.

Quant aux préparations *salicyliques* (le salol, l'aspirine), mes expériences sont trop petites pour exprimer une hypothèse sur leur influence évidemment favorable.

De même, je me tiens en garde contre le résultat d'autres re mèdes recommandés par les auteurs, comme le baume de Gurjun, l'arsenic, les préparations mercurielles, le chinosol, l'airol, etc.

Ce n'est que d'un remède instamment recommandé, surtout par des auteurs américains (Piffard, Fox, Dyer) et dont je me suis beaucoup servi moi-même auparavant, que je veux parler : c'est de la *strychnine*. Je ne lui attribue aucune influence spécifique anti-lépreuse, mais cependant une influence fortifiant et conservant les nerfs. Dans les cas d'anesthésie étendue et dans les cas de lèpre isolée des nerfs, et de lèpre mutilante, que je n'ai jamais eu l'occasion de traiter, je donnerais toujours de la strychnine sous forme de pilules. Pour les cas de lèpre de la peau accompagnée de petits troubles trophiques je crois avoir remplacé avantageusement la strychnine par l'huile camphrée, qui n'est pas du tout dangereuse.

Pour conclure ma *materia medica antileprosa*, je dois donner quelques notes sur certains remèdes auxiliaires beaucoup employés pour des cas spéciaux, ce qui peut être de quelque utilité pour quelques-uns de mes collègues.

Parmi ces remèdes auxiliaires, très employés, je compte en première ligne l'acide salicylique, comme remède externe, sous forme de *guttaplaste à acide salicylique et à extrait de Cannabis* ou *à acide salicylique et à la créosote*, partout où la couche cornée est épaisse au dessus des léprides. Il est très avantageux d'appliquer ces emplâtres aux mains et aux pieds, aux genoux et aux coudes, avant les remèdes antilépreux proprement dits ; de même pour enlever les bords calleux d'ulcères chroniques des jambes avant l'application du *guttaplaste au camphre et au gynocarde*.

Un effet très semblable s'obtient en cautérisant ces parties hyperkératinisées avec la solution forte de Merck d'hydrogène peroxydé (perhydrol) de 30 % ou en les savonnant avec le savon de soude peroxydé (l'ernatrolseife de Mielcie, 2 % à 25 %). En employant ces derniers deux remèdes on a encore l'avantage de détruire le pigment, c'est pourquoi les lavages journaliers avec le savon de soude peroxydé jouent le même rôle dans le traitement subséquent que les frictions dans le traitement préparatoire pour celles-ci (voir plus haut : la résorcine).

En ce qui concerne l'influence sur la pigmentation, c'est l'oxychloride de bismuth qui se rapproche le plus de l'oxygène libre dans ces remèdes sous forme de *unguentum bismuthi oxychlorati*. S'il faut faire disparaître en même temps des érythèmes, par exemple à la face, je fais ajouter à l'onguent de bismuth

2 à 5 °/o *d'extrait de rhubarbe (Extract. Rhei fluidum)*, qui contient de *l'acide chrysophanique* (ne pas confondre avec la chrysarobine!). La cyanose souvent très intense des mains et des pieds exige avant tout de la farine de moutarde (semina sinapis) ou sous forme de bains localisés chauds ou de cataplasmes, ou sous forme de pâte de moutarde au zinc et au soufre, ichthyol et camphre, très efficace.

Enfin je dois mentionner quelques caustiques que j'ai employés à côté des caustiques généraux avec de bons résultats. A présent, que la méthode est trouvée pour reconnaître sûrement les bacilles morts à côté des bacilles normaux dans les tissus, l'effet des différents remèdes peut être examiné avec beaucoup plus de précision qu'auparavant.

Il n'y a pas encore longtemps que ces travaux sont commencés, mais ils ont déjà produit quelques résultats intéressants, dont je peux vous présenter quelques-uns par l'image.

L'aspect typique du léprome vous présente dans la coloration double nouvelle, comme je viens de l'expliquer, outre les bacilles colorés en bleu de Victoria beaucoup de bacilles morts de couleur jaune de safranine et tous deux en mélanges tout à fait différents selon le cas et l'endroit en question. On trouve des préparations qui ne contiennent que très peu de bacilles jaunes et d'autres où presque tous les foyers en sont composés; ceux-là montrent alors aussi d'autres signes de changements régressifs. Il n'est donc pas permis de conclure de la simple relation quantitative des deux formes de bacilles sur l'influence d'un caustique quel qu'il soit, appliqué avant. Mais une telle conclusion est justifiée, s'il se présente des états tout à fait anormaux dans les parties cautérisées, par exemple s'il y a des zones différentes entourant l'endroit cautérisé qui contiennent les bacilles en nombre très différent, ou s'il y a des zones où les bacilles manquent totalement.

Vous voyez donc, dans cette préparation-ci, cautérisée par la pâte caustique, et dans la suivante, cautérisée par la potasse autour de l'endroit cautérisé, presque tous les bacilles sans exception colorés en jaune, tandis que plus bas et des côtés prédominent les bacilles normaux bleus.

Dans la préparation suivante, cautérisée par le phénol, c'est la rareté des bacilles dans les cordes épaisses des vaisseaux qui vous frappe, et ce petit nombre en est, presque en entier, de couleur jaune.

Au contraire, les léprômes cautérisés par des acides minéraux présentent des états tout à fait différents de ceux dont je viens de parler.

Vous voyez ici un tubercule cautérisé par de l'acide hydrochlorique contenant du chlore libre. L'épiderme manque, les capillaires sanguins sont thrombosés, le tissu collagène est fort gonflé et a comprimé les foyers lépreux, et dans ces foyers devenus plus minces les bacilles sont colorés pour la plupart en bleu, comme à l'état normal. Le même résultat tout à fait est présenté par un tubercule qui avait été cautérisé longtemps par «l'onguent vert contre le lupus» contenant de l'acide hydrochlorique; seulement l'épiderme y est resté conservé. Le collagène cependant est fort enflé, a comprimé les cordes lépreuses, et dans celles-ci la plupart des bacilles sont bleus, dans le haut de la préparation aussi bien que dans le bas. Au lieu donc d'extraire, comme la potasse, cette albumine des bacilles, qui attire le bleu de Victoria, l'acide hydrochlorique l'y fixe. Malgré cela les bacilles cautérisés ne sont plus normaux à mon avis, mais nous ne pouvons pas le voir, car ils ne se transcolorent pas en jaune. Il s'ensuit donc de ces dernières images, non pas que l'acide hydrochlorique soit incapable de tuer les bacilles lépreux, mais que cette méthode de coloration double n'indique leur mortification que quand ils se transcolorent en jaune par élimination d'une matière essentielle.

Le résultat est pareil quant au léprôme suivant, cautérisé par de l'acide nitrique fumant. Les bacilles y sont colorés en bleu, immédiatement sous l'escarre qu'aux parties latérales non cautérisées, fixées donc probablement par l'acide. Entre ces deux parties bleues cependant existe une zone large avec des vaisseaux sanguins et lymphatiques fort dilatés, laquelle entoure le centre cautérisé, comme en sorte de coquille, et le sépare du tissu sain. Dans cette zone (Aetzhof) tous les bacilles sont jaunes. Ici donc a eu lieu une réaction de la peau avec hyperémie, œdème et réaction alcaline du liquide du tissu, et ce n'est qu'ici que les bacilles ont été privés de la substance attirant sûrement le bleu et qui sont donc mortifiés. Il n'y a donc point de doute, je crois, que les bacilles bleus au centre de la cautérisation le soient de même. Les acides minéraux, fixant d'abord les bacilles, ne semblent n'effectuer qu'après par l'œdème suivant la solution partielle des corps des bacilles.

La *chaleur* de son côté a un effet tout autre. Vous voyez ici un neurodepride erythématheux embolisé. Le derme est en général normal, seulement le long du système capillaire entier on voit une prolifération de cellules et la coloration des bacilles nous fait voir dans ces cordes parangioïtiques un très grand nombre de bacilles. La plupart sont bleus, mais il s'en trouve cependant aussi beaucoup de jaunes et des masses amorphes jaunes. Seulement les masses de bacilles, couvrant les cellules endothéliales à l'intérieur des vaisseaux sanguins, exposées donc directement au courant sanguin, sont toutes—et c'est la règle—colorées en bleu.

Comparons à ce dernier un autre neurolépride de la même malade, aussi plein de bacilles, mais qui a été repassé pendant quelques semaines: ici les vaisseaux sont devenus plus étroits et les bacilles y sont, dedans comme dehors, tous jaunes sans exception. La chaleur les a donc évidemment mortifiés dans le tissu vivant.

Eh bien, messieurs, il m'est impossible de vous mieux démontrer que nous pouvons mortifier les bacilles dans le tissu par des remèdes appropriés, physiques et chimiques, et cela sans provoquer des cicatrices profondes dans le tissu. Ces preuves-là me suffisent et, je l'espère aussi, à la plupart de mes collègues.

Cependant Lie, directeur actuel de l'hôpital des lépreux de Bergen, m'a objecté que la guérison de la lèpre de la peau, même si l'on parvenait jusqu'à l'élimination des bacilles dans la peau, ne garantissait pas encore l'élimination des lépromes internes du foie, de la rate, des glandes lymphatiques et des testicules, c'est pourquoi on ne pouvait pas parler alors d'une guérison de la lèpre.

J'ai à répondre à cela qu'il est vrai que je ne suis pas aussi bien instruit sur l'élimination simultanée éventuelle des bacilles dans les organes internes qu'en ce qui concerne les glandes lymphatiques. J'ai eu l'occasion, deux fois, d'examiner les glandes lymphatiques d'un lépreux fortement traité. Leur extirpation eut lieu (c'étaient les glandes inguinales), parce qu'elles étaient très grosses et ne semblaient pas diminuer par le traitement. A ma surprise, je trouvai au lieu des grandes masses de bacilles prévues, de grandes excavations dans un tissu lymphatique sain, à part une légère hypertrophie. Ces excavations étaient autrefois sûrement remplies de bacilles lépreux, car on pouvait encore rendre visibles quelques bacilles isolés et tous jaunes, qui se trouvaient encore çà et là aux parois et aux cloisons des excavations. Les grandes masses des bacilles avaient disparu et les glandes enflées étaient quand même presque guéries par le traitement.

Lie me concédera que ce qui arriva ici dans les glandes lymphatiques *peut* se produire de même dans le foie, la rate et les testicules. Car les remèdes que je recommande ne sont pas du tout limités dans leur effet sur la peau. Cela se comprend de soi-même, en ce qui regarde les remèdes administrés par la bouche, par l'anus et par injection sous-cutanée, comme l'huile gynocardique, l'ichthyol, l'aspirine, la strychnine, le camphre. Mais cela est prouvé de même pour les remèdes appliqués à la peau, car, avec la seule exception de la chrysarobine, la peau les résorbe tous, surtout le pyrogallol, la résorcine, l'acide salicylique et l'acide phénique. Mon traitement est donc toujours en même temps interne et externe. Mais si je porte mon attention surtout sur les lépromes de la peau et des muqueuses visibles et si j'encourage plus qu'on ne le fait ailleurs leur élimination par des remèdes externes, je le fais en suivant le principe thérapeutique sûrement justifiable d'attaquer la maladie par les remèdes les plus forts là où se trouve, par la nature, le sol le plus fécond pour les germes de la maladie. Car la nature parviendra plutôt à vaincre les lépromes de ces organes-là qui ne présentent pas de si bons terrains que la peau. Pour le foie et pour la rate, nous devons et nous pouvons nous contenter d'une influence à distance de nos remèdes. J'estime qu'un traitement pareil appliqué à la peau est une faute d'omission que rien ne peut justifier.

Une raison de plus, et très grave pour le médecin pratique, qui approuve le traitement intense de la peau des lépreux, c'est *l'amélioration rapide et frappante en même temps de l'état général*. Si elle ne paraît pas tout de suite pendant le traitement fort elle ne manquera pas de se montrer dans la pause prochaine de rétablissement. S'il n'en était pas ainsi, si les malades n'avaient pas eux-mêmes pendant le traitement la sensation d'une amélioration générale, ils ne s'abandonneraient pas aux traitements avec un tel enthousiasme et un tel zèle.

Eh bien! je ne pourrais m'expliquer une telle amélioration universelle, si avec l'amélioration de la peau lépreuse marchait en même temps un changement en mal de l'état des organes internes. Il m'est impossible autant qu'à M. le docteur *Lie* d'examiner pendant ce traitement l'intérieur du foie et de la rate, qui contiennent, comme on sait, si peu de bacilles qu'ils ne produisent point de symptômes cliniques. Mais je conclus de la vigueur et de la capacité au travail de mes patients que la nature aide à mes efforts thérapeutiques dans le corps entier. Et de la puissance curative de la nature, c'est Armauer Hansen lui-même qui en est convaincu.

Peut-être un collègue plus opérateur que moi parviendra-t-il, par des ponctions successives du foie et de la rate, à nous mieux éclairer sur le contenu bacillaire de ces organes avant, pendant et après le traitement.

Quant à la raison de la bonne santé générale provenant d'un traitement énergique des lépromes de la peau, je ferai remarquer encore qu'il serait possible que, par la mortification et l'évacuation de millions de bacilles de la peau dans le sang, les composants et les produits de ces cultures pures naturelles des bacilles lépreux devinssent efficaces. C'est à ces observateurs, tel que Host, avec sa léproline préparée artificiellement, qu'il appartient d'expliquer de tels effets thérapeutiques, analogues à la tuberculine.

Cependant je ne veux plus parler de choses encore tout à fait hypothétiques.

Une autre objection de Lie regarde le rein. Lie a trouvé, chez 40 sur cent de ses lépreux, constamment des traces d'albumines, chez 30 sur cent les mêmes traces irrégulièrement, et il conclut à une affection très faible du rein dont il n'accuse cependant pas le bacille. C'est pourquoi il craint que les traitements recommandés par moi par les remèdes réducteurs, surtout par le pyrogallol, auquel il attribue une influence irritative pour le rein, ne puissent causer de graves affections rénales. Entre tous les organes, c'est le rein qui jouit de la plus grande immunité contre la lèpre. Beavan Rake, feu directeur de la léproserie de la Trinité, m'envoya, il y a 17 ans, 7 reins de lépreux morts là-bas, lesquels reins j'ai examinés depuis plus d'une fois. Eh bien, ils étaient non seulement libres de bacilles, mais aussi normaux à tout égard. Il ne m'est arrivé qu'une seule fois de voir chez un lépreux une néphrite parenchymateuse après une infection septique qui a causé la mort et dans ce cas là aussi le rein était libre de bacilles.

Je ne puis donc attribuer à la découverte de fréquentes traces d'albumine chez les lépreux l'importance d'une affection considérable des reins et je peux assurer en vérité que je n'ai jamais vu naître des néphrites, quoique employant très longtemps des remèdes réducteurs, ni chez des lépreux, ni chez les psoriasiques, ni chez les eczémateux. Donc cette crainte de Lie ne trouve point de fondement dans les faits positivement observés.

Sur un point Lie m'a — peut-être par ma faute — mal compris. Si je disais que le traitement semblait n'avoir point d'influence sur les lépromes des nerfs, je ne pensais pas au système nerveux en général qui était du reste très peu intéressé chez mes malades, mais spécialement aux épaississements palpables si communs des troncs des nerfs des bras.

Jamais je n'y pouvais remarquer des changements, même si l'anesthésie des bras et des mains s'améliorait visiblement. Peut-être s'agissait-il dans les épaississements des nerfs, pour la plus grande partie, d'hypertrophies du tissu conjonctif périneuritique ou de déformation des troncs nerveux par des infarctus bacillaires qui se conservaient même après l'évacuation des bacilles, comme je viens de le décrire dans les glandes lymphatiques. Cette question ne sera éclaircie que par des opérations des nerfs ou par les sections occasionnelles.

Quoi qu'il en soit l'influence du traitement sur les symptômes nerveux de la peau, comme sur les paresthésies, est évidente.

Lie regrette enfin dans mon dernier travail sur la thérapie de la lèpre l'omission de publication d'histoires de malades détaillées et accompagnées de photographies. Eh bien, messieurs, j'ai commencé mes communications sur la thérapie de la lèpre en 1885 par une histoire détaillée, avec photographie; plus tard j'ai publié quelquefois et avec la permission spéciale de mes malades des épisodes tirés de leur histoire, mais d'une manière si concise qu'il fût impossible d'en tirer des preuves d'identité pour les différents malades. Mais depuis en Europe une panique a éclaté par les publications nombreuses sur la lèpre, faites par les médecins dans les meilleures intentions, mais passées depuis dans la presse politique. Depuis il circule sur l'infectiosité de la lèpre des idées tout à fait fausses et outrées, et je jugerais un manque de conscience, de publier des histoires de malades tellement détaillées que des personnes incompétentes en pourraient tirer des preuves d'identité sur des personnes connues.

Car la simple idée qu'une personne a eu la lèpre est suffisante pour détruire dès lors sa carrière et le bonheur de sa famille. Outre cela, le plus grand nombre de mes malades m'ont fait faire la promesse de ne rien publier sur leurs cas. Car mes patients ne sont pas à l'abri d'un hôpital, avec une pension à vie, comme ceux de Lie. Or, des histoires de malades et des photographies ne sont pas l'essentiel. La chose principale serait de

savoir comment les malades se sont trouvés plus tard et s'il y
a eu des récidives.

C'est pourquoi, lorsqu'on m'invita à parler ici, j'ai écrit à
quatre de mes anciens patients, autrefois souffrant de lèpre grave
et dont je connaissais le domicile actuel. Je les ai priés de me
donner de nouvelles de la santé dont ils ont joui depuis de ce
temps-là. Je publie les réponses que j'ai reçues, dans un supplément exposé ci-après — elles sont du reste soumises dans l'original au bureau médical de Hambourg —, en tant qu'elles concernent l'état de santé des anciens malades, spécialement pour l'in-
formation de M. le directeur Lie. Une malade m'avait quitté
il y a un an, les trois autres il y a cinq ans. Tous jouissaient d'une
santé excellente.

SUPPLÉMENT I

CONCERNANT L'ÉTAT DE SANTÉ DE LÉPREUX APRÈS LE TRAITEMENT
ET LA GUÉRISON APPARENTE

Cas N.º 45, *féminin*. Durée de la lèpre, neuf ans. Forme grave de la lèpre
spéciale du derme sur tout le corps. Tubercules spécialement grands aux mains,
aux pieds et aux oreilles. Entrée 28-XII-1901, sortie 21-III-1904.

Lettre du 4 Septembre 1905 (un an après la sortie).

Je continue à faire trois fois par semaine une injection d'huile camphrée forte
et prends dix à vingt gouttes d'acide hydrochlorique dilué par jour. A présent les
parties brûlées par le caustique de la figure, du menton et de chaque bras du
côté externe, ne sont presque plus perceptibles au toucher. La cicatrice sur le dos
de la main gauche est si petite qu'on peut à peine l'apercevoir.

Depuis un an rien de nouveau n'est apparu, aucune nouvelle papule, rien de
nature spécifique. Ma santé générale reste satisfaisante sous tous les rapports.

Le dix janvier, j'avais la visite du dr. D. qui m'envoya chez vous. Il
fut surpris et enchanté de l'amélioration de mon état et la déclara toute merveilleuse.

Cas N.º 38, *masculin*. Forme grave de la lèpre spéciale du derme, surtout
des jambes, des oreilles et du nez. Léprones du palais. Fort gonflement des jambes.

Entrée 8-VII-1900; sortie 30-XI-1900.

Lettre du 21 Octobre 1905 (cinq ans après la sortie).

Il y a cinq ans maintenant que vous avez fini de me traiter. Je suivis alors
régulièrement le traitement interne et pris les bains, à peu près pendant deux ans,
et depuis lors, de temps en temps. Ma santé générale n'était pas très bonne durant
les deux premières années, principalement à cause du souci que je me faisais à
ce sujet. Les trois dernières années mon état était très satisfaisant.

J'ai augmenté de vingt-cinq kilos. Ma peau est tout-à-fait libre, à l'exception
de quelques légères décolorations, qui disparaissent insensiblement. Le gonflement
de mes jambes a totalement disparu et je ne porte plus de bandages. Outre l'acti-

vité qu'exige ma profession, je parcours journellement une distance de deux lieues sans fatigue.

Cas N.º 31, *masculin.* Neuroléprides généraux tubéreux. Léontiasis de la face. Leprose très grave du bras et de la main gauche (symptôme primaire). Entrée 30-VIII-1898; sortie 18-III-1900.

Lettre du 27 Septembre 1905 (cinq ans après la sortie).

Je suis heureux de pouvoir dire, que ma santé est et reste toujours brillante, depuis que je vous ai quitté. Les cicatrices même, résultant des brûlures, se sont sensiblement améliorées. Ma figure montrera, je l'avoue, peut-être toujours les traces de votre traitement, dont le résultat est — je le constate avec joie — permanent. Pas une trace de la maladie ne s'est montrée depuis ce temps-là. J'ai visité mensuellement le médecin pour être tout à fait sûr. J'ai pris depuis ce temps de 15 à 20 pilules gynocardiques par jour, à l'exception de mon absence pendant les deux derniers mois, mais je les reprendrai à mon retour. Je prends journellement un bain chaud. Mon poids est maintenant 94 kilos.

Ma seule plainte est encore en ce moment la condition de mon bras et de ma main gauches, lesquels ne sont pas beaucoup changés depuis que je vous ai quitté. Ils ont l'air mieux, mais n'ont pas la vigueur normale.

Je suis très content du traitement ordonné et je sens que je suis complètement rétabli. Je vous suis reconnaissant pour la cure merveilleuse, laquelle a rendu si heureux ma femme et mes enfants et nous espérons tous avoir un jour le plaisir de vous voir. Mon plus ardent désir est que vous-même puissiez vous convaincre de mon état et de ma bonne mine.

Cas N.º 36, *féminin.* Neuroléprides généraux, principalement des jambes et de la face.

Entrée 21-VIII-1899, sortie 4-VII-1900.

Quatre ans après sa sortie la patiente revenait avec sa famille du Sud de l'Asie en Europe dans le but d'être examinée à nouveau. Elle était restée en parfaite bonne santé; de même son mari. Dans l'intervalle un enfant était né, lequel avait trois ans lors de la visite et ne montrait aucun symptôme de lèpre. Dans une *lettre de Septembre 1905*, c'est-à-dire cinq ans après sa sortie, elle confirma de nouveau qu'aucun symptôme de lèpre ne s'était montré et que la santé générale était satisfaisante.

SUPPLÉMENT II

PLAN D'UN TRAITEMENT DERMATOLOGIQUE DE LA LÈPRE DE LA PEAU

Traitement général

Pilules au savon de gynocarde (kératinisées, simples et mitigées) quatre fois par jour 5 à 8 pilules (= 3 à 5 gr. par jour), avec une gorgée d'acide hydrochlorique à $\frac{1}{2}$ %.

Clysteres à l'huile gynocardique de 5 gr. d'huile gynocardique dans du lait, après un clystère évacuateur, tous les soirs ou tous les deux soirs avant de se coucher.

Injection sous-cutanée journalière de 1,0 gr. d'huile *camphrée forte* avec ou sans addition (2 à 10 %, d'huile gynocardique).

Ichthyol sous forme de gouttes, pilules ou capsules (1 à 2 gr. par jour) dans les cas de: maigreur, manque d'appétit, affections vasomotrices fortes et étendues des extrémités, atrophie des muscles et neurasthénie.

Strychnine (0,05 gr. dans une pilule par jour) en cas d'anesthésies et paresthésies étendues.

Aspirine (2 à 6 gr. par jour) en cas de névralgies et affections douloureuses des articulations.

Alimentation bonne, beaucoup de lait et d'œufs.

Traitement local

A. Traitement régional dans les cas d'éruptions circonscrites et isolées soit au commencement de la maladie, soit comme résidus à la fin de la cure, soit comme récidives après la guérison des exanthèmes.

a. TRAITEMENT DOUX en cas de neuroléprides isolés, plans, érythémateux et pigmenteux et d'embolies récentes neutolaires:
1) *Injections locales d'acide phénique à différentes places (0,02—0,2 gr par jour).*
2) *Repasser deux fois par jour. Outre cela:*
   a) *au tronc et aux extrémités.*
   1. *Cautérisations par l'acide phénique concentré.*

   Ensuite:
   2. *Couverture de Guttaplaste à la résorcine ou*
   3. *de Guttaplaste au camphre et au gynocarde.*
   b) *à la face, au cou et au dos des mains:*
   1. *Guttaplaste à la résorcine (10,0) ou*
   2. *Unguentum resorcini compositum ou*
   3. *Guttaplaste au zinc et au gynocarde ou*
   4. *Ung. bismuthi oxychlorati, Extr. Rhei fluidi (2—20°/₀).*

b. TRAITEMENT MOYEN en cas de neuroléprides élevés en forme de plaques ou d'anneaux et de lépromes souscutanés.
1. *Injections locales d'acide phénique (0,02—0,2 par jour).*
2. *Cautérisations par l'acide phénique concentré.*
3. *Repassage fort jusqu'à apparition d'une bulle de brûlure.*
4. *Congélation par l'éthylchloride; ablation horizontale par le rasoir.*
5. *Guttaplaste au pyrogallol (10,0) jusqu'à formation de bulles.*
6. *Guttaplaste à la chrysarobine (10,0) jusqu'à formation de bulles.*
   Le renouvellement de la peau d'après les moyens 2—6 se fait par le *Guttaplaste au camphre et au gynocarde.*

c. TRAITEMENT FORT en cas de lépromes cutanés, de bosses souscutanées très élevées, de ionthiasis exagérée, d'affections primaires volumineuses en forme de disque.
1. Cautérisation par la *pâte caustique* et l'*onguent caustique.*
2. En cas de cautérisation réitérée, *cautérisation fluide à l'acide hydrochlorique chloré.*

3. *Guttaplaste au pyrogallol* (10,0 jusqu'à ulcération).
4. *Congélation et ablation horizontale.*

Le renouvellement de la peau se fait en tous cas par le *Guttaplaste au camphre et au gynocarde.*

B. **Traitement universel** en cas d'exanthèmes sur la totalité du corps par frictions en vêtements de laine :

    a) en *cycle quotidien* avec lavages intervalés chauds, quotidiens (avec ou sans bain).

    b) en *cycle semi-hebdomadaire. Première moitié de la semaine :* Cure de frictions sans nettoyage quotidien. *Seconde moitié :* Retour de la peau à l'état normal avec des bains quotidiens.

    c) en *cycle long* sans nettoyage quotidien. En cas d'irritation grave de la peau : arrêt de plusieurs jours et retour de la peau par frictions à la pâte.

a. TRAITEMENT DOUX en cas de neuroléprides étendus, érythémateux et pigmentés en forme de taches ou d'anneaux, avec ou sans infarctus bacillaire paranostique.

1. *Frictions en cycle quotidien :*
    a) par la vaseline à la résorcine et à l'acide salicylique (2 à 5 %).
    b) par l'unguentum resorcini compositum.
2. *Pelage en cycle semi-hebdomadaire.*

    Première moitié de la semaine :
    Deux fois par jour friction de : { Pasta lepismatica p. 1. / Vaseline pp. 2 à 4.

        sur un tiers de la surface du corps, lequel tiers est le jour suivant exclus du traitement, par *couverture de gélatine ou zinc.*

    Seconde moitié de la semaine :
        Retour, sous desquamation de la peau : bain quotidien avec savonnage *(savon mou ou savon au phénol ou à soude peroxydée)* et repassage des places plus fortement affectées.

b. TRAITEMENT MOYEN en cas de neuroléprides tubéreux et de lépromes sous-cutanés.
1. *Frictions en cycle long* sur la totalité du corps par la vaseline ou pyrogallol et savon mou (2 à 5 %).
2. *Frictions en cycle long.*
    Partie supérieure du corps, face, bras et mains :
        Vaseline au *pyrogallol et à l'acide salicylique* (2 à 5 %).
    Jambes et pieds :
        Vaseline à la *chrysarobine et à l'acide salicylique* (2 à 5 %).
Pendant ces frictions donner intérieurement toujours de l'acide hydrochlorique et après irritation forte de la peau, retour au moyen de pâte au zinc et au soufre, et bains.

c. TRAITEMENT FORT en cas de lépromes multiples du derme et de l'hypoderme avec ou sans neuroléprides concomitante.
1. *Frictions en cycle long.*
    Partie supérieure du corps, face, bras et mains :

Vaseline au pyrogallol et à l'acide salicylique (2 à 10 %) :
Jambes et pieds :
Vaseline à la chrysarobine et l'acide salicylique (5 à 10 %).

2. *En même temps :* Couverture des infiltrations volumineuses et dures par
   a) le *Guttaplaste au pyrogallol* ou
   b) le *Guttaplaste à la chrysarobine.*

Avec cela : intérieurement beaucoup d'acide hydrochlorique, d'autant plus que l'urine noircit. Arrêt des frictions en cas de dermatites fortes, formation de bulles, noircissement fort de l'urine, faiblesse générale. Alors repos, rétablissement général du corps et outre des bains quotidiens *traitement local* des places les plus fortement affectées d'après le plan **A.**

C. — *Ensuite répétition du traitement universel.*

Règles générales de la cure

1) Il faut traiter chaque jour ou de manière universelle ou locale. On ne doit pas laisser d'intervalles pendant le cours du traitement.
2) Pour cette raison se recommande un changement dans les modes de traitement ci-dessus mentionnés comme équivalents d'après un plan fixé, surtout en cas d'un arrêt dans l'amélioration.
3) On ne doit jamais arrêter le traitement externe si l'on voit encore des épromes de la peau ou des muqueuses; il faut en détruire les dernières traces.
4) Le traitement interne doit toujours accompagner le traitement externe et se continuer encore pendant des années, longtemps après que les symptômes extérieurs ont disparu et que le traitement externe a cessé.
5) Un traitement court, quoique fort, même suivi de succès visible, reste sans valeur.

THÈME 3 — SYPHILIS EXPÉRIMENTALE

Par M. le Prof. NEISSER (Breslau)

M. Metchnikoff, dont nous regrettons tous ici l'absence, termine son rapport en disant que, «grâce à la méthode expérimentale, il a été possible d'élucider certains problèmes concernant la pathologie et la prophylaxie de la syphilis.»

Je dois avouer que M. Metchnikoff s'est exprimé d'une façon beaucoup trop modeste, car je suis persuadé que, grâce à la constatation faite par MM. Metchnikoff et Roux, on réussira à faire les plus grands progrès dans cette voie si importante pour toute l'humanité. Tous ceux, parmi nous, qui s'occupent de la clinique et de la thérapeutique de la syphilis, savent combien, tous les jours, nous sommes embarrassés pour répondre aux questions de nos malades sur les points les plus importants et les plus essentiels concernant le diagnostic, le pronostic et le traitement de cette maladie.

Bien entendu, je ne veux pas nier que nous ayons réussi dans ces vingt dernières années à faire de très grands progrès dans un grand nombre de questions concernant la pathologie et les relations étiologiques de la syphilis avec un certain nombre d'autres affections (tabes, paralysie générale, leucoplasie, déformations osseuses, etc.) et il suffit de rappeler la méthode du traitement chronique intermittent pour prouver que la thérapeutique elle-même n'est pas restée stationnaire. Cependant, l'étude de la *syphilis*, comparée à celle des *autres* maladies infectieuses, était très en retard, parce que nous ne connaissions ni le parasite pathogène, ni la possibilité de faire des inoculations à des animaux capables de contracter cette maladie. Nous devons d'autant plus de reconnaissance et à MM. Metchnikoff et Roux qui nous ont donné cette méthode absolument indispensable à l'étude de toute maladie infectieuse, et à Schaudinn qui nous a fait connaître le spirochæte, et si je regrettais tout à l'heure de ne pas voir parmi nous M. Metchnikoff, je suis heureux de saluer ici mon distingué compatriote, M. Schaudinn, qui honore notre section de sa présence.

Le temps me ferait défaut si je voulais exposer toute l'importance de ces deux découvertes dans le domaine de la syphiligraphie, mais je me vois obligé de dire, en ce qui concerne le spirochæte, combien sa connaissance sera précieuse pour le diagnostic des cas douteux et de beaucoup d'autres cas dont la solution est, sans lui, tout-à-fait impossible. Bien entendu, nous ne sommes encore qu'au début de ces études. Il sera nécessaire de trouver à l'avenir des méthodes permettant de colorer mieux encore les frottis, car nous savons que déjà la méthode donnée par Levaditi pour colorer les spirochætes dans les tissus met en évidence une quantité de parasites beaucoup plus considérable que celle que l'on peut trouver dans un frottis fait avec le même organe et coloré selon le procédé de Giemsa; il sera nécessaire d'étudier toute l'évolution de ces organismes, pour savoir exactement si ce sont vraiment des *protozoaires*, parce que nous pourrons en tirer des conclusions qui nous permettront d'établir des analogies très importantes entre la syphilis et les autres maladies à protozoaires.

Si nous arrivions d'une part à déterminer les conditions d'existence de ce microbe, et d'autre part, à établir des méthodes capables d'atténuer sa virulence et sa vitalité en dehors du corps humain (et l'on sait quel progrès considérable ce serait pour l'étude de toutes ces questions, si l'on arrivait à *faire des cultures*), nous aurions à notre disposition de nouveaux procédés pour faciliter le diagnostic et peut-être de nouveaux moyens de traitement.

Je veux surtout attirer l'attention sur ce point, que la présence du spirochæte servira à montrer si d'autres animaux encore, comme on l'a souvent prétendu, sont également sensibles à la syphilis.

Quant à l'importance de la *découverte de MM. Metchnikoff et Roux*, je dirai simplement : La méthode expérimentale permet d'élucider les questions de la *localisation du virus dans un corps infecté par l'inoculation*, c'est-à-dire par la production d'un accident primitif typique ; et ces accidents sont aussi caractéristiques chez le singe que chez l'homme. A ce propos, j'ajouterai que jamais nous n'avons pu obtenir une infection chez un singe, sans produire au point d'inoculation un chancre typique. Chaque fois que nous n'observions pas un accident primaire typique, une seconde inoculation était toujours suivie de succès et donnait alors un chancre typique.

Il n'est pas possible d'infecter les singes par une injection sous-cutanée de virus. Les animaux ne sont ni infectés, ni immunisés, car, dans tous ces cas, on pouvait les réinoculer avec succès.

Quant aux tentatives faites pour produire une infection par la voie intra-veineuse ou intra-péritonéale, je dois avouer que les résultats négatifs obtenus jusqu'à ce jour ne me semblent pas absolument irréprochables. Il faut répéter les expériences.

Mais nous avons réussi à produire une infection en frottant avec du virus syphilitique la surface d'un *testicule* que l'on avait incisé. Les organes (rate, moelle osseuse) du singe ainsi infecté étaient doués, vis-à-vis d'autres singes, d'une virulence très forte.

On a constaté jusqu'à présent, l'infectiosité de tous les produits syphilitiques *primaires*, *secondaires* et aussi *tertiaires*, mais seulement dans les cas où ces néoplasies tertiaires ne sont pas encore en voie de dégénérescence ou de suppuration. Ainsi, toutes les gommes ulcérées et ramollies ne contiennent plus de virus inoculable, alors que Finger et moi avons réussi à obtenir des inoculations positives, parce que nous avions à notre disposition des gommes n'ayant pas encore subi de transformation nécrotique et encore recouvertes d'une peau absolument saine.

L'âge de la syphilis est sans importance; dans un cas de Finger, la syphilis remontait déjà à 17 ans; dans un des mes cas, à 10 ans. On sait que jusqu'à présent on n'a pas retrouvé de spirochètes dans la syphilis tertiaire; mais ce n'est pas une raison pour douter de la spécificité du spirochète. Peut-être le nombre des parasites est-il si minime qu'il est aussi difficile de les mettre en évidence dans ces lésions que le bacille de Koch dans le lupus. Peut-être a-t-on choisi pour les examens histologiques des pièces en voie de dégénérescence ou de suppuration, avec lesquelles, nous l'avons vu, l'inoculation reste, elle aussi, négative. Peut-être y a-t-il, dans l'évolution de ces parasites, des formes intermédiaires, que nous ne connaissons pas encore et dont nous attendons avec impatience la découverte, s'il en existe, et nous comptons pour cela sur M. Schaudinn.

Je n'ai pas besoin d'insister ici longuement sur la nécessité d'appliquer le traitement mercuriel aux accidents ou, pour mieux dire, à la période tertiaire; ce que j'ai avancé déjà, il y a un grand nombre d'années, est dès maintenant *prouvé*. Car il ne suffit pas de faire disparaître l'affection *évidente*, il faut anéantir la maladie, les spirochètes, résultat que l'on obtient non pas par les préparations iodurées, mais seulement par un traitement mercuriel prolongé et répété (¹).

On a constaté, de plus, *l'inoculabilité* et aussi la présence des spirochètes dans les *ganglions*, soit satellites du chancre, soit généralisés. J'espère tout particulièrement que cette méthode d'inoculation et de recherche du spirochète dans les ganglions permettra, en présence d'un malade atteint de syphilis ancienne ou ignorée ou sans symptômes typiques et nets, de dire si oui ou non il est encore syphilitique, c'est-à-dire porteur de parasites virulents, capables de produire des récidives et de transmettre la syphilis soit par contagion, soit par transmission héréditaire. Je crois pouvoir dire en passant que, jusqu'à présent, on a fait trop de cas de quelques ganglions qu'on a rencontrés parfois chez d'anciens syphilitiques, et qui peuvent être dûs à une tout autre cause; ou peut-être à une *intoxication* spécifique, sur laquelle nous ne savons pas encore grand'chose. Mais les recherches

---

(¹) Dans la discussion qui a suivi, Schaudinn a rapporté qu'il avait réussi à trouver un amas de 5-6 spirochètes dans la partie périphérique d'une gomme du foie. La syphilis remontait à 12 ans. Mais ce n'est qu'à la douzième coupe d'une série qu'il a pu les découvrir. C'est donc une question de patience pour réussir ou non.

que je viens de faire en collaboration avec le prof. Wassermann me permet-en déjà d'affirmer qu'il existe une hérédité spécifique émanant des spirochætes et qu'on peut s'en servir pour faire un séro-diagnostic. J'ai observé moi-même sur un orang-outang à qui j'avais injecté par la voie sous-cutanée une grande quantité de matière syphilitique virulente, des tuméfactions ganglionnaires qui, inoculées à leur tour à un autre singe, n'ont donné aucun résultat.

Quant au *sang*, les nouvelles expériences faites sur les singes ont confirmé les résultats obtenus par les anciens syphiligraphes chez l'homme. A la période de la généralisation secondaire, le sang contient parfois l'agent infectieux, mais on ne le trouve pas régulièrement. En tout cas, il est impossible de se servir de l'examen du sang pour poser un diagnostic; peut-être trouvera-t-on un moyen de faire sortir les spirochætes des foyers où ils séjournent pour les faire passer en masse dans le sang, et les rendre alors accessibles à nos méthodes d'observation.

Avec le *sperme*, Finger a réussi *une* fois une inoculation positive. Personnellement, j'ai répété cette tentative 5 fois, mais sans résultats. Dans tous mes cas, la syphilis était déjà ancienne et datait de 4 à 6 ans. On voit que cette méthode n'est pas destinée, elle, non plus, à faciliter un diagnostic dans les cas latents. J'ai constaté trois fois la contagiosité de tous les organes dans la *syphilis héréditaire*. Dans un premier cas, j'ai obtenu des chancres chez les singes avec *tous* les organes examinés, poumons, foie, reins, rate, capsules surrénales, testicules; dans un autre cas, avec le *sang du cœur et* avec de l'ovaire; dans un troisième cas, avec le *mucus purulent du nez*, ce qui met en évidence la *contagiosité possible* d'un enfant pour son entourage.

Mais le point le plus important me paraît être l'examen des organes internes chez les singes inoculés. En effet, M. Metchnikoff, dans toutes ses tentatives faites pour trouver une méthode d'atténuation du virus, faits dont la constatation est insuffisante, choisit toujours comme base de comparaison entre la syphilis évoluant *normalement* et une syphilis soi-disant *modifiée*, les formes cliniquement constatables par la voie, alors que nous savons par nos constatations faites chez l'homme et acceptées à l'unanimité par tous les syphiligraphes, que ces formes cliniques dissemblables ne prouvent nullement que la marche entière de la syphilis est plus ou moins grave, plus ou moins atténuée.

Ce n'est donc que par l'examen des organes et par la constatation de la présence ou de l'absence de l'agent infectieux dans ces organes que nous pouvons conclure à une infection plus ou moins intense. C'est, à mon avis, un des plus grands mérites du prof. Fournier d'avoir toujours répété de ne pas prendre pour base soit de pronostic, soit de traitement, la forme du chancre ou des accidents secondaires. Nous ne voulons pas nier, bien entendu, qu'il y ait des différences de virulence, mais jusqu'à ce jour nous ne savons rien sur ce point chez l'homme; chez les singes, je crois avoir trouvé quelques faits qui me font croire qu'il existe une atténuation du virus.

J'ai trouvé dans mes expériences du virus inoculable dans la rate, la moelle osseuse, les testicules et les ganglions.

Je n'ai pas examiné les capsules surrénales; je ne l'ai pas trouvé dans les poumons, le foie, la moelle épinière, les reins, les muscles. Je tiens à le dire, parce qu'il en ressort que ce sont des organes *spéciaux* (rate, moelle osseuse, etc.) et que ce *ne sont pas* les vaisseaux sanguins qui contiennent le virus. Il est très intéressant de voir que dans la syphilis héréditaire qui est une septicémie spécifique, à spirochaetes, ce sont toujours *tous* les organes qui sont virulents, alors que dans la syphilis acquise des singes, ce ne sont seulement que les quelques organes dont nous venons de parler.

Je veux attirer l'attention sur ce point très curieux: en général, la constatation de Metchnikoff, que je puis confirmer d'après mes expériences, est juste: les singes anthropomorphes ont une disposition plus grande pour la syphilis que les singes inférieurs, parmi lesquels il y a de nouveau une différence de sensibilité pour le virus syphilitique. Si l'on veut établir un ordre, les chimpanzés et les gibbons sont les plus susceptibles et la maladie chez eux ressemble le plus à la syphilis de l'homme. Ces deux espèces présentent en particulier des éruptions secondaires généralisées typiques. Les orangs-outangs se rapprochent des chimpanzés et gibbons, en ce qui concerne la susceptibilité au virus; on peut inoculer ces *trois espèces sur toute la surface du corps* (sourcils, organes génitaux, abdomen, etc.), mais jusqu'à présent personne n'a constaté de symptômes secondaires typiques chez l'orang-outang.

Quant aux *singes inférieurs*, ce sont les papions qui se rapprochent le plus des anthropomorphes; puis, viennent les cercopithèques, les macaques, et, à ce qu'il paraît, c'est parmi ceux-ci, le macaque rhesus qui est le moins sensible. Tous ces singes inférieurs ne sont inoculables qu'aux sourcils et aux organes génitaux. Jamais je n'ai réussi à produire un chancre sur leurs parois abdominales, et j'ai fait ces tentatives dans des centaines de cas. De même, aucun expérimentateur n'a vu chez les macaques d'éruption secondaire, — peut-être y en a-t-il chez les papions, — on a observé seulement des formes localisées et régionales circinnées et serpigineuses, se développant quelques semaines après la guérison du chancre, dans le voisinage immédiat de ce chancre, on observe donc une récidive régionale, mais pas d'éruptions disséminées.

Si nous comparons avec ces constatations ce que nous avons vu, quant à la *généralisation* du virus dans le corps entier, nous observons ce fait curieux que nous pouvons trouver un virus inoculable et contagieux dans les organes des *singes inférieurs* (chez lesquels nous n'avons jamais rencontré d'éruptions secondaires disséminées), alors que nous n'avons trouvé qu'une seule fois la contagiosité de la moelle osseuse chez un gibbon chez lequel on constate des éruptions secondaires, et que jamais nous n'avons rencontré un virus contagieux dans les organes des orangs-outangs.

Toutes ces constatations ont besoin d'un contrôle très fréquemment renouvelé et je ne veux pas en tirer des conclusions, *mais on voit quelle est la différence entre les formes cliniquement constatables de la syphilis et le véritable état de la maladie*. Et je répète encore une fois que c'est là le point le plus important, *sans lequel* il est impossible de faire véritablement un pas en avant. Il va sans dire que si nous ne connaissons pas tous ces faits concernant l'état vrai de la maladie, pour ainsi dire *normale* chez les singes infectés, nous ne pouvons *rien* dire des prétendues *modifications* apportées à la marche de l'infection soit par l'emploi d'un virus influencé d'une manière quelconque, soit par l'application d'une méthode ayant pour but d'influencer *l'animal* ou avant ou après l'infection, c'est-à-dire par une méthode d'*immunisation* ou de *traitement*.

Si je prends pour base cette manière de voir, — et pour nous autres syphiligraphes, elle est indispensable — je dois avouer que tous les efforts faits pour trouver une méthode d'immunisation ou de traitement sont restés vains. On a noté, bien entendu, des différences dans l'incubation et l'évolution du *chancre*, mais ces modifications sont absolument sans valeur, parce que ce ne sont pas les symptômes qui nous intéressent, mais bien la maladie en sa totalité. Je crois, au contraire, que ce n'est que la *quantité* des spirochètes inoculés et non pas la *qualité* de leur virulence qui exerce une action sur la marche plus ou moins rapide de l'accident *primaire*. De même, la réussite et la rapidité de l'inoculation dépendant de la nature et de l'âge du produit syphilitique employé.

Avant d'aborder un autre point, je dois rappeler les faits suivants qui me paraissent intéressants. En examinant les organes internes de singes inférieurs infectés, j'ai trouvé que très souvent on pouvait inoculer avec succès la rate et la moelle osseuse des *orangs-outangs*, mais pas à des singes *inférieurs*; ce qui veut dire *qu'il y avait* un virus dans ces organes, mais que ce virus n'était contagieux *que pour les anthropomorphes*, et non pas pour les singes inférieurs, dont la sensibilité est, comme nous l'avons vu, moindre que celle de leur congénères anthropoïdes.

C'est jusqu'à présent le *seul fait* qui prouve qu'il *existe* une atténuation du virus. Il faut ajouter que cette atténuation est produite seulement dans les organes *internes*, et non pas dans le chancre cutané du même singe. J'ai vu, au contraire, des animaux chez lesquels j'ai pu inoculer très facilement des produits venant de singes inférieurs; l'atténuation n'est donc pas de règle, peut-être même *le passage du virus sur différents singes, et spécialement par les organes, augmente-t-il la virulence du virus* au lieu de la diminuer. Vous voyez qu'il y a un vaste champ d'études qui nous reste encore à explorer.

Ce que nous avons dit sur la généralisation du virus constitue déjà une partie des études sur la marche de la syphilis chez les singes, et ces études sont importantes, parce qu'elles nous permettent d'élucider une foule de problèmes que la clinique seule était incapable de résoudre. Je ne vais que citer quelques exemples pour prouver mon assertion.

1º — Dans l'état actuel de la science, nous ne pouvons jamais affirmer qu'un syphilitique est parfaitement guéri ou non.

Chez les singes infectés, nous pouvons, à chaque moment de la maladie, étudier quel est le véritable état de l'infection, et probablement on trouvera une méthode qui permettra de faire le diagnostic différentiel entre une syphilis guérie ou une syphilis simplement latente. Le délai minimum, au bout duquel j'ai pu constater l'inoculabilité des organes internes chez un singe infecté, a été de 51 jours ; le délai maximum de 214 jours après l'inoculation.

2° — Nous croyons tous que la syphilis confère une *immunité*, parce que les cas de réinfection (si toutefois il en existe et personnellement je le crois) sont extrêmement rares, en comparaison de la masse des infections qui se produit tous les jours.

Mais de quel droit croit-on que cet état est dû à une *immunité vraie ?* Peut-être n'est-il dû qu'à ce qu'il existe encore un *foyer virulent* dans un point quelconque de l'organisme.

Personne ne peut dire à quel moment la maladie devient *constitutionnelle*, et vous n'ignorez pas quelles discussions a soulevées la question de savoir si le chancre était le *point de départ* de l'infection ou si, au contraire, il n'était pas le premier *symptôme* d'une infection déjà généralisée. Vous savez aussi que ce point soulève une question de thérapeutique, concernant *l'excision* ou quelque autre méthode de destruction de l'induration primitive. Nous avons fait, chez le singe, une longue série d'expériences à ce sujet, mais le résultat n'a malheureusement pas été favorable à ceux qui préconisent l'excision ou une autre méthode radicalement destructive. J'ai observé un macaque chez lequel la syphilis s'est développée régulièrement, quoique l'excision ait été pratiquée *huit heures* après l'inoculation.

D'autre part, j'ai eu un singe qui, paraît-il, est resté sain, quoique l'excision n'ait été faite que *douze jours* après l'inoculation. Pour la pratique, j'en tire cette conclusion, déjà acceptée par moi et d'autres confrères, qu'il faut *essayer* l'excision chaque fois qu'elle ne produit pas de délabrements trop considérables, mais il n'est pas possible de savoir à l'avance quel en est le résultat. Je dois avouer que le problème le plus important n'est pas encore élucidé, celui de savoir à quel point on peut croire que le *succès local* est suivi d'une *guérison complète et définitive*. Cette objection, que l'on peut faire à tous les cas d'excision qui paraissent avoir été suivis de succès, je peux la faire aussi aux expériences dont parle M. Metchnikoff. Il dit, en effet, dans son rapport

«Nous avons constaté que l'application de pommades préparées avec des sels de mercure détruit le virus syphilitique, lorsqu'on frictionne les parties inoculées de 1 à 18 heures après l'inoculation du virus syphilitique. Nous avons appliqué cette méthode aux macaques, papions et chimpanzés, avec le même résultat positif.»

Quant à moi, j'ai refait les mêmes expériences, mais malheureusement, les résultats n'ont pas été tous positifs. Même quand nous appliquions la pommade mercurielle *a e heure après* l'inoculation, le chancre se développait cependant. On voit combien il est difficile d'arriver à une règle générale, étant données les nombreuses causes d'erreur et les différences dans la manière de procéder en réalisant les expériences. Peut-être M. Metchnikoff a-t-il fait des inoculations beaucoup plus superficielles que les miennes. Rien de plus naturel alors que la différence des résultats obtenus par l'emploi de la pommade mercurielle.

Mais, très souvent, les résultats diffèrent d'une manière absolue sans qu'il soit possible d'en découvrir la raison. Par conséquent, si d'un côté chaque inoculation suivie d'un *résultat positif* démontre la présence du virus syphilitique, on a besoin, d'autre part, pour démontrer *l'absence* de l'agent infectieux, d'un *nombre très grand* d'expériences. C'est là le motif qui m'a conduit aux tropiques, parce que c'était le seul endroit où je pouvais travailler largement avec un nombre illimité d'animaux. En effet, nous avons mis en expérience jusqu'à aujourd'hui, car mes assistants sont encore à Batavia, mille quatre-cents animaux parmi lesquels à peu près 50 orangs-outangs et 50 gibbons. Or, nos résultats paraissent presque trop minimes, comparés à un si énorme chiffre d'expériences, ayant nécessité un travail si considérable. Mais, du moins, je connais parfaitement les difficultés du chemin à suivre, ce qui me retient de tirer des conclusions générales, à la suite d'une seule expérience.

Quant aux tentatives faites pour trouver une *méthode immunisatrice*, nous n'avons pas gagné grand terrain jusqu'à maintenant.

Nous ne connaissons ni un *sérum* suffisamment fort pour protéger les animaux contre l'infection syphilitique, ni une méthode qui puisse donner une immunité active, parce que nous ne sommes pas arrivés à produire un virus *vraiment atténué* soit par passage par un animal intermédiaire, soit par quelque procédé chimique ou physique. *Ou le virus était absolument mort, ou il produisait le chancre habituel.* Mais peut-être, même avec le chancre qui nous paraissait normal, avions-nous cependant modifié la *marche générale* de l'infection, de sorte que la maladie peut prendre un cours plus favorable que lorsqu'elle est produite avec un virus normal.

Vous voyez donc que dans toute l'étude de la syphilis expérimentale, c'est cette *question de la généralisation*, son début et sa durée, qui doit être étudiée à chaque pas.

En faisant ces expériences, nous avons aussi remarqué que les spirochètes meurent rapidement après avoir quitté les tissus vivants de l'homme ou de l'animal, et il nous a été malheureusement impossible de trouver une méthode pour conserver un virus inoculable, ce qui nous aurait été très précieux pour la marche de nos travaux, particulièrement à Java. Espérons qu'on trouvera bientôt une méthode de culture des spirochètes, car si en Europe nous tous, qui nous occupons de ce travail expérimental, manquons de *singes*, à Java, ce sont les *malades* atteints de syphilis primaire et secondaire à forme infectieuse qui font défaut. Naturellement, il y a des milliers de syphilitiques là-bas; mais comme dans tous ces pays les indigènes ne se soucient pas de formes légères et indolores de la période primaire et secondaire, et ne se présentent qu'à la période tertiaire, et alors, avec des formes graves et en nombre inconnu, heureusement, chez nous — nouvel exemple qui démontre l'influence préventive du traitement mercuriel.

Quant au mercure, j'avais déjà constaté à Breslau son action *curative* sur des chancres rebelles. Après une ou deux injections on voyait survenir une guérison rapide et complète.

A Java, nous nous sommes occupés de savoir s'il était possible par l'introduction du mercure dans le corps d'influencer l'évolution de la maladie *constitutionnelle*. Nos expériences sont trop peu nombreuses encore pour donner la solution de ce problème si important et d'une utilité si pratique. Mais nous avons déjà observé deux résultats:

1° — *Le chancre* évolue de la même façon dans un corps mercurialisé que dans un organisme sans mercure. Nous commencions les injections le même jour où nous faisions l'inoculation, et cependant le chancre induré se développait, sans aucune modification dans la durée de l'incubation.

2° — L'infection se généralise de la même façon chez les animaux mercurialisés ou non.

En effet, malgré ce traitement précoce, nous pouvions déceler la présence d'un virus virulent, par l'inoculation à d'autres singes, de la rate et de la moelle osseuse. Naturellement, ces expériences ne prouvent rien contre l'efficacité du mercure dans le traitement de la syphilis, car 1° le nombre de nos expériences est trop restreint pour en tirer des conclusions générales; 2° peut-être avons-nous employé des méthodes inaptes, en injectant des sels solubles ou des doses trop massives. Les singes sont, en effet, très sensibles au mercure et j'ai perdu beaucoup d'animaux à la suite de stomatite et d'entérite mercurielles.

Au contraire, je suis convaincu, pour ma part, que ce sont précisément ces expériences dont nous nous occupons maintenant, qui prouveront que, seules, la méthode du traitement chronique, intermittent, permet d'obtenir le but cherché: extinction radicale et définitive des spirochætes, sans reliquat de foyers latents dans un organe quelconque.

En ce qui concerne aussi les méthodes différentes de mercurialisation: voies cutanée, sous-cutanée, intra-veineuse, intestinale, nous pouvons attendre de ces recherches quelque lumière.

Après avoir trouvé les points où se localisent les spirochætes dans les stades latents, à la suite de la guérison apparente des éruptions, nous saurons mieux ce qu'il est nécessaire de faire pour les y détruire. À mon avis, les méthodes thérapeutiques devront, à l'avenir, laisser de côté la schématisation qui dirige maintenant beaucoup d'écoles — les uns ne prescrivant que des injections, les autres uniquement des frictions, etc.

Il faudra se servir de *toutes* les voies par lesquelles on peut introduire le mercure dans l'organisme pour attaquer *tous* les foyers à spirochætes et il faudra porter une bien plus grande attention aux foyers localisés du virus, ce qui nous conduira au *traitement régional*, déjà préconisé par Kochner.

À côté du traitement mercuriel, peut-être trouvera-t-on d'autres moyens chimiques efficaces, comme, par exemple, on a trouvé le trypanroth et l'acide arsénique contre les maladies à trypanosomes.

Kraus (de Vienne) a proposé un traitement étiologique qui consiste à introduire à différentes reprises du virus syphilitique au sujet déjà infecté. Il croit avoir déjà obtenu de résultats favorables, parce qu'il ne trouve pas de symptômes secondaires chez les malades traités de cette façon et observés pendant sept mois après l'infection. En effet, on ne peut théoriquement nier qu'il soit possible de guérir la syphilis de cette façon, en renforçant la production des anticorps spécifiques par l'introduction renouvelée de matière virulente, mais quand il s'agit d'introduire une nouvelle méthode thérapeutique, il faut *prouver* l'efficacité de cette méthode, et pour cela il ne suffit pas d'observer cliniquement quelques malades, il faut examiner expérimentalement le degré et toute la marche de la généralisation du virus chez des animaux ainsi traités, en les comparant avec des animaux atteints d'une syphilis «normale» non influencée.

Messieurs, je termine. Je vous demande pardon d'avoir abusé si longtemps de votre patience. Mais c'est un sujet si vaste qu'il était difficile de savoir où s'arrêter, mais c'est aussi un sujet si intéressant et si important que j'espère bien que vous m'excuserez d'avoir gardé la parole un peu plus longtemps.

Ce que vous me reprocherez avec raison, c'est de ne vous avoir parlé durant tout ce temps que de *tentatives* et de résultats imparfaits. Mais, Messieurs, nous ne sommes qu'aux premiers jours de l'incubation de ce nouveau grand développement de notre science syphiligraphique. Il est triste que nos résultats soient encore si minces, mais je considère comme le plus grand bonheur de ma vie déjà décroissante, de pouvoir travailler encore une fois pour une œuvre si grande et si pleine d'un intérêt social, et à cet égard, il n'y a certainement personne dont le cœur soit plus rempli de gratitude que le mien pour ces hommes, ces vrais bienfaiteurs de l'humanité entière: MÉTCHNIKOFF, ROUX et SCHAUDINN.

THÈME 9 **AVORTEMENT DE LA SYPHILIS PAR LE TRAITEMENT INTENSIF**

Par M. le Dr. ROBERT DUHOT (Bruxelles)

La possibilité d'enrayer définitivement et systématiquement l'évolution de la syphilis à partir du chancre est une question encore peu admise en médecine.

Je désire vous présenter aujourd'hui le résultat d'une pratique de douze ans pendant laquelle j'ai eu l'occasion de pratiquer 131 fois le traitement abortif de la syphilis par le traitement intensif.

Je tiens à vous préciser avant tout la signification que j'attache à ce terme afin qu'il n'y ait pas de malentendu sur une question de mots.

Il ne faut pas prendre ici le mot d'«abortif» dans le sens qu'il pourrait avoir après une éradication du chancre, si cette pratique pouvait encore laisser quelque espérance sur son résultat final.

Un traitement chirurgical supprimant la cause et détruisant l'effet eût été certes un idéal que nous ne pouvons malheureusement pas atteindre.

Le traitement abortif de la syphilis tel que je l'entends ici doit être compris dans un sens plus large et il faut évidemment laisser au terme une certaine élasticité.

C'est un traitement médical, qui par une mercurisation rapide et énergique du début empêche la généralisation du spirochète dans l'organisme, cantonne le mal sur place le réduisant au chancre et à la pléiade ganglionnaire, l'affaiblissant ensuite jusqu'à extinction, de sorte qu'aucune manifestation secondaire ne puisse être observée, malgré les recherches et l'attention la plus minutieuse et malgré les moyens d'investigation les plus approfondis.

Chez les malades ainsi traités il ne se manifeste donc ni roséole, ni généralisation ganglionnaire, ni alopécie, ni plaques muqueuses, ni leucodermie, aucun en un mot des symptômes cliniques par lesquels nous constatons la généralisation du virus dans l'organisme. La lymphocytose céphalo-rachidienne fait aussi défaut dans tous les cas observés. C'est le pouvoir préventif et curatif du mercure poussé à son extrême limite.

Le mot d'abortif me semble donc autorisé par rapport à toutes les autres méthodes qui reconnaissent la récidive comme la règle générale.

Mes expériences ont porté sur 134 cas, 120 hommes et 14 femmes, dont l'âge variait de 16 à 38 ans.

Sur ces 134 cas, j'ai eu six cas douteux, qui ont présenté quelques lésions mal caractérisées de la gorge.

Les conditions de réussite du traitement abortif sont les suivantes :

1° — commencer le traitement avant le 12e jour qui suit l'éclosion du chancre;

2° — employer comme méthode les injections insolubles, le calomel ou plus pratiquement l'huile grise à doses intenses;

3° — donner à la première cure le maximum d'intensité compatible avec la résistance intégrale de l'organisme, avec un minimum de quatre mois;

4° — poursuivre les cures suivantes par des séries plus faibles suivant le traitement chronique intermittent de la syphilis.

1 — *Commencer le traitement avant le 12e jour.* — Il m'a semblé pouvoir fixer le 12e jour comme limite de la réussite certaine du traitement abortif. Cependant j'ai réussi moi-même le traitement dans un cas de chancre datant de 17 jours. Il y a là une question de tâtonnement et une grande difficulté à préciser le moment exact qui sert de borne extrême à la réussite du traitement, et d'autres observateurs pourront peut-être en étendre le terme.

Celui-ci ne peut d'ailleurs être le même chez tous les individus car l'on peut admettre certainement que la généralisation du spirochæte ne se fait pas chez tous les sujets avec la même rapidité et qu'il existe certainement des conditions de virulence du microbe ou de résistance de l'organisme qui doivent influencer le moment de sa généralisation.

La limite du 12e jour ne me semble pas cependant devoir comporter de nombreuses exceptions.

La nécessité du traitement immédiat ainsi que l'action préventive du mercure, encore contestées par quelques-uns, trouvent dans les résultats du traitement abortif une éclatante confirmation.

Par les pilules et les frictions administrées dès le début l'on parvient à retarder, à étioler la roséole, à la réduire quelquefois à quelques éléments discrets ; par des traitements plus énergiques tels que le traitement abortif l'on parvient à supprimer la roséole presque systématiquement.

Cette possibilité d'enrayer ainsi la syphilis a été déjà entrevue par mon ami le prof. Jullien qui en a publié plusieurs observations. Je n'ai fait en quelque sorte que systématiser ses idées et je crois avoir été assez heureux pour réussir.

Dans le traitement mercuriel précoce il y a certes un gros écueil à éviter : c'est l'erreur de diagnostic. — Je crois cependant, sans vouloir leur donner le don d'infaillibilité, que les syphiligraphes rompus aux délicatesses du toucher et dont l'œil est formé par une longue expérience, qui s'entourent des renseignements donnés par l'incubation et la confrontation ont sur les médecins ordinaires une grande supériorité et qu'ils se trompent rarement là où les autres pourraient hésiter. — Dans un cas réellement difficile je serais le premier à m'abstenir et à attendre la roséole. — D'ailleurs, aujourd'hui la recherche du spirochæte est un élément précieux de diagnostic qui doit diminuer encore les chances d'erreurs.

II. — *Méthode à employer et doses à injecter.* — Si je me suis définitivement arrêté à n'utiliser pour le traitement abortif que les injections insolubles, c'est que mon expérience m'a prouvé que seule dans la pratique cette méthode possédait les qualités nécessaires à la réussite du traitement. Je ne prétends nullement cependant que les frictions et les injections solubles ne puissent atteindre le même but, mais la méthode interne des pilules ne pourra jamais le réaliser. Dans un cas j'ai réussi à éviter la roséole en faisant faire au malade quatre-vingt-dix frictions de 5 gr d'onguent napolitain sans interruption.

Mais les frictions présentent des défaillances, n'ont pas une activité égale chez tous les sujets et ont en outre des inconvénients trop multiples qu'il serait oiseux d'énumérer ici ; les injections solubles quotidiennes deviennent si obsédantes pour le malade et souvent si douloureuses aux doses vraiment intenses que ces deux méthodes, dans la pratique courante, ne peuvent que convenir bien rarement et bien imparfaitement à réaliser le traitement abortif.

D'ailleurs pour rendre les résultats comparables entre eux il faut employer une méthode dont l'énergie reste sensiblement égale et qui ne soit pas sujette à de multiples causes d'erreurs et si la méthode des injections insolubles n'est pas exempte d'inconvénients, elle a certes pour elle la régularité des effets thérapeutiques constatés journellement par la clinique.

Les injections insolubles constituent donc la vraie méthode qui permette d'atteindre les résultats désirés par une mercurisation méthodique et scientifique sans troubler le malade dans son existence sociale ou familiale.

Tout en reconnaissant au calomel toutes ses vertus héroïques, je ne crois pas qu'il puisse constituer un agent usuel de traitement de fond de la syphilis

Comme le traitement abortif ne doit pas être une méthode exceptionnelle, mais au contraire un traitement à mettre en œuvre chaque fois que l'occasion s'en présentera, il faut que l'agent thérapeutique dont nous devons nous servir soit facilement accepté par le malade. Le médicament qui, à tous les points de vue, réalise le mieux ces conditions, c'est l'huile grise. C'est elle d'ailleurs qui semble avoir le plus de faveur auprès des syphiligraphes partisans de la méthode des injections insolubles, et cette faveur est légitime puisque ce médicament donne les résultats les plus satisfaisants et m'a permis de réaliser 134 fois le traitement abortif en ne me donnant que 6 cas douteux.

III. — *Maximum d'intensité à donner à la première cure.* — Si je me suis arrêté à la méthode des injections insolubles ce n'est pas seulement à cause de la commodité du modus faciendi qui évite au malade les visites nombreuses, mais surtout parce qu'elle réalise mieux que toute autre la possibilité du traitement intensif, qui est ici une condition indispensable de succès du traitement. Il est possible que pour les cures successives une énergie moindre

soit suffisante et que la méthode de frictions et les injections
solubles puissent arriver à l'extinction du virus si notablement
affaibli par la première cure.

Mais pour cette première attaque de la diathèse l'énergie de
la mercurisation ne peut être amoindrie en rien.

Il faut la porter à la limite de résistance intégrale de l'organisme et mon expérience m'a prouvé qu'il fallait toujours atteindre le chiffre de 15 à 20 injections, ce qui fait en moyenne
une cure de quatre mois. Il faut faire les trois premières piqûres
tous les 5 jours, les trois suivantes tous les 6 jours et pour le
reste de la série l'on peut mettre huit jours d'intervalle entre
chacune d'elles.

Chacune de ces piqûres comporte une seringue entière de
Barthélemy d'huile grise à 40 %, soit 0,114 cg de mercure. Ce sont
là des doses à administrer à des adultes de poids moyen d'environ 65 kg.

IV. — *Pour suivre la cure selon le traitement chronique intermittent*, je continue ensuite les deux premières années par des cures de 10 à 12 piqûres hebdomadaires, espacées par des repos de
deux mois. La troisième et la quatrième année l'espace les cures de
8 à 10 piqûres par des intervalles de trois mois, mais comme
je le développerai plus loin je ne suis nullement convaincu de
la nécessité du traitement de la 3e et surtout de le 4e année et si
je l'ai encore fait jusqu'ici c'est pour ne rien laisser à l'arbitraire.
Mais il s'agit bien entendu d'un traitement commencé avant la
roséole.

Mais, pourront objecter certains timorés, n'y a-t-il pas plus
d'inconvénients à administrer du mercure à doses massives
que de laisser apparaître une légère roséole et ne vaut-il pas
mieux aller un peu moins vite que de courir les risques d'une
intoxication mercurielle ?

Eh bien, messieurs, je puis vous affirmer ici, cette intoxication ne se produit pas, si l'on a la précaution de s'assurer de
l'intégrité des émonctoires de l'organisme, et tous ceux qui ont
visité mon service et qui ont déjà adopté ma méthode ont pu se
rendre compte de sa parfaite tolérance.

Il ne faut pas non plus prononcer le grand mot d'intoxication
mercurielle pour le plus léger malaise et croire qu'un peu de
lassitude et un peu de pâleur peuvent se manifester, elles sont
dues uniquement à la médication.

Le mercure certainement ne sera jamais un aliment, mais il

syphilis non plus ne sera jamais une maladie réconfortante, et
il y a certes un plus grand intérêt à débarrasser définitivement
l'organisme d'un tel ennemi que de veiller uniquement à ce que
le mercure ne produise pas momentanément quelques légers inconvénients d'ailleurs bien vite compensés. Car nous voyons
les malades regagner pendant le repos qui suit une cure intensive
non seulement le poids perdu, lorsque cela arrive, mais souvent
bien au delà. Ce qui prouve clairement que, si intoxication il y
avait, elle serait moindre que celle provoquée par la généralisation du virus si anémiant de la syphilis, et que de deux maux
il faut choisir le moindre.

D'ailleurs, il serait absolument faux d'envisager la question
à un point de vue aussi étroit et de ne pas considérer que la
roséole en même temps que lésion locale, peu grave comme telle
je le veux bien, est aussi un signe indiscutable d'infection de tout
l'organisme. Laisser évoluer la syphilis, dit Jullien, alors que nous
pouvons l'arrêter, c'est se résoudre à une abdication que rien
en thérapeutique ne peut justifier et dont les conséquences pèseront lourdement sur toutes les suites de la maladie.

Et si les toxines syphilitiques jouent le rôle qu'on leur a
attribué, ne serait-il pas d'un suprême illogisme de laisser se
développer les agents producteurs de ces poisons, dont les effets
délétères nous sont encore si peu connus?

Ce peu d'importance qu'on a attaché à la roséole a conduit
beaucoup de médecins à une autre idée fausse, c'est celle de se
faire du degré d'exanthème une sorte de critérium de la virulence
de la syphilis et de régler par elle l'énergie du traitement.

Une autre opinion très erronée sur la roséole et qui explique
la légèreté avec laquelle beaucoup de médecins la considèrent,
c'est celle qui fait croire qu'à la période secondaire la syphilis
est une maladie purement cutanée et qui fait oublier qu'il peut
exister des exanthèmes beaucoup plus sérieux que l'exanthème
que nous voyons.

Vous savez par les travaux de Ravault qu'il n'est pas rare
de trouver de la lymphocytose céphalo-rachidienne accompagnant la roséole. Nous savons aussi combien les atteintes syphilitiques du système nerveux sont souvent rebelles à notre médication. Est-il donc indifférent de laisser le spirochète à l'heure de
sa première virulence attaquer les méninges et les centres cérébro-
spinaux dont l'intégrité complète est nécessaire à l'harmonie du
jeu de tous nos organes?

Jusqu'en ces derniers temps nous ignorions encore tout de cette importante question, que la ponction lombaire est venue éclairer d'un jour tout nouveau et prouver que des syphilis que nous aurions déclarées bénignes par nos procédés anciens d'examen pouvaient être au contraire des plus graves, et qu'une atteinte sérieuse des méninges pouvait évoluer longtemps sans symptômes cliniques.

Permettez-moi de vous citer deux exemples bien faits pour démontrer la fausseté de nos idées sur l'importance de la roséole et les conséquences ultérieures qu'elle peut entraîner.

Il y a quelques semaines à peine un malade vint me trouver se plaignant de douleurs vagues dans les membres inférieurs et d'une faiblesse générale avec inaptitude au travail.

Il avait eu la syphilis il y a dix ans et elle ne s'était révélée que par une roséole extrêmement discrète et par quelques plaques muqueuses à la gorge. Il avait subi un traitement par les pilules la première année et deux cures de frictions à Aix-la-Chapelle les deux années suivantes. Comme seul symptôme objectif il présentait une légère inégalité pupillaire et un peu de myosis à gauche. Le diagnostic de neurasthénie avait été systématiquement posé. La ponction lombaire fut pratiquée et permit d'établir que le liquide céphalo-rachidien contenait de l'albumine et 138 lymphocytes de plusieurs générations par mm cube.

Quel est donc l'avenir réservé à ce malade ?

Le second cas m'a été rapporté par mon ami, le dr. Laruelle, médecin à la maison de santé de Glain, près de Liège, en Belgique.

Un malade, dont l'infection presque ignorée remontait à de longues années, va consulter un des maîtres de la faculté Liégeoise à cause d'une grande fatigue cérébrale qu'il attribuait à un surmenage intellectuel. Le diagnostic d'anémie et de neurasthénie fut encore porté et le malade mis au repos et envoyé à la campagne.

Mais aucune modification ne se produisant dans son état, il alla consulter le dr. Laruelle qui pratiqua la ponction lombaire et qui trouva une très forte proportion de lymphocytes dans le liquide céphalo-rachidien.

Voilà donc deux cas d'infection qui semblaient des plus bénins, et qui semblent évoluer maintenant vers la paralysie générale.

Cette pratique de la ponction lombaire en syphiligraphie n'est encore qu'à ses débuts et je ne doute pas, pour ma part, que les renseignements qu'elle nous donnera dans l'avenir ne découvrent tout le danger qu'il y a à laisser se développer la roséole.

C'est elle aussi qui nous permettra de décider les atteintes méningées et fort probablement, si nous avons le bonheur de faire les ponctions en temps, de pouvoir les enrayer.

En tout cas il est contraire à tout ce que nous savons en clinique de laisser se développer dans l'organisme une maladie infectieuse telle que la syphilis.

J'ai fait pratiquer la ponction lombaire (¹) chez dix malades qui avaient suivi le traitement abortif et chez aucun il ne fut possible de déceler de lymphocytose pathologique dans le liquide céphalo-rachidien.

Chez un autre malade qui avait eu la roséole, la ponction fut pratiquée après la première cure intensive et l'examen microscopique révéla une lymphocytose presque guérie, caractérisée par les éléments dégénérés, déformés et dont les noyaux prenaient mal les colorants.

J'ai la conviction absolue que les malades dont les centres cérébro-spinaux auront été protégés contre le développement initial de la diathèse seront ainsi mieux à l'abri des atteintes ultérieures de la syphilis du système nerveux.

Le traitement abortif doit donc être appliqué chaque fois que l'on a l'occasion, comme en général le traitement intensif à tous les syphilitiques en état de le supporter. Ce n'est cependant pas que je veuille contester l'existence possible d'une syphilis bénigne, soit par diminution de virulence du microbe, soit par une résistance plus grande du sujet, mais ce que je conteste absolument c'est la possibilité de la reconnaître à un signe quelconque.

Si le prof. Fournier avait utilisé plus largement le traitement intensif, au lieu de le déclarer détestable et aussi contrindiqué que possible dans un traitement usuel de la syphilis, il n'aurait peut-être pas été réduit après une si glorieuse carrière à considérer la paralysie générale comme un aboutissant inéluctable de certaines syphilis et il n'aurait pas été amené presque en désespoir de cause à imaginer le traitement à termes tardifs qui ne repose que sur des impressions et qui n'aurait pu trouver une base scien-

---

(¹) Toutes les ponctions lombaires ont été pratiquées dans mon service par mon ami le docteur Léon Lartelle, microbiologiste, que je tiens à remercier ici.

tifique que dans les renseignements que peut nous donner la ponction lombaire.

Sur le chiffre de 134 cas que je vous ai cité il y en a actuellement 42 qui sont en période tertiaire depuis 6 mois à 8 ans, et chez aucun de ces malades, dont je tiens fidèlement le dossier pathologique, il ne s'est manifesté aucun symptôme de tertiarisme.

Il est évident que ces chiffres sont encore insuffisants pour pouvoir en tirer des conclusions indiscutables, mais s'il est vrai, comme on l'a dit, que le tertiarisme est la rançon d'un traitement insuffisant et que nous le voyons en décroissance presque mathématique suivant l'énergie de la cure; l'on devra admettre que plus que tout autre traitement la méthode abortive aura des chances de le réduire au minimum, elle qui supprime la période secondaire alors que dans toutes les autres cures la récidive est la règle.

Je sais bien qu'en pareille matière, dit Jullien, et lorsqu'il s'agit d'une maladie dont les trèves et les accalmies trompeuses nous sont connues, il serait illusoire de se confier au raisonnement et que de l'expérience seule il convient d'attendre la notion du résultat définitif et la confirmation de nos espérances.

Mais il ne faut pas oublier encore une fois que jadis les méninges et tout le système nerveux central échappaient en quelque sorte à nos moyens d'investigation et que nous ne parvenions à diagnostiquer leurs atteintes que lorsqu'elles étaient cliniquement confirmées et presque toujours incurables, tandis que maintenant nous pouvons être parfaitement renseignés sur l'état pathologique des centres nerveux, alors même qu'ils ne présentent aucun symptôme clinique et que, si au terme du traitement abortif nous trouvons le liquide céphalo-rachidien exempt d'éléments figurés, je crois que plus que jadis nous avons le droit d'assurer la guérison à nos malades.

Et comme je l'ai déjà dit, dans tous les cas où cet examen a été fait, il est resté négatif.

Le traitement abortif de la syphilis permettra-t-il d'abréger la durée de la cure? Il est logiquement permis de l'espérer, mais sans pouvoir encore apporter aux débats des preuves cliniques suffisantes. J'ai déjà une série de malades chez lesquels j'ai interrompu le traitement après la seconde année et qui sont tenus en observation. Mais comme ici il s'agit d'un problème difficile et d'une solution tout empirique c'est le temps seul qui pourra poser les jalons destinés à étayer la pratique et à trancher la question.

Si en effet les traitements anciens conduits méthodiquement

pendant quatre années ont pu, malgré leurs défaillances, ne donner que 3 % de syphilis tertiaire entre les mains de M. le prof. Fournier, il faut bien admettre logiquement que, si ce résultat a pu être atteint dans des cas de syphilis qui ont prouvé leur généralisation par le roséole et des poussées ultérieures, le bon sens nous dit que l'on peut espérer guérir à moins de frais une syphilis que l'on a en quelque sorte parquée dès le début et qui a été combattue avec un maximum d'énergie.

Mais où la question devient surtout intéressante et nous montre tous les avantages d'un traitement préventif intensif c'est lorsque nous considérons que 25 % au moins des malades abandonnent le traitement après la 2ᵉ année, malgré les plus sages avertissements, et dans ces conditions le tertiarisme n'est plus de 3 %, mais remonte au delà de 17 % suivant les mêmes statistiques.

Mais, messieurs, une question importante se pose ici : c'est celle de savoir si aux doses que j'ai indiquées, la méthode est pratiquement applicable ? ne comporte-t-elle pas des inconvénients qui rendent illusoires les avantages que j'ai décrits ?

Voici des chiffres : à ma clinique je trouve environ 15 % de malades qui ne la supportent pas et 5 % à peine dans ma clientèle de ville.

La méthode, dit-on, est douloureuse, quelquefois une certaine douleur s'accuse vers 1ᵉ 2 ou 3ᵉ jour, mais généralement très supportable, et dans la grande majorité des cas elle est à peine accusée et souvent nulle.

Un médecin français a dit : C'est la technique plus que le sel injecté qui doit être indolore et c'est au médecin à se faire la main et à acquérir la technique convenable ; car bien souvent il faut l'avouer, les injections sont mal faites et la douleur dépend très souvent de la maladresse de l'opérateur.

La méthode fait des abcès, a-t-on dit ; l'huile grise en fait très rarement mais le médecin en fait assez souvent faute d'antisepsie et d'outillage convenable et il m'est arrivé souvent de poursuivre moi-même sans encombre et à l'étonnement du malade une cure commencée par plusieurs abcès.

Depuis 12 ans le nombre d'injections que j'ai pratiquées dépasse largement le chiffre de 10000 et je ne compte que quatre abcès aseptiques avec le calomel et trois à la suite de l'huile grise. Les embolies n'existent jamais.

Quant aux accidents d'intoxication je n'en ai jamais eu de sérieux, il n'est pas rare d'observer, comme je l'ai dit, un peu de malaise à la fin d'une cure, mais ces symptômes disparaissent rapidement et existent d'ailleurs avec toutes les méthodes.

Quant à la stomatite, elle peut survenir avec tous les procédés et il est de toute importance d'avoir dans un service de syphiligraphie une section de dentisterie qui fonctionne aux mêmes heures, de sorte que la bouche des malades puisse être minutieusement observée et entretenue.

La dose de 0,14 cgr de Hg par injection, pour une personne de poids moyen, n'a rien qui doive effrayer et est bien supportée.

J'ai présenté dans différentes sociétés belges de grandes séries de malades qui avaient supporté des cures de 15 à 20 injections de 0,14 cgr de Hg, chez lesquels l'état général était parfait, qui n'avaient pas un nodule dans les muscles fessiers, et dont la bouche ne présentait aucune trace de stomatite.

Mais il est bien évident, et ceci est une condition indispensable du traitement abortif, que cette méthode exige l'intégrité du fonctionnement des principaux viscères, du foie et surtout des reins, et il est absolument nécessaire de faire l'examen des urines du malade avant chaque injection.

Cette méthode est formellement contrindiquée chez les vieillards, les cachectiques, les alcooliques invétérés avec insuffisance rénale, les artérioscléreux, les saturnins et les goutteux, les tuberculeux, les femmes enceintes atteintes d'albuminurie. Chez les enfants en réduisant évidemment les doses, la méthode est extraordinairement bien supportée.

La méthode abortive, outre les avantages qu'elle possède pour l'individu, dont elle stérilise l'affection, constitue ainsi une méthode des plus avantageuses pour la protection de la société, car en supprimant toute manifestation contagieuse, elle réalise ainsi, mieux que par tout autre moyen, la prophylaxie de la syphilis.

THÈME : SYPHILIS EXPÉRIMENTALE

Par M. le Prof. ELIE METCHNIKOFF (Paris)

Les brillants résultats obtenus depuis longtemps déjà dans l'étude de la syphilis sont dus en grande partie à l'application à l'homme de la méthode expérimentale. Mais les expériences sur l'homme font courir des risques souvent très grands; aussi en fait la clinique de la syphilis a-t-elle dû se borner à la simple observation. L'insuffisance de cette méthode d'investigation a conduit plusieurs syphiligraphes à rechercher quelque espèce animale, capable de prendre la syphilis expérimentale.

Il y a quelques années, plusieurs auteurs ont affirmé qu'il était possible de donner la syphilis au porc et ils ont décrit des lésions syphilitiques chez ces animaux à la suite de l'inoculation du virus syphilitique. Des nombreuses expériences du prof. *A. Neisser* il est résulté que ce n'est que dans ces cas exceptionnels que l'on observe chez les porcs inoculés une sorte d'éruption cutanée qui rappelle certains accidents secondaires, sans cependant être identique.

Plus récemment Mr. *Piorkowski* a décrit une éruption de papules cutanées chez un cheval, injecté avec du virus syphilitique. M. *Aronsohn* objecte avec justesse qu'il s'agit dans ce cas d'une affection de la peau, provoquée par une substance albuminoïde étrangère, comme on en observe quelquefois chez des chevaux qui servent à la préparation des sérums thérapeutiques.

M. *Siegel* pense même qu'il est facile de produire une syphilis généralisée chez des lapins. Mais ici encore il s'agit d'une erreur, ainsi qu'il a été démontré par M. *Wechselmann*.

Les essais tentés sur un grand nombre d'espèces animales n'ayant fourni que des résultats négatifs, on a expérimenté sur des singes, à cause de leur parenté avec l'espèce humaine. Quelques chercheurs, parmi lesquels nous mentionnerons *Klebs*, *Martineau et Hamonic*, ont affirmé que les singes appartenant au groupe des macaques étaient capables de contracter non seulement le chancre syphilitique, mais aussi de présenter des lésions secondaires de syphilis constitutionnelle. Ce résultat n'a pas été confirmé par d'autres syphiligraphes, parmi lesquels nous citerons MM. le prof. *A. Fournier*, *Krishaber et Barthélemy*, ainsi que M. *A. Neisser*. Après avoir tenté un grand nombre de fois de donner la syphilis à des singes, ils déclarent qu'il n'ont pas observé chez eux d'accidents secondaires; ils pensent même qu'ils est impossible de produire chez ces animaux le chancre au point d'inoculation.

La vérité s'est trouvée placée entre les deux opinions extrêmes que nous venons de résumer. Les macaques—car dans les expériences que nous avons en vue il s'agit de ces singes— peuvent bien contracter l'accident primaire, mais ils ne montrent jamais de manifestations secondaires véritables.

Il y a environ quatorze ans, M. *M. Nicolle*, qui travaillait alors à l'Institut Pasteur à Paris, nous fit voir de petites lésions papuleuses, développées chez des macaques au point d'inoculation du virus syphilitique. Quelques années plus tard, son frère, M. *Ch. Nicolle*, répéta les mêmes expériences avec le même succès. Il se produisait à l'endroit de l'introduction du virus une petite lésion qui présentait une certaine ressemblance avec l'accident primaire de l'homme, mais s'en distinguait par son faible développement, sans hypertrophie ganglionnaire. L'absence de tout accident secondaire distingue la syphilis expérimentale des macaques de la syphilis humaine.

Dans ces dernières années, il a été fait plusieurs centaines d'expériences sur les macaques et sur les catarrhiniens inférieurs, en général cynocéphales et cercopithèques. Le résultat général de ces recherches a entièrement confirmé les observations des frères *Nicolle*. Ces singes sont sujets à contracter une lésion primaire de peu d'intensité au point de l'inoculation du virus syphilitique, mais ils ne présentent que très rarement une légère adénopathie et ne manifestent jamais d'accidents secondaires proprement dits.

Au cours de la discussion de cette question à l'Académie de Médecine à Paris, M. *Hamonic* a présenté un macaque atteint d'accident primaire, mais il ne lui a pas été possible de montrer une lésion secondaire expérimentale quelconque.

Les catarrhiniens inférieurs ne sont donc pas sujets à la syphilis généralisée; ils présentent cependant dans quelques cas très rares des lésions qui se développent au voisinage du chancre primaire et qui n'apparaissent que plusieurs semaines après la guérison de l'accident primitif. Des lésions pareilles ont été décrites, entre autres, par MM. *Finger* et *Landsteiner* de Vienne.

Les auteurs que nous venons de nommer ont mis en œuvre une méthode d'inoculation qui donne de meilleurs résultats que celles employées avant eux. Au lieu de sacrifier les arcades sourcilières et les organes génitaux chez les catarrhiniens inférieurs, *Finger* et *Landsteiner* leur introduisent du virus syphilitique dans de petites poches pratiquées dans la peau au moyen d'un instrument tranchant. Nous trouvons ce procédé supérieur à l'inoculation du virus syphilitique sur le bord des paupières, préconisé par MM. *Thibierge* et *Ravaut*.

Bien qu'il se montre parmi ces singes inférieurs quelques individus qui ne prennent pas la syphilis, l'emploi de la méthode perfectionnée en a réduit le nombre dans une forte proportion.

Nous avons remarqué que les jeunes macaques accusent une certaine immunité contre la syphilis. Dans une expérience portant sur 5 macaques javanais (*Macacus fascicularis* ou *cynomolgus*) nous n'avons obtenu aucune lésion, ces singes encore tout jeunes se sont montrés réfractaires. Nous avons vu aussi que deux femelles avec leurs petits, appartenant à l'espèce *Macacus sinicus*, ont résisté aux inoculations du virus syphilitique.

Parmi tous les animaux, les seuls qui accusent une sensibilité absolue pour la syphilis, sont les singes anthropoïdes. Aucun des chimpanzés et orangs-outans que nous avons inoculés avec des virus syphilitiques d'origine diverse ne s'est montré réfractaire. MM. *A. Neisser*, *Baermann* et *Halberstädter* ont obtenu le même résultat avec des chimpanzés, orangs-outans et gibbons.

La syphilis expérimentale des singes anthropoïdes présente la plus grande analogie avec celle de l'homme. L'accident primaire qui apparaît après une période d'incubation de 30 jours en moyenne, est tout à fait semblable au chancre syphilitique humain. Il présente l'induration typique et l'aspect d'une lésion recouverte d'une couche brune vernissée.

Peu de jours après l'apparition du chancre au point d'inoculation, il se développe une hypertrophie considérable des ganglions de la région inoculée. Le paquet ganglionnaire est mobile, indolore et fait saillie à la surface de la peau.

L'accident primaire persiste pendant plusieurs semaines et finit toujours par guérir spontanément.

Les singes anthropoïdes sont les seuls animaux chez lesquels on observe la syphilis secondaire. Et encore les orangs-outans ne présentent-ils que rarement des accidents secondaires très peu développés. Sur trois individus de cette espèce d'anthropoïde, nous n'avons observé que chez un seul le développement du psoriasis palmaire. M. *A. Neisser* n'a jamais pu constater dans ses expériences, sur un grand nombre d'orangs-outans, aucune manifestation secondaire. Par contre il a observé chez quelques-uns de ses gibbons des papules cutanées et des plaques muqueuses.

C'est le chimpanzé qui de tous les anthropoïdes est le plus sujet aux accidents syphilitiques secondaires. Au cours de recherches que nous avons poursuivies avec M. le dr *Roux*, nous avons pu constater à plusieurs reprises le psoriasis palmaire, des papules cutanées sèches et ulcérées, ainsi que des plaques muqueuses de la bouche. Tous nos chimpanzés n'ont pas présenté de manifestations secondaires, mais plusieurs d'entre eux n'ont vécu que peu de temps après l'éclosion de l'accident primaire. En général la plupart des chimpanzés ne vivent en captivité que pendant quelques mois, ce qui souvent ne suffit pas pour permettre la manifestation des accidents secondaires. Malgré cela, nous avons observé chez 10 chimpanzés des lésions secondaires des plus nettes.

Par contre jamais nos animaux ne nous ont présenté d'accidents tertiaires. Nous avons à plusieurs reprises observé des troubles nerveux sous forme de paraplégies, l'hypertrophie de la rate, mais pas de phénomènes cliniques d'autres organes internes.

Dans nos expériences les accidents primaires et secondaires de l'homme et des singes se sont montrés inoculables, mais quelques tentatives d'inoculation de gommes tertiaires ne nous ont pas donné de résultats positifs. Par contre, MM. *Finger* et *Landsteiner*, ainsi que MM. *Neisser*, *Baermann* et *Halberstätter* ont, dans cinq cas, réussi à produire un chancre induré chez des singes, inoculés avec des produits provenant de la périphérie des gommes. Ces expériences démontrent d'une façon définitive que les accidents tertiaires sont inoculables.

Quoique les catarrhiniens inférieurs ne présentent jamais d'accidents secondaires, le virus cependant ne reste pas localisé dans le chancre primaire. Aussi *Neisser* et ses collaborateurs l'ont retrouvé dans la rate, la moelle des os, les ganglions lymphatiques et dans les testicules.

Le virus syphilitique est très fragile. Il se conserve à peine pendant quelques heures hors de l'organisme; desséché il perd sa virulence, ainsi que l'a démontré M. *Salmon*. Même conservé à basse température, il cesse bientôt d'être virulent. Ainsi dans une de nos expériences, exécutées avec M. *Roux*, nous avons largement inoculé à un papion du virus de pemphigus d'un enfant atteint de syphilis héréditaire. Le virus a été conservé à la glacière à — 10° pendant trois jours. Il s'est montré sans action, ainsi que le virus du foie d'un nouveau-né syphilitique, conservé dans les mêmes conditions.

Le virus chauffé à 48° et 51° ne donne plus la syphilis. Mélangé à de la glycérine concentrée il conserve sa virulence pendant quelques temps.

Ainsi qu'il a été démontré d'abord par MM. *Klingmüller* et *Baermann*, le virus syphilitique ne traverse pas les filtres de porcelaine. Nous avons pu confirmer ce résultat, car le virus, filtré à travers la bougie de *Berœfeld*, s'est montré dépourvu de virulence.

Le virus syphilitique est un spirille, découvert par M. *Schaudinn*, et décrit par lui en collaboration avec M. *Hoffmann*. Une année s'est bientôt écoulée depuis la première publication de ces deux auteurs et une quantité de travaux a été publiée sur le même sujet. Le spirille, baptisé *Treponema pallidum* par *Schaudinn*, a été retrouvé dans un très grand nombre de cas de syphilis. Il a été reconnu non seulement dans le chancre primaire, où il est souvent mélangé avec d'autres microbes, parmi lesquels on reconnaît le *Spirochaete refringens* de *Schaudinn*, mais aussi dans les accidents secondaires, tels que papules cutanées, plaques muqueuses et roséole. Par contre le microbe de la syphilis n'a pas été constaté dans les gommes tertiaires.

La présence presque constante du *Treponema pallidum* dans les produits syphilitiques primaires et secondaires, ainsi que dans le placenta maternel et fœtal, son abondance dans la syphilis héréditaire, indiquent suffisamment son rôle étiologique. Dans la syphilis expérimentale des singes le *Treponema* a été retrouvé un très grand nombre de fois.

Malgré que jusqu'ici on n'ait pas obtenu de culture de ce microbe, on ne peut pas nier son importance et on est obligé de le considérer comme la vraie cause de la syphilis. La recherche du *Treponema pallidum* sur des coupes confirme encore cette conclusion. Grâce aux méthodes de coloration, inventées par MM. *Bertarelli*, *Volpino* et ainsi que par MM. *Levaditi* et *Manouelian*, on arrive à nettement distinguer les spirilles au milieu des tissus. Les autres microbes rencontrés dans la syphilis ne se voient qu'à la surface, seul le *Treponema* pénètre dans la profondeur des lésions syphilitiques. Sa présence dans les vaisseaux lymphatiques et sanguins s'accorde bien avec le fait de la virulence des organes lymphatiques et avec celle du liquide sanguin.

M. *Schaudinn*, ainsi que plusieurs autres savants, parmi lesquels nous citerons MM. *Herxheimer* et *Siedlecky*, considèrent le *Treponema pallidum* comme un représentant du groupe des trypanosomes et le rangent parmi les protozoaires. La grande analogie de ce microbe avec les spirilles de la fièvre récurrente et de la spirillose des poules fait plutôt penser que le premier est, tout autant que les deux autres, une vraie bactérie. La découverte de nombreux cils vibratiles chez le spirochaete des poules par M. *Borrel* et chez le spirochaete Obermeyeri par

M. *Zettnow* tranche la question dans le sens que nous venons
d'indiquer.

La découverte de l'inoculabilité de la syphilis à des singes,
ainsi que celle du microbe de cette maladie, constituent des progrès importants dans l'étude de la syphilis. La syphilis est sortie du domaine purement clinique et a pris rang à côté de tant
d'autres maladies microbiennes.

** **

Aussitôt après la découverte de l'action préventive et curative
de certains sérums, on s'est mis à chercher un sérum antisyphilitique, sans aboutir cependant à un résultat satisfaisant. La découverte de la syphilis expérimentale des singes a permis d'apporter dans ces recherches plus de précision. Nous avons essayé d'obtenir un sérum préventif contre la syphilis au moyen de singes
inférieurs. Après leur avoir inoculé le virus, nous avons attendu
la guérison de l'accident primaire. Puis nous leur avons injecté
sous la peau des quantités de sang provenant d'hommes syphilitiques au stade de l'éruption des accidents secondaires. Jusqu'à présent nous n'avons pu obtenir qu'un sérum très peu actif qui n'em-
pêchait l'accident primaire que dans le cas où il était préalablement mélangé *in vitro* avec le virus. Lorsque le virus était inoculé
en un point du corps et que le sérum était injecté dans un autre,
l'accident primaire se développait comme d'habitude.

Des singes qui ont reçu des virus dans les veines n'ont pas
fourni un sérum plus actif. Une chèvre, injectée à plusieurs reprises avec de grandes quantités de virus, provenant du foie de
nouveau-nés syphilitiques, a donné un sérum incapable d'empêcher l'éclosion des chancres lorsque le sérum était introduit sous
la peau et le virus syphilitique dans la peau même.

Jusqu'à présent les essais de sérothérapie antisyphilitique
n'ont pas donné de résultat satisfaisant. Peut-être en obtiendra-t-
on de meilleurs le jour où l'on saura cultiver le *Treponema pallidum, in vitro.*

Des recherches antérieures de M. A. *Neisser,* ainsi que de ses
expériences sur des singes et de nos propres expériences, il résulte que le sang ou le sérum sanguin des syphilitiques, injecté
sous la peau, ne donne pas la syphilis et ne confère aucune immunité contre l'accident primaire.

MM. *Casagrandi* et *De Lucca* ont supposé, d'après quelques expériences sur l'homme, que le virus syphilitique, filtré à travers la bougie, était capable de communiquer une immunité de peu de durée. Leurs données sont peu concluantes et se trouvent en désaccord avec ce que nous avons vu sur un chimpanzé qui n'a pu être immunisé avec du virus filtré contre le chancre induré.

M. *Kraus* pense que les injections sous-cutanées de virus syphilitique sous la peau, bien qu'incapables d'empêcher l'accident primaire, protègent néanmoins contre les lésions secondaires. Dans le but de résoudre cette question, MM. *Kraus* et *Spitzer* ont traité plusieurs personnes atteintes de chancre syphilitique par leur méthode. Le résultat n'a pas été constant. M. *Brandweiner* a essayé le même traitement, sans pouvoir éviter les accidents secondaires.

Sur la demande de M. *Kraus*, nous avons traité un chimpanzé, inoculé avec le virus syphilitique humain, au moyen du vaccin qu'il avait préparé à Vienne. La première injection a été faite 24 jours après l'inoculation du virus. Huit jours plus tard, après trois injections, débuta l'accident primaire qui évolua de la façon habituelle. Les injections ont été poursuivies avec des intervalles de quelques jours. Après la huitième injection apparurent à la peau des papules suspectes. 25 jours plus tard, après la 13ᵉ injection du liquide de M. *Kraus*, il se développa au palais une lésion suspecte ayant l'aspect d'une plaque muqueuse. Un peu d'exsudat, prélevé à la surface de cette ulcération, a été inoculé à un macaque (*Mac. cynomolgus*) qui contracta, après 21 jours d'incubation, un accident primaire typique.

Cette expérience ne confirme donc pas la supposition de l'effet immunisant des injections sous-cutanés du virus syphilitique.

Nos tentatives de vacciner des singes avec du virus, traité par la chaleur, n'ont pas réussi.

Dans cet état de choses il était tout naturel de chercher quelque méthode de vaccination à l'aide de virus syphilitique, atténué par passage à travers l'organisme animal.

Dans un mémoire que nous avons publié avec M. *Roux*, en 1903, nous avons rapporté le cas d'un chimpanzé inoculé avec du virus de passage par le macaque bonnet chinois (*Mac. sinicus*). Le chimpanzé en question ne présenta que des lésions primaires insignifiantes et se montra réfractaire à une inoculation consécutive avec du virus humain. Bien que le chimpanzé eût manifesté au courant de cette expérience une adénopathie généralisée, on pouvait le considérer comme vacciné contre l'accident primaire.

M. *A. Neisser* a combattu cette manière de voir, mais il ne nie pas la possibilité d'atténuer le virus humain par des passages sur les singes inférieurs. MM. *Finger* et *Landsteiner* pensent aussi que l'atténuation dans ces conditions est chose possible, sans cependant se prononcer d'une façon catégorique.

Les recherches que nous poursuivons avec M. *Roux* sur ce sujet nous confirment que le virus humain est atténué par l'organisme des macaques. Parmi un certain nombre de faits, nous ne citerons que le suivant. Au mois d'octobre dernier, M. *Landsteiner* nous amena de Vienne deux macaques *(Mac. Rhesus)* du 8.° et 9.° passages par l'organisme de cette espèce. Il nous pria d'inoculer le virus à un chimpanzé, dans le but d'établir s'il présentait quelque signe d'atténuation. Le macaque du 9° passage ne présentait qu'une lésion insignifiante, tandis que celui du huitième était encore assez prononcé. Le virus des deux singes a été inoculé à un jeune chimpanzé que présenta 26 jours après un accident primaire des plus nets. Un peu plus d'un mois plus tard, à la tête et au dos apparurent des lésions arrondies et circinées, dont l'exsudat a été avec succès inoculé à un macaque *(M. cynomolgus)*. Le chimpanzé a donc contracté la syphilis avec un virus de passage de *Macacus rhesus*. On pourrait donc supposer que l'organisme de cette dernière espèce n'atténue pas ce virus. Et cependant le *Mac. rhesus*, inoculé à Vienne pour donner le dixième passage, s'est montré indemne. Le macaque du neuvième passage n'avait qu'une lésion suspecte à peine prononcée.

Il faut conclure de cette expérience que le *Mac. rhesus* atténue le virus syphilitique à tel point que celui-ci perd la virulence pour la même espèce. Mais, après passage par le chimpanzé le virus est de nouveau redevenu virulent pour le *Mac. rhesus*, ce qui prouve que le singe anthropoïde a renforcé le virus de macaque.

Les faits que nous venons de rapporter doivent servir de guide dans la recherche d'un virus syphilitique vaccinal. Les macaques fournissent un virus atténué et les chimpanzés doivent servir à le renforcer pour ne pas le laisser perdre.

En dehors de la recherche des sérums et des vaccins, M. *Roux* et moi, nous nous sommes adonnés à l'étude de procédés pouvant empêcher l'éclosion de la syphilis. Nous avons constaté que l'application de pommades, préparées avec des sels de mercure, détruit le virus syphilitique, lorsqu'on frictionne les parties inoculées de une à 18 heures après l'inoculation du virus syphilitique. Nous avons appliqué cette méthode aux macaques, papions et chimpanzés avec le même résultat positif. Nous continuons l'étude dans cette voie, afin d'obtenir davantage de renseignements sur l'effet préventif des pommades mercurielles.

Le résumé des acquisitions nouvelles sur la syphilis permet de conclure que grâce à la méthode expérimentale il a été possible d'élucider certains problèmes concernant la pathologie et la prophylaxie de cette terrible maladie.

THÈME 3 — CONTAGIOSITÉ DE LA PELADE

(On contagion as a cause of alopecia areata)

Par M. le Dr H. RADCLIFFE CROCKER (Londres)

It is not the first time that the subject of alopecia areata has been chosen for discussion at an International Medical Congress. It will be remembered by many that it was one of the subjects of the 12th International Congress at Moscow in August 1897. This is a testimony to the recognition of the importance and interest of this remarkable disease and the fact that the theory of contagion which is especially selected for discussion to-day indicates a growing recognition that the neurotic theory which was formerly held to cover the entire field of the pathology of alopecia areata is, to say the least of it, insufficient, and that the etiological and pathological factors must be studied and discussed again and again in the hope of discovering the true pathology of this disease, or shall we not say «these diseases», as on that alone must rest a secure foundation for its intelligent treatment which may afford better results than can now be obtained in a large number of cases.

Since I advocated a parasitic theory for the vast majority of the patch cases in 1893 at the British Medical Association and again at Moscow, I can claim that it has obtained and is obtaining a great number of adherents and only a few still dispute that many cases are contagious to a limited extent.

Now I think most observers who have studied a large num-

ber of cases of smooth baldness of acute origin must admit that
neither the neurotic nor the parasitic theory accounts satisfacto-
rily for all cases and that, while some can only be accounted for
on the theory of their being a neurosis probably a toxineurosis,
others are best explained when regarded as parasitic, while in
others again the evidence is so nicely balanced that they might
be regarded as neuroses or parasitic according to the bias of the
observer. As to the proportion of each it is impossible to form
anything but a rough estimate, but in my opinion the indisputable,
or better perhaps the strongly probable, neurotic cases are nume-
rically small as compared to the parasitic cases. The neurotic cases
as a whole are more acute in their onset, more often complete,
and when they are so have a less favourable prognosis.

I will state briefly those cases which I regard as neurotic, so
that I may be able to give more attention to the parasitic theory
which is the one chiefly to be discussed to-day. Those which I
regard as neuroses are the acute universal cases, in which the whole
of the hair and sometimes also the nails of the fingers and toes,
or at least some of them, fall off in a few days or a few weeks.
Many of these cases do not commence as patches, but the hair
comes out diffusely and there is an absence of stumps. In some
of them a blow on the head or severe nerve shock, mental or
corporeal, have been the immediate antecedents. Here is an
example. A lady of 38 highly neurotic after a very uncomfortable
pregnancy gave birth to a child on August 17th 1903. She never
got strong, and on the following May 1st the bulk of her hair
came out in 24 hours, except a few stragglers which also came
out within 10 days.

The hair on the rest of the body followed gradually, the eye-
brows last, but she had not a hair left in 2 months from the onset. The nails did not fall out, but lost their polish, ten months from
May 1st 1904. There was no return of the hair, but the nails were
rather better.

No one would claim such cases as these as due to a local
parasite.

There are also some progressive cases where patches of alopecia areata have occurred in successive pregnancies and in some
have ultimately become complete.

Successive attacks of influenza have also been apparently factors in determining new attacks, but in some of these possibly
parasiticism could not be excluded.

There are also a certain number which are associated with leucodermia, in some the alopecia preceding, in others following the leucodermia. Considering the relative rarity of leucodermia it must be admitted that there are a sufficient number of such associated cases to show that it is not mere coincidence. On the other hand I have seen one case of alopecia areata associated with myxedema and another with lupus erythematosus and these I do regard as mere coincidences.

While therefore relegating all the preceding cases to neuroses, I cannot regard them as primarily atrophies, though atrophic changes are ultimately present, but most, if not all of them, are more probably neuroses from an autotoxin the nature of which cannot at present be even conjectured.

Then again, some cases appear to have hereditary tendency as one factor in their etiology though not the only one, e. g.

A man of 42 highly neurotic after over work had (¹) pyorrhœa and lost two teeth, two others were loosened and two others became defective and his gums receded; six weeks later he had complete and general alopecia and some of his nails became nitrous-looking. He was also subject to nocturnal emissions which were profuse and frequent. His mother told me that his father when 30 years of age after worrying over a law suit had nocturnal emissions and soon after became quite bald. He died 2 years later without any recovery of hair.

In another case, a healthy girl of 14 had some occipital patches of alopecia and several of her aunts had it in childhood, but on July 18th this girl had worn a headdress in private theatricals hired from a costumier. The bald patches appeared at the beginning of August.

A girl of 17 who had studied too much and developed alopecia areata had a mother, who 5 years before came under my care with a few patches of alopecia areata, but had recovered long before her daughter was attacked.

A girl of 14 had two other sisters who had it at long intervals, but she did not think it possible that they got it from each other. In a man of 40 his father had complete alopecia. A man æt. 48 stated that his mother, father and uncle had complete alopecia. This patient who was unusually hairy was losing the hair on his legs.

A man æt. 22 who came with a 2 inch patch of 5 weeks duration said that his mother had suffered from the disease when she was a girl and other instances could be adduced, but it is not suggested that there is anything more in them than a tissue proclivity to either microbic invasion or a low nerve resistance to depressing influences according to the standpoint of the observer.

Then again I do not dispute the possibility of Jacquet's theory of dental caries being in etiological relationship to bald patches,

---

(¹) Jacquet would probably regard this as a confirmation of his theory of dental defects being the cause of alopecia areata, whilst others will look on it as another expression of a wide spread neurosis.

though far from agreeing with him as to its being a common factor, and I am quite certain that many of my cases have had perfectly sound teeth; but having granted all these cases as possibly or probably owing a nerve origin, I contend that taken altogether they form a very small proportion of the cases of patch baldness which come before us. In hospital practice the great majority are children or young people or vigorous and healthy adults with no defect of health except the presence of one or more smooth, round, bald patches extending peripherally with! stumps, sometimes remaining single for a short or long period, but at others multiplying slowly or rapidly in any proportion from two or three to complete denudation, the latter, as a rule, but not without exceptions, only after long duration or only after repeated attacks.

Some statistics drawn from a thousand cases in public and private practice have some bearing on the etiology and are worth a few moments consideration.

With regard to sex the difference between the public and private cases is unimportant and in round numbers there may be said to be 55 per cent males to 45 per cent females, the actual figures being in hospital practice 275 males to 231 females, while in private practice 284 males to 222 females. Although the excess of males is not great, its constancy shows that it is no accident and at all events sex cannot be adduced as in favour of a neurotic theory, yet curiously Jamieson of Edinburgh states in his valuable manual of diseases of the skin 'that as alopecia areata occurs more frequently in girls and women than in boys and men, local causes cannot have much to do with it.' This argument, therefore, falls to the ground.

The extremes of age which I have met with are two years and seventy years, but this is no guide to the general age incidence, which is worth studying. From the same series of 506 cases of [1] public and the same number in private practice, the following are the results.

	Hospital cases	Private cases
Under 15 years	211	43
From 15 to 35	214	229
„ 35 to 45	63	146
Over 45	21	80 [2]

[1] It was intended to take 500 of each, but by an error 506 Hospital cases were analysed, so a similar number were taken from private practice.

[2] 63 were between 45 and 55.

The discrepancy in age between public and private cases is noteworthy.

In Hospital practice the predominance in childhood is very striking, being equal to that of the next twenty years. The more so as only a small number occur under 5 years. Part of this may be ascribed to the fact that the children of the poor are much more exposed to contagion than the children of the rich, but a large part is doubtless due to the predominance of adults over children for all forms of disease in consulting practice where the fees are comparatively high. On the whole it may be said that while in Hospital practice more than four-fifths (428) of the cases occur before 35 years, in private practice the same proportion (448) occur between 15 and 55—while a good half occur between 20 and 40, so that the age incidence in the latter is higher all round.

Without however wishing to claim too much for statistics either as regards age or sex, so far as they go they are more in favour of a parasitic than of a neurotic origin, although all the cases without distinction are included in the numbers given.

Leaving these a priori arguments what more positive can be furnished. Foremost must be placed the recurrence of groups of cases in a community such as regiment, a fire brigade, a school &c. The occurrence of these small epidemics in adults has been traced to the use of the tondeuse in several such outbreaks. In a small group of my own 9 members of a company of volunteers contracted alopecia areata from the use of the same hair clippers.

In the last Dermatological Congress in Berlin in 1904, Lassar showed a group (which I saw) of, I think, 7 policemen with typical alopecia areata consequent on using the same couch in which they laid in turn without removing their clothes when they had to take short rests from their duties. The other epidemics I need not further dwell upon as they have been already published in France, Germany and America and are no doubt known to you all, but they are of the highest importance as no other but a parasitic and contagious theory will account for them while the reporters practical experience of the disease in several of the outbreaks precludes in most instances any possibility of an error in diagnosis. I am aware that Jacquet and Sabouraud and others chiefly of the French school throw doubt upon them, but to me it seems on inadequate grounds. Thus Sabouraud quite recently is reported as having said—that such outbreaks are either «mistaken ringworms, post traumatic or post impetiginous alopecias, or the commencement of common baldness &c.» I do not think that Lassar or any of the dermatologists who saw his group of cases need defend themselves against the accusation of making such mistakes which only a tyro would commit, and if no better arguments to explain away these outbreaks can be adduced, the majority of open-minded men will accept them as facts, and if there is any other explanation than that of contagion, the proof must be furnished by those who dispute the only theory which is feasible with our present knowledge.

The statements of patients suggest contagion in some cases; thus a boy of 14 said he got it from a schoolfellow of 15, the latter as mentioned in another place spread his own with vigorous brushing.

A lady aet. 27 stated that a family friend who had alopecia areata from her hand and was a frequent visitor often sat in her arm chair leaning back, and her own first patch appeared in the occipital region. A man aet. 23 slept on alternate nights in the same bed as another man with alopecia areata. A man aet. 44 stated that a youth of 21 with alopecia areata lived with him. A lady of 45 stated that an intimate friend had been completely bald for 2 years. A male patient ascribed it to using an hotel brush in Italy. In a man aet. 36 the alopecia areata came in the same places as tinea tonsurans had been when he was 12 years old.

A man aet. 35 came with diffuse alopecia with ordinary patches. He said the disease first appeared in April 1896, but he got well. In December 1897 I saw his wife with diffuse alopecia.

A woman aet. 44 had alopecia areata after much worry; a sister slept with her and used her brushes. Two weeks later she had bald patches on the nape where she brushed her hair from below up, after the manner of ladies.

A lady of 26 had a brother who had it before her. The only way she could suggest of possible infection was both sitting in the same armchair.

A man of 26 stated that "others in his family have it... A boy of $3\frac{1}{2}$ used to visit two aunts who had it, at the time."

In 45 out of the 500 private cases there was more or less evidence of the possibility and in many strong probability that disease was communicated by means of one or other of the barber's operations.

Thus in 17 cases where the disease began on the chin the patients had been shaved at a barber's shortly before; one of these, a medical man, knew four other men who went to the same barber who had chin alopecia areata. In one who was only occasionally shaved at a barber's the disease showed itself

8 days after his last visit. In 7 chin cases the barber could not be accused of having caused it; but in one of these the patient had used a towel in common with several other men in the same employment. So that in ⁴⁄₅ of the chin cases the barber was probably the source of infection.

In 20 cases the «tondeuse» appeared to be the agent of infection. One man of 21 had a chum with three patches on whom the same clippers were used; one admitted that he had his hair cut at a second-rate barber's. In a school, 3 boys in the same dormitory had their hair cut by the same barber and clippers were used. One ascribed his alopecia to the clippers which scratched him. Another said that there were many people with the disease in the small town in which he lived. A father and son both had the disease but it was not probable that it was contracted from the same barber, but in both clippers had been used.

It should be noted that it is not so common in England as it is on the continent for the hair clippers to be used, though its use is increasing for the hair at the nape. Shaving by a barber is also not so general in England as abroad, so that so many chin cases after being shaved at a barber's is all the more striking. In 7 the patients thought they contracted it while having their hair cut; one of them said he had been to a dirty barber's while travelling. No doubt the evidence in many of the above is by no means conclusive, but I suggest that they have a cumulative value.

In four cases the patients played in amateur theatricals and the disease appeared soon after they had worn hired theatrical wigs; and in another a hired headdress had been worn as already related.

When I first advocated the parasitic theory some 16 years ago I expressed the opinion that perhaps alopecia areata was only a metamorphosis of Tinea Tonsurans. This, I must admit, is going further than the facts at present at our disposal can prove and the weak point of the parasitic theory is that ocular proof of the parasite cannot be adduced for much as I wish it to be found, I cannot believe that the seborrhoeic bacillus is the materia morbi. Nevertheless though less dogmatic than I was in younger days as to the nature of the relationship of alopecia areata and tinea tonsurans, there is evidence of a strong character that there is some relationship.

Mr. Jonathan Hutchinson, who, as is well known, advocates the theory that alopecia areata is a phase of ringworm, claims that alopecia areata in adults has been preceded in childhood by tinea tonsurans in three-fourths of the cases. I regret that I have to admit that this is overstating the case and the fact, as already shown, that the disease preponderates so largely in childhood and that so many adult cases are recurrences of attacks they have had in earlier life, show that it is true of only a certain proportion of cases from which it would not be safe to argue a relationship of the two diseases unless there were other evidence.

The other evidence on which, in my opinion, it rests, is as follows.

1. In a small number of cases of tinea tonsurans the characters change into those of alopecia areata, i. e. with complete bareness of the affected area and the presence of stumps. When this occurs in one patch of tinea tonsurans any others on the same head take the same course.

2. When several members of one family have tinea tonsurans it sometimes happens that one of the family develops alopecia areata with typical characters.

3. Adults in close attendance on cases of tinea tonsurans, such as parents or other relations, schoolmasters, doctors, and nurses, sometimes develop alopecia areata — 12 such instances occurred in my 500 private cases.

4. Cases of alopecia areata occur in which the patients have been in close contact with animals, chiefly dogs and horses, who had ringworm. I have notes of 5 cases of this kind in private cases, 3 of dogs and 2 of horses.

5. Whatever the explanation may be, as I pointed out when I first took up this subject, alopecia areata is most common in those countries in which ringworm is most prevalent. In 1891 I found it approximately as follows: — France 3 per cent, England 2 per cent, Scotland 1,5, Vienna 0,75, North Germany 0,75 to 1, America 5.

In my own practice it is 2 per cent in Hospital and 3 per cent in private practice. Lassar of Berlin gives 1,4 for his own practice and it appears to be getting more common in North Germany than it was 15 years ago.

I will add a few examples in corroboration of the above statements. I need not add cases corroborating Mr. Hutchinson's stalements that alopecia is not unfrequent in adults as a sequel to ringworm in childhood, as he has said enough on that head, but will pass on to the other modes of relationship.

In 1897 I related a case of a little girl who along with other sisters and brothers had ringworm with scaly and stumpy patches. This child after having ordinary tinea tonsurans for 2 years began to get bald and lost all her hair in a month. After 3 years it grew all over except a band 1 inch wide from ear to ear posteriorly with abnormal whiteness of the skin. This never completely recovered, but in later years other bald patches formed with typical stumps. This case, therefore, illustrates both the 1st and 2nd of my statements and I therefore repeat it.

Where adults in contact with ringworm, get alopecia areata.

Dr. S., aet. 48 came to me in October 1898. The disease began in August with an occipital patch in which the disease was arrested and one in moustache in which it is spreading. In July, he was attending a ringworm case which he was epilating and giving close and frequent attention. He had also tried on a large number of hats at a hatters, between 20 and 30, so that there was a second possible cause.

In another doctor who had a habit of scratching his skin and who had been epilating a case of tinea tonsurans, a bald patch developed on the beard.

Another instance was a girl of 3 who was brought to me with typical alopecia areata and I was informed that she had been playing with some child patients of mine who had large spore ringworm.

Altogether in private practice alone I have notes of 12 cases of this character.

Apparently contracted from animals. Captain S. aet. 31 in excellent health came to me in April with a 3 inch right parietal patch of typical alopecia areata and several smaller ones. The first patch was noticed in February. He stated that he had a dog with loss of hair in patches which he called mange and the dog had had this for some time, certainly up to the end of January.

A lady's maid aet. 32 attended to a little dog with mange. When I saw her the alopecia had been present 6 weeks and there were about a dozen $\frac{1}{2}$ to 1 inch patches of alopecia areata. She recovered in about a year, but nine months later had a second attack with several patches.

I am strongly of opinion that alopecia areata is auto-infective when once started both by direct transference from one part to another and also in some way which I cannot explain from within the organism.

With regard to the first method the brush and comb is the most frequent mode of spreading the disease. I in have morethan one case seen a row of small bare spots in the line of parting leading away from a larger and older bare area. A striking instance is the following:—

A boy of 15 had had alopecia areata for 2 months limited to a 2 inch patch in the left parietal region and 2 half inch patches in the occipital region. On returning from school his hair was cut quite short, and he brushed it vigorously; in a few days a dozen small spots were scattered over the scalp.

I always, therefore, caution patients against brushing and combing their hair vigorously, telling them to part the hair lightly and only smooth it with the hair brush.

In cases where it commences on the chin it is often, I believe, but I cannot prove it, transferred by scratching first the beard and then the head unconsciously. Hats, caps and bonnets are also a ready and obvious means of spreading the disease.

With regard to its spreading from within I can only suggest it as a possible means on account of the following clinical facts:—

Cases which have begun in patches and extended very slowly sometimes extend suddenly with great rapidity not only on the head but on the face and limbs; on the limbs it is then often symmetrical, while the original patches on the scalp were obviously unsymmetrical.

A similar symmetrical development on the limbs is also seen in more slowly developing cases. I am well aware that such a mode of development may be susceptible of a different interpretation and may be used as an argument against the parasitic theory, but such a mode of development finds analogies in inflammatory diseases of the skin such as psoriasis in which, while the first attack is primarily local and unsymmetrical, at a later period, patches appear symmetrically in parts distant from the original patch. Lichen planus also develops in a similar way from an antecedent local patch or patches. Whether each of these diseases forms and absorbs its own toxin is at present only conjecture.

No one is more conscious than myself of the gaps in the evidence between these cases and the scientific proof of contagion, yet I venture to state that when all these cases are taken together they constitute too strong a circumstantial chain to be put aside without further investigation, nay, that in many respects there is far more in favour of contagion for a large proportion of the cases than can be said for any other theory, although, as I have already admitted, the theory of a neurosis must be for the present conceded as the best explanation for a certain number of the cases.

We must then continue to observe, to investigate and to record the various cases of patch baldness which come before us, while those who have the time and opportunity will, I trust, investigate by all the modern methods of experimentation what is the true pathology of this remarkable group of diseases.

THÈME 5 - CONTAGIOSITÉ DE LA PELADE

Par M. le Prof. H. HALLOPEAU (Paris)

Je me propose d'établir que la pelade a tous les caractères d'une maladie parasitaire et que la théorie réflexe est impuissante à en expliquer les manifestations.

A. ARGUMENTS EN FAVEUR DU PARASITISME.

1. *Des cas multiples s'observent dans des familles, des écoles, des groupements militaires, dans certaines localités, chez les clients d'un même coiffeur.* Nous ne reviendrons pas sur les faits que nous avons relatés dans une statistique peladique communiquée en 1902 à la Société française de dermatologie dans sa session de Toulouse; nous rappellerons seulement que sur 61 médecins interrogés par nous sur la question de savoir s'ils avaient, ou non, observé des cas dans lesquels la contagion de la pelade était au moins très probable, 24 ont répondu par l'affirmative. Nos contradicteurs n'ont pas tenu compte de ces faits; quoi de plus frappant cependant que ces cas surviennent simultanément chez la plupart des employés d'un même bureau, chez des clients d'un même coiffeur, chez plusieurs internes d'une même salle de garde, celle de St. Louis où une erreur de diagnostic a été inadmissible malgré les assertions de M. Jacquet.

Dans le même ordre d'idées, nous avons signalé la contamination fréquente des médecins et employés de l'hôpital St. Louis; seules, les religieuses y restent indemnes: n'est-ce pas parce qu'elles ont la tête constamment couverte? Nous citerons, à l'appui de cette explication, une lettre que nous a adressée notre très distingué confrère le docteur Brochin relativement à l'établissement des sœurs de St. Vincent de Paule, de la rue du Bac: il y a vu passer, depuis une trentaine d'années, plus de 20.000 de ces religieuses : il a observé chez elles de nombreux cas d'eczéma, d'acné, de gale, une quantité incommensurable de teignes (elles montrent donc leur tête) ; mais il n'y a rencontré que *très, très* rarement la pelade et seulement parmi celles qui faisaient la classe.

Parmi les épidémies de pelade, il en est une qui a été partiellement soumise à notre observation en même temps qu'à celle de nos confrères Jacquet, Jeanselme, Malcolm Morris et Radcliffe Crocker : il s'agit de celle où douze agents de police de Berlin ont été contaminés ; dix de ces malades ont été présentés par le professeur Lassar à la suite du Congrès dermatologique 1904 et nous avons pu nous assurer que huit d'entre eux étaient, à ce moment, atteints de lésions peladiques nettement caractérisées ; chez deux d'entre eux seulement, le diagnostic pouvait être discuté, mais il s'agissait de malades en voie de guérison et nous avons dû ajouter foi au témoignage de médecins qui, en présentant les huit autres cas, ont montré en toute évidence qu'ils ont de l'alopécie peladique la même conception que nous ; il n'est resté, à cet égard, aucun doute dans mon esprit, non plus dans celui de notre éminent collègue Malcolm Morris qui nous a écrit en son nom et celui de M. Radcliffe Crocker : «Nous avons accepté les malades montrés par Lassar à Berlin comme des cas véritables d'*alopecia areata*».

La discussion qui a suivi cette présentation a porté bien plutôt sur les conditions dans lesquelles s'étaient produits ces cas de pelade que sur leur diagnostic et c'est à cet égard qu'une enquête a été demandée et pratiquée ; elle a donné à notre confrère Théodore Meyer des résultats qui peuvent être résumés ainsi qu'il suit : sur trente-cinq hommes qui ont fait le service dans un même poste de police durant l'été de 1901, douze ont été atteints de pelade, le premier cas avait débuté en juin 1903 ; le malade n'était pas guéri quand dix autres agents ont contracté cette maladie, de mai à août 1904 ; un autre en avait été atteint dans le courant de décembre 1903 ; toutes les observations sont rapportées avec des détails minutieux qui rendent le diagnostic évident ; il n'en est pas de même d'une partie des photographies que l'auteur a ajoutées à son travail ; sans doute, elles ont été faites à des époques où la maladie avait partiellement perdu ses caractères pathognomoniques ; mais l'imperfection de ces images ne peut lutter contre le souvenir très précis que Malcolm Morris, Radcliffe Crocker et nous-mêmes en avons conservé.

Nous ajouterons qu'il n'y avait que cinq lits pour les trente-cinq hommes dans le poste et que dans la plupart des cas, la pelade a occupé la partie postéro-interne de la circonférence crânienne; on peut conclure de cette enquête que Lassar a bien réellement eu affaire à une épidémie de pelade.

2. *Pour M. Jacquet, il s'agit, dans les cas multiples, de simples coïncidences.* Cette manière de voir pourrait à la rigueur se soutenir, si la pelade était une maladie commune, mais il n'en est rien: notre consultation de St. Louis, où affluent tous les peladiques de Paris et des environs, donne à cet égard une illusion; quand on entend les praticiens les plus chargés de clientèle déclarer, l'un qu'il n'a pas vu un seul cas de pelade en ville pendant toute sa carrière, d'autres qu'ils n'en ont rencontré qu'un ou deux, on ne peut croire qu'il s'agisse là d'une maladie fréquente; nous verrons bientôt que les statistiques des dentistes fournissent les mêmes données.

3. *Un des caractères des maladies parasitaires est leur défaut d'ubiquité*: c'est ainsi que le favus est beaucoup plus fréquent à la campagne que dans les grandes villes, que tous les pays ne sont pas également contaminés par la syphilis, par la tuberculose, par la lèpre, par la trichinose, sans parler de la maladie du sommeil, des boubas, etc.; *il en est de même pour la pelade*; nous avons signalé particulièrement l'immunité presque complète de la Russie: l'éminent professeur Pospeloff n'a compté qu'un peladique sur 5000 malades atteints d'affections cutanées, alors qu'à St. Louis et à Londres on arrive à 4 %, à Berlin et à Vienne à 2 % des malades qui se présentent aux hôpitaux spéciaux; la pelade est de même très rare chez les Arabes ainsi qu'au Soudan; on ne l'a pas rencontrée jusqu'ici chez les indigènes de l'Indo-Chine; comment expliquer ces immunités autrement que par l'absence de germes infectieux?

4. *Les caractères cliniques de la pelade sont ceux d'une maladie parasitaire.* Parmi ces caractères, nous signalerons de nouveau la progression excentrique. M. Jacquet nous objecte que, dans ses belles expériences, M. Max Joseph a vu les plaques d'alopécie déterminées par des sections nerveuses se développer excentriquement; mais si l'on se reporte à la relation de cet éminent dermatologiste, on y voit que cet accroissement a été très limité; les plaques dénudées, d'abord grandes comme des pièces de vingt pfennigs, ont atteint progressivement les dimensions d'une pièce de cinquante pfennigs, ou d'un mark; on conçoit aisément que le

trouble de nutrition provoqué par le trouble de l'innervation n'exerce que progressivement son action sur toute la région intéressée; il n'y a pas de comparaison à établir entre ces faits et l'extension persistante des plaques de pelade en larges foyers qui peuvent finir par intéresser toute l'étendue du cuir chevelu.

C'est à tort également que M. Jacquet nous oppose la propagation du prurit; il ne s'agit pas là d'une dermatose, et pour ce qui est des sclérodermies que M. Jacquet invoque encore à ce propos, rien ne prouve que, lorsqu'elles suivent cette progression excentrique, elles ne soient pas d'origine parasitaire.

5. *La multiplication des plaques de pelade constitue également un argument de premier ordre en faveur de leur nature parasitaire*; la multiplication n'est-elle pas le propre de la vie? Cette propagation peut se faire dans les régions les plus éloignées du foyer initial; telles sont les pelades des membres et celles qui, dans un tiers des cas, envahissent les ongles.

6. *La pelade est justiciable des parasiticides et des modificateurs du milieu*; non traitée, ou mal traitée, elle se multiplie; nous en avons eu dans notre service un remarquable exemple: une de nos peladiques, atteinte d'un petit nombre de plaques au moment de son entrée dans notre salle Lugol, était en bonne voie d'amélioration sous l'influence des lotions parasiticides et des badigeonnages avec le crayon de chrysarobine; or, sur ces entrefaites, nous partons en vacances et le collègue des plus distingués qui nous remplace croit devoir substituer à ce traitement une médication par la pilocarpine; il en est résulté que, lors de notre retour, nous avons trouvé les plaques notablement agrandies et multipliées; au contraire, chez tout malade soumis au traitement que nous avons indiqué ou à toute autre médication parasiticide bien mise en œuvre, les progrès de la pelade s'arrêtent à coup sûr et complètement.

Les modificateurs du milieu, particulièrement les vésicatoires liquides, agissent avec la même efficacité.

B) Arguments contre la théorie réflexe.

Suivant M. Jacquet, la cause la plus habituelle de la pelade serait une lésion dentaire ou péri-dentaire; dans les autres cas, le point de départ pourrait être des plus variés quel est le sujet chez lequel on ne peut trouver une source d'excitations centripètes?; à cette théorie, nous opposerons les faits suivants:

1. *La pelade est très rare chez les malades atteints d'affections*

dentaires ou péridentaires; nous en avons pour garant la grande expérience de M. Galippe qui, dans toute sa carrière de dentiste si occupé, n'a vu d'autres cas de pelade que ceux qui lui ont été envoyés récemment en raison de la discussion soulevée par M. Jacquet; il en est identiquement de même à l'hôpital St. Louis pour la consultation dentaire où MM. Combes et Champret voient chaque année défiler environ six mille individus souffrant de la mâchoire; d'autre part, M. Palle, dans son intéressante thèse, a constaté que la carie dentaire est plus commune, à l'hôpital St. Louis, chez les trichophytiques que chez les peladiques (il y a évidemment là un hasard de statistique).

Ces faits ne sont-ils pas de nature à ruiner complètement la théorie dentaire de la pelade?

2 — *L'hypothèse de réflexes provenant d'une autre source n'est pas plus vraisemblable.*

Il s'agirait de réflexes trophiques; or, ces réflexes, qui semblent rares, ne se produisent pas dans les conditions, où l'on voit survenir la pelade; ils peuvent en effet se manifester du côté, où a lieu l'excitation initiale; tel est l'herpès de la pneumonie, s'il est bien réellement de nature réflexe et non infectieuse; il n'en est pas souvent ainsi pour la pelade.

Ils peuvent aussi se manifester dans une partie similaire du corps; c'est ainsi que nous avons vu une gangrène du genou d'origine accidentelle (courants continus) se transmettre à la région similaire du membre opposé; de même, nous observons dans la syphilis, dans la lèpre, dans la tuberculose, des manifestations qui se produisent dans une région similaire à celle d'une localisation antérieure de la maladie; nous avons vu de la sorte une syphilide serpigineuse tertiaire se manifester en premier lieu sur l'épaule gauche, puis, ultérieurement, sur la même partie de l'épaule droite; de même, les deux testicules sont envahis successivement par des syphilomes ou des tubercules.

Or, ce qui caractérise essentiellement ces réflexes trophiques, c'est leur disposition symétrique, en hauteur ou transversalement, à celle de l'altération initiale; rien de semblable dans la pelade où l'on voit au contraire les plaques d'alopécie se multiplier le plus souvent sans ordre dans toutes les parties du cuir chevelu et de la surface tégumentaire, y compris les ongles.

Si parfois, particulièrement dans la localisation ophryasique, la symétrie est observée, on peut admettre, sans recourir à l'hypothèse d'un réflexe trophique, que dans ces cas, comme dans ceux

que nous venons de relater, l'altération d'une partie de la surface
cutanée rend la partie similaire favorable au développement d'une
altération de même nature.

*Nous pouvons conclure de cette discussion que la théorie ré-
flexe de la pelade a vécu et que cette maladie est très probablement de nature parasitaire.*

On nous oppose les résultats négatifs des inoculations; nous
avons nous mêmes échoué dans des tentatives multiples; ainsi que
nous l'avons dit antérieurement, ce fait peut s'expliquer par une
évolution particulière de la maladie; l'histologie et les caractères
cliniques démontrent qu'elle intéresse les parties profondes des
follicules pilaires; or, il doit en résulter que l'agent infectieux se
localise dans ces parties et n'est pas habituellement transmissible;
de temps à autre seulement, par périodes, dont l'époque reste
jusqu'ici indéterminée, il arrive, sans doute sous l'influence d'une
germination plus active, à la surface de la peau; on conçoit, s'il
en est ainsi, qu'une pelade reste stérile pendant la plus grande
partie de sa durée et acquierre momentanément un pouvoir infectieux
et contaminant des plus intenses; la transmission entre conjoints,
après des mois ou des années de maladie, trouverait ainsi son
explication.

On n'est donc pas en droit de conclure, des insuccès multiples de l'inoculation, à la nature non parasitaire de la maladie.

THÈME II — **LA LEUCOPLASIE**

Par M. le Dr. MAX JOSEPH (Berlin)

Es gibt nicht viele Krankheiten der Mundschleimhaut, über
welche sich in der Litteratur eine so lebhafte Diskussion ent-
sponnen hat, wie die Leukoplakie. Forschen wir nach den Gründen, so stellt sich allerdings heraus, dass nicht nur über die Ætio-
logie und Therapie, sondern merkwürdigerweise auch über das
klinische Krankheitsbild Uneinigkeit besteht.

Unter Leukoplakie verstehe ich einen *primären* Krankheits-
prozess auf der Zunge und der Wangenschleimhaut. Derselbe
zeichnet sich dadurch aus, dass spontan bläulichweisse oder per-
lengraue Flecke auf der Schleimhaut erscheinen. Hiervon strenge
zu trennen ist der sekundär infolge von Syphilis auftretende, und

weisslicher Verfärbung der Schleimhaut einhergehende Prozess, welchen man besser als Plaquesnarben bezeichnet.

Durch diese Verwirrung in der klinischen Begriffsbestimmung ist es wohl auch verständlich, dass man der Syphilis die wesentlichste Rolle in der Aetiologie der Leukoplakie zuwies. Davon kann nach meinen eigenen Erfahrungen gar keine Rede sein. Im Gegenteil scheint mir nach meinen Erfahrungen die Schädlichkeit des *Rauchens* als erste Ursache in der Erzeugung der Leukoplakie in den Vordergrund zu treten. Die Syphilis schafft aber ebenso wie die Ichthyosis und die Psoriasis vulgaris nur den prädisponierenden Boden, auf welchem nun die auslösende Schädlichkeit des Rauchens sich einstellt und die Leukoplakie gedeiht.

Im Hintergrunde der Leukoplakie schwebt oft das Gespenst eines Carcinoms. Erklärlich ist dies aus der *Anatomie*. Denn schon im Beginne ist, wie ich mich an vielfachen mikroskopischen Präparaten überzeugen konnte, das Rete stark gewuchert mit den deutlichen Zeichen der Akanthose und einer altération cavitaire der Zellen. Dabei findet sich keine Spur von leukocytärer Infiltration, ein Zeichen, dass die Hyperplasie der Zellen ohne jede Entzündung einhergeht. Dies ist um so erstaunlicher, als in der Hornschicht, im Rete und im Corium eine Unmenge von Streptobazillen vorhanden sind, welche aber wohl nur als accidentelle Beimischung ohne jede Spur einer pathogenen Bedeutung aufzufassen sind. Im Corium selbst fehlt jede Reaktion. Erheblichere Leukocytenansammlungen, sowie Plasmazellen sind nicht vorhanden und die wenigen im Corium befindlichen Mastzellen sind hauptsächlich in der Umgebung der Gefässe gelagert.

Je mehr Präparate man durchforscht, desto mehr überzeugt man sich, dass die Veränderungen im submucösen Gewebe äusserst geringfügig sind und hauptsächlich die Schleimschicht betätigt ist. Während normalerweise das Plattenepithel der Mundschleimhaut deutliche Kerne zeigt, prägt sich die abnorm starke Verhornung der Leukoplakie darin aus, dass im Plattenepithel die Kerne fehlen und dadurch eine Annäherung an das Stratum corneum der äusseren Haut stattfindet. Besonders schön tritt dies bei einer Kombination der Weigert'schen Elastinfärbung mit Pyrozin hervor. Das Plattenepithel mit seinen ungefärbten Zellen hebt sich durch seinen hellen Farbenton von der kolbigen Wucherung des Rete mit seinen zahlreichen, rote Kerne enthaltenden Riffzellen deutlich ab. In späteren Stadien, wie z. B. aus einem Präparate zu dem zweiten Teile meines dermato-histologischen

Atlas (Leipzig, Barth, 1906) hervorgeht, nimmt diese Keratose zuweilen grosse Dimensionen an.

An denjenigen Stellen, wo die Leukoplakie in Form dieser abnormen Verhornung beginnt, stellt sich zugleich ein anderer merkwürdiger Vorgang ein. Die in der normalen Schleimhaut vorhandenen Zellen des Stratum granulosum mit ihrem reichlichen Gehalt an Keratohyalin hören an den Stellen, wo die Leukoplakie beginnt, ganz plötzlich wie abgeschnitten auf. Besonders deutlich tritt dies bei der van Gieson-Färbung hervor.

An diesen Stellen sieht man bei Elastinfärbungen, dass in der Tiefe des submucösen Gewebes das elastische Fasersystem vollkommen gut erhalten ist. Aber in den oberen Teilen des submucösen Gewebes, im Papillarkörper dicht unterhalb des Rete hat man den Eindruck, als ob hier das elastische Gewebe sehr stark rarifiziert ist und an manchen Stellen sogar völlig fehlt. Kein Wunder, wenn hierdurch die Widerstandskraft des Collagens noch geschwunden ist, und wenn es von der atypischen Epithelwucherung leichter wird, Fuss an Bindegewebe zu fassen. Die Folge davon ist alsdann die Entstehung des Carcinoms.

Therapeutisch verbiete ich daher das Rauchen absolut und beschränke mich darauf, Gurgelwasser zu verordnen. Eine antisyphilitische Therapie ist nicht nur zwecklos, sondern oft sogar schädlich. Ich perhorresziere jede aktive Therapie, die die Verwendung des Paquelin oder irgend eines anderen starken Causticums oft reizt und daher die Carcinombildung befördert.

Comptes Rendus des Séances

Présidence: MM. L. de Freitas Freire et Zéphirino Falcão

M. L. DE FREITAS VIEGAS: Mes collègues du Comité de cette Section m'ont chargé de vous faire savoir qu'il faut nommer le bureau destiné à la direction des travaux pendant les séances de cette section. Ils m'ont chargé aussi de vous faire connaître leur vive joie en voyant ici représenté tout ce qu'il y a de grand dans la dermatologie et la syphiligraphie moderne. Cette mission constitue pour moi un grand honneur. Permettez-moi de m'en acquitter sans phrases.

J'espère que l'illustre assemblée se prononcera tout de suite, indiquant les noms du président et des secrétaires du bureau définitif.

Obéissant au vœu de l'assemblée, je prends cette honorable présidence. Le choix est tombé sur un nom presque inconnu de vous et la charge est trop lourde pour une épaule aussi faible. Je ne suis rien qu'une conscience, et ma conscience me fait voir ma faiblesse, mais, à la fois, je comprends votre droit de me nommer et mon devoir d'obéir. En acceptant je vous remercie de tout mon cœur de l'honneur que vous avez bien voulu me faire.

Messieurs, en ce moment, mon cœur tressaille de joie et d'émotion. De joie, parce que nous sommes bien heureux d'avoir parmi nous, dans notre petit pays, ce qu'il y a de plus illustre dans le monde médical. D'émotion, car je vois au milieu de vous et sous ma présidence quelques-uns de mes plus chers professeurs que j'ai entendus autrefois, au temps de ma jeunesse, et que je revois maintenant après tant d'années, avide d'entendre une fois encore leurs paroles, qui ont guidé mes premiers pas en dermatologie. Ceci me rend bien heureux et en outre j'ai la joie de faire la connaissance de tant d'illustres confrères.

Vous êtes venus, Messieurs, de tous les pays que le progrès
a fait grands et respectés, dans ce petit Portugal où vous rencon-
trerez les hommes et la nature se donnant la main pour bien
vous recevoir, pour vous montrer leur affection et leur cordialité.
Et voilà tout ce que nous pouvons vous offrir.

De vous, nous attendons bien plus. De vos études approfon-
dies, de votre orientation scientifique, il faut espérer le succès de
notre section; et je n'ai pas peur qu'il ne soit pas complet. Et si
vous voulez que je vous donne un gage de cette affirmation, je
vous dirai que je vois parmi vous de véritables vieilles gloires en
dermatologie, que le monde scientifique a couronnées depuis longtemps; je vois aussi de jeunes renommées qui s'affirment tous
les jours, marchant sans cesse dans la voie du triomphe. Des unes
et des autres, nous connaissons les chefs-d'œuvre.... Les énumérer est inutile; à quoi bon me faire le plagiaire de la mémoire
publique? Ces chefs-d'œuvre sont connus de tous, les noms des
auteurs sont universels.

Il ne me reste plus qu'à attendre la confirmation de mon propos, et entre-temps je vous salue au nom de tous les dermatologistes portugais, au nom de tous les médecins lusitaniens qui con-
naissent déjà votre illustration, au nom de ce bon peuple qui se
sent fier d'avoir de si nobles hôtes. Et ce salut n'est pas un
banal compliment d'habitude; il est sincère, plein de tout l'enthousiasme du cœur portugais, méridional par sa position géographique, ouvert comme la mer qui baigne ses côtes, enthousiaste comme le chant de l'hirondelle sous ce soleil d'avril.

Messieurs, la séance est ouverte.

Le bureau de la Section est confirmé dans sa charge.

Sont élus présidents d'honneur de la Section: MM. R. Crocker, A. Neisser, Ch. Allen, Hansen, Unna, Hallopeau, Zambaco
Pacha, Finger, Fournier, Metchnikoff et Zeferino Falcão.

M. FREITAS VIEGAS: C'est pour moi un grand plaisir de proposer à l'assemblée d'ajouter le nom de M. le dr. Zeferino Falcão
à la liste des présidents d'honneur. Ce cher confrère n'a pas
voulu, pour des motifs tout à fait particuliers, rester à la présidence du bureau de cette Section. J'espère que l'assemblée voudra
bien me suivre dans ce témoignage envers notre estimable confrère.

M. ZEFERINO FALCÃO: Messieurs, je vous remercie infiniment

de la haute distinction que l'assemblée vient de m'accorder en me nommant président d'honneur et en me confiant la présidence de la séance.

Je vous dois quelques explications que je désire voir reproduites dans les comptes-rendus de la Section.

En acceptant la charge de président du Comité organisateur de la Section de Dermatologie et de Syphiligraphie du XV Congrès International de Médecine, mon intention était de résumer les discussions théoriques, et de développer largement les *séances des choses*, en faisant des présentations de malades atteints de maladies rares, ceux dont le diagnostic serait douteux ou ignoré, et encore ceux qui se prêteraient à affirmer ou à contrarier les idées émises dans les travaux des auteurs, en faisant accompagner ces présentations de l'exposition des pièces justificatives.

Je désirais encore attirer votre attention sur la technique des applications thérapeutiques, en vous en présentant quelques-unes dans leurs plus minutieux détails, puisque le soulagement des malades doit être le but principal de ces réunions, et vous n'ignorez pas que la guérison revient pour la plus grande part aux soins apportés dans l'application du médicament.

Enfin, je désirais rendre notre Section le plus pratique possible, pour que, en retournant dans vos pays, vous puissiez emporter, avec un agréable souvenir de votre séjour parmi nous, l'autre souvenir plus durable d'avoir assisté à quelque chose d'utile.

Lorsque j'ai pris possession de ma charge, j'ai exposé mes idées au Comité exécutif du Congrès, et, dans la séance de janvier 1904, la proposition de demander au gouvernement les moyens matériels de les réaliser fut présentée par un de ses membres les plus distingués et approuvée d'une commune voix.

Étant éloigné des services hospitaliers, à cause de ma santé, et aucun service interne spécial de dermatologie n'existant alors, le médecin directeur des hôpitaux fut prié par le Comité exécutif, en novembre 1904, de mettre à ma disposition et sous ma direction une salle, afin d'y placer les malades dignes d'intérêt pour le Congrès, au fur et à mesure qu'ils se présenteraient.

La fin de 1904 et toute l'année 1905 se sont passées en pourparlers, et seulement le 19 janvier 1906 on m'a fait savoir que la salle Saint-Sébastien était destinée au service de la dermatologie.

C'était trop tard; on ne trouve pas des malades dignes d'un intérêt spécial, quand on le veut, il faut les chercher et les attendire pendant une longue période. Cependant, dans l'intention de contribuer au succès de la Section, en luttant jusqu'à la dernière heure, je me suis présenté au service, et à ma grande surprise je ne trouvai dans la salle que des malades communes, ne relevant pas de la dermatologie, et pendant mon séjour d'un mois et demi dans ce service aucun malade atteint de dermatose n'y fut envoyé!

La demande faite au mois de novembre 1934 ayant été ainsi éludée, dans ses résultats, et la proposition approuvée par le Comité exécutif du Congrès n'ayant pas eu de suite, je me suis trouvé dans l'impossibilité de réaliser mon plan.

Dans ces conditions, les travaux de la Section ne pouvant être organisés selon les préceptes de la science moderne, et en harmonie avec la manière pratique des réunions antérieures, que je désirais rendre, si possible, encore plus large, j'ai résolu de donner ma démission de président de la VIII Section du Congrès.

Je crois en avoir dit assez pour que vous puissiez juger ma conduite, et que vous puissiez vous expliquer le motif pour lequel, en lisant dans les bulletins du Congrès mon nom à la tête de la Section de dermatologie et de syphiligraphie, vous ne me voyiez pas occuper la présidence à l'ouverture de cette séance.

Je pense qu'aux honneurs correspondent des devoirs et que, quand on ne peut pas, même en dépit de sa volonté, s'acquitter de ses obligations, les honneurs doivent être déclinés.

Je l'ai fait avec le plus grand regret, mais aussi avec la tranquillité de conscience qui dérive du devoir accompli.

Je termine, mes chers confrères, en vous souhaitant à tous la bienvenue et en faisant des vœux pour que les résultats de notre réunion soient des plus profitables pour la science et l'humanité.

Hérédité syphilitique

Par M. PAUL-LOUIS GASTOU, Paris (v. page 145).

DISCUSSION

M. HALLOPEAU. Il nous est impossible de discuter avec les développements qui seraient nécessaires le remarquable rapport de M. Gastou. Il est un seul point sur lequel je voudrais exprimer une opinion différente de celle qu'a émise mon excellent collègue et ami. Je ne puis admettre l'existence d'une hérédité syphilitique. Suivant moi, la transmission de la maladie doit se faire nécessairement par la voie du spirochète aussi bien à la seconde qu'à la première génération.

Il s'agit du développement du parasite dans l'embryon, les déformations ultérieures n'en sont que les conséquences deuteropathiques.

La dent d'Hutchinson et les érosions satellites

par M. Charles Cardereau, Paris

Pour beaucoup la dent de Hutchinson serait la signature de la syphilis, pour Hutchinson notamment, elle en est la preuve formelle. Cette opinion ne peut être soutenue sous cette forme. Ce qu'il y a de *vraiment caractéristique, d'essentiel dans cette lésion, c'est son siège constant sur le bord libre d'une dent, toujours ou presque toujours la même.* Si l'on se rappelle que, ainsi que je l'ai démontré (Société de stomatologie de Paris, janvier, février, mars 1906), l'érosion est due à une action toxique sur les adamantoblastes non encore calcifiés; que cette altération cytologique, due le plus souvent, sinon toujours, à la toxi-infection, est commandée à la fois par l'intensité de la maladie causale et *par l'âge du follicule au moment où cette cause intervient,* il est facile de se rendre compte qu'une maladie ne peut pas choisir à son gré le siège de ce follicule. Le seul caractère que l'on puisse invoquer, la seule raison logique que l'on puisse donner pour expliquer l'aspect de la lésion, n'est certes pas la *nature* de la cause morbide, mais seulement *l'instant* où cette cause a exercé son action. Avec ce que nous savons, il est presque puéril d'avancer que si, la dent ayant sa couronne aux trois quarts formés, une poussée de syphilis se déclare, ce ne sera pas la dent de Hutchinson que nous observerons, mais bien *un sillon siégeant aux trois quarts de la couronne.* Inversement, que survienne une maladie infectieuse, tout au début de la formation coronaire de l'incisive, cette maladie, qui à 3 ou 4 ans se serait inscrite par une érosion en sillon, déterminera à ce moment une encoche Hutchinsonienne. Il y a là une nécessité matérielle évidente. Cela est donc une question de *chronologie* et non point une question de *spécificité.* Il est d'ailleurs évident qu'ici comme toujours, suivant la durée et l'intensité de la maladie causale, les lésions seront plus ou moins prononcées.

Cette considération nous permet de comprendre la forme de la dent incriminée et de ses principaux caractères. Voici la dent incisive qui commence à peine à se calcifier ou même qui est encore assez éloignée de ce début; une cause morbide surgit qui trouble à la fois la texture et le développement des adamantoblastes et les surprend, les fixe en quelque sorte, avec leurs altérations pathologiques. Cette région altérée, ce sont la lamelle aplatie, le moignon informe si souvent observés. A partir de ce moment la cause cesse d'agir, la dent reprend son évolution, et chacun des éléments qui la composent retrouve ses fonctions normales. Mais la partie du bord libre, ayant subi l'injure indélébile ne peut suivre ce mouvement et il en résulte que, bridés à ce niveau par une cicatrice, les tissus sains doivent contourner le tissu lésé, le déborder pour reprendre leur développement normal (détermination de l'aspect en coup d'ongle), et que par suite la dent entière, pour arriver à ses dimensions habituelles, doit forcément prendre la forme ovoïde en tournevis. Et l'ensemble de ces caractères constituera la dent de Hutchinson typique.

Mais comme la maladie causale peut survenir après le début de la calcification, les lésions seront variables suivant qu'elles se rapprocheront ou seront davantage éloignées de ce début. Ainsi, s'il y a déjà 1 ou 2 millimètres du bord libre ayant bénéficié des premières couches de dépôts calcaires, il est évident qu'il ne peut plus y avoir le même moignon irrégulier. Le bord libre étant fixé dans sa forme sinon dans ses dimensions normales, le sillon de séparation ne saurait plus être incurvé en coup d'ongle, il ne peut plus être que *régulièrement transversal*. La dent n'étant plus bridée à sa partie libre n'a plus de raison de devenir ovoïde, *et voilà une dent de Hutchinson qui n'est déjà plus la dent de Hutchinson*. Or, à quel moment précis cessera-t-elle de l'être?

C'est en raison de ce caractère variable que l'on ne sera jamais d'accord sur ce qu'il faut entendre par «dent de Hutchinson».

Je le répète, toutes ces différences, tous ces degrés, sont une simple question de chronologie. Cette considération seule permettra de juger et d'expliquer ces diverses modalités et ces aspects différents. Si cette proposition est exacte, s'il est vrai que la syphilis ne peut choisir une dent, il faut évidemment que *toutes les dents qui évoluent en même temps que l'incisive centrale supérieure soient frappées d'érosion*, ainsi que dans tous les autres cas d'érosions essentielles. Or, c'est ce que l'observation démontre avec évidence. Les incisives latérales supérieures ont une évolution un peu plus tardive que les centrales supérieures. Cela explique qu'elles soient parfois indemnes. Mais combien de fois ne les observe-t-on pas à côté des dents de Hutchinson? La première grosse molaire, la dent de six ans, commence son évolution vers le sixième mois de la vie intra-utérine, elle est donc en pleine calcification lorsque se forme le bord des incisives centrales. Que se passe-t-il donc pour elle? Echappe-t-elle à l'action de la syphilis?

Pas du tout. Chaque fois que l'incisive supérieure présente la lésion en coup d'ongle, la première grosse molaire à son tour offre sur sa face libre l'aspect dit en «gâteau de miel».

La même maladie agissant au même âge provoque sur ces deux dents des lésions d'aspect différent à cause de la forme de l'organe et du degré de son évolution.

L'érosion de la surface libre de la dent de six ans a donc exactement la même valeur diagnostique que la lésion de la dent de Hutchinson. Aussi MM. Hallopeau et Edmond Fournier sont-ils parfaitement fondés à la considérer comme caractéristique de la syphilis. *Si l'une l'est, il n'y a pas de raison pour que la seconde ne le soit pas.* Malgré tout, Hutchinson n'a jamais attaché d'importance à l'érosion de la première molaire. «Ce n'était pas sa dent.» Nous avons vu que certaines dents de lait n'avaient pas terminé leur évolution coronaire au moment de la naissance. Si la dent de Hutchinson se forme dans les premières semaines qui la suivent, il faut admettre, comme nous l'avons démontré pour la dent de six ans, que ces dents de lait peuvent, doivent même subir l'action morbide et présenter des érosions.

Je dois à l'obligeance de M. Gires un moulage précieux puisqu'il nous montre à la fois des dents de Hutchinson typiques portant également sur les quatre incisives du bas, coexistant avec des dents de six ans en «gâteau de miel», et des *sillons* portant à peu près sur la couronne des canines et des deux molaires de lait. Ce cas est du plus haut intérêt, car nous y surprenons la *même cause morbide produisant, ici une lésion considérée comme spécifique, là une autre moins importante pour beaucoup,* plus loin encore, *une altération banale sans caractère diagnostique. En réalité, la cause était la même, les effets sont divers en raison de l'évolution chronologique différente de chacune de ces dents.* M. Chompret possède également plusieurs moulages montrant l'existence simultanée de la dent de Hutchinson, de premières grosses molaires en gâteau de miel, d'érosions portant sur les canines et surtout les molaires de lait.

Mais au même titre que la dent de Hutchinson, au même titre que la dent de MM. Fournier et Hallopeau, l'érosion des molaires de lait peut être invoquée comme probabilité de syphilis.

Elle a même ceci de particulier, c'est que, *plusieurs années avant la sortie des incisives et de la dent de six ans, elle permet* presque à coup sûr de prévoir l'érosion de ces dernières. Une érosion des canines et molaires de lait occupant la partie moyenne ou inférieure de la couronne sera due à une cause postérieure à la naissance qui n'a pas de raison pour laisser indemne les autres dents en évolution à cette époque, c'est-à-dire, les incisives et les dents de six ans, à moins d'un retard considérable dans l'évolution de ces dernières. *Elle est la lésion la plus précoce et dans quelques cas la plus importante, puisque quatre ou cinq ans avant l'apparition de la dent de Hutchinson elle permettra de démasquer la syphilis héréditaire ou la maladie grave du premier âge.* La valeur diagnostique de l'érosion des canines et molaires de lait, le lien qui la rattache aux érosions considérées comme spécifiques de la syphilis, n'ont jamais, je crois, été signalés.

C'est sans doute qu'en raison de la fragilité des dents sur lesquelles elles siègent, des caries plus précoces en cas d'érosion, et aussi parce que ces dents disparaissent entre 10 et 11 ans, elles ont été rarement observées. C'est aussi parce que l'on a rarement à s'occuper des dents de lait, toujours et injustement négligées, et enfin parce que l'attention ne s'était point portée encore sur ce point spécial. Pour la rechercher il faudra donc se rappeler qu'à la naissance la couronne des canines et molaires de lait n'a pas encore achevé son évolution, et que par suite ces dents peuvent et doivent subir l'action des maladies qui surviennent dans les tout premiers mois de la vie.

En somme, la dent de Hutchinson ne peut pas être spécifique par elle-même. Elle tire ses caractères de la précocité de la cause morbide agissant après la naissance. D'après ce que nous savons de l'évolution des incisives supérieures, elle pourrait se produire dans le cours de la première année. Mais il est bien probable, d'après les observations cliniques, que c'est surtout dans les six premiers mois que la lésion se forme. Plus la cause morbide sera rapprochée de la naissance et par suite agira sur un follicule moins développé, et plus caractérisée et typique sera l'érosion.

Sans les considérations précédentes, il serait troublant d'entendre des chirurgiens comme M. Fournier, comme M. Hallopeau, déclarer qu'ils n'ont jamais observé cette dent que chez les syphilitiques héréditaires. Ici, encore malgré la contradiction apparente, c'est la chronologie qui va nous dire pourquoi leur opinion est le plus souvent fondée.

Nous avons émis l'opinion que la lésion de la dent de Hutchinson se produisait le plus souvent dans les six premiers mois après la naissance. Or, à cette période de la vie, les fièvres éruptives sont rares. D'autre part, toute maladie suffisamment grave pour léser le follicule entraînera le plus souvent la mort de l'enfant. Ainsi en est-il de la péritonite des nouveau-nés, de l'ictère infectieux, de l'érysipèle du cordon, etc. La bronchite capillaire, l'athrepsie, ne pardonnent pas non plus. La syphilis héréditaire est grave elle aussi, elle entraîne souvent l'avortement. En outre, sur 100 enfants atteints de syphilis héréditaire, la mortalité serait de 68 %, d'après Fournier. Pourtant, lorsque l'enfant ne vient pas au monde avec des lésions viscérales profondes, la survie est possible. Et c'est précisément entre la naissance et le sixième mois qu'éclatent les accidents syphilitiques. Trousseau disait que les accidents héréditaires chez l'enfant sont rares avant le deuxième mois et après le huitième. Pour M. Gastou, si, passé le quatrième mois, il ne se montre rien, c'est que l'enfant a échappé à la contagion. Et cette époque est bien celle qui permettra à la syphilis de créer la dent de Hutchinson.

C'est ainsi que se justifie presque, chaque jour, l'opinion de MM. Hallopeau et Fournier. Pourtant il faut noter une cause d'erreur qui peut fausser ou exagérer leurs statistiques: syphiligraphes renommés, ils ont toutes les raisons de voir les *syphilitiques porteurs d'érosions*, mais ils n'ont pas les mêmes d'observer les *porteurs d'érosions qui ne sont pas syphilitiques*. Leur spécialisation entraîne dans leur clientèle, tant privée qu'hospitalière, une sélection évidente dont il faut tenir compte.

Si donc, en elle-même, la dent de Hutchinson n'est pas spécifique, il faut reconnaître néanmoins que, en fait, elle révèle le plus souvent la syphilis héréditaire.

Si, d'autre part, on parvient à relever un jour sur les dents des *altérations caractéristiques de la vérole* (et la chose n'est pas impossible), ce ne seront point les caractères de la dent de Hutchinson que l'on devra invoquer. Ces derniers ne portent en effet que *sur les incisives centrales*, tandis que, s'il y a vraiment des caractères spécifiques, ils devront être communs à *toutes les dents qui évoluent en même temps* (dent de six ans, molaire de lait) et qui sont frappées avec elles ainsi que je viens de le démontrer. Ainsi s'affirmera à nouveau l'importance de la *co-existence constante* des érosions des dents de lait que je viens de décrire avec la dent de Hutchinson. En réalité, il n'y a pas *une* dent de Hutchinson, mais un véritable syndrome dentaire portant sur cinq et parfois sur six dents différentes. *Ces dents sont les satellites constants de la dent de Hutchinson.*

L'avortement de la syphilis par le traitement intensif

Par M. DUBOT, Bruxelles (v. page 251).

DISCUSSION

M. NEISSER : Si je voulais discuter tous les points que le dr Dubot a abordés dans sa communication, il me faudrait reprendre tout le traitement même de la syphilis.

A propos du traitement chronique intermittent, comme le comprend M. Dubot, je ne suis pas de son avis. Je trouve que son traitement est chronique, mais non pas intermittent, car les séries d'huile grise qu'il injecte sont très longues, mais pas assez énergiques et il ne mercurialise pas, à mon avis, d'une façon assez intense ; il ne porte pas des coups assez rapides, comme je l'obtiens avec le calomel.

Quant aux résultats exposés par notre confrère, ils sont pour ainsi dire trop beaux ; j'avoue ne pouvoir en présenter d'aussi remarquables. Cependant, du moment que le dr Dubot nous les rapporte, cela est. Peut-être est-il tombé sur une bonne série, sur des cas bénins. En tous cas, il faut attendre pour pouvoir parler de traitement abortif, que la bactériologie nous permette d'affirmer la guérison.

M. LÉVY-BING. Je ne veux répondre que quelques mots et à M. Dubot et au prof. Neisser.

En ce qui concerne le traitement intensif de la syphilis, il y a tout avantage et aucun inconvénient à administrer de fortes doses de mercure et dès le début de la maladie, alors que l'infection est en train de se généraliser.

Nous injectons des doses de 10 à 14 centigr., couramment, chez des femmes jeunes et d'un poids peu élevé. Mais nous ne faisons que des séries de 6 à 8 injections à raison de une par semaine, pour laisser au mercure le temps de s'éliminer ce que nous vérifions d'ailleurs par des analyses d'urines faites de 8 en 8 jours.

Quant au traitement abortif de la syphilis, c'est là une grosse question et j'avoue n'être pas tout à fait aussi optimiste ; ne voyons-nous pas souvent des malades qui n'ont jamais suivi le moindre traitement et ne présentent cependant pas le moindre accident, pendant des années, et qui, au bout de 15 ou 20 ans, ont un accident tertiaire grave. Il faudrait donc pour parler de traitement abortif, suivre des malades pendant fort longtemps, 15, 20 ou 25 ans, ne les traiter que par des injections, pour être en droit de conclure ; c'est ce que fait un de mes confrères, M. le dr Barthélemy, qui a déjà réuni 100 observations de malades, traités uniquement par des injections d'huile grise et qui depuis 15 ans au moins n'ont jamais présenté le moindre accident tertiaire.

Quant aux accidents causés par l'huile grise, et dont on parle souvent, j'avoue que je ne les connais pas ; je n'ai jamais eu d'abcès et, sur plus de 20 000 injections d'huile grise que le dr Barthélemy et moi avons faites, nous n'avons jamais observé ni abcès, ni même d'induration. Quant à la douleur, elle n'existe pas. Il faut pour cela employer une bonne technique, une huile grise à 40 %, bien préparée, et en suivant bien les principes que nous avons posés ailleurs, on ne doit voir survenir aucun accident. On ne peut en dire autant du calomel, qui est souvent très douloureux et qui, une ou deux fois sur 100 en moyenne, provoque des abcès aseptiques.

Quant à l'action du calomel et de l'huile grise, elle est absolument comparalie, mais comme leur contenance en mercure est différente, il faut tenir compte, dans les doses à injecter, de cette différence.

Enfin, la bactériologie de la syphilis va peut-être nous permettre de vérifier dorénavant l'état de guérison d'un malade, mieux que l'observation clinique seule, qui est souvent insuffisante.

M. HALLOPEAU : C'est à tort que M. Dubot affirme que M. Fournier n'emploie pas un traitement intensif ; il donne le mercure à la dose maxima qui peut être tolérée. Il faut s'en tenir rigoureusement à cette manière d'agir ; autrement, on peut provoquer des accidents des plus graves et même la mort.

Je considère les doses élevées préconisées par M. Dubot pendant un laps de temps considérable, comme dangereuses.

M. BARRY : Je partage l'avis du professeur Neisser sur la nécessité d'un traitement intermittent. Je me permets de rappeler ici que ces indications thérapeutiques ont été formellement posées par le professeur Fournier et il n'est que juste de proclamer que nous nous inspirons tous des règles qu'il a établies. Il faut, pour être efficace, a-t-il dit, qu'un traitement soit prolongé, intermittent et administré à dose suffisante. La notion de la dose active, suffisante tout au moins, n'est donc pas une notion récente. Certes, les méthodes employées depuis quelques années avec tant de succès lorsqu'il s'agit d'effacer rapidement une manifestation syphilitique banale ou lorsqu'on veut triompher d'une lésion grave par sa localisation ou son allure ou même simplement tenace et rebelle à un traitement ordinaire ont naturellement conduit les syphiligraphes à rechercher l'emploi de ces méthodes dites intensives, afin de juguler la syphilis dès sa naissance et étouffer, pour ainsi dire dans l'œuf, les premières manifestations de la maladie. Je suis de ceux qui pensent que le malade bénéficie de cette intensivité thérapeutique non seulement dans les premières étapes de sa maladie, mais encore, et surtout peut-être, dans les stades éloignés. En d'autres termes, je partage pleinement l'avis de M. Dubot, déjà exprimé ailleurs par M. Jullien et d'autres syphiligraphes sur l'utilité d'un traitement intensif au début. Je n'oserais, toutefois, le proclamer abortif car ce terme a quelque chose de trop absolu, en ce sens que je ne crois pas un pareil traitement capable d'enrayer radicalement en toutes circonstances les manifestations secondaires précoces ou tardives. J'ajoute même que, malgré lui, la syphilis peut revêtir chez certains sujets prédisposés par un terrain défectueux ou des associations morbides qui échappent à notre contrôle un caractère malin, qui ne cède qu'à une thérapeutique, non seulement intensive, mais encore prolongée dans de telles proportions qu'il serait vraiment téméraire de lui donner le qualificatif d'abortive. Disons donc simplement qu'un traitement intensif rigoureusement appliqué dès le début du mal constitue la meilleure des garanties pour l'avenir du syphilitique et qu'il l'immunise incontestablement dans la presque totalité des cas contre les graves échéances tertiaires.

Je ne saurais critiquer l'emploi que M. Dubot fait de l'huile grise pour atteindre ce but. Je pense qu'aucune des critiques dirigées contre cette méthode de traitement et contre la préparation elle-même n'est fondée.

M. Hallopeau vient de faire une allusion aux accidents graves que l'on aurait constatés récemment à la suite de l'administration d'huile grise à des malades. Qu'il me permette de lui dire que ces faits ont retenu l'attention des partisans de cette méthode et qu'il leur a été particulièrement facile de se convaincre, après enquête, que pareils accidents n'ont été dus qu'à une certaine imprévoyance des médecins traitants (par exemple, oubli de la vérification de l'intégrité rénale, ce qui est indispensable quand on veut faire usage de préparations insolubles et surtout à leur ignorance absolue de la teneur mercurielle de la préparation employée et de la dose à laquelle il convient de l'administrer. J'ai également rencontré souvent chez des malades traités en ville des accidents d'intoxication mercurielle très offensants quoique moins graves que les cas rapportés par M. Hallopeau. Dans tous les cas sans exception, j'ai relevé ou l'extraordinaire négligence d'un malade ignorant totalement l'usage de la brosse à dents ou l'imprudence d'un médecin insuffisamment renseigné, injectant un demi centimètre cube ou même un centimètre cube tout entier d'une préparation dosée pour être injectée à une dose quatre ou cinq fois moindre. Pour ma part, depuis les longues années que je fais de cette préparation un usage courant, je n'ai pour ainsi dire jamais souffert d'inconvénients sérieux, en dehors de quelques nodosités et des accès fébriles passagers imputables à des causes diverses que j'ai étudiées autre part, lesquels n'offrent d'ailleurs, aucune gravité. J'ai tiré de cette méthode, au contraire, des effets thérapeutiques très satisfaisants et en raison de sa tolérance parfaite et des nombreuses commodités qu'elle présente pour le malade, j'en ai fait véritablement le traitement de fond de la maladie.

Toutefois, je préfère avoir recours à une autre méthode dès l'apparition des premiers accidents de la syphilis et voici pourquoi. Il m'est apparu clairement que, si l'huile grise était un bon curatif, elle était surtout un excellent préventif. Je lui reproche d'une part sa lenteur relative d'action en présence d'accidents bénins et son efficacité modérée en présence d'accidents graves. Son utilisation est parfois lente. En revanche, elle est prolongée. Son élimination après une accumulation d'ailleurs bien tolérée n'est pas aussi rapide que celle des sels solubles. D'où son action à longue portée sur l'organisme et le rôle préventif que je lui attribue surtout. Il en est tout autrement pour les préparations solubles et notamment pour le benzoate de mercure que j'emploie de préférence. L'élimination très rapide de ces préparations, leur action que je juge transitoire et passagère, et surtout leur incommodité en raison des injections quotidiennes qu'elles nécessitent, ne permettent guère d'en faire un traitement de fond. En revanche, leur efficacité thérapeutique extraordinaire, la rapidité parfois foudroyante avec laquelle elles effacent les premières manifestations de la maladie en font une médication de choix pendant les premiers mois du traitement. J'estime, en effet, que grâce à elles les dangers de contagion sont réduits dans d'énormes proportions, et la disparition rapide des lésions apparentes et souvent offensantes procure au malade une quiétude morale et une confiance dans l'issue du traitement qui n'est pas sans constituer une aide précieuse pour le médecin et un gage de succès pour le long traitement qu'il entreprend.

M. MILIAN BRETER. Je ne peux pas comprendre comment on puisse déclarer qu'un syphilitique est débarrassé de sa maladie (maladie avortée) sans qu'une vingtaine d'années au moins se soient écoulées depuis l'accident primitif.

Tout le monde sait que des syphilitiques bien traités au commencement de leur maladie présentent beaucoup d'années après des manifestations évidentes de syphilis. Ça se voit moins souvent qu'autrefois, mais ça se voit encore.

Il est vrai que tous les cas de tertiarisme que j'ai observés moi-même étaient chez des individus peu traités ou même pas *traités du tout* au début de leur syphilis; il est vrai aussi qu'à l'heure qu'il est on traite la syphilis d'une façon bien plus énergique qu'autrefois, d'où l'espérance légitime d'avoir pour l'avenir beaucoup moins de syphilis tertiaires graves (aujourd'hui même on ne voit plus tant de personnes diffamées par la vérole; mais il n'est pas moins vrai que notre illustre confrère, M. le dr. Debot, ne peut pas nous garantir que ses malades, malgré le traitement vraiment sérieux et bien dirigé, ne présenteront pas dans une trentaine d'années, ou plus tôt, des manifestations spécifiques. Peut-il nous démontrer que chez ses malades tous les spirochètes seront anéantis pour de bon?

Quant à l'huile grise, je dois déclarer que je l'emploie avec enthousiasme depuis que j'ai observé les bons résultats obtenus par M. le dr. Levy-Bing à Saint-Lazare. Je l'emploie largement depuis plusieurs mois, titrée à 40 %, et toujours avec la seringue de Barthélemy.

Dans mon service de prostituées, j'arrive à des résultats excellents, sans provoquer la moindre douleur et jusqu'à présent, sans le moindre accident. Je fais pénétrer mon aiguille de 3 à 6 cm, à la partie supérieure de la région fessière avec la technique connue de tout le monde.

Je fais une injection par semaine et m'arrête provisoirement à la 5e parce qu'après, il est difficile d'éviter une stomatite.

M. Levy-Bing. Je ne veux pas allonger le débat sur l'intensité plus ou moins grande ou sur l'intermittence du traitement spécifique. Mais je désire attirer nettement l'attention des syphiligraphes sur la dénomination du traitement intensif proposé, laquelle me paraît éminemment dangereuse; il faut absolument rayer les mots «abortif» et «avortement». Nous sommes tous d'accord pour commencer le traitement dès le début. Mais le terme «avortement» pourrait faire supposer qu'il s'agit de suppression ou de guérison immédiate et complète de la syphilis; ce terme doit disparaître.

M. Bizard. Je répondrai d'abord quelques mots à M. le prof. Neisser pour me permettre de lui faire remarquer que, si j'emploie le traitement intermittent, ce n'est nullement dans l'esprit d'éviter l'accoutumance de l'organisme au mercure, mais pour laisser reposer les émonctoires.

Je ne crois pas à l'accoutumance de l'organisme vis-à-vis du Hg. Cette idée a germé dans le cerveau de ceux qui, employant de trop petites doses de Hg, ne voyaient pas sous cette influence rétrocéder les accidents et croyaient avoir trouvé l'explication de ce fait dans l'accoutumance au Hg. Prenons un cas rebelle d'une long emploi d'une dose modérée de médicament. Le jour où cette dose sera élevée à la vraie dose du symptôme, celui-ci rétrocédera immédiatement sans que pour cela il ait fallu employer une dose plus forte que celle qui eût été nécessaire sans le long emploi d'une quantité trop faible. Il n'y a donc pas d'accoutumance de l'organisme au mercure vis-à-vis du spirochète.

Je crois donc qu'il est sans importance de savoir si oui ou non il reste encore, dans l'organisme quelques atomes de mercure provenant de ma cure précédente.

Dans les résultats que j'ai présentés, il est de toute évidence que l'on ne peut plus invoquer le hasard des séries.

Me suis-je trompé dans quelques cas, c'est possible, admettons même que ce soit probable; mais, si j'ai fait erreur, cela n'infirme absolument en rien la valeur de mes conclusions, car mes expériences ont porté sur un trop grand nombre de cas.

M. le prof. Hallopeau est étonné que je n'aie pas eu d'accidents, et nous reporte vingt ans en arrière en invoquant encore des cas de mort. M. le dr. Emery a fait justice du cas apporté par notre confrère et a malheureusement choisi. Et il faut l'avouer, tous les cas semblables rapportés dans la littérature ne résistent pas à la critique.

Si je n'ai pas d'accidents, mêmes légers, c'est que je respecte scrupuleusement les contre-indications, que je scrute mon malade avant de recommencer la cure et je me garderais bien, par exemple, de commencer un traitement abortif chez un artérioscléreux avancé ou chez un albuminurique.

Jamais non plus je ne pratique une nouvelle piqûre sans avoir pratiqué une analyse d'urine.

Un point très important pour éviter les accidents locaux, c'est la perfection de la technique. Ne jamais pratiquer deux fois une injection à la même place et faire l'injection en deux temps.

Je me permettrai de vous rappeler ici une modification importante que j'ai apportée à la technique de l'injection d'huile grise.

Comme vous le savez, le tissu cellulaire sous-cutané ne supporte pas l'huile grise, il faut éviter soigneusement qu'aucune trace de mercure ne reste dans le trajet de l'aiguille.

Pour atteindre ce but, j'injecte à la suite du mercure une seringue d'air ou de sérum artificiel. Cette pratique a encore l'avantage de vider complètement l'aiguille du médicament qu'elle contient et ainsi elle n'est pas perdue pour le malade.

De tous les médicaments, je crois que le calomel possède le maximum d'énergie et il me semble que les résultats thérapeutiques observés sont les plus rapides avec lui. Aussi, si nous pouvons trouver un calomel indolore, je serai le premier à l'employer.

L'huile grise est toutefois très suffisante, employée aussi au début alors que les lésions syphilitiques présentent encore au mercure leur sensibilité initiale.

L'huile grise que j'emploie est celle à 40 %, et je crois qu'il serait avantageux que tous les syphiligraphes emploient la même concentration. Il serait aussi à souhaiter que la ponction lombaire entre franchement dans notre domaine, c'est une petite opération très facile, indolore, sans danger et je crois qu'avant de déclarer un malade guéri, nous devrons prendre l'habitude d'en fixer le côté diagnostic afin de nous rendre un compte exact de l'état du système nerveux central.

M. Lespinne trouve que le mot d'abortif est mal choisi. J'ai cependant déjà eu l'occasion de réfuter les arguments de M. Lespinne. Notre confrère oublie totalement que la méthode ne laisse éclore absolument aucune manifestation syphilitique secondaire, alors que toutes les autres méthodes donnent 100 % de récidives, comme le dit M. le prof. Fournier.

Une autre preuve que le titre d'abortif est exact dans les conditions que j'indique, c'est que cette méthode perd ses effets si on ne la pratique qu'après le développement de la roséole.

Il ne s'agit donc pas seulement d'un traitement intensif, mais d'une méthode qui évite la généralisation du mal, qui le contourne en quelque sorte sur place et qui triomphe de lui d'une manière complète.

C'est donc plus qu'un traitement intensif préventif et je tiens à conserver le terme que j'ai employé.

SÉANCE DU 21 AVRIL.

Présidence : MM. Freitas Viegas, Crocker et Neisser

Défense internationale contre la lèpre

Par M. G. A. Hansen, Bergen.

La lèpre est une maladie qui évolue si lentement et si insidieusement que nous ne connaissons pas ses premiers symptômes.

Je me souviens d'un malade avec la forme tuberculeuse, qui datait sa maladie de deux ans en arrière; mais déjà depuis 8 ans il avait eu, tous les printemps, une éruption de nœuds rouges et douloureux à la figure, aux bras et aux jambes, qui disparurent en été.

D'après la description, ces nœuds avaient l'aspect d'un erythema nodorum, et probablement un médecin aurait diagnostiqué cette maladie, s'il l'avait vu. Il aurait peut-être eu un soupçon de la lèpre, s'il avait connu cette maladie, mais le soupçon aurait certainement disparu en même temps que les nœuds.

Un autre exemple de la difficulté de diagnostiquer la lèpre : Il est arrivé récemment en Norvège qu'un malade a été traité pendant 2 ans par deux médecins pour une neurite périphérique; l'un des médecins connaissait la lèpre très bien, ayant été sous-chef de l'hôpital de Langsgard, qui contenait seulement des lépreux; l'autre médecin était un neurologue qui, lui aussi, connaissait la lèpre assez bien, mais aucun des deux n'a reconnu que le malade était atteint de la lèpre anesthésique.

Ces deux cas démontrent, d'après mon opinion, qu'il est parfois, probablement toujours, impossible de diagnostiquer la lèpre à des stades initiaux. Comment alors prévenir l'immigration de tels lépreux? surtout dans un pays où on ne connaît pas la lèpre auparavant et où il sera impossible de trouver des experts.

Il sera donc tout à fait inutile d'essayer de formuler des mesures internationales pour prévenir l'immigration des lépreux. La seule chose qu'on puisse faire c'est de surveiller les émigrants pendant des années, je voudrais dire une dizaine d'années, et quand quelqu'un se dévoile comme lépreux, instantanément le placer dans un hôpital pour le traitement.

Nous ne savons pas si la maladie, dans ses stades initiaux, est transmissible, mais même si c'était le cas, je crois que les transmissions ne seraient pas très fréquentes; mais il faudrait néanmoins surveiller les personnes avec lesquelles le malade a été en contact; et si cela est fait soigneusement on pourra isoler tous les cas aussitôt qu'ils surgissent. Alors la maladie ne se répandra certainement pas.

L'hérédité de la lèpre

Par M. Miguel Bagué Das, Blanes.

J'ai l'honneur d'apporter à la discussion du rapport officiel «L'hérédité de la lèpre» un matériel d'observations, net de toute prévention et en rapport avec le thème officiel énoncé.

Les cas de lèpre que nous remettons ci-joint sont propres à la localité où nous exerçons notre profession, et pour donner une idée approchée de leur distribution dans notre ville nous insérons un schéma topographique numéroté de leurs domiciles.

Notre ville, Blanes, compte une population de 5.500 habitants, elle appartient à la province et diocèse de Gérone, district judiciaire de Santa Coloma de Farnés, Catalogne, Espagne; elle est située au pied du mont nommé San Juan, dont le versant forme une plaine et une plage de la Méditerranée, siège de la ville qui est une des plus belles de la côte orientale.

Situation géographique de Blanes: latitude Nord 41° 40′, longitude Est du méridien de Greenwich 2° 47′.

Les douze numéros marqués dans le plan sont les maisons où nos lépreux ont demeuré, et avec elles sont compris tous les dix sept.

Il y a une maison avec quatre cas, deux autres avec deux cas chacune, et l'individu encore vivant qui fait dix-huit s'en est allé à un village voisin (Palafolls). Un résumé démographique des cas de lèpre qui ont eu lieu à Blanes, comprenant une période de trente ans, selon le registre de l'état civil de la ville, donnera une rapide idée de l'affaire, sur laquelle, par rapport à l'énoncé du thème, les commentaires sont inutiles.

De même, nous jugeons indispensable, pour bien considérer l'affaire, de présenter une note diagrammatique tracée par unités, avec sa corrélation, selon le plus prochain degré de parenté de tous les individus que nous étudions, et nous les considérons comme des preuves à l'appui de la thèse que l'on discute, en marquant l'hérédité de la maladie dans les lignes directes et chez les collatéraux.

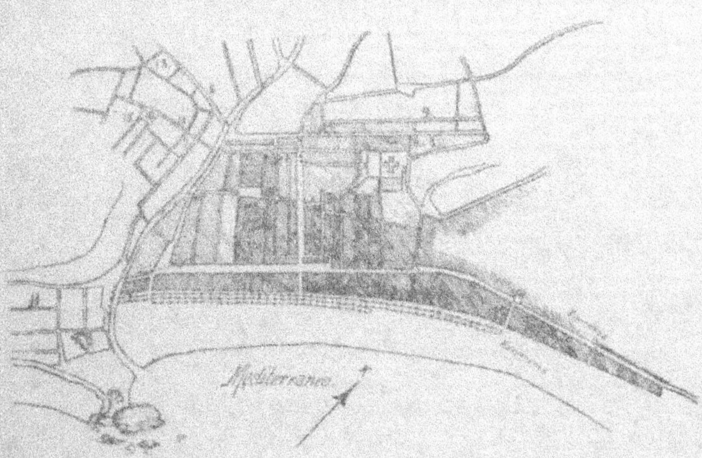

Schéma topographique du plan de Rivas, province de Gérone (Espagne)

CONCLUSIONS

I. La lèpre dans notre littoral maritime est généralement une maladie typique de famille. La filiation de la lèpre dans ses diverses manifestations et parmi les individus des trois séries, affirme l'idée de la transmission par héritage (consanguin) dans la ligne directe et dans les collatérales.

II. L'héritage de la prédisposition (terrain) est évident parmi les lépreux et leur proie, et dans ceux-ci la lèpre se propage par contagion directe et personnelle.

III. Parmi les individus non lépreux, mais compris dans les limites de l'héritage que nous étudions, on enregistre des maladies du sympathique: névroses centrales et tropho-vasomotrices; maladie de Basedow et angio et trophonévrose.

IV. Les premiers lépreux de la série observent et affectent des formes extérieures de la lèpre, franches et bien esquissées: la forme maculeuse et de tubercules de foyers circonscrits. Dans les restants, ils sont d'autant plus bas dans la série qu'ils sont plus éloignés du point d'origine, les formes se modifient et deviennent des types plus complexes et malins, puisque les malades succombent dans la période ascendante de la vie, de 25 à 40 ans.

Num d'ordre	Parenté	Prénoms et noms	Sexe et état		Âge	Profession	Domicile
			H.	F.			
1	Sœurs	J. Abril Vila		Marié	28	—	Contoliu
2	Frères	F. Abril Vila	Marié		37	Cultivateur	—
3	Père	J. Comas Litzet	Marié		60	Cultivateur	Arrabal 10
4	Mère	R. Torrents Camps		Marié	68	—	Arrabal 10
5	Fils	J. Comas Torrents	Marié		36	Cultivateur	Arrabal 10
6	Fils	J. Comas Torrents	Célib.		40	Cultivateur	Arrabal 10
7	Cousin germain	M. Roger Comas	Marié		45	Cultivateur	Antigua 14
8	Cousin germain	P. Roger Comas	Marié		40	Cultivateur	Palafois (cam
9	Cousine germaine	T. Roger Comas		Mariée	82	—	San Juan
10	Cousin second	M. Rivas Roger	Célib		30	Cultivateur	Arrabal 100
11	Cousine seconde	J. Funo y Ribas		Mariée	82	—	Arrabal 98
12	Frères	B. Gelabert Torruella.	Marié		75	Nig. nocturn.	Fornaca 8
13	Mère	P. Gelabert Torruella		Mariée	52	—	S. Pedro pesca
14	Fils	J. Augé Gelabert	Célib.		39	Pêcheur	S. Pedro pesca
15	—	A. Carles Roura		Mariée	45	—	S. Cayetano
16	—	T. Valenti Tor.		Mariée	65	—	P. Mollet
17	—	J. Roig Ros	Marié		43	Rentier	Esperanza 7
18	—	F. Pagés Tosas		Mariée	83	—	Mollet 8

V. Dans les cas peu nombreux séparés des séries il faut admettre la ligne de contagion et d'infection à la fois pour pouvoir expliquer leur filiation.

VI. Une étude médico-topographique internationale, à la manière d'un plébiscite scientifique, serait de grande utilité pour étudier la lèpre universelle et dans ses diverses manifestations, comme l'a fait dernièrement l'Allemagne pour le cancer.

VII. Les données que nous remettons ci-joint ont été compulsées dans les documents officiels du registre de l'état civil et paroissial de la ville, et les conclusions sont formulées sans forcer la déduction.

1	José Comas Litzet	} Pères
2	Rosa Torrent Camps	
3	José Comas Torrent	} Fils
4	Juan Comas Torrent	
5	Miguel Roger Comas	} 1ᵉ série
6	Pedro Roger Comas	} Frères
7	Teresa Roger Comas	
8	Miguel Rivas Roger	
9	Josefa Funo y Ribas	

1906 (trente ans) selon le registre civil de la ville

Sobriquet	Vivants	Morts	Diagnostic	Date de décès
Calellas		oui	Lèpre mutilante	18 Xbre 1881
Calellas		oui	L. éléphantisiaque	18 Fév. 1891
Musich	—	oui	L. maculeuse	13 Mars 1894
Bué	—	oui	Lèpre	10 Août 1898
Musich		oui	L. tuberculeuse	10 Dbre 1904
Musich	oui		L. mutilante	Hop. St. Lázaro, (Barcelona)
Jova rugera	—	oui	Goître exophthalmique (Basedow)	21 Juin 1901
Jova rugera	oui	—	L. tuberculeuse	
Jova rugera	—	oui	L. tuberculeuse	17 Juill. 1888
Mallbern	—	oui	L. medullaire	18 Avril 1903
Funov	oui	—	Syringomyélie lépreuse	
Albert		oui	L. tuberculeuse	11 Avril 1891
Diana	—	oui	L. tuberculeuse	15 Août 1883
Diana	—	oui	L. mutilante	12 Mars 1900
Metxa-Sant	—	oui	L. tuberculeuse	5 Juill. 1905
Capella	—	oui	Lèpre	11 Fév. 1906
Largo	—	oui	Lèpre	30 Stbre 1903
Borra	—	oui	L. éléphantisiaque	12 Stbre 1895

```
13.1 Romaso Gelabert Torroella . . . .  Frères  ⎫
14.2 Petronilla Gelabert Torroella . . . Mère   ⎬ 2e série
14.3 José Ange Gelabert . . . . . . . .  Fils   ⎭
14.1 Joaquina Abril Vila . . . . . . . .        ⎫
14.2 Francisco Abril Vila . . . . . . .  Frères ⎬ 3e série
15
16
17
18
```

NOTE. — Nous croyons que la seconde et la troisième série sont unies par l'héritage consanguin avec la souche de la première. Faute de temps nous ne pouvons pas le confirmer. La forme de lèpre qui les constitue assure et adillite la supposition de la préexistence d'autres cas de branche indivraduelle généalonemique qui établissent une gradation avec ceux que nous avons avant déjà, lesquels par le caractère mutilant et éléphantisiaque de sa lèpre nous considérons, en conclusion, comme des termes de série morbide.

Sur la rhinite lépreuse

Par M. ZEFERINO FALCÃO, Lisbonne.

Je désire vous présenter très succinctement quelques résultats d'observation, qui confirment et donnent une nouvelle force aux faits que j'ai démontrés il y a longtemps.

En 1892, dans mon rapport au Congrès international de dermatologie, qui a eu ses séances à Vienne, en parlant des premiers symptômes de la lèpre, j'ai dit:

> Un des symptômes qui la plupart des fois a *précédé* l'apparition de la lèpre est la rhinite; avant toute autre chose, les malades se plaignent d'avoir le nez sec. D'autres fois ce sont les épistaxis, pas comme prodrome, mais comme maladie déclarée, et je crois que dans la majorité des cas, il en est ainsi, puisque j'ai pu, par l'examen de la muqueuse nasale au moyen du spéculum, découvrir chez les descendants de lépreux qui se plaignaient d'épistaxis fréquentes (quelquefois un saignement léger) une petite ulcération dans le septum. Et en raclant légèrement la surface, j'ai trouvé plusieurs fois les bacilles de la lèpre dans les profonts du raclage.
>
> Il n'est pas rare de trouver des perforations du septum se annonçant longtemps comme seul symptôme. Aidé de ce petit signe, j'ai pu soupçonner la lèpre des mois à l'avance chez trois individus et, chez un autre, deux ans avant la généralisation de la maladie.

Depuis, d'autres auteurs et moi avons constaté des faits analogues, et, dans la littérature médicale, les travaux de Prince Morrow, Petersen, etc., ont fait ressortir la valeur de ces observations. Jeanselme et Laurens ont produit un travail très remarquable sur ce sujet, au mois de juillet 1897. Et en octobre de la même année, l'éminent maître de la dermatologie française, E. Besnier, dans son mémoire présenté à la Conférence de Berlin, après avoir rendu à ce travail des éloges mérités, écrivait:

> Ils ont montré la présence de la rhinite lépreuse avec surabondamment, ceux-les, aussi inappréciée des médecins que des patients et permettent de préjuger que, souvent au moins, le chancre lépreux — c'est à-dire la première manifestation de l'infection lépreuse — existe dissimulé dans les anfractuosités des fosses nasales où il faudra, de règle absolue, à présent aller à sa recherche.

Bien que je n'eusse pas laissé inapprecié ce symptôme dont j'avais bien signalé l'importance au Congrès de Vienne, cinq ans avant que le travail de Jeanselme et Laurens fût présenté à la Société médicale des hôpitaux de Paris, le mémorable travail d'Ernest Besnier a stimulé l'intérêt que j'attachais à ces études et au lieu de m'en tenir à noter les observations qui si présentaient dans le cours régulier de ma clinique, je me suis mis à la recherche. Habitant un pays où la lèpre abonde et où la petite extension du territoire rend relativement facile l'enquête personnelle, je me suis mis à l'œuvre et je ne me suis pas restreint à chercher la rhinite dans les lépreux avérés; j'ai porté mon observation sur des individus encore libres de toute manifestation lépreuse, mais qui avaient quelques probabilités de devenir lépreux. Les descendants des lépreux réalisent ces conditions.

L'enquête sur la lèpre en Portugal, que je poursuis depuis plusieurs années, et dont les résultats se trouvent dans les comptes rendus du Congrès de Vienne 1892, et dans d'autres publications, spécialement celle de la conférence sur la lèpre que j'ai faite, sur sa demande, devant l'Académie royale des sciences, m'a révélé un nombre plus grand de lépreux parmi les descendants d'individus ayant souffert de la lèpre. Que les causes soient l'hérédité ou la contagion due à la promiscuité, ou les deux ensemble, comme je le crois, ce qui est certain c'est qu'ici les descendants des lépreux sont fréquemment atteints de la maladie.

C'est donc sur des individus dont le seul rapport apparent avec la lèpre, au moment de l'observation, venait d'avoir des ascendants lépreux et de vivre avec eux que j'ai porté mes investigations. J'ai observé un grand nombre de descendants de lépreux et bien des fois je rencontrai une légère rhinite. En vingt-deux cas, la rhinite était accompagnée de petites ulcérations du septum et l'examen bactériologique a révélé 17 fois la présence de bacilles. En soumettant ces individus à une observation très minutieuse, je n'ai pu découvrir aucun symptôme apparent de lèpre. J'ai pu revoir de temps en temps douze de ces malades et guetter l'éclosion de la maladie. Deux sont déjà morts de lèpre tuberculeuse; sept sont à présent lépreux avérés et les restants ne présentaient encore, la dernière fois que je les ai vus, aucune manifestation classique de la lèpre.

Il y a à remarquer que deux des individus qui sont devenus lépreux appartenaient au groupe qui n'avait pas manifesté des bacilles au premier examen. Il est aussi digne de remarque que le lieu d'élection soit toujours le même: le septum.

Voilà, Messieurs, un aperçu d'un travail que j'ai entre les mains et que je me propose de développer en multipliant les observations, et de présenter dans tous ses détails au Congrès international de dermatologie qui aura lieu à New-York, l'année prochaine.

Sur un foyer breton de lèpre et diverses manifestations insolites de cette maladie

Par M. HALLOPEAU, Paris.

Notre éminent collègue Zambaco, dans le beau rapport qu'il vient de communiquer au Congrès, a établi par des faits incontestables que la lèpre peut se transmettre par voie d'hérédité. Cette donnée peut servir à l'explication du foyer lépreux dont nous venons de démontrer l'existence aux environs de Guingamp. En effet, dans la dernière séance de la Société française de dermatologie, nous avons présenté deux malades originaires de villages très voisins de cette localité et l'un de l'autre. Tous deux étaient atteints de lèpre tubéreuse et nerveuse typique avec constatation de bacilles de Hansen; le dr. Vincent, de Guingamp, interrogé par nous, nous a déclaré qu'il avait vu dans le même pays trois autres faits semblables, et il nous a fait savoir qu'un de ses confrères, plus âgé que lui, y en avait observé 10 cas. M. Jeanselme nous a objecté que, pour ces derniers faits, on n'avait pas la preuve bactériologique qu'il s'agît bien là de lèpre. Suivant nous, ce postulatum est empreint d'exagération; nous a-t-il fallu attendre la constatation des bacilles de Koch et de Hoffmann, de Schaudinn, pour faire le diagnostic de la tuberculose et de la syphilis? Les caractères cliniques ne suffisent-ils pas, dans la grande majorité des faits, pour l'établir? Il en est de même pour la lèpre dont l'ensemble symptomatique est si frappant. Nous considérons donc comme définitivement établie l'existence d'un foyer lépreux aux environs de Guingamp.

Or, cette localisation endémique diffère complètement de ce que nous observons à Paris où presque tous nos lépreux viennent de foyers exotiques, dans lesquels ils ont, de toute évidence, contracté leur maladie par contagion. Cette contagion n'existe plus dans nos climats. La seule explication possible de ce fait nous paraît être dans l'armature insuffisante de nos moustiques. Le bacille de Hansen ne se multiplie pas dans l'épiderme; il faut qu'il soit introduit profondément dans la peau pour qu'il puisse y fructifier; autrement tous les malades atteints d'érosions cutanées qui sont dans nos salles de St. Louis seraient infectés par les milliers de bacilles qui sortent chaque jour des fosses nasales de la plupart de nos lépreux. Or, les moustiques de Bretagne ne diffèrent pas de ceux de Paris; ils ne doivent donc pas plus qu'eux servir à la transmission de la lèpre. On ne concevrait guère non plus la propagation par le milieu ambiant. Reste l'hypothèse d'une transmission héréditaire. C'est la plus vraisemblable, bien que les parents de nos deux bretons ne paraissent pas avoir été atteints de la lèpre.

Faut-il admettre, avec Zambaco, que la transmission peut sauter une génération? Nous ne le pensons pas; nous ne concevons pas le bacille de Hansen restant latent pendant toute l'existence d'un individu qui serait cependant susceptible de le communiquer à ses enfants.

On sait que le véritable générateur n'est pas toujours celui qui passe pour tel; c'est là sans doute l'explication des faits.

Ayant la bonne fortune de compter parmi nos collègues de
ce congrès le médecin qui est à la tête des léprologues du monde entier, nous avons nommé M. Armauer Hansen, nous nous
permettons de soumettre à son appréciation diverses manifestations insolites de la lèpre que nous avons observées à St. Louis
et que nous avons montrées pour la plupart à la Société française de dermatologie; ce sont, *l'uréthrite suppurative sans gono-
coques de Neisser et avec bacilles de Hansen, l'ostéo-périostite
du crâne avec perforation de la voûte, méningo-encéphalite consécutive et constatation de bacilles de Hansen, les lymphangites avec
nodules, les ténosites, les érythèmes noueux sans bacilles, considérés comme des altérations toxiniennes, et enfin des alopécies.*

Nous insistons sur ces dernières. On admet généralement
que chez les lépreux la chevelure reste intacte. M. A. Bergmann,
dans l'article «Lèpre» du Traité de Mrazeck, s'exprime ainsi qu'il
suit: «Il n'est pas encore établi que l'accroissement des cheveux
soit influencé par l'altération lépreuse du cuir chevelu». Dans un
seul cas, il a trouvé les cheveux grêles et raréfiés. Daniellsen et
Boeck ont considéré comme une rareté une perte abondante de
cheveux; ils l'ont observée surtout à la puberté.

Ces citations donnent de l'intérêt aux faits que nous observons actuellement dans notre service de St. Louis et que nous
avons communiqués partiellement à la Société française de dermatologie. Sur neuf lépreux qui y séjournent actuellement, quatre
sont atteints d'alopécie; chez deux d'entre eux, il s'agit d'une raréfaction très considérable, en clairières, des cheveux, qui sont
en même temps très minces et mal développés, dans les deux
régions temporales; chez le troisième, il existe des foyers d'alopécie
disséminés; leurs dimensions varient entre celle d'une pièce de
cinquante centimes et celle d'une amande; le cuir chevelu est
profondément altéré à leur niveau. Chez le quatrième enfin, la
chute des cheveux s'est produite en une nuit, dans les régions
temporo-pariétales, sous forme de traînées serpigineuses avec
persistance de quelques cheveux atrophiés. Il résulte de ces
observations que l'alopécie n'est pas aussi rare dans la lèpre
que le disent nos classiques.

DISCUSSION

M. HANSEN. Was die Erblichkeit betrifft, so bin ich geneigt, sie absolut zu
verneinen aus theoretischen Gründen; eine parasitäre Krankheit kann nicht vererbt
werden, die Parasiten werden nicht durch Erblichkeit übertragen. Wenn der Para-

...ig für den Ausbruch der Krankheit nothwendig ist, es ist ganz egal ob er latent oder bei einem geborenen Individuum die Krankheit hervorbringt, es bleibt in allen Fällen Infektion, und Ansteckung in den meisten Fällen. Ferner, in der Stadt Bergen, die Arbeiterbevölkerung stammt vom Lande, aus Gegenden, in denen viel Lepra vorkommt, und in 1875 habe ich ungefähr 500 nahe Verwandte von den leprösen Patienten in unserem Asyl gefunden, und keiner von diesen ist leprös geworden. Dasselbe ist der Fall in Nordamerika, wo 170 lepröse Norweger immigriert sind; von den Nachkommen dieser Leprösen ist kein einziger leprös geworden.

Was die Uebertragung der Lepra betrifft, so weiss ich nichts davon, wie dieselbe vor sich geht. Ich habe nur den Glauben, dass sie durch irgend eine Verletzung der Haut stattfindet, welche Verletzungen können wir alle haben, ohne davon zu wissen; und wenn man, wie in Norwegen, auf dem Lande ganz nackt und immer zwei oder drei in demselben Bette schläft, dann lässt es sich leicht begreifen, dass die Krankheit grosse Ausbreitung gefunden hat. Über die Mücken habe ich keine Erfahrung. Mehrere Beispiele vom Vorkommen der Lepra sprechen sehr stark für die Contagiosität der Krankheit.

Der von Unna besprochene Fleck, der durch einen Mückenstich hervorgebracht sein sollte, ist wahrscheinlich ein schon älteres Leprom gewesen.

M. UNNA (à propos de M. Falcão) beobachtete die Complication mit einer Affection der Nasenschleimhaut nur in ⅔ seiner Leprafälle, in [illegible] Anfälle, sie [illegible] kann die Monate nicht immer das erste Symptom sein. Er beobachtete mehrmals ein eigenthümliches *Initialsymptom* in Form einer erhabenen, rothen oder braunen, rundlichen Platte, die lange allein bestand, ehe sich universelle Eruptionen zeigten.

Bezüglich des Referates von Herrn Hansen, teilt er mit, dass Director *Lutz* vom hygienischen Institut in São Paulo gefunden hat, dass Mosquitos aus den Lepraknoten keine Bacillen sondern nur Blut saugen, also *gewöhnlich* keine Bacillen übertragen. Vielleicht können sie aber während der Fieberanfälle bacillenhaltiges Blut saugen und so Bacillen übertragen.

Wenn *Hansen* 5000 Leuten, aber keinen *orientalen* Leprakh.. in *Bergen* gesehen hat, so spricht das nicht nur gegen die Theorie von der Heredität, sondern ebenso gegen die der Contagion. Die *Contagion* kann nur eine [illegible] sein.

M. GONZALEZ URUETA. Au Mexique [illegible] avons [illegible] la maladie dans les Etats de Yucatán, Sonora et Michoacan, d'où partent beaucoup d'individus contaminés qui restent vitaux, comme des cas sporadiques, dans d'autres contrées du pays, par exemple dans le District fédéral, où je réside. Je sais d'un cas authentique de contagion de la lèpre vérifié dans la ville de León, état de Guanajuato, chez une femme qui lavait les vêtements d'un lépreux, salis par les produits de ses ulcères. Au bout de quelque temps, la blanchisseuse contracta le mal et les premières manifestations de la lèpre lui apparurent sur les mains, au niveau des points de plus grand traumatisme produit par son métier.

M. RAYNAUD. Étant donné le danger que crée à la population toute l'augmentation des lépreux dans les différents pays, je propose que la section émette le vœu que les gouvernements intéressés prennent à l'encontre de ces maladies les mesures qui ont été conseillées par la Conférence internationale de Berlin, en 1897.

M. A. NEISSER. La muqueuse nasale peut être le foyer primitif de la lèpre, mais je ne crois pas que la maladie commence toujours par cette localisation. Les moustiques ne sont pas non plus, à mon avis, les intermédiaires de la contagion.

Quant aux mesures prophylactiques à prendre, je suis de l'avis de M. Hansen :

il faut surveiller très attentivement tous les cas, mais il n'est pas utile de prendre des mesures trop sévères. Quant à l'hérédité ou, pour mieux dire, la transmission intra-utérine, je ne veux pas la nier complètement, mais je crois que nous devons exiger des preuves beaucoup plus convaincantes que celles qu'on nous a présentées.

M. Zeferino Falcão. Je n'affirme pas que la muqueuse nasale soit toujours le foyer primitif de la lèpre, mais, de même que pour la syphilis les organes génitaux, je pense que cette localisation est celle qu'on observe dans la grande majorité des cas. J'ai orienté mes recherches par les considérations développées dans mon rapport et je crois préférable de me placer dans les conditions les plus favorables pour la solution du problème, en guettant l'éclosion de la maladie sur des individus encore indemnes et en notant les premiers symptômes.

Je sais que la question n'est pas tranchée, mais je suis sûr que, si les médecins qui exercent dans le pays où la lèpre abonde poursuivaient la même voie, on arriverait par la réunion de leurs travaux à éclaircir ce point obscur et d'une importance capitale pour le combat de la maladie.

Ce que je viens de dire répond aux considérations de M. le prof. Neisser sur mon travail et me met d'accord avec lui.

Par rapport à la plaque unique comme symptôme initial, que du reste je ne nie pas, je ne la trouve pas suffisamment démontrée. L'argument basé sur l'absence de la période maculeuse antérieure manque de valeur démonstrative. La période maculeuse peut précéder longtemps, même des années, les léproïdes. Je me rappelle en ce moment un malade que j'ai vu avec l'éruption maculeuse de la lèpre il y a trois ans; cette éruption a subsisté pendant 18 mois et il n'y a que 2 ans que les léproïdes se sont manifestés. Et la plaque unique que M. le dr. Lima a trouvé farcie de bacilles est évidemment un léproïde.

Il faut faire attention à l'époque de l'apparition des macules. En règle, elles précèdent les léproïdes et persistent jusqu'à leur développement, constituant la période maculeuse de la lèpre. Parfois cette période subsiste pendant plusieurs années et le malade vient à mourir avant l'apparition d'autres manifestations de la lèpre; d'où l'admission d'une troisième espèce dans les descriptions des anciens auteurs — la lèpre maculeuse. D'autres fois, cette période est fugace, les macules ont une très courte durée et s'effacent sans laisser de vestiges; un intervalle plus ou moins long existant alors entre les macules et les léproïdes. Il n'est pas rare de voir l'érythème maculeux se manifester par des poussées à différentes époques de l'évolution de la maladie.

On ne peut donc considérer comme probant l'argument d'ailleurs fort important de l'observation des macules après l'apparition de la plaque unique. Il faut avoir aussi la certitude de l'absence des macules antérieures. C'est ce qui arrive dans tous les cas décrits dans mon travail; la période maculeuse suivit l'observation de la plaque et l'absence des macules antérieures est démontrée par l'observation soigneuse des malades depuis leur première maladie.

M. Zeferino Falcão présente une carte de la distribution de la lèpre en Portugal.

Visites

À une heure et demie, visite de tous les membres de la section aux services de syphilis et des prostituées à l'Hôpital du Desterro, où ils ont été reçus par le président et le secrétaire responsable de la section.

Les médecins congressistes syphiligraphes et dermatologues, accompagnés par plusieurs membres d'autres sections, ont parcouru toutes les salles de l'hôpital.

La visite a été spécialement longue et minutieuse à la salle Ste. Madeleine (prostituées) où le directeur, M. Mullo Breyner, a montré des malades qui ont été observées et discutées. Une intéressante discussion s'est engagée sur les règlements sanitaires de la prostitution et sur la valeur et la technique des injections intra-musculaires des sels de mercure.

Les Congressistes ont visité les installations de la consultation externe des maladies vénériennes qui fonctionne sous la direction du secrétaire responsable de la Section VIII.

Dermatotherapeutische Beiträge

Par M. EDMUND SAALFELD, Berlin.

S. empfiehlt zur Behandlung der Pityriasis rosea die interne Darreichung des Arsens, von dem er ebenso gute Erfolge wie von der äusseren Therapie gesehen. Nur selten war er genötigt in Fällen mit sehr starkem Jucken ein äusseres juckstillendes Mittel zu verordnen.

Des Weiteren plädiert S. dafür, der Kälteanwendung in der Dermatotherapie ein grösseres Feld als bisher einzuräumen. Aber nicht allein als Heilmittel selbst ist die Kälte zu verwerten, vielmehr ist die Vereisung auch zweckmässig zu verwenden, um die Haut schnittfähiger zu machen. Dieses Verfahren bewährte sich u. A. auch bei der Behandlung der Leukoplakia linguae, bei der die einzelnen Plaques nach der Vereisung mit dem Messer platt abgetragen werden.

Von dem epochemachenden Bier'schen Verfahren der Hyperämie durch Stauung hat die Dermatotherapie bisher fast gar keinen Gebrauch gemacht. S. schlägt vor die Hyperämie in der Dermatologie zur Bekämpfung entzündlicher Zustände zu versuchen, sei es, dass sie durch Stauung, sei es, dass sie durch Saugglocken erzeugt wird. Vortr. wird zu seinem Vorschlag durch einige günstige Erfolge, die er bei Anwendung dieser Methode erzielte, veranlasst.

An dem von ihm angegebenen Dermothermostaten hat Vortr. einige Modifikationen angebracht, durch die eine Verstärkung des Apparates erreicht wird.

Zum Schluss weist Vortr. nach auf eine Mitteilung hin, die er auf dem Kongress der deutschen dermatologischen Gesellschaft in Sarajevo machte. S. berichtete damals über die günstigen Erfolge, die er mit der inneren Behandlung der Gonorrhoe und zwar mit Gonosan gemacht hatte. S. hat dieses Mittel seitdem weiter seine Aufmerksamkeit geschenkt und dasselbe in einer weiteren grossen Reihe von Gonorrhoefällen angewendet. Vortr. kann von denselben günstigen Erfolgen wie früher berichten. Da S. von jeher der inneren Gonorrhoebehandlung Interesse entgegengebracht, stellte er auch Versuche mit einem neueren für denselben Zweck empfohlenen Präparate, Santyl, an. Es zeigte sich bei diesem in einigen Fällen eine gute Wirkung; dieselbe hat aber verhältnismässig nicht so häufig ein wie bei Gonosan. Diese Erscheinung ist insofern erklärlich, als beim letzteren zu der Wirkung des Sandelöls, das ja auch dem Santyl, wenngleich es in modifizierter Form in demselben enthalten ist, seinen Effekt verleiht, noch die Wirkung der Kawa-Kawa hinzutritt, die durchaus nicht zu unterschätzen ist, vielmehr als ein wertvolles Adjuvans angesehen werden muss.

DISCUSSION

M. Nilssen. Zu den Mitteilungen des Herrn Kollegen Saalfeld habe ich folgende Bemerkungen zu machen:

Unter den vielen Hypothesen über die Ursache der *Pityriasis rosea* scheint mir die, dass die Krankheit eine parasitäre Hautaffektion sei, immer noch die wahrscheinlichste; erwiesen ist sie natürlich nicht, aber alle anderen Anschauungen sind nicht besser gestützt. Schon von diesem Standpunkt würde ich von der Arsentherapie nicht viel erwarten. Ich muss aber auch gestehen, dass nach meinen Beobachtungen selbst die schlimmsten Fälle von *Pityriasis rosea* auf geeignete Lokalbehandlung, namentlich Chrysarobin, so schnell reagieren, dass ich nie das Bedürfnis zu irgend einer innerlichen Therapie empfunden habe. Manche Fälle verschwinden ja schon nach wenigen Tagen unter einfachen Spirituswaschungen.

Was die *Kollemanwendung* betrifft, so haben wir dieselbe wesentlich bei *Lupus erythematodes* und auch mit recht gutem Erfolge angewendet. Auch torpide Geschwüre sind häufig durch Verölsung schneller zum Heilen zu bringen.

Was die *interne Gonorrhoe-Therapie* anbetrifft, so verkenne ich durchaus nicht, dass in sehr vielen Fällen die vorhandenen starken subjektiven Beschwerden, speziell wenn der Blasenhals ergriffen ist, und auch starke Eiterung günstig durch interne Mittel beeinflusst werden können. Meine Antipathie gegen die interne Behandlung basiert wesentlich darauf, dass die Aerzte wie das Publikum durch die interne Behandlung nur gar zu leicht verführt werden, die unbequemere Lokalbehandlung zu Gunsten der ersteren aufzugeben, und darin würde ich einen ungeheuren Rückschritt und sogar eine Gefahr betreffend die Verbreitung der Gonorrhoe erblicken. Gerade das Nachlassen der Sekretion ist ein Moment, welches Aerzte wie Patienten häufig als Heilung auffassen, während wir doch alle wissen, dass die Gonococcen dabei ruhig weiter zurückbleiben können.

Leucoplasies syphilitiques et leur traitement

Par M. LEVY-BING, Paris (v. page 5).

DISCUSSION

M. HALLOPEAU. Il y a lieu de distinguer plusieurs espèces de leucoplasies buccales, celle du lichen de Wilson, celle que provoque l'usage du tabac, celle qui a pour cause la syphilis. Cette dernière est la plus fréquente. Il s'agit de ce que M. Hallopeau a dénommé une *deutéropathie* syphilitique. Il entend par là une affection qui a eu la syphilis pour point de départ et évolue ensuite *proprio motu* : tels sont le *tabès*, la *paralysie générale*, les *anévrysmes*, etc. Le traitement ne peut s'adresser avec efficacité qu'aux syphilomes initiaux provocateurs. Il est possible qu'il s'en produise plusieurs poussées, à intervalles plus ou moins éloignés ; chacune d'elles est de nouveau justiciable du traitement spécifique. Le traitement doit être à la fois général et local. M. Hallopeau recommande tout particulièrement, soit les cautérisations avec le nitrate acide de mercure, soit les lotions très fréquemment renouvelées avec la solution de sublimé au 5 000, soit l'usage de pastilles contenant chacune 5 décimilligrammes de ce sel ; le malade en fait fondre dans la bouche une toutes les demi-heures jusqu'à concurrence de 20 ou 30 dans la journée ; il y a là une thérapie à la fois locale et générale. Le nitrate acide est bien supporté si l'on a soin de faire précéder son application par celle d'une solution au vingtième de stovaïne. Quand la leucoplasie est passée à l'état de deutéropathie, des badigeonnages fréquents avec une solution au trentième d'acide salicylique peuvent être utiles en facilitant le détachement des amas épithéliaux.

M. Mello Breyner : Quant à la plus grande fréquence de leucoplasies buccales chez les hommes, attribuées au tabac, je dois dire que je la rencontre aussi fréquente dans mon service qui est un service de femmes. Mais il y a une raison pour cela : il s'agit d'un service de prostituées où plus des 2/3 sont syphilitiques et, selon l'habitude du pays, les femmes de cette classe fument autant que les hommes.

M. Saalfeld : Ich habe einmal bei einer Dame aus den höheren Gesellschaftskreisen eine Leukoplakie ohne vorausgegangene Syphilis beobachtet ; es handelte sich aber um eine Patientin, die lange Jahre in Russland gelebt und sehr viele Cigaretten geraucht hatte.

M. G. M. da Silva Jones : Je suis arrivé quand la discussion se trouvait déjà très avancée. Il me semble qu'il s'agit de l'étiologie de la leucoplasie et surtout de l'action de la fumée de tabac.

Je voudrais dire ce que je sais d'un cas dont je me souviens. C'est celui d'un individu qui est affecté de cette maladie depuis longtemps et que j'ai traité. C'était un fumeur enragé ; il a cessé de fumer ou a modéré l'usage du tabac et il a suivi quelques traitements que je lui ai prescrits, tels que les badigeonnages à l'iodure de potassium ; mais il conserve sa plaque. C'est un herpétique, présentant plusieurs fois des éruptions d'eczéma. Il n'est pas syphilitique, ni ne présente de stigmates de cette maladie.

M. Zeferino Falcão : En répondant à la demande de M. le prof. Neisser sur combien de femmes atteintes de leucoplasie j'ai observées, je commencerai par dire qu'actuellement je soigne quatre dames.

La maladie est rare chez la femme. Je ne peux en ce moment dire combien de cas j'ai vus ; il faudrait consulter mes registres cliniques, mais je me rappelle un événement qui m'a laissé l'impression de ce que chez nous le tabac n'est pas extrême : un monsieur très connu est mort d'un épithélioma de la langue qui a suivi la leucoplasie ; la presse a beaucoup parlé de lui et de sa maladie en la décrivant avec bien des détails. Des personnes qui avaient quelques plaques blanches dans la bouche se sont effrayées et ont consulté les médecins. J'ai vu alors plusieurs femmes atteintes de leucoplasie.

Par rapport à l'étiologie, je ne suis pas aussi absolu que M. Lévy-Bing ; je crois que la plus grande partie des leucoplasies relèvent de la syphilis, mais il y a des cas où l'on ne peut trouver aucune relation avec cette maladie, du reste aggravée par le traitement spécifique.

Chez ces malades on doit écarter tout ce qui irrite les muqueuses et éviter même, en fait de traitement, l'emploi d'agents irritants. Dans ces conditions j'ai vu la presque totalité des leucoplasies ne pas avoir d'accidents fâcheux, très fréquents si on les irrite.

On the Relation of the so-called Precancerous Stage to Cutaneous Cancers

Par M. A. RAVOGLI, Cincinnati.

Many years have passed in continuous discussions on the origin of cancer, and the question is yet unsolved. Many observers and writers are still firm believers in the theory of the stray epidemic cell embedded in the connective tissues, or in the loss of equilibrium in the pressure between epidermis and corium, or in a lack of equilibrium in waste and repair, or in a congenital tendency to the reversion of the epithelial cells to a simple undifferentiated type. On another side stand all those who wish to find out the cause of the pathological changes and believe in something coming from the outside which enters the tissues and produces cancer. This is the parasitic view of the origin of cancer.

Since 1893 we have expressed our belief in the presence of parasitic elements to which are to be attributed the monstrous changes in the tissue cells. The study of cancer so far has been concentrated on the pathological growth, and but little attention has been given to its beginning. Indeed, if we wish to penetrate into any obscure pathological entity, it is the young proliferations which have to be studied, and even still more the initial form of the disease. Great stress has been laid on the apparent non-inoculability of the elements of carcinoma. This, however, will be found entirely in analogy with other pathological entities, where the morbid elements are in a degenerated condition. It is still doubtful whether syphilis has ever been inoculated from a syphilitic gumma, for the reason that its morbid elements have undergone degenerative changes and have therefore lost their virulence.

It is on this that Orth bases his arguments against the admission of the parasite in carcinoma. We cannot understand what difference he finds between the reproduction of tuberculosis and of secondary carcinoma. In the first he sees the tubercle bacilli reach the adapted media, in the second he sees the cell which finds the adapted place for its development. But we ask, «Can it not be that something is contained in that cell, which acts as *Deus ex machina* for the production of the growth?» The anatomo-pathological theories have so far proven fallacious and untenable as explaining the origin of cancer.

It seems more than reasonable to maintain that the epithelial cells cannot grow into cancer without the presence of a parasite, which gives the momentum to their proliferation.

The reported experiments of producing cancer artificially by grafting epithelial cells in different tissues, has never been histologically proved.

Schueller [1] claims to have demonstrated epithelia, which are introduced into the glands laden with parasites, and that parasitic forms alone, smaller than epithelia, are introduced into the glands long before the presence of any epithelial cell is demonstrable.

The effect of the parasite upon the tissues consists not only in inflammatory manifestations, but in typical proliferations. With all the experimental studies and researches on the carcinoma, nobody has so far succeeded in artificially reproducing the epithelial pearls, the concentric masses, the carcinomatous karyokinetic proliferations.

From these considerations arises the necessity of admitting some parasitic element, which gives to the epithelial cells the momentum for their proliferation, and we believe we find it in the initial appearance of the cutaneous cancer.

It is even known to laymen, that cancer begins as a little indifferent wart, which is usually accompanied by some itching sensation. This we may call the precancerous stage, or better, with Hartzell, precancerous keratosis.

In some cases it shows itself as yellow reddish patches of varying size, irregularly spread on the face and the back of the hands, hard, slightly elevated above the level of the skin, rough, scaly, covered with a greasy secretion. In other cases it begins as dry brownish patches of a warty type, hard, elevated above the normal skin, resulting from small kernels, which make their way into the depth of the epidermis. These keratosic patches soon

[1] Schueller Max. The etiology of cancer. St. Louis Med. Review, Sept. 1906.

shine in the centre small ulcerated places, which are covered with small crusts.

The different types of cancer of the skin, as epithelioma, rodent ulcer, are only the result of the tissues of the skin invaded. So long as the epidermis is affected we have a precancerous keratosis; when the sebaceous glands are invaded we have the beginning of a glandular epithelioma; when gradually the tissues of the derma begin to fall prey to these elements, we have an epithelioma, and when the invading agent of the cancer is under no more restraint from the compact tissue of the derma, it entering the soft tissues of the subcutaneous tissues, forms a carcinoma.

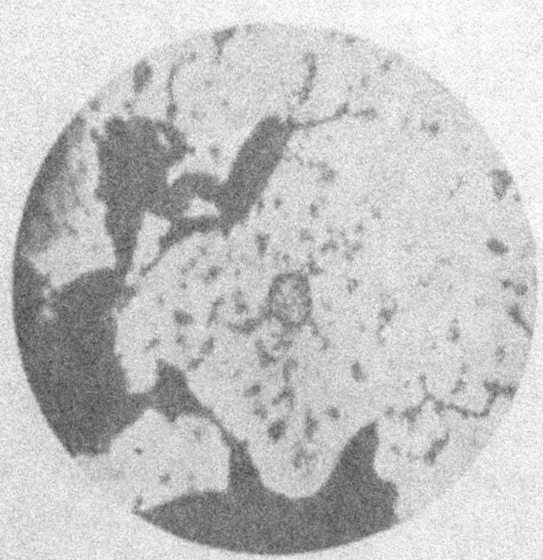

Fig. 1.—Spores from a precancerous keratosis.

We may see a carcinoma coming without precancerous stage, but this is only by metastasis, and with careful study we will always be able to trace the initial point of the cancer, the precancerous stage, which is the door of entrance of the elements producing cancer.

In order to expose the contents of the precancerous keratosis, after having washed and sterilized the surface, we scraped the patches with a sharp curette. The detritus was spread on a cover glass and kept moist with a salt solution. Without stain, under but a very moderate light, we found an accumulation of spores (Fig. 1). One large spore is seen in the centre containing many smaller ones.

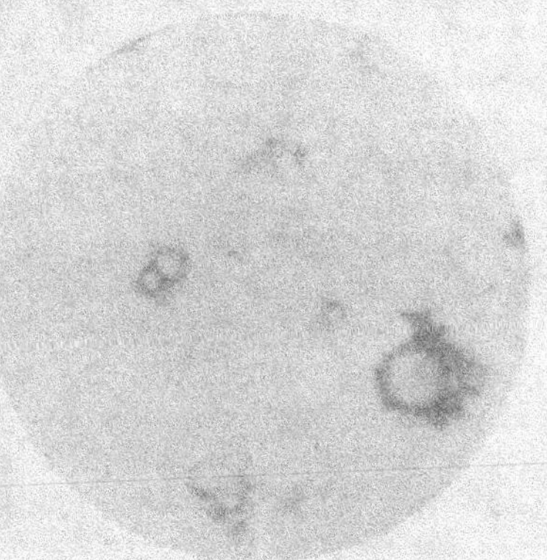

Fig. 2.—Spores found in precancerous keratosis.

which are budding in different directions. On one side of the mother cell one spore is coming out, showing clearly their reproduction. The spores are refractory to the stains, so that methylene blue, fuchsin, Bismarck brown, change them into small dark granules which cannot be recognized.

Fig. 2 shows the spores greatly enlarged; they are round and are budding. No sign of mycelium could be found.

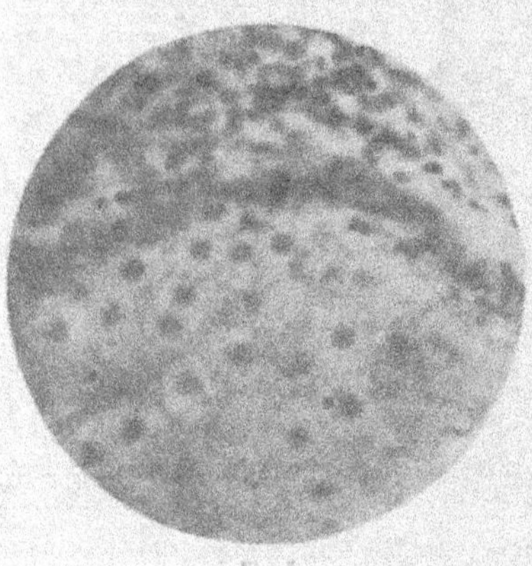

Fig. 3

In fig. 3 is shown the enormous hypertrophy of the epithelial cells and of their nuclei. In the body of the cells can be recognized the presence of spores, which are developing in their protoplasm, causing a great development of their elements.

From the illustrations it seems clear that cancer is not the result of any congenital tendency of reversion of the epidermal cells to an undifferentiated type, but it is only the result of an acquired affection from elements coming from the outside of the body.

We do not state that the spores described are the cause of the cancer, but all seems to point out towards the possibility of parasites. It may be a mould which vegetates at the expense of the epithelial cells, and has a tendency to make its way into the body of the cells. With its presence it causes an hypernutrition of the cell and of the nuclei, with the resulting alterations. The nuclei are greatly enlarged and the granular substance therein contained is also increased. These nuclei, which are found scattered in the specimens, were some years ago described on account of their appearance as coccydia, but in reality they are only nuclei of the epidermic cells. The spores may have the power of appropriating the protoplasma of the epithelial cells, and the epidermic cells of the horny layer are drawn towards the spores surrounding and involving them and forming the epidermic pearls. The epidermic cells on a cancerous surface, even increased to an enormous quantity, cannot form a good cicatrix, because they are deprived of keratin, and are in stead imbibed with a serous protoplasma.

In reference to treatment, we must say that treating the pre-cancerous keratosis with a solution of formaldehyde of full strength, we have obtained gratifying results. When a superficial epithelioma is already formed, or when the affection has already gone somewhat deeper, the scraping of the surface and then the application of formaldehyde, has resulted in recovery. The X-rays have to a certain extent a similar action on the epithelial cells, hence the result.

From the considerations above stated, and as a preliminary communication, we would venture, from the anatomo-pathological reports, to submit the following conclusions.

1° Cutaneous cancers are preceded by a condition of the skin, which has been justly called *precancerous stage* or *precancerous keratosis*.

2° The examination of the skin affected with this condition has revealed constantly the presence of spores.

3° The spores enter the skin through the natural pores, affecting the glands, and forcing their way through the epidermic layers.

4° The enormous proliferation of the epithelial cells and of the connective tissues is due to the development of these spores.

5° The early treatment of the precancerous patches will save the patient from the development of the cancer.

Traitement des leucoplasies buccales

Par M. H. HALLOPEAU, Paris

J'ai rangé cette altération parmi les deutéropathies syphiliti-ques. J'entends par là les manifestations qui ont pour origine une localisation de l'infectieux syphilitique, mais qui, ultérieurement, évoluent par elles-mêmes, indépendamment de lui: tels sont le tabes, les anévrismes, etc. Je préfère cette dénomination à celle de parasyphilides, ce préfixe grec n'ayant nullement cette significa-tion.

Étant donnée cette pathogénie, il est essentiel d'intervenir énergiquement contre l'altération spécifique de la langue qui est le point de départ des altérations, car, une fois que la deutéropa-thie a commencé à évoluer, on n'a plus sur elle qu'une action bien douteuse et, en particulier, les spécifiques locaux, héroïques, con-tre les lésions génératrices initiales deviennent impuissants contre la deutéropathie.

Il est donc nécessaire que tout syphilitique et son médecin, ment à l'affût de toute localisation possible du côté de la langue pour la combattre de suite par un traitement intensif à la fois local et général, le traitement local étant de beaucoup le plus important.

Il est une médication que nous avons déjà préconisée et qui réalise à la fois un traitement local et un traitement général actif; nous voulons parler de l'ingestion de mercure sous forme de capsules renfermant chacune un milligramme de sublimé; le malade en fait fondre chaque jour dans sa bouche, de 10 à 20 suivant son degré de tolérance.

Nous avons vu maintes fois cette médication donner d'excellents résultats. Elle est surtout applicable aux cas dans lesquels les lésions sont étendues sur de larges surfaces.

Lorsque, au contraire, elles sont circonscrites sous forme, soit de tubercules saillants, soit d'ulcérations, il est bien préférable de recourir à la cautérisation avec le nitrate acide de mercure; si l'on a soin d'anesthésier d'abord la partie malade par un badigeonnage avec la solution de stovaïne, comme l'a conseillé le premier notre collègue de Beurmann, d'enlever avec un tampon de ouate l'excès du caustique et faire rincer la bouche immédiatement après, la douleur est très supportable et, par cette puissante médication, l'on a ainsi raison rapidement de lésions qui autrement deviendraient à coup sûr génératrices d'une leucoplasie. On évite ainsi au malade une infirmité de toute sa vie, ainsi que le danger inhérent à la production ultérieure d'un épithélioma.

SÉANCE DU 23 AVRIL

Présidence: MM. Freitas Viegas, Allen, Hansen et Radcliffe Crocker

Mort de Curie

M. Mello Breyner propose qu'il soit inséré dans le procès-verbal un vote de condoléance pour la mort de l'éminent savant, le professeur Curie, victime d'un terrible accident à Paris. Accepté par acclamation.

Contagiosité de la pelade

Par M. H. Radcliffe Crocker, Londres (v. page 375),

et par M. H. Hallopeau, Paris (v. page 383).

DISCUSSION

M. Naisson: (n'a pas remis le texte de ses observations).

M. Allen: idem.

M. Freitas Viegas: idem.

M. ZEFERINO FALCÃO. Je pense qu'il y a des états morbides qui peuvent avoir comme symptôme extérieur des plaques présentant l'aspect de la plaque de la pelade, quelquefois si semblable que la distinction n'est pas possible; mais ce n'est pas pour moi un sujet de doute le caractère contagieux de la vraie pelade. J'ai observé des cas de contagion très nets et de petites épidémies que j'ai signa- lées dans une communication au Congrès pédagogique de Madrid. Récemment j'ai été consulté à différentes époques par des enfants porteurs de plaques de pelade et j'ai pu avérer qu'ils fréquentaient le même collège, où d'autres enfants et le di- recteur en étaient aussi atteints. De même par rapport à des malades que j'ai su après être classés du même coiffeur. Ce sont des faits bien connus que je raconte parce qu'ils ont été observés après les travaux de Jaquet et la mémorable discus- sion à la Société de dermatologie de Paris et partout avérés avec un soin parti- culier.

Depuis le mois de novembre, il y a à Lisbonne une vraie épidémie et pendant votre séjour ici, vous-mêmes pourrez remarquer la grande quantité d'individus atteints qu'on voit dans les salles de spectacle.

J'ai encore à ajouter qu'en observant avec beaucoup d'attention les dents des peladiques j'ai trouvé des cas où elles ne présentaient aucune altération.

M. RADCLIFFE CROCKER replied that he was glad to find so little difference of opinion amongst the members of the Congress from the views he had put forward. It showed that the view of the parasyphilitic origin of alopecia areata in the great majority of cases had gained much increase of acceptance since the international Congress at Moscow; and he felt sure that the more closely the disease was stu- died clinically the more probable this view would appear like; and he hoped to live to see it pathologically demonstrated so conclusively that discussion upon it would be no longer necessary.

Le traitement mercuriel du tabes

Par M. MAURICE FAURE, Lamalou.

Le traitement mercuriel du tabes est une question complexe qui ne peut être résolue avec une formule unique. Les tabétiques vivent longtemps et soit que leur affection ait une évolution pro- gressive, soit qu'elle ait une évolution régressive, le malade passe par des phases très diverses. Et, alors même que son affection est stationnaire, l'âge du malade et l'action des causes du tabes (syphilis, alcoolisme, auto-intoxications, etc.) amènent, dans les organes, des altérations progressives qui font que le sujet n'est plus semblable à lui-même aux différentes époques de sa mala- die. Ainsi, il n'est pas possible de juger équitablement l'action du traitement mercuriel en le donnant, sous la même forme et à la même dose, à 100, à 1000 tabétiques groupés par le hasard de la clinique. Et cela, parce que ces malades ne représentent pas du tout des quantités comparables entre elles.

J'ai montré, dans des statistiques publiées en 1903 (Congrès

de Madrid, Section de Neurologie et Section de Thérapeutique—
Revue de Médecine, août 1905) et portant sur 2500 cas, qu'en procédant de cette manière, on ne pouvait mettre en évidence : 1°
que le traitement mercuriel agissait favorablement, 2° que les malades faisant un traitement mercuriel sérieux, par les procédés modernes, en bénéficiaient davantage que ceux qui faisaient un traitement insuffisant par des procédés surannés. Est-ce à dire que
le traitement hydrargyrique n'est pour rien dans l'amélioration
incontestable et incontestée du pronostic du tabes? que l'on
n'obtient pas plus de résultats, de nos jours, avec des injections
intra-musculaires méthodiquement dosées et bien tolérées, qu'avec
les pilules de Dupuytren ou de Ricord? Nul ne le pourrait soutenir.

Il faut donc, pour tenter de résoudre le problème du traitement mercuriel du tabes, à propos duquel tant d'opinions contradictoires ont été exprimées en France, durant ces dernières années
(Fournier, Raymond, Joffroy, Brissaud, Ballet, Gaucher, Hallopeau,
P. Marie, Babinski, Leredde, etc.), l'exposer à nouveau et d'une autre manière, et, pour commencer, renoncer à affirmer que le traitement mercuriel doit améliorer ou guérir *tous* les tabétiques, ou
qu'il ne peut donner de résultats dans *aucun* cas de tabes.

Dans la période où la séméiologie du tabes est complète, lorsque (ainsi qu'on le voit fréquemment encore dans nos hôpitaux
et qu'on le voyait fréquemment autrefois dans la clientèle) le malade, atteint, depuis plusieurs années, de paralysie vésicale, d'incoordination motrice du thorax et de l'abdomen, de troubles sé-
crétoires et péristaltiques de l'estomac et de l'intestin, présente de
l'infection vésicale, des troubles nutritifs profonds, l'insuffisance respiratoire et quelquefois une tuberculose commençante; lorsque,
miné par des années de douleurs, ce malade a dû s'habituer à l'usage
journalier d'hypnotiques et d'analgésiques variés, ce n'est plus
la cause ancienne du tabes qui doit attirer notre thérapeutique,
mais bien l'état actuel, l'état nouveau, résultat, non du tabes lui-
même, mais d'une série de complications du tabes. Qui ne comprend qu'un traitement mercuriel (surtout s'il est intensif) pratiqué sans ménagements, chez ce malade déjà intoxiqué de tous côtés, va amener, non une amélioration, mais une aggravation prom-
pte des accidents, parce qu'il ne sera, on l'espère, qu'un empoisonnement ajouté à d'autres empoisonnements?

Au contraire, prenons un tabétique à son début. Alors que
l'infection syphilitique este récente et que toute la séméiologie se

réduit aux signes d'Argyll, de Westphal, de Romberg, aux premières douleurs fulgurantes (trop souvent qualifiées de rhumatismes), à quelques difficultés de la miction ou de la station debout; à ce moment, le traitement mercuriel n'est-il pas formellement indiqué ? Et n'est-ce pas précisément parce que son usage est devenu quasi général, en France du moins, que les tabétiques à cette période sont aussi nombreux peut-être qu'autrefois, tandis que les tabétiques arrivés à la période que nous décrivions plus haut deviennent de plus en plus rares et, sans doute, finiront par disparaître complétement ?

Entre ce tabes au début et ce tabes compliqué que nous pouvons, par analogie avec la tuberculose, qualifier de tabes au 1er et au 3e degrés, se place un tabes moyen que nous appellerons tabes du second degré. En ce cas, les crises de douleurs fulgurantes sont parfaitement nettes, l'incoordination est plus ou moins accentuée, il existe des troubles oculaires, quelquefois des crises gastriques ; l'intestin et la vessie sont paresseux ; bref, la séméiologie du tabes est complète ou à peu près, mais les complications n'ont pas encore recouvert et masqué, en la transformant, cette symptomatologie. Si la santé générale du malade est restée bonne (ce qui est le cas le plus fréquent), s'il n'existe pas d'atteinte sérieuse du système vasculaire coïncidant généralement avec des signes de polysclérose du foie, du rein, etc., si enfin on peut supposer que les fonctions de nutrition et de dépuration peuvent s'accomplir d'une manière suffisante, il est encore temps de tenter un traitement mercuriel qui pourra arrêter définitivement l'évolution de la maladie, s'il ne peut faire complétement disparaître les troubles déjà installés.

Et, dans chaque cas, suivant la susceptibilité particulière à chaque malade, il faudra proportionner les doses et choisir le médicament. Là, comme partout, l'injection de calomel reste le médicament héroïque, mais elle n'est pas bien tolérée par les sujets susceptibles. L'injection d'huile grise nous a semblé moins bien tolérée encore. Les injections de sels solubles: benzoate, biiodure, etc., sont très souvent bien acceptées, mais on a la fâcheuse habitude de les pratiquer à des doses infimes, ce qui fait que, dans bien des cas, leur emploi est illusoire. Il faut, pour avoir fait une tentative sérieuse de traitement hydrargyrique, avoir injecté, en un mois environ, au moins $0^{gr},25$ de mercure métallique, dose correspondant à environ 4 injections d'huile grise dosée à 40 $\%$ de mercure et 60 $\%$ d'huile de vaseline, — 30 centigrammes de calomel, dosé à 84 %, — 55 centigrammes de benzoate, dosé à 45,25 %, — 56 centig. de biiodure, dosé à 44 %, etc., etc.

Mais, chez les malades débilités, ces doses ne sont pas toujours bien tolérées.

On se trouvera bien alors d'employer des sels combinés où le mercure est associé à des produits organiques qui le rendent plus assimilable et dont l'action reconstituante contrebalance la fatigue que le mercure peut occasionner.

C'est le cas de l'hermophenyl, de l'énésol, du levurargyre, etc., très bien acceptés, mais qui ont le grave défaut de renfermer des proportions de mercure métallique faibles, inconstantes, et mal définies.

D'ailleurs, il faut avouer que si, ainsi compris, le traitement mercuriel devient cliniquement compréhensible et applicable suivant des règles définies, son action reste indécise au point de vue anatomo-pathologique.

Le tabes est-il une lésion syphilitique, ou non? Le mercure peut-il agir sur cette lésion? On ne peut encore donner à ces questions que des réponses négatives. Il nous semble qu'en attendant que les recherches de laboratoire puissent éclaircir définitivement ces points, on peut admettre provisoirement ceci. Les lésions du tabes incipiens (encore mal connues faute d'autopsies suffisantes) ne sont pas les mêmes que celles du tabes ancien, et il se peut que, dans la presque totalité des autopsies de tabes constitué, on n'ait plus à examiner que des cicatrices d'anciennes lésions dont le siège initial et l'évolution réelle sont encore discutables. Or, si les lésions médullaires, considérées comme caractéristiques du tabes et inattaquables par le mercure, ne sont que les cicatrices résultant d'une lésion primitive disparue, on peut s'expliquer à la fois que le mercure ne puisse avoir d'action sur le tabes constitué, et qu'il puisse contribuer à enrayer l'évolution d'un tabes en voie de constitution.

Enfin, le traitement mercuriel n'est pas tout le traitement du tabes, et, là encore, il faut se garder de croire qu'on peut comparer l'évolution de la maladie, chez un malade soumis à des règles d'hygiène et de diététique sévères, à des cures méthodiques de repos, d'hydrothérapie, à des exercices compensateurs de l'ataxie; et chez un autre malade qui ne serait soumis à rien de tout cela, et qui, sans changer sa vie habituelle, demanderait la guérison au traitement mercuriel *seul*. Le tabes n'est pas la syphilis elle même, il en est un dérivé, plus ou moins bien défini. Il entre, dans la constitution du tabes, un facteur de névropathie, de surmenage, d'infection ou d'intoxication, que nul ne conteste, et ce facteur doit être traité à l'égal de la syphilis; et les médecins qui ne veulent voir que le traitement syphilitique sont d'un exclusivisme aussi dangereux que ceux qui ne veulent point en entendre parler.

Discussion

M. MÉDII DREYFUS. Poussé par une intéressante communication de M. le Dr. Loeredie, sur le traitement des tabétiques par le mercure, j'ai essayé des injections intra-musculaires chez quelques malades affectés de cette maladie.

Je n'ai jamais vu de guérison, mais chez deux malades que j'ai pêchés dans une consultation de voies urinaires où ils sont allés tout d'abord effrayés par des troubles de la vessie. J'ai fait de nombreuses injections de bi-iodure. Je suis arrivé (la maladie était au début) peut-être à une légère amélioration et sûrement à un arrêt de la maladie. Car voici trois années sans que la maladie ait fait des progrès. Ces malades, pendant l'été, ont suivi aussi le traitement mercuriel par les frictions en même temps que le traitement par des bains sulfureux.

M. HALLOPEAU : Il est essentiel de distinguer chez les tabétiques les localisations syphilitiques initiales du nerraxe et les altérations secondaires dont elles sont le point de départ; celles-ci évoluant ensuite par elles-mêmes, envahissant progressivement et systématiquement une étendue plus ou moins considérable des centres nerveux, le plus souvent dans ses éléments centripètes; les premières sont justiciables du traitement spécifique et l'on peut, par une médication interne, en entraver l'évolution. On voit ainsi des syphilitiques côtoyer le tabes pendant de longues années sans en être positivement atteints; les secondes sont des désordres plutôt absolument rebelles au traitement; le tabès confirmé est incurable. Il est donc de la plus haute importance d'intervenir avec la plus grande énergie dès l'apparition des premiers signes précurseurs.

On high frequency currents in Skin diseases

Par M. CHARLES ALLEN, New-York.

Currents of high voltage and high frequence are of decided benefit in treating a large number of dermatological diseases.

High frequency sparks have not only a surface but a penetrating effect. They are useful in diagnosis, detecting disease in apparently healthy skin, and seek out, as well as destroy, remnants and recurrences in scar tissue. Epithelioma, lupus, lupus erythematosus, lichen planus are among the diseases most benefitted.

In pruritic and painful affections it is of decided utility, and in the destruction of moles the spark acts promptly and painlessly and thus becomes a great prophylactic measure against carcinoma and sarcoma.

(Le travail complet ne nous a pas été remis.)

Traitement thermal sulfureux de la syphilis

Cures simples "intercalaires"; cures combinées avec les injections hypodermiques quotidiennes de sels solubles d'hydrargyre

Par M. Dresch Foix.

De plus en plus, pour le grand avantage des malades, les médecins font entrer les cures thermales dans le traitement de la syphilis.

On ne se contente plus d'administrer, au petit bonheur, suivant des formules fixes et des périodes qui le sont tout autant, mercure et iodure. Si le mercure est toujours donné, à juste titre, plus ou moins *larga manu*, par cures plus ou moins répétées et prolongées et répétées pendant un plus ou moins grand nombre d'années, il faut reconnaître qu'on est devenu en général plus parcimonieux d'iodure. Ce dernier agent est plus judicieusement administré et réservé, vraiment, pour les accidents où il fait alors merveille. C'est un peu aux cures thermales, plus souvent utilisées, qu'on est redevable de ce progrès qui consiste en une administration plus méthodique du traitement mercuriel combiné à des cures thermales qui réduisent les indications de la médication iodurée.

Si la cure thermale est devenue le complément auxiliaire, par excellence, de la syphilis à évolution normale et correctement traitée, elle s'impose doublement quand la syphilis se surajoute à des états diathésiques antérieurs et dans une multitude d'états bâtards relevant d'une combinaison de diathèses, nécessitant, par suite, des combinaisons de traitement.

Sans doute, les bains domestiques, encore plus les bains de vapeur, ont constitué de tous temps un adjuvant des plus utiles du traitement de la syphilis. Notre excellent ami, le dr. Rouguerol, a parfaitement observé, en Tunisie, la bénignité de la syphilis partout où il y a des hammams et sa gravité plus grande dans les régions où il n'y a pas d'eau et par conséquent pas de hammams.

Dans un but thérapeutique analogue, on donna pendant des siècles ce qu'on appelait les *sudorifiques*, ce qui n'empêcha pas, d'ailleurs, d'apprécier déjà l'utilité des traitements thermaux et, en particulier, celle des eaux sulfureuses. Celles-ci furent, sans doute, d'un emploi bien avantageux aux malheureux avariés, qu'à certaines époques on mercurialisait vraiment d'une façon excessive et souvent barbare. Cette pratique malencontreuse ne tardait pas à entraîner une réaction contre Hg, tout autant nuisible aux syphilitiques.

Aujourd'hui, en attendant l'application du sérum immunisant ou curateur, la médication mercurielle triomphe sans conteste et à bon droit. Elle trouve un auxiliaire des plus précieux dans les cures thermales, bien supérieures aux étuves et aux sudorifiques des temps passés. Quand il n'existe pas d'indications spéciales, c'est vers une station d'eaux sulfureuses qu'on a l'habitude de diriger les syphilitiques.

L'on sait l'importance prise par certaines stations à ce point de vue spécial, non parce qu'elles sont supérieures aux autres, mais simplement par la publicité, le retentissement donné aux observations recueillies et aussi, il faut bien le reconnaître, par l'assurance pour le malade et le médecin — ce que nous avons démontré être excessif — que le traitement mercuriel combiné à la cure thermale est élevé dans ces villes d'eaux à la hauteur d'un principe, en dehors duquel il ne saurait y avoir de salut. Les esprits avisés et désintéressés dans la question ont depuis longtemps reconnu que le choix de la station sulfureuse importe peu. Ce qui importe, c'est de savoir apprécier si la cure doit rester simple, *intercalaire*, ainsi que nous l'avons appelée au Congrès de Liège, ou bien si le traitement hydrargyrique doit être combiné. Dans ce dernier cas, tout le monde est à peu près d'accord pour reconnaître que la méthode hypodermique reste la méthode de choix, à l'exclusion de toute autre, par sa commodité, son élégance, son activité mathématique en rapport avec les doses employées, enfin par le peu d'inconvénients qu'elle entraîne.

Lorsqu'il existe une indication quelconque d'envoi dans une station autre qu'une eau sulfureuse, il est assez curieux de constater que, par le seul fait de l'amélioration du sujet au point de vue spécial qui a motivé le choix de la station, l'évolution de la syphilis se trouve heureusement influencée. La *vis medicatrix*, l'auto-défense, si vous préférez, exaltée par la cure thermale, manifeste son pouvoir pour le plus grand bénéfice du diathésique. En dehors de ces indications spéciales, l'empirisme a démontré la supériorité des eaux sulfureuses en matière d'atténuation de la syphilis. L'on discute encore sur ce qui agit dans une eau sulfureuse. L'on sait combien le substratum d'une eau sulfureuse *pure* est minime et fugace. Variable dans sa composition, autant que dans ses processus de décomposition, on argue d'une supériorité, d'ailleurs problématique, tantôt parce qu'elle abonde en chlorure, tantôt parce qu'elle dégage des proportions plus fortes d'hydrogène sulfuré ou d'hyposulfites. Je me garderai de trancher une question où tout le monde a raison sur un point du moins: l'utilité des eaux sulfureuses. Je n'éluciderai pas davantage la question de supériorité de l'hydrogène sulfuré ou l'avantage des hyposulfites, mais j'ai des raisons de croire que la présence du chlorure de sodium affaiblit plutôt l'activité du principe sulfureux, quel qu'il soit. Si la pratique thermale démontre le fait, la théorie des *ions*, les lois de l'osmose l'expliquent suffisamment. Ainsi pensaient déjà les hydrologues du XVIII siècle qui étaient d'excellents observateurs. Voici ce qu'écrit Lenoy, rival de Vessel, de Bayen et de Bordeu: *Les eaux sulfureuses sont d'autant plus estimées qu'elles contiennent moins de substances étrangères. Les plus simples sont les meilleures.* On ne saurait mieux dire. Quand nous voulons faire supporter à certains malades la note forte de nos bains sulfureux, nous n'avons qu'à ajouter des sels de Salies. Quand on veut faire tolérer par les muqueuses nasales excitables les irrigations sulfureuses, Depierris, de Cauterets, nous a appris à adjoindre telles proportions de chlorure de sodium. Expliquez le fait avec le mot *isotonie*, cela n'empêche que vous avez réduit l'activité native de l'eau minérale pure dont les éléments sont dissociés et à l'état plus ou moins parfait d'ions. Par l'adjonction de chlorure de sodium le processus osmotique se trouve modifié, et par suite également le mode d'action de cette lymphe si instable qu'est une eau sulfureuse. Je n'insiste pas.

On ne saurait affirmer que les eaux sulfureuses, trophiques et antidiathésiques, cependant, exercent une action curatrice quelconque sur la syphilis. Elles opèrent surtout sur le malade, sur le *terrain*, et, sans doute, cette modification du terrain rend-elle la graine moins féconde. Mais, point sur lequel on ne saurait trop insister, le principe sulfureux a une action spéciale *toxique* sur Hg, le seul agent inhibiteur de l'élément connu et figuré, générateur de cette toxi-infection qu'est la syphilis. Quand le mercure a produit la série de ses effets modificateurs, une partie s'est éliminée suivant les processus habituels bien connus. Le reliquat reste immobilisé dans nos cellules, insoluble, probablement inerte, du moins doué d'une activité bien atténuée. L'eau sulfureuse a pour effet de *solubiliser à nouveau cette véritable cachette hydrargyrique*. Elle la mobilise et, à ce moment précis, dans ce que j'ai appelé la *cure intercalaire*, elle refait passer à l'activité thérapeutique cette réserve métallique qui dormait au plus profond de nos tissus. Double ou triple bénéfice: le mercure opère à nouveau, il débarrasse pour un moment nos cellules de sa présence, enfin il rend le terrain décapé, sensible à de nouvelles imprégnations mercurielles indispensables pour ce que nos maîtres appelaient, il y a 50 ans, un traitement d'extinction (1). Grâce à ce décapage, quelquefois assez actif pour donner lieu à un syndrome spécial de *poussée thermale*, décapage que Jullien, de St-Lazare, considère bien à tort comme un moment critique pour le syphilitique, ce que j'ai appelé la cure hydrargyrique *post-thermale* opère avec une activité curatrice à laquelle le sujet n'était plus habitué. J'ai appelé intercalaire cette cure thermale simple, précédée naturellement de traitements hydrargyriques et suivie, à plus ou moins courte distance, d'une *post-cure* mercurielle.

Ainsi que l'a dit le dr. Keller, de Rheinfelden, dans son remarquable rapport au Congrès de Madrid, si l'on doit continuer le traitement spécifique tant qu'il subsiste des symptômes ou que l'on a quelques raisons d'admettre que la maladie n'est pas guérie, en revanche, les cures thermales doivent être répétées pendant de longues années. Nous appuyant sur une expérience de plus d'un quart de siècle de médecine thermale, nous diviserons en trois périodes le traitement thermal de la syphilis. Ce traitement thermal correspond à la très grande majorité des cas, d'ailleurs correctement traités par Hg, avec une évolution se rapprochant de la normale. Je m'empresse d'ajouter que ce sera grâce aux cures thermales que la syphilis aura les plus grandes chances d'évoluer avec bénignité.

Dans la première période, celle où le diathésique est, chaque année, méthodiquement mercurialisé, la cure thermale sulfureuse intervient dès la première année et, dans la très grande majorité des cas, elle doit être simple, c'est-à-dire *intercalaire*, ainsi que je l'ai dénommée en 1898 au Congrès de Liège.

Dans la seconde période qui n'est pas simplement limitée par l'évolution des accidents dits secondaires, mais qui commence à un moment où de nouvelles mercurialisations régulières ne semblent plus nécessaires, par suite de l'état, tout au moins latent, de la diathèse, il restera d'une bonne précaution de combiner alors la cure thermale avec la médication spécifique. Nous avons, aujourd'hui, la possibilité de faire supporter au syphilitique une nouvelle cure mercurielle, très active, même combinée à l'eau

---

(1) Voir, pour plus amples détails, nos précédentes communications aux congrès de Liège, de Grenoble, de Toulouse, de Madrid, de Venise. Lire *Traité complet des eaux d'Ax*, 4e édition, 1908; également *Clinique thermale d'Ax Ax thermal*, passim, 1889 à 1905.

XX° C. L. M. — DERMATOLOGIE   28

sulfureuse, avec le minimum des inconvénients qu'on ne connaît que trop et qu'il ne faut pas plus nier qu'exagérer. La méthode hypodermique, les préparations de choix mises à notre disposition, autorisent cette manière de faire avec une supériorité, une sécurité, que les vieilles pratiques par ingestion ou frictions ne peuvent atteindre [1]. La saison thermale peut être considérée comme l'époque de choix d'une cure tardive, parce que pendant le séjour dans une ville d'eaux elle est plus facilement acceptée par un malade qui n'a rien à faire et, en outre, beaucoup mieux supportée.

Dans une troisième période qu'il est difficile de fixer, qui ne commencera qu'après un sommeil prolongé de la diathèse, on s'en tiendra aux cures thermales simples qui ne seront plus, cette fois, *intercalaires*. Alors, le choix de la station redevient plus étendu et le groupe des sulfureuses perd de son importance spéciale, sinon spécifique. Il y a lieu, à ce moment, de tenir beaucoup plus compte des indications du moment que de l'antécédent syphilitique. Grâce à la série des cures thermales, auxiliaire puissant de la médication spécifique, le diathésique diminue, dans de bien grandes proportions, ses chances d'accidents futurs, voire même de ces syndromes bien connus qualifiés de *parasyphilitiques*. On sait que la plupart sont en train de passer dans la sphère d'action de la médication mercurielle et comme conséquence de dépendre également du processus syphilitique plus ou moins aberrant. J'observe que si, dans ce que j'appelle la troisième période des cures thermales, la cure thermale simple ne donne pas le résultat qu'on est en droit d'attendre il y a lieu de songer que la vérole reste un élément pathogène. Quelques injections hydrargyriques viendront, le plus souvent, à bout d'états mal définis pour lesquels la cure thermale simple restait impuissante. *Naturam morborum curationes ostendunt.*

Après avoir étudié, surtout dans mes précédentes communications, les avantages de la cure thermale sulfureuse, dite *intercalaire*, je m'étendrai plus longuement sur la période des saisons thermales pendant lesquelles le traitement mercuriel me semble tout particulièrement utile.

[1] A Amélie-les-Bains, l'on remarque dans la thèse inaugurale du Dr. Perthier (1903), les frictions sont encore en grand honneur. Toute une équipe de frotteurs expérimentés trouve encore à s'y employer!

Sans doute, on hésite à supprimer le gagne-pain de ces professionnels de la frotte. Nous estimons qu'à l'instar des frégateurs de Cauterets, ils ne tarderont pas non plus à entrer dans l'histoire

Depuis longtemps, grâce à un sommeil complet et prolongé de la diathèse, tout traitement mercuriel a été abandonné. D'un autre côté, les syphiligraphes les plus autorisés osent de moins en moins conseiller l'abandon définitif du mercure. Nous estimons que dans la période de flottement, pendant laquelle, grâce à l'état latent de l'affection, les avis peuvent être partagés, la saison thermale doit rester, dans la très grande majorité des cas, le moment opportun par excellence d'une cure par les injections quotidiennes de sels solubles de Hg.

Si l'on varie sur le choix de la station sulfureuse, si l'on se fixe sur les convenances d'un chacun et d'après les diverses spécialisations que comporte, avec plus ou moins de profit pour le malade, chaque groupe d'eaux sulfureuses, l'accord doit être fait sur le procédé de plus en plus apprécié, de la méthode hypodermique. Si dans les villes, dans les hôpitaux spéciaux, les injections de préparations insolubles présentent plus d'avantages, surtout par plus de commodités, pendant le traitement thermal, l'injection quotidienne, aux doses *maxima* pour chaque sujet, présente seule les garanties d'activité et de sécurité. C'est seulement par l'hypoderme, nous ne saurions trop le répéter, qu'on peut, aux eaux sulfureuses, imprégner l'organisme par le mercure, à la condition encore expresse que la dose maxima, qui est aussi l'optima, sera renouvelée tous les jours. Par l'ingestion comme par la friction, on n'est jamais certain, aux eaux sulfureuses, de la dose utile ou active, quelle que soit d'ailleurs la dose administrée. Si l'on peut impunément pousser, par ces modes d'emploi, les doses de métal, il n'en est plus de même avec les injections intra-musculaires. Avec elles, l'absorption est intégrale, l'action est peut-être même plus intense parce que la résorption est plus rapide. Si, grâce à l'élimination suractivée, l'imprégnation est moins durable, elle est cependant suffisante pour manifester ses effets thérapeutiques et, l'on ne saurait trop le répéter, ce n'est pas impunément qu'on s'écarterait beaucoup de la posologie habituelle.

L'élimination suractivée, comme l'absorption, implique aux eaux sulfureuses l'obligation d'injections quotidiennes et par suite l'emploi de sels solubles. Alors que dans les villes le client accepterait difficilement de passer chaque jour chez son médecin, il en prend aisément son parti aux eaux où il est loin de ses occupations. En outre, le désagrément des piqûres est largement atténué par l'usage du bain pris un instant après.

Nous avons aujourd'hui à notre disposition d'excellentes préparations de solutions mercurielles. Les ampoules qu'on nous livre, d'un usage si commode, présentent une gamme d'activité applicable suivant la gravité, l'urgence, le poids du client, l'âge, le sexe. Le *benzoate*, le *lécarurgyre*, l'*hermophényl*, le *cacodylate iodo-hydrargyrique*, etc., tels qu'ils nous sont communément présentés, constituent, de par mon expérience, la note douce. Dans la note forte, le *salicylarsinate de mercure*, connu sous le vocable *énésol*, répond à la plupart des indications de par sa dose de 6 centigrammes par ampoule. Voilà près de trois ans que je l'ai employé et les résultats ont été des plus concluants dans ma pratique thermale, autant pour ses effets immédiats, surtout appréciés par mes clients, que par l'action thérapeutique observée par moi. J'ai soigné avec l'*énésol* une cinquantaine de syphilitiques; pour la plupart c'étaient des hommes; plusieurs femmes gravement atteintes furent rapidement *blanchies*, parce que, ainsi que cela arrive trop souvent, leur syphilis d'origine conjugale était méconnue ou insuffisamment traitée. Je dois confesser que toutes mes clientes ont supporté bravement un minimum de dix piqûres d'énésol, mais que, dans ma clientèle masculine, trois hommes n'ont pas terminé leur cure par injections. Sur ces trois hommes je constate qu'il y avait deux médecins. Ceux-ci préférèrent revenir à la méthode aussi incertaine que peu élégante de la frotte.

La technique des injections d'*énésol*, comme celle des autres préparations solubles, est aussi simplifiée que possible pendant la saison thermale. On a affaire à des clients qui prennent, depuis plusieurs jours, douches et bains sulfureux. Un tampon de coton hydrophile imbibé d'un alcoolé quelconque a vite fait de compléter l'asepsie de la peau. Une aiguille de quatre cm. suffit le plus souvent et les zones bien connues de la région fessière sont les lieux d'élection des piqûres. On doit les faire en séries horizontales un peu au-dessus et un peu au-dessous d'une ligne fictive passant à deux travers de doigt au-dessus des grands trochanters. Autant que possible, dans la série des piqûres, opérer alternativement de chaque côté et une seule fois au même endroit. Comme les ampoules d'*énésol*, en particulier, contiennent deux bons cm. cubes de liquide, je conseille de pousser très lentement l'injection. Il est bon d'éviter la compression. Le liquide ne s'en diffuse que mieux et sans incidents, surtout si l'on met en garde le client contre la friction post-opératoire qu'il se hâte en général d'opérer. L'injection doit être effectuée, autant que possible, avant l'heure

du bain. La douche est beaucoup moins favorable, à cause de
l'excitation plus grande à la peau. Sur plus de 500 injections, je
n'ai observé ni noyaux, ni indurations, ni abcès, et tous ceux
qui ont adopté l'énésol ont obtenu le même résultat. J'ai constaté
quelquefois un érythème, un œdème léger de la peau, fugaces
tous deux : tantôt c'est une simple plaque ortiée, rentrée par la
piqûre même. La douleur est, dans la très grande majorité des cas,
très faible, avec des variantes pour le même individu qui semblent
paradoxales. Le fait se produit d'ailleurs avec presque tous les produits usités en hypodermie. Quand la douleur est régulièrement
vive chez la même personne, il faut substituer une canule plus
longue, afin que l'injection soit plus profondément intra-muscu-
laire. Un phénomène qui se produit assez fréquemment et qui
n'est pas sans inquiéter le client, surtout si ce client est un né-
vropathe doublé d'un médecin, c'est un certain engourdissement
momentané qui se produit dans le membre inférieur, du côté piqué. Ce phénomène se produit très rapidement et va jusqu'à la
parésie. Un médecin renonça au traitement pour ce motif, effrayé,
me dit-il, de la difficulté qu'il avait eu de rentrer à l'hôtel. L'effet
thérapeutique se fait rapidement sentir et si, avec raison, on a
prétendu que la médication mercurielle par ingestion ou par friction, combinée au traitement sulfureux, était incapable d'influencer la bouche, c'est faux en ce qui concerne la méthode hypodermique et, en particulier, avec 6 centigr. d'énésol. Chez plusieurs
clients, dont la bouche était insuffisamment entretenue, j'ai observé de belles stomatites qui n'étaient plus ce *ptyalisme redux*
que j'ai constaté quelquefois dans les cures intercalaires *post-hydrar-
gyriques*. Avec les injections hypodermiques quotidiennes de sels
solubles, l'absorption et l'élimination du mercure sont tellement
suractivées par le traitement sulfureux que les gencives sont immédiatement influencées. L'action thérapeutique va de pair. Un
vieux syphilitique, non traité depuis fort longtemps, portait sur la
région sacrée une ulcération tertiaire ancienne dont il ne se préoc-
cupait pas d'ailleurs. Il ne voulut supporter que quatre injections.
La réparation fut complète avant la fin du traitement thermal. Je
reste convaincu que c'est aux 24 centigr. d'énésol que cet homme
fort mais pusillanime dut la guérison de sa syphilide.

La rapidité des phénomènes buccaux chez mes injectés constitue la preuve indéniable de la supériorité de la méthode hypodermique sur l'ingestion et sur la frotte. On sait les doses énormes de liqueur de Van Swieten avalées impunément par les sca-

riés aux eaux sulfureuses. Certainement, l'action médicamenteuse est incertaine, l'absence même de tout retentissement buccal en témoigne.

Grâce à la méthode hypodermique une action médicinale et curatrice est obtenue avec 10, 12, 15 injections au plus. Un client a poussé jusqu'à 18, mais des céphalées assez vives démontrent qu'on ne pouvait pas pousser plus loin l'imprégnation mercurielle et du reste les syphilides tertiaires malignes se reparaient à vue d'œil. J'ai publié l'observation d'un paralytique général, reconnu tel par des spécialistes de Bruxelles et de Paris. Il supporta bravement 20 injections d'énésol en 20 jours. Il était dans une période d'accalmie après avoir été interné. Il supporta fort bien le traitement prenant en même temps les bains sédatifs de la station à températures modérées. Il fit ensuite une cure d'eau à Aulus. Depuis l'été 1904, il vit dans sa famille, à la campagne et sans incidents fâcheux. Je citerai encore un myélitique traité longtemps et inutilement pour une sciatique. Il avait presque totalement perdu l'usage de ses membres inférieurs. Il ne pouvait se rendre à son bureau qu'en voiture. Après deux saisons thermales et quatre séries de 10 injections d'énésol, deux pendant la saison même, deux autres en post-cure, avec un repos de trois semaines. L'amélioration a été telle qu'il va aujourd'hui à son bureau à pied, cela deux fois par jour; il remonte à bicyclette, le tout sans avoir eu le moindre besoin de faire ce qu'on appelle la rééducation des muscles pas plus que de la mécanothérapie.

Dans ma clinique thermale d'Ax, j'ai publié d'autres observations que je ne puis relater ici.

Ce n'est pas pour citer de telles cures que je fais cette communication, c'est au contraire, grâce aux cures thermales sulfureuses, simples ou combinées, pour qu'il devienne de moins en moins nécessaire d'avoir affaire à des malades si gravement atteints. Il faut, par tous les moyens possibles, poursuivre la guérison ou tout au moins l'atténuation progressive de la syphilis. Si la syphilis se répand de plus en plus, ainsi que le constatent les syphiligraphes, il faut qu'elle perde de plus en plus sa gravité. Les cures thermales sulfureuses constituent le traitement auxiliaire par excellence de la syphilis. Si nous estimons qu'elles doivent rester simples ou *intercalaires* dans les premières années, à une période assez éloignée pour permettre de supprimer la médication spécifique, il sera d'une bonne pratique de combiner la cure thermale avec une série d'injections quotidiennes de sels solubles de Hg. C'est ce qu'on appelle une cure de *sécurité*. Ainsi que le conseille notre excellent confrère le dr. Depierris, de Cauterets, les injections seront toujours précédées, sauf urgence, de quelques jours de traitement thermal simple qui met l'organisme dans les meilleures conditions pour profiter au mieux de la cure mercurielle. Suivant le cas, suivant les effets produits, suivant l'évolution antérieure, plus ou moins sévère de la diathèse, suivant les traitements déjà poursuivis, plus ou moins intensifs, le médecin des Eaux aura à décider son malade à faire chez lui une post-cure hydrargyrique, celle-ci assurant une imprégnation mercurielle peut-être moins active, mais certainement plus durable.

Alors la méthode per os sera de nouveau applicable, si le client répugne à se laisser faire des piqûres qui, cette fois, pourront être de sels insolubles et hebdomadaires.

CONFÉRENCE

Le dr. P. G. Unna (Hambourg) a fait à l'amphithéâtre gauche de l'École de Médecine une remarquable conférence sur la pathologie et la thérapeutique de la lèpre avec projections.

VISITES

A 3 h. et 1/2, les membres de la section ont visité le laboratoire radio et photothérapeutique de l'Hôpital de S. José où ils ont été reçus par le directeur, le dr. Azevedo Neves.

SÉANCE DU 24 AVRIL.

Présidence: MM. Freitas Viegas et Haberkat

VISITE

A 8 heures du matin, les membres de la section VIII et plusieurs membres d'autres sections ont visité l'Hôpital de St. Lazaro, où sont installés les lépreux.

Le directeur de l'Hôpital, prof. Silva Amado, étant indisposé, avait chargé le secrétaire responsable de cette section de faire les honneurs du service et de montrer les malades.

TRAVAUX

Syphilis expérimentale

Par M. Neisser, Breslau (v. page 342)
et par M. Elie Metchnikoff, Paris (v. page 361).

DISCUSSION

M. Archer da Silva: (Le texte ne nous a pas été remis).

M. Silva Jorge: Je ne comptais pas prendre la parole sur ce sujet; je le fais, parce qu'il me semble convenable d'attirer l'attention vers des voies nouvelles, tout en permettant peut-être d'expliquer deux faits signalés par M. Neisser. Il nous a dit, je crois, qu'il avait reproduit la syphilis au moyen de tous les organes d'un enfant né syphilitique, tandis que ce n'est qu'avec la moelle des os du singe syphilitique qu'il avait réussi à la reproduire, les autres organes de cet animal n'ayant pas donné de résultat positif. D'après des idées que j'ai publiées depuis longtemps, je crois que, dans toute maladie virulente proprement dite, il y a une altération des épithéliums. Ce sont des épithéliums altérés qui forment le virus dans les maladies virulentes proprement dites, ce qui me permet de comprendre comment chaque espèce animale ne souffre que d'un certain nombre de ces maladies. Est-ce que cela veut dire que les maladies virulentes ne peuvent pas être transmises par des microbes ? Non. Il se peut qu'il y ait une espèce de petits êtres vivants qui, mise en contact avec des épithéliums altérés, s'y altère elle-même, en devenant capable de transmettre son altération aux épithéliums avec lesquels elle puisse se trouver en contact dans la suite; il se peut qu'elle s'y spécifie, sans qu'elle soit la cause spécifique de la maladie et sans exclure la possibilité, pour une autre espèce de microbes, de s'y spécifier, comme il convient de l'admettre pour s'épargner des surprises que l'avenir peut bien nous préparer. D'un autre côté, chez l'embryon, le blastoderme est tout d'abord formé seulement par ses deux feuillets épithéliaux, l'ectoderme et l'endoderme, et ce n'est que plus tard que se forme son feuillet moyen, qui doit donner tous les tissus de substance conjonctive; c'est-à-dire, le mésoderme est formé sous l'influence du feuillet interne et du feuillet externe, et si ceux-ci sont altérés par une maladie virulente, on conçoit que tous les organes provenant du feuillet moyen soient capables de reproduire cette maladie, par suite d'une altération en possession de laquelle il se soit formé entre les deux autres feuillets. Je n'ai étudié l'embryologie qu'une fois et je ne l'ai revue que chaque fois que je me suis proposé de faire des concours à l'École; je ne l'ai pas suivie; mais je crois qu'elle enseigne encore ce que je viens de dire du blastoderme. Quant à la transmission de la syphilis du singe seulement au moyen de la moelle des os, je vous dis que j'attribue aux os une grande importance dans la pathogénie, surtout dans la pathogénie de la fièvre, et que je conçois qu'ils prêtent à ce que la maladie virulente ne puisse être transmise par aucun autre organe de l'animal que sa moelle osseuse. En effet, si nous admettons qu'une espèce de microbes peut devenir virulente par son contact avec des épithéliums virulents, nous devons remarquer que les petits êtres vivants présentent des formes différentes pendant leur évolution et que l'une de ces formes peut se présenter avec un moindre volume qu'une autre, en sorte que, par exemple, une spore puisse traverser les passages étroits qu'elle trouve dans l'os, pour atteindre sa moelle, mais que une fois développée dans cette moelle, elle ne puisse plus retraverser les passages étroits qui lui soient offerts par l'os. Cependant, si des circonstances se présentent qui soient favorables à ce que le microbe prenne une forme d'un moindre volume, on comprend qu'il puisse sortir des os et qu'il puisse opérer une récidive de la maladie. Nous pouvons expliquer, de la sorte, les récidives de la syphilis, et nous pouvons comprendre que la moelle, qui seule retient ces microbes, soit le seul organe pouvant transmettre la maladie virulente d'un animal à un autre. C'est peut-être en permettant de chasser des os un grand nombre de microbes devenus syphilitiques que le mercure et l'iodure de potassium agissent dans le traitement de la syphilis, ce qu'ils feraient en élargissant les voies osseuses qu'il leur faut suivre à cet effet, sans que cette façon d'agir les empêche d'être des agents qui opèrent dans la syphilis, en favorisant la circulation dans les lymphatiques, comme j'ai essayé de l'établir dans l'une de mes publications.

M. VIRGILIO BATTISTA : J'ai demandé la parole pour deux motifs; premièment pour remercier M. le prof. Neisser de l'amabilité avec laquelle il m'a reçu à Breslau quand, en 1904, je lui ai demandé, en mon nom et en celui de notre comité, de faire un rapport sur ce sujet pour notre section. Comme vous voyez, il a accepté, ce dont je le remercie encore une fois et infiniment.

Mais je le remercie encore plus de sa présence parmi nous, qui honore notre Section, notre Congrès et notre jury.

Ensuite je veux demander à notre cher maître s'il a toujours rencontré des spirochètes de Schaudinn dans le sang pendant la journée et s'il les a cherchés aussi pendant la nuit, parce que, comme vous savez, pendant la journée on ne les rencontre pas toujours. On ne sait pas si l'on doit attribuer cela aux différents stades de la maladie ou au fait qu'ils ne paraissent dans le sang que pendant la nuit, comme dans la filariose. Partant je désire qu'on les cherche aussi pendant la nuit afin de pouvoir éclairer la question.

M. SCHAUDINN (Le texte ne nous a pas été remis).

M. HALLOPEAU. — A propos de la destruction locale du chancre, dont a parlé M. Neisser, je rappellerai que, l'an passé, dans une communication au Congrès de Liège, sur les proliférations locales dans la syphilis, j'ai établi que la virulence du chancre est habituellement plus intense que celle des manifestations ultérieures de la maladie. J'en ai donné comme témoignage le caractère particulièrement grave des accidents qui se développent dans son voisinage; c'est ainsi que j'ai vu y survenir des syphilides tuberculeuses ulcérées, des syphilides serpigineuses étendues, alors que sur les autres parties de la surface cutanée il n'y avait que de la roséole en une éruption papuleuse bénigne. J'en conclus qu'il est indiqué de pratiquer, chaque fois que faire se peut, soit l'excision du chancre, soit sa destruction par le nitrate acide de mercure.

Je me permettrai de demander à MM. Schaudinn et Neisser si le trypanosome se présente toujours avec des caractères identiques à leur observation? L'évolution de la syphilis indique clairement que son contage se modifie dans ses effets nocifs à mesure que la maladie devient plus ancienne; les toxines génératrices de la gomme doivent nécessairement différer de celles qui provoquent les lésions du chancre induré, et la roséole et les autres accidents secondaires. La diversité des effets, suppose nécessairement un changement dans la constitution de l'agent infectieux. L'étude de ses caractères histologiques, celle des toxines qu'il engendre aux différentes périodes de la maladie, pourront sans doute éclairer cette question. Le spirochète trouvé par M. Schaudinn dans la gomme du foie paraît-il identique à celui du chancre induré?

Ni M. Neisser, ni M. Schaudinn, ni moi-même n'avons jusqu'ici constaté de modifications dans les caractères du spirochète.

De la cicatrisation rapide du chancre induré par son traitement local

Par M. DA SILVA JORGE, Lisbonne.

Le 30 janvier 1881, alors que je n'étais médecin que depuis six mois, l'un de mes amis, un fermier, demeurant tantôt à Lisbonne, tantôt à sa ferme, située à quelques lieues de cette ville, est venu prendre mon avis sur une roséole commençante, dont la nature n'était point douteuse, car il présentait encore, à côté de son gland, un accident syphilitique primaire tout-à-fait caractéristique. C'était un ulcère, légèrement creusé en verre de montre sur un sphéroïde applati, résistant à la pression des doigts et se mouvant avec le prépuce comme un opercule; autrement dit, c'était un chancre induré ou un syphilome primitif avec sa porte d'entrée. Sur le conseil du médecin de sa commune rurale, il badigeonnait cet ulcère chaque jour avec de la teinture d'iode et il prenait des pilules au proto-iodure de mercure. Je lui ai dit de cesser ces badigeonnages, de se panser au vin aromatique et de prendre d'autres pilules au proto-iodure, que je lui ai prescrites. Quatre jours plus tard, la roséole se trouvait complétement développée et l'ulcère s'était élargi; mais mon ami l'avait lavé et pansé, de son compte, avec de l'eau phéniquée à un pour cent. Ses affaires l'ayant appelé à sa ferme, il n'est revenu chez moi qu'au commencement de mars. Il me raconta alors que, de l'avis de mon confrère de sa commune, il était d'abord revenu au traitement de son ulcère par la teinture d'iode et l'eau phéniquée, mais que, ne se trouvant pas bien de ce traitement, renseigné par les travailleurs de sa ferme, il s'était décidé à se procurer, à la pharmacie Coelho de Oliveira, rua do Arsenal, nº 74 (qui n'y existe plus), une eau pour lavage et un remède pour pansements, que ces travailleurs vantaient comme très efficace contre les ulcères vénériens, et qu'il ne pouvait que vanter lui-même, car, en les employant, son ulcère avait cicatrisé en trois jours. En effet, j'ai pu constater que l'ulcère était admirablement cicatrisé; on le dirait guéri depuis plusieurs mois, et je craindrais de n'en plus reconnaître la place, si le syphilome n'était pas là pour la faire distinguer. Pendant quinze jours, ce syphilome a encore augmenté de volume, et d'autres accidents secondaires se sont manifestés dans la suite, mais la maladie a évolué d'une façon bénigne, comme mon ami pourrait bien l'attester aujourd'hui.

Je suis resté frappé de ce fait, malgré le doute que pouvait élever dans mon esprit la considération de la possibilité d'un effet du sel de mercure, pris à l'intérieur, sur la cicatrisation de ce chancre. Je ne savais pas à quoi m'en tenir, lorsque, vers 1884, en faisant le récit de cette aventure à Antonio Joaquim Lopes, alors élève en pharmacie dans mon quartier, et qui est mort l'année dernière, il m'a dit, d'un air très assuré et rappelant celui d'un initié à des arcanes, que c'était avec le baume de Plenck qu'on remportait des succès si remarquables dans le traitement des chancres à la pharmacie de la rua do Arsenal, 74.

Cela m'a suffi pour savoir, le jour même, d'après Jourdan (¹), qui citait Giordano (²) et Spielmann (³), qu'il s'agissait du baume mercuriel de Plenck et que sa préparation obéissait aux données suivantes: Prenez sept grammes de mercure et quatre grammes de térébenthine; triturez jusqu'à extinction du métal et ajoutez vingt-deux grammes d'axonge, trente-quatre grammes de baume d'Arcé et un gramme et demi de mercure doux.

Cette formule me semblant fort convaincante à l'égard de son efficacité dans la syphilis, je me proposai de l'essayer; mais, la syphilis étant devenue l'objet d'une spécialité, ce qui faisait que ce n'était que fort peu souvent que je voyais des chancres indurés dans ma pratique privée, ce n'est que quelques années après que je l'ai mise à l'épreuve, chez un malade avancé en âge, sur lequel j'ai eu l'occasion de voir le chancre induré se cicatriser très rapidement et aussi parfaitement que chez mon ami, le fermier.

Après cette épreuve, j'aurais pu employer très souvent le baume de Plenck à l'hôpital, puisque plusieurs fois, en suppléant, j'ai été chargé du service des vénériens; cependant, n'étant pas alors partisan du traitement de la syphilis par les méthodes de saturation d'emblée, telles que celle des frictions mercurielles, je me suis abstenu de faire vite la cicatrisation des chancres indurés des malades des hôpitaux, afin de les retenir tout le temps d'une cicatrisation assez lente et de les faire prendre, pendant ce temps, des sels mercuriels; en outre, la cicatrisation rapide ne comptait alors, pour moi, que pour un mince avantage. C'est dans la pratique privée que j'ai quelquefois répété l'essai du baume de Plenck dans le traitement du chancre induré, et toujours avec le même résultat que j'avais constaté dans les deux premiers cas, mais si peu souvent qu'on puisse en juger, en sachant que mon dernier cas de ce traitement date du commencement de 1905.

Peu nombreux comme ils sont, mes cas se trouvent répandus sur toute ma carrière médicale, déjà assez longue, ce qui me permet de dire qu'ils sont remarquables, à mes yeux, par la bénignité de leurs suites. De là le soupçon que la cicatrisation rapide du chancre syphilitique par le baume mercuriel de Plenck rend la syphilis moins grave. Du reste, tout ce que l'expérimenta-

---

(¹) A. J. L. Jourdan, *Pharmacopée Universelle*, 2e Édition Paris, 1840.

(²) Giordano (Antonio), *Farmacologia, ossia, Trattato di farmacia teorica e pratica*. Torin, 1853.

(³) Spielmann (Jacques). *Pharmacopoea generalis*. Strasbourg, 1783.

tion nous a appris dernièrement sur la syphilis, dès que le spirochète pallida a été reconnu son agent pathogène, ne fait que renforcer ce soupçon.

En révélant au Congrès le secret de ce traitement du chancre induré, je mets mes confrères à même de l'essayer et de constater si mon soupçon répond à la réalité. Pour les convaincre de ce qu'ils ne risqueront pas d'être dupés dans leurs essais, je me suis proposé de faire cicatriser sous leur contrôle et pendant la semaine du Congrès un certain nombre de ces chancres. En rédigeant cette communication, je ne sais pas si je pourrai mener à bout cette démonstration. Comme quoi que ce soit, je compte y ajouter une note, renseignant le public médical sur le résultat de cette tentative. Si je réussis, le Congrès aura l'occasion de constater que toute description est insuffisante à faire concevoir exactement la netteté, la promptitude et la perfection de la cicatrisation du chancre induré, obtenue par le pansement au baume de Plouck.

Je n'ai jamais fait des recherches pour retrouver, dans les livres modernes qui s'occupent de la syphilis, une mention de ce médicament, et j'ajoute que je n'ai lu qu'un petit nombre de ces livres pour m'instruire sur la pathologie et le traitement de cette maladie; j'affirme, cependant, que j'ai raison de me surprendre de l'absence de tout renseignement à son égard dans tous ces livres. Je me suis souvent demandé comment il se fait que, dans mon pays, il ne soit connu et appliqué que par des pharmaciens. Dès maintenant, il n'en sera plus de même, et je me flatte d'être utile en remettant cette arme aux mains des praticiens de tout le monde.

Son mode d'emploi est tout ce qu'il y a de plus simple: il suffit de badigeonner l'ulcère avec le baume et de le recouvrir d'un peu d'ouate hydrophile.

Quoique je ne l'aie essayé que dans le chancre induré, je crois que ce baume est applicable à tout autre ulcère vénérien et que ce n'est pas pour les seuls cas de chancre syphilitique qu'il a été usité du temps de son introduction dans la thérapeutique.

Me passant d'émettre d'autres considérations sur ce sujet, je déduis de mon exposé les suivantes

CONCLUSIONS

1. — Nous possédons le moyen de faire cicatriser admirablement la plupart des chancres indurés, dans une période de traitement local pouvant ne pas dépasser une semaine.

II. — Ce moyen est méconnu par les syphiligraphes modernes; du moins, par tous ceux dont j'ai lu les travaux sur le traitement de la syphilis primitive.

III. — Je soupçonne qu'à la suite du traitement, surtout du traitement précoce du chancre induré par ce moyen, peut-être applicable à tout autre ulcère vénérien ou à tout autre accident primaire de la syphilis, celle-ci se montre moins grave que si le chancre avait mis plus de temps à cicatriser.

SÉANCE DU 25 AVRIL

Présidence : M. Nicolas.

Contribution à l'étude clinique, pathogénique et nosologique de la granulosis rubra nasi

Par M. H. Hallopeau, Paris.

La dermatose désignée sous ce nom en 1901 par Jadassohn[1] a pris définitivement place dans notre cadre nosologique.

Depuis 1890, cet auteur en avait observé sept cas. Deux malades présentés en 1894 par Pringle à la Société dermatologique de Londres paraissent se rapporter à ce même type. La première étude qui en ait été publiée appartient à Laubheim[2] qui, dans un article du *Festschrift* de Kaposi, en a fait une variété d'acné; depuis lors, il a été l'objet de travaux qui portent les noms de Hugo Hermann[3], de Walther Pick[4], de Mac Leod[5], de Pinkus[6], de Lebet[7], de Marcel Sée[8], d'Audry[9] et de H. Malherbe[10].

Sa description clinique, dans ses traits essentiels, a été faite avec une netteté et une fidélité remarquables par Jadassohn; elle peut être résumée ainsi qu'il suit.

[1] Jadassohn. — Über eine eigenartige Erkrankung der Nasenhaut bei Kindern (Granulosis rubra nasi), *Archiv f. Dermat.* Bd. LVIII, S. 145.

[2] Laubheim. — Über eine eigenartige Form von Acne... Schweissdrüsen-Veränderungen, *Festschrift f. Kaposi*, 1900, S. 705.

[3] Hugo Hermann. — Eine eigentümliche mit Hyperhidrosis einhergehende eigenartige Dermatose an der Nase jugendlicher Individuen, *Archiv f. Dermat.* Bd. LX, S. 77.

[4] W. Pick. — Über Granulosis rubra Nasi, *Archiv f. Dermat.* Bd. LXII, S. 196.

[5] Mac Leod. — Granulosis rubra nasi, *British Journal of Dermat.*, 1903.

[6] Pinkus. — *Berliner Dermat. Gesellsch.*, 1904.

[7] Lebet. — Sur la Granulosis rubra nasi, *Annales de Dermat.*, 1908.

[8] Marcel Sée. — *Annales de Dermat.*, 1904.

[9] Audry. — Granulosis rubra dans l'espace zone rosée des bébés, *Annales de Dermat.*, 1905.

[10] H. Malherbe. — Granulosis rubra nasi, *Journal des maladies cutanées et syphilitiques*, 1905.

Le lobule et les ailes du nez sont le siège d'une rougeur claire assez intense, mal limitée; elle disparaît facilement sous la pression du doigt; elle est parsemée de petits nodules d'un rouge sombre; leur volume ne dépasse pas le plus souvent celui d'une pointe d'épingle et leur saillie est à peine perceptible; quelquefois cependant, ils atteignent les dimensions d'une tête d'épingle et leur saillie est plus prononcée; ils sont plutôt acuminés que plans. Leur distribution est irrégulière; ils ne sont pas confluents. Parfois, il s'y développe une pustulette qui se dessèche rapidement. La partie atteinte donne au toucher une sensation de fraîcheur. Les télangiectasies sont rares et peu prononcées. C'est à peine s'il y a quelquefois trace de desquamation. Dans un cas, Jadassohn a constaté une légère atrophie du tégument.

Concurremment, il y a constamment une hyperhidrose qui le plus souvent reste limitée aux parties rouges, mais peut aussi envahir les joues.

La rougeur est d'intensité variable; elle peut, par instants, disparaître entièrement; les nodules reposent alors sur une peau d'apparence saine. Ces nodules eux-mêmes sont susceptibles de changer de volume et de se colorer plus ou moins fortement; c'est ainsi que, chez un même malade, d'un moment à l'autre, ils peuvent être nombreux ou épars et plus ou moins prononcés.

Cette dermatose n'a été observée que chez des enfants et des adolescents; le plus âgé avait 16 ans; la maladie se prolonge pendant des années.

Tel est, dans son ensemble, le tableau qu'a tracé Jadassohn de ce nouveau type morbide. Depuis cette première étude, il s'est enrichi de quelques données intéressantes; nous les exposerons après avoir rapporté l'histoire des quatre cas que nous en avons observés à notre consultation de Saint-Louis, depuis le jour où notre très distingué confrère Audil a attiré notre attention sur le premier d'entre eux que, dans un examen rapide, nous aurions très probablement pris pour une acné rosacée.

OBSERVATION I. — *Germaine Ch.* (19 ans). Son affection a débuté il y a 3 ans.

Elle présente aujourd'hui une *altération limitée au lobule du nez*; il est d'un rose vif; cette teinte disparaît sous la pression des doigts; elle s'accompagne par instants d'une sensation pénible et d'une légère tuméfaction.

On note, dans cette même région, des nodules *miliaires*, *des petits grains kystiques* et de l'*hyperhidrose*. Ces altérations n'intéressent complètement que le lobule; on voit sur les ailes un petit nombre de grains miliaires sans rougeur. Il y a en outre des parties desquamées.

Les oreilles présentent les signes caractéristiques de l'asphyxie locale; au niveau de leur rebord, leur surface a un aspect grenu. Il y a également de l'asphyxie locale des extrémités.

OBSERVATION II. — *Emile Ch.*, 8 ans, frère de la précédente.

L'affection a débuté il y a 5 ans. Elle est caractérisée surtout par une éruption de petites saillies sur le lobule du nez; elles ont le volume d'un grain de millet; leur coloration est d'un rouge pâle; la plupart sont isolées, quelques unes agminées; celles-ci forment une traînée linéaire verticale d'environ 12 mm sur 3 à 5 de largeur. On distingue une quinzaine de ces éléments disséminés; la peau qui les supporte est d'un rouge vif qui disparaît sous la pression du doigt.

Le siège maximum des petites est au 1/3 moyen du lobule; on note toutefois quelques grains isolés sur l'aile gauche du nez; celle-ci présente un petit nombre de dilatations variqueuses. On en trouve également quelques unes sur les joues.

L'examen des oreilles décèle que l'hélix présente une coloration d'un rouge vif avec des saillies miliaires desquamantes discrètes, ayant à leur centre un orifice glandulaire.

Ces saillies miliaires sont agglomérées et leur présence donne un aspect tout à fait inégal à cette région. Les veines sont dilatées.

Les oreilles sont froides et l'enfant a parfois, d'après les renseignements fournis par la mère, des phénomènes d'asphyxie locale des extrémités.

OBSERVATION III. — *Gustave Ch.*, âgé de 12 ans, frère des précédents.

L'affection a débuté il y a 3 ans par le développement, sur le lobule du nez, de petites élevures qui depuis lors se sont multipliées. Il est actuellement intéressé dans sa moitié inférieure; elle présente une coloration rosée qui tranche sur la pâleur de la peau voisine; les petites saillies miliaires sont d'un rouge plus foncé; on y voit en outre de petits grains kystiques et la région est le siège d'une abondante hyperhidrose. Sa température est plus froide que celle des parties voisines.

La mère a remarqué qu'il y survient parfois de petits boutons blancs; ils se dessèchent en quelques jours.

Le rebord de l'hélix est froid, rouge, parsemé de saillies miliaires et desquamé par place.

Les mains et les parties malades du nez sont également froides.

Chez la mère, on ne constate rien de semblable, mais elle est atteinte d'une asphyxie locale des extrémités; son père aurait eu, d'après ses assertions, la même affection que ses enfants.

OBSERVATION IV. — P., âgé de 17 ans.

Le lobule et les ailes du nez sont d'un rouge clair; il s'en détache un certain nombre de saillies plus sombres, du volume d'une tête d'épingle; les capillaires et les veinules sont dilatés; il y a une hyperhidrose limitée à cette région.

Les deux oreilles sont froides et rouges ainsi que les extrémités des mains et des pieds.

Le malade a simultanément quelques boutons d'acné au visage et sur les avant-bras.

Deux faits d'une importance capitale ressortent de ces nouvelles observations: 1° la granulosis rubra nasi est une maladie héréditaire au premier chef; 2° elle s'accompagne fréquemment d'une asphyxie locale des extrémités.

Nos observations sont les premières, à notre connaissance, dans lesquelles l'*hérédité* ait été mise en évidence ; nous verrons quelle signification présente ce fait au point de vue *de la nature* de la maladie.

L'*asphyxie locale des extrémités* n'avait pas non plus été explicitement mentionnée jusqu'ici, mais on peut conclure de la lecture des observations publiées par nos prédécesseurs que ce phénomène a dû exister dans nombre d'entre elles ; comment, en effet, interpréter autrement les cas dans lesquels il est indiqué que le contact de la peau donnait une sensation de fraîcheur, et cela assez souvent aux mains en même temps que sur le lobule du nez ? c'est ainsi que Jadassohn donne comme un caractère de la maladie le refroidissement du lobule nasal et que quatre des malades d'Hugo Hermann sur neuf avaient le nez, les oreilles et les extrémités fraîches.

Une autre particularité mérite d'être mise en relief : c'est que l'*hyperhidrose est non seulement un fait constant dans cette affection, mais aussi un fait primordial.* Mac Leod l'a vue ouvrir la scène morbide ; elle peut persister seule alors que les troubles de vascularisation se sont effacés ; elle peut les précéder ; elle ne reste pas toujours limitée au siège initial de la granulosis ; on l'a vue s'étendre aux autres parties du visage et aux extrémités digitales ; c'est ainsi que Walther Pick en a constaté l'existence isolée aux mains chez son malade. Cette sueur est alcaline.

Nous signalerons également comme digne d'attention la *propagation des altérations au pourtour de l'oreille* qui est devenue simultanément, chez un de nos malades, le siège de petits nodules semblables à ceux du nez. Nous avons pu constater qu'ils étaient nettement glandulaires, car plusieurs d'entre eux étaient centrés d'un orifice.

Des nodules semblables peuvent également être observés sur les joues ainsi que sur la lèvre supérieure.

Au point de vue histologique, contrairement à Jadassohn qui n'a trouvé altéré, dans les appareils glandulaires, que le pourtour des conduits excréteurs des glomérules sudoripares, Walther Pick et Luithlen ont reconnu que l'hyperémie était prononcée autour des glandes et qu'elles étaient profondément lésées ; leurs canalicules étaient tapissés par 4 ou 5 couches d'épithélium et leur lumière atteignait des proportions de 5 à 6 fois supérieures à la normale ; les conduits excréteurs étaient, au contraire, soit exempts d'altérations, soit légèrement intéressés.

Nous rappellerons enfin que, dans notre observation III, comme chez le malade de Loitlien, il se produisait des éruptions de *pustulettes; la granulosis y offrait ainsi un milieu favorable au développement des microbes pyogènes.*

Les faits que nous venons de mettre en relief nous paraissent de nature à fournir des indications relativement au mode de production des altérations ainsi qu'à leur signification nosologique.

Tout d'abord, l'hérédité constatée chez trois de nos malades suffit à faire regarder comme bien peu vraisemblable l'hypothèse d'une maladie infectieuse formulée par Jadassohn: comment, en effet, concevoir qu'un germe infectieux transmissible soit la cause d'une affection qui n'apparaît qu'après plusieurs années d'existence pour s'éteindre au moment de la puberté ou peu de temps après?

Comment le générateur pourrait-il donner à son produit ce dont il est devenu exempt?

Au contraire, le caractère intermittent de l'hyperhidrose et des troubles de vascularisation ainsi que le défaut d'altération constante des glomérules conduisent à cette idée que ces altérations ne se développent que secondairement, et viennent plaider ainsi, concurremment avec le caractère purement fonctionnel de l'hyperhidrose initiale et des phénomènes d'asphyxie locale, en faveur d'une névrose sécrétoire et angio-motrice.

Si, comme nous croyons l'établir ainsi, cette interprétation est exacte, comment localiser cette névrose complexe?

L'étude comparative des observations indique que l'altération initiale est le trouble hypercrinique de la sudation; en effet, cette hyperhidrose est constante et on l'a vue, constituant le phénomène initial, précéder les troubles de vascularisation; elle ne leur est donc pas subordonnée.

S'il en est ainsi, les troubles de vascularisation que constate la clinique et que peut révéler également la biopsie doivent se produire sous l'influence de cette hyperhidrose: il s'agit, selon toute vraisemblance, *d'une action réflexe excitante sur les vaso-dilatateurs des glomérules;* ainsi s'expliquent la coloration d'un rouge intense et les élevures que l'on observe.

Mais ce mécanisme n'est pas acceptable pour la rougeur concomitante des parties voisines; en effet, cette rougeur n'a plus les caractères de celle que produit la vaso-dilatation: la peau, loin d'y être plus chaude qu'au niveau des parties saines, y a

donné, au contraire, chaque fois qu'elle a été examinée à ce
point de vue, une sensation de fraîcheur et les troubles concomitants des oreilles et des extrémités digitales sont ceux qui caractérisent l'asphyxie locale ; ils reconnaissent par conséquent pour
cause prochaine *l'excitation des vaso-constricteurs avec stase secondaire dans les capillaires et les veinules : il y aurait donc concurremment, chez ces malades, une hyperémie active au niveau des
glomérules et une hyperémie passive au niveau des parties voisines du lobule ainsi que des oreilles et des doigts.*

La vaso-constriction explique, dans cette interprétation, le
processus d'atrophie cutanée du lobule que Jadassohn a vu s'es-
quisser chez un de ses malades.

Nous avons indiqué que l'hyperémie sudoripare peut exister
seule : c'est là, d'après Jadassohn, un phénomène assez commun ;
les réactions vasculaires font alors défaut.

Dans l'interprétation que nous venons de formuler, les altérations constatées par W. Pick et de Luithlen au niveau des glomérules sudoripares sont consécutives à l'irritation constituée par
ce trouble fonctionnel ; on s'explique ainsi qu'elles puissent ne
survenir que tardivement et faire défaut dans une biopsie, comme
il est arrivé dans le cas de Jadassohn. Les altérations des conduits, constatées par cet éminent collègue, montrent qu'ils peuvent également devenir le siège de cette inflammation, mais leur
absence presque complète chez le malade de W. Pick indique que
ces altérations sont également secondaires.

Relativement au traitement, H. Malherbe a eu le mérite d'é-
tablir, dans son intéressant mémoire, que les scarifications linéaires constituent un moyen d'action rapidement efficace contre les
troubles vasculaires de cette affection ; il y aura lieu de rechercher si elles ont également une action curative sur l'hyperhidrose.

DISCUSSION

M. NEISSER. (Le texte ne nous a pas été remis.)

Sur un cas d'intolérance idiosyncrasique à l'égard du salicylarsinate de mercure

Par M. H. HALLOPEAU, Paris.

Nous avons insisté déjà, à plusieurs reprises, notamment en
1904, au Congrès de médecine de Paris, sur les graves dangers
que peuvent entraîner chez des sujets prédisposés les injections
intra-musculaires de préparations mercurielles ; nous pouvons
ajouter aux faits que nous avons signalés à cette époque les deux

cas de mort par des injections d'huile grise à doses modérées et celle qui a suivi des injections de calomel dans le service de notre éminent collègue M. Gaucher; tout récemment, MM. Le Noir et Camus viennent de communiquer à la Société médicale des hôpitaux un nouveau cas de mort par huile grise.

Il semble que, jusqu'ici, ces accidents aient été produits exclusivement par des injections de sels insolubles et que les injections solubles aient été exemptes de ce péril. On fait remarquer, en effet, qu'avec les préparations insolubles on ne sait pas ce que l'on fait; on ignore absolument à quel moment et dans quelles proportions se réalisera le passage dans la circulation générale du mercure injecté; il est possible qu'après être resté pendant un certain temps inclus dans le tissu musculaire il pénètre en masse dans les autres parties de l'organisme; cette résorption peut ne se produire que tardivement; c'est, maintes fois, plusieurs semaines après la dernière injection d'huile grise qu'ont éclaté les phénomènes morbides; ces jours derniers encore, nous avons observé, chez une jeune femme, une stomatite intense qui n'a débuté que 17 jours après la sixième injection de piqûres d'huile grise. Il faut donc s'attendre à des accidents avec les préparations insolubles, alors même que leur introduction dans l'organisme est faite suivant toutes les règles formulées par les partisans les plus expérimentés de cette méthode.

Ces accidents peuvent être graves, parfois mortels; il est en effet impossible, avec ce mode d'administration du mercure, de reconnaître quel est le mode de réaction du sujet sous l'influence de ce médicament et d'être prévenu à temps si l'on ne se trouve pas en présence d'une de ces idiosyncrasies qui en font, pour certains sujets, un poison dangereux. Si l'on compare la méthode de traitement par les injections de sels insolubles aux modes d'introduction par les frictions ou l'ingestion, on trouve qu'elle présente, de ce chef, une infériorité flagrante.

On pourrait espérer jusqu'ici que ce reproche ne serait pas applicable aux sels solubles; on ne leur reconnaissait d'autres inconvénients sérieux que la douleur généralement très vive qu'ils provoquent et la nécessité d'interventions quotidiennes ou, tout au moins, tri-hebdomadaires.

L'histoire morbide que nous allons rapporter montre que, contrairement à ces prévisions, des injections de sels solubles peuvent, chez un sujet prédisposé, donner lieu à des accidents susceptibles d'entraîner la mort.

Le médicament employé a été le *salicylarsinate de mercure* introduit en 1904 dans la thérapeutique sous le nom d'*énésol* par le chimiste de la maison Clin; il a été depuis lors expérimenté avec succès par MM. Coignet, de Lyon, Breton, de Dijon, Pauly et Jambon, de Lyon, Goldstein et Halrich, de Vienne, Bouan, de Toulouse, Prunac et Brousse, de Montpellier, Iwan Bloch, de Berlin; M. Loquin en a fait le sujet de sa thèse inaugurale. Tous ces auteurs sont d'accord pour déclarer que ce produit est très peu douloureux, efficace et bien supporté; M. Goldstein l'a cependant vu provoquer de la stomatite dans 18 % des cas où il en a fait usage, ce qui est beaucoup.

Ce médicament renferme 38,46 % de mercure et 14,4 % d'arsenic, l'un et l'autre dissimulés. On lui attribue une toxicité très atténuée en se basant sur l'élévation des doses qu'il a fallu administrer à un lapin pour le tuer; elle serait 70 fois plus faible que celle du bi-iodure; aussi conseille-t-on de l'employer à la dose quotidienne de six centigrammes contenus dans deux centimètres cubes de sa solution à 3 %.

Cette dose contient 0,023 milligrammes de mercure métallique. D'après les recherches de MM. Halrich, Freund et Loquin, le médicament introduit sous cette forme s'éliminerait rapidement; elles ont montré en effet qu'après une série d'injections le mercure ne peut être trouvé dans l'urine que pendant une période de 6 à 8 jours; il ne devrait donc pas y avoir danger d'accumulation latente.

Si l'on ajoute que ces injections ne sont nullement douloureuses, on conçoit l'attrait qu'elles exercent sur le praticien.

Les partisans de ce produit n'ont eu qu'un tort, c'est d'induire de son défaut d'élimination par l'urine à son absence dans l'organisme, et de sa toxicité faible sur un lapin à une toxicité également faible pour tous les patients humains, sans tenir compte des idiosyncrasies assez fréquentes à l'égard du mercure; nous allons voir que c'est là une conclusion fautive. Nous résumerons ainsi qu'il suit l'histoire de notre malade.

La nommée D., âgée de 42 ans, a eu jusqu'à ce jour une assez bonne santé. Cependant, il y a une dizaine d'années, elle a été prise d'absences fréquentes et une fois d'une crise d'épilepsie vraie, accidents pour lesquels elle a été traitée par le bromure et dont elle a guéri. De plus, à trois reprises depuis 18 ans, elle a fait une poussée d'eczéma circonscrit et passager.

A la fin de juin dernier, elle contracte la syphilis; on constate l'existence de plusieurs chancres à la vulve avec œdème de l'une des grandes lèvres. Elle prend d'abord comme médicaments deux boîtes de biscuits Olivier; aux premiers jours d'août survient la rougeole; la malade consulte vers le 10 de ce mois un médecin qui lui fait ingérer en potion huit centigrammes d'hermophényl par jour.

Vers le 20 du même mois, apparaît sur le dos de la main droite une éruption rouge, suintante, qui se couvre bientôt de croûtes. La malade retourne sans délai chez son médecin qui croit à un accident spécifique et, pour agir plus vite, lui fait chaque jour une injection de 2 cent. cubes de la solution de salicylarséniate de mercure, ce qui correspond à 6 centigrammes de ce sel.

Après la sixième injection, il se produit d'abord une rougeur avec prurit léger à l'angle interne de l'œil gauche; puis, la nuit suivante, la tête tout entière se tuméfie considérablement en même temps qu'elle devient rouge, sans prurit ni douleur; les yeux sont presque complètement fermés par suite du gonflement des paupières; la rougeur s'étend au cou; les narines sont obstruées et tuméfiées. Il n'y a pas de fièvre. Par contre, la malade éprouve des signes pénibles de stomatite: c'est une sécheresse de la bouche avec soif intense qui ne l'a pas quittée depuis; elle a mal aux gencives, mal aux palais et peut à peine avaler. Le médecin croit à un érysipèle et suspend le traitement spécifique. Au bout de 5 jours, l'éruption va beaucoup mieux, tout en persistant, surtout au cou. On recommence huit nouvelles piqûres et l'amélioration subit un arrêt; la stomatite persiste toujours. La malade est prise deux soirs de suite d'un frisson qui dure une heure, sans élévation de température. Une dernière piqûre lui est faite, la quinzième; désespérant de se rétablir complètement, elle entre le lendemain 19 septembre dans notre service.

Dans les 5 premiers jours, l'éruption, d'abord limitée au visage, au cou, à la main droite, à la face interne de la cuisse gauche et offrant en ces points un aspect eczémateux, se généralise. Des taches érythémateuses apparaissent sur les autres parties du corps; elles sont larges de 2 cent. en moyenne, de couleur cerise, avec des points plus rouges en leur partie centrale. Elles deviennent très confluentes et se réunissent en nappes continues. La peau se tuméfie. L'aspect de la malade est alors le suivant: la peau présente une rougeur presque généralisée; la côte externe des cuisses est seul épargné; cette rougeur disparaît à la pression sur le tronc; elle est purpurique aux membres inférieurs. Les deux jambes, surtout la droite, sont œdématiées. L'épiderme desquame légèrement dans le dos et sur la poitrine; il se couvre de squames eczémateuses, fines sur la face et au crâne, larges sur les bras et surtout à la paume des mains et à la plante des pieds, petites et nombreuses sur les cuisses; il y en a peu sur les jambes.

L'état général s'altère rapidement. Deux phénomènes, l'inflammation de la bouche et la diarrhée, provoquent surtout les plaintes de la malade. La langue est sèche, comme rôtie; la muqueuse de la voûte est épaissie, creusée de sillons; au niveau des molaires, les gencives sont exulcérées; toute la bouche est douloureuse et la déglutition des solides presque impossible; la soif est extrêmement vive; il n'y a pas de salivation. La diarrhée persiste avec intensité; les selles sont jaunâtres et fétides. Il y a un météorisme abdominal, cette diarrhée résiste à tous les moyens qui lui sont opposés, bismuth, opium, diascordium, benzonaphtol, etc. Comme traitement, on applique, sur la peau, de la pommade à l'oxyde de zinc; on soigne la bouche par de l'eau oxygénée et une solution au salicylate de soude; on alimente la malade avec du lait et de la viande crue; tous les accidents persistent.

Le 1 octobre, la malade délire toute la nuit. Le 5, un erythème, bientôt suivi d'ulcération, apparaît à la région sacrée. Les jours suivants, le délire s'accentue. On voit des soubresauts musculaires.

La fièvre est irrégulière; la température oscille entre 38°2 et 39°4.

Le pouls est constamment rapide et mou. Les urines, examinées à deux re-prises, n'ont pas présenté traces d'albumine. L'auscultation du cœur a donné des résultats négatifs; celle du poumon n'a pas été faite dans des conditions satisfai-santes en raison de l'état des téguments.

La malade se cachectise de plus en plus et meurt le 12 octobre.

Autopsie. — Le cœur, le cerveau et le foie paraissent indemnes à l'œil nu. A la partie supérieure du poumon gauche, sur une hauteur de deux doigts, on trouve un petit bloc induré; le tissu y est compact et tombe au fond de l'eau. Dans l'es-tomac, il n'y a pas d'altération appréciable; dans l'iléon, on voit quelques taches ecchymotiques. Dans le cœcum, au-dessus de la valvule iléo-cœcale, on trouve une ulcération large de 2 cm, longue de 5; son grand diamètre a placé parallèlement à la circonférence du gros intestin; ses bords sont irréguliers et entourés d'une zone congestionnée; son fond n'est pas très creusé. Dans son voisinage, on aper-çoit 2 autres ulcérations plus petites, elles ont les mêmes caractères. Sur l'anse sigmoïde et la partie supérieure du rectum, un grand nombre de petites érosions superficielles, larges d'un demi à un centimètre, entament la muqueuse.

Après avoir enlevé les deux fragments, où avaient été faites les injections mer-curiennes, on distingue, à leur partie superficielle, plusieurs foyers de 1 à 2 cm, où les fibres musculaires sont réduites en bouillie; ces foyers sont séparés du tissu sain par une paroi mince, blanche, d'aspect fibreux. On trouve au-dessus du cuir chevelu deux collections purulentes du volume d'une noisette.

Examen histologique. — 1° On constate dans la peau un épaississement de la zone de Malpighi; la couche cornée est desquamée;

2° Les petits abcès sous-cutanés du cuir chevelu, examinés dans le labora-toire de M. Sabouraud, ne sont très probablement pas des gommes; on y trouve une infiltration du tissu dermique et les parois de la poche sont riches en leucocytes qui se groupent en amas.

3° Une coupe d'une des grandes ulcérations de l'intestin montre que la tuni-que musculaire y est mise à nu; sur leurs bords, la tunique muqueuse reparaît;

4° Dans le foie, certaines cellules des travées ont subi une dégénérescence vacuolaire.

5° Le poumon ne paraît pas altéré.

6° Sur une coupe du tissu pulmonaire induré, on trouve toutes les alvéoles remplies d'un exsudat où les leucocytes sont très nombreux; on n'y découvre pas de pneumocoques; il s'agit vraisemblablement d'un infarctus.

Note sur la recherche du mercure dans les squames, l'intestin et les fessiers.

Pratiquée par M. BUCAILLE.
Interne en pharmacie, sous le contrôle de M. PORTES, pharmacien
en chef de l'hôpital Saint-Louis.

Pour rechercher le mercure dans les différents tissus (fessiers, intestin, squa-mes), il est nécessaire de détruire la matière organique afin d'amener les substan-ces métalliques combinées aux tissus sous une forme décelable par les procédés les plus sensibles de la chimie minérale.

Il faut recourir à des procédés qui ne nécessitent pas une haute élévation de température, afin de ne pas volatiliser le métal. Aussi emploie-t-on souvent, pour cette recherche, soit la méthode de Fresenius et Babo à l'acide chlorhydrique et au chlorate de potasse, soit celle de Witt au permanganate de potasse et à l'acide chlorhydrique; c'est cette dernière que nous avons adoptée en opérant de la manière suivante:

Les tissus à analyser ont été divisés, puis humectés avec une solution saturée de permanganate de potasse. Nous avons acidulé par l'acide chlorhydrique et chauffé doucement jusqu'à l'ébullition en agitant constamment; il s'est produit un fort boursouflement de la masse; nous avons laissé refroidir, puis nous avons versé une nouvelle quantité de permanganate en ayant soin que la liqueur fût toujours acide; nous avons ensuite chauffé doucement en ajoutant peu à peu du permanganate de potasse jusqu'à ce que la liqueur ait été entièrement décolorée, la réaction étant toujours acide. Nous avons alors filtré et recueilli pour chacun des trois tissus une liqueur incolore.

Ces liqueurs, préalablement évaporées à sec et reprises par de l'eau distillée, ont été versées dans des entonnoirs dont les douilles ont été reliées au moyen de tubes de caoutchouc avec des tubes de verre de dix centimètres de longueur et d'un centimètre de diamètre, effilés à leur extrémité libre, de manière que l'orifice de sortie n'eût guère qu'un millimètre de diamètre.

Après avoir placé dans chaque tube une spirale de cuivre soigneusement décapé, nous avons fait passer plusieurs fois les liqueurs goutte à goutte, et le mercure qu'elles contenaient a formé un amalgame avec le cuivre; les spirales sont devenues alors grisâtres.

Nous avons retiré les spirales des tubes; elles ont été lavées à l'éther, desséchées, puis introduites dans de petits tubes de verre préparés *ad hoc*. Nous avons placé dans chaque tube un tout petit cristal d'iode. Les tubes étant tenus dans une position horizontale et chauffés avec une lampe à alcool, il s'est formé, entre le cristal d'iode et la spirale, des *anneaux rouges et jaunes d'iodure de mercure*, ces anneaux étant d'autant plus compacts et colorés qu'il y avait plus de mercure.

Cette méthode nous a permis de déceler ce métal dans les trois ordres de substance qui étaient à notre disposition, les squames, l'intestin et les fessiers, mais *en proportions très différentes*, que nous avons pu estimer approximativement par la méthode ci-dessous, méthode comparative.

Cette méthode consiste à opérer avec diverses liqueurs titrées en se plaçant exactement dans les conditions de la recherche même, puis à former différents anneaux et à comparer leurs teintes avec celles qui ont été obtenues avec les organes suspects.

Notons tout d'abord qu'au-dessus d'un centigramme de mercure par litre, l'anneau ayant acquis sa teinte maxima, si, dans les essais, on obtient cette coloration, on peut assurer qu'il y a bien 1 centigramme de mercure, mais on ne peut assurer qu'il n'y en a pas davantage.

Or, dans cette recherche, si pour les squames et l'intestin les anneaux étaient au-dessous de cette teinte extrême, il n'en a pas été de même pour les nodules fessiers.

Nos essais comparatifs prouvent donc:

1° que l'intestin et les squames contiennent moins d'un centigramme par litre;

2° Que les nodules fessiers atteignent cette quantité et peut-être *la dépassent*.

L'anneau obtenu avec les squames a pu être reconnu approximativement égal à l'anneau fourni par une solution titrée à 0,002 (milligr.); de même l'anneau obtenu avec l'intestin a pu être estimé approximativement égal à 0,001 milligr.)

Les squames, l'intestin et les fessiers contenaient donc une proportion très appréciable de sel mercuriel.

Le diagnostic d'une intoxication mercurielle ressort en toute évidence de cette histoire morbide; dès la sixième injection, il s'est produit de la stomatite en même temps qu'une érythrodermie symptomatique d'une réaction anormale de la patiente contre le mercure. Il est probable que les quelques jours de traitement antérieur par l'hémophényl ont favorisé l'apparition de ces phénomènes d'intoxication qui avaient fait complètement défaut lors de l'ingestion des biscuits au sublimé.

Les accidents qui sont survenus après les huit autres injections pratiquées à la suite d'un repos de 5 jours ont été également significatifs: depuis lors, les phénomènes dominants ont été la stomatite, la diarrhée et l'érythrodermie, qui, manifesté dès les premiers jours du traitement, s'est généralisée à presque toute l'étendue de la surface cutanée.

De même, à l'autopsie, on a trouvé, comme altérations principales, une entérite ulcéreuse et une stomatite; le petit nodule d'induration pulmonaire peut être rapporté à un infarctus comparable aux deux petits abcès qui s'étaient formés sous le cuir chevelu.

Tandis que la stomatite et la diarrhée sont les symptômes habituels des intoxications par le mercure, l'érythrodermie en est, au contraire, une manifestation assez rare; elle implique l'existence, chez cette femme, d'une idiosyncrasie. Chose remarquable cependant, cette réaction du tégument ne s'était pas produite antérieurement, alors que la malade absorbait d'abord du sublimé, puis de l'hémophényl; il a fallu, pour la provoquer, les doses considérables de mercure que contient la solution usitée de salicylarsinate de mercure.

Comment comprendre la persistance des accidents pendant plus de trois semaines après la quinzième injection de ce sel soluble dans l'eau? C'est que, les résultats de l'autopsie et de l'analyse chimique l'ont nettement établi, cette solubilité a cessé lorsque le produit a été introduit dans l'organisme; on a vu, en effet, d'une part, qu'il était resté du mercure accumulé en proportions notables dans les foyers fessiers d'inoculation, d'autre part que le mercure introduit par résorption dans tous les tissus y séjournait encore après ce laps de temps; il s'était dégagé ainsi de sa combinaison soluble; il avait cessé d'être dissimulé.

On s'expose donc, en injectant ce sel mercuriel, aux mêmes accidents de résorption que l'on voit parfois se produire tardivement après des injections d'huile grise, et, dès lors, les doses élevées auxquelles on l'emploie, soit jusqu'à 12 centigrammes par jour, correspondant à 10 milligrammes de mercure, et même celles de 6 centigrammes qui ont été journellement injectées par les médecins cités plus haut deviennent énormes et toxiques chez un sujet prédisposé.

Le danger inhérent à l'emploi de cette médication est, à certains égards, plus considérable que celui de l'huile grise, en ce sens que le grand nombre des foyers d'injection ne permet guère d'en pratiquer l'ablation le jour où se manifestent les phénomènes d'intoxication.

Est-ce à dire qu'il faille renoncer à employer ce composé mercuriel qui offre de si réels avantages et qui serait même, d'après les observations de MM. Brelon et Loquin, supérieur aux autres dans le traitement de la syphilis des centres nerveux ? Nous ne le pensons pas; notre observation montre seulement qu'il faut considérer comme un avertissement des plus sérieux, chez les malades soumis à ce traitement, l'apparition des phénomènes d'intolérance, tels que l'érythrodermie, la salivation et la diarrhée et qu'il faut cesser immédiatement, dès le début de leur apparition, l'usage de ces injections; en procédant ainsi, on évitera sans doute que ces accidents ne prennent un caractère dangereux.

Nous résumerons ainsi qu'il suit les conclusions de ce travail:

1° Jusqu'ici, les injections de sels solubles étaient considérées comme nécessairement inoffensives en raison de la rapidité supposée de leur élimination par les voies d'excrétion; un fait observé par l'auteur montre que cette proposition n'est pas applicable au salicylarsinate de mercure, qui tend de plus en plus à entrer dans la pratique courante en raison de l'indolence de ses injections intra-musculaires et de leur puissance curative.

2° Quinze injections intra-fessières de 6 centigrammes de ce produit, pratiquées par un médecin de la ville en deux séries à 5 jours d'intervalle, ont déterminé chez un sujet prédisposé une stomatite, une érythrodermie généralisée, une entéro-colite ulcéreuse, et la mort au bout de 23 jours;

3° On a trouvé, à l'autopsie, du mercure en quantité notable au niveau des foyers d'injection intra-fessiers et en proportions appréciables dans les autres tissus qui ont été examinés à ce point de vue, c'est-à-dire la muqueuse intestinale et l'épiderme desquamant ;

4° Ces faits prouvent que ce produit ne doit plus être considéré, après sa pénétration dans l'organisme, comme un sel soluble, car le mercure persiste dans les lieux d'injection ainsi que dans les tissus ; on s'explique de la sorte sa disparition rapide de l'excrétion urinaire ;

5° Il en résulte la possibilité de résorption ultérieure en quantité considérable de ces produits accumulés après une série d'injections et la production, chez un sujet prédisposé, d'accidents graves ;

6° C'est là un fait exceptionnel, car des milliers d'injections de cette nature sont restées inoffensives ;

7° Ces accidents ne surviennent que chez des sujets prédisposés ;

8° Ils ne doivent pas faire renoncer à l'usage de ce remarquable médicament ; ils imposent seulement, comme une règle absolue, la nécessité d'en interrompre immédiatement l'usage dès leur début ; en agissant ainsi, on les empêchera, selon toute vraisemblance, de prendre un caractère grave ;

9° Les foyers sont trop nombreux pour que l'on puisse en pratiquer l'ablation comme on l'a fait avec succès pour l'huile grise, au moment où les accidents ont commencé à se manifester.

DISCUSSION

M. Gabriel de Bilbao : Le texte ne nous a pas été remis.

M. Suarez de Mendoza. Je crois que toutes les préparations mercurielles peuvent donner lieu à des intoxications graves, qui ne sont pas en rapport avec la dose employée, chez des sujets doués d'une susceptibilité spéciale, d'une idiosyncrasie, comme disaient nos pères. Depuis 30 ans que je m'occupe de syphilis, j'ai vu à tour de rôle des accidents inattendus avec de petites doses de protoiodure et sublimé par la bouche, de pommade mercurielle par la peau, de solutions solubles par la voie hypodermique. C'est pourquoi il me semble qu'il ne faut pas accuser dans ce cas le mercure mais la susceptibilité exceptionnelle du malade.

Ayant eu à observer, il y a quelques années, une malade qui, après 10 injections de biiodure faites dans les deux jours, eut des accidents graves d'hydrargyrisme précédés d'un amaigrissement sensible, j'ai pris l'habitude de peser tous les malades que je soumets au traitement mercuriel et j'ai constaté que si, en général, la balance monte dans les premiers jours, il y a des sujets chez lesquels la balance reste stationnaire et d'autres chez lesquels une diminution de poids est accusée au bout de quelques jours. C'est en me basant seulement sur une douzaine de cas, dans ce cas que les phénomènes d'intolérance et d'intoxication paraissent le plus vite. À cause de cela, j'ai pris pour règle de conduite de peser tous les 8 jours les malades et de continuer les injections jusqu'à 20 ou 30, suivant

la gravité des cas, si la balance n'indique pas de perte de poids, et, au contraire,
d'arrêter la série quand le poids diminue, pour la reprendre dès que la courbe du
poids redevient ascendante ou stationnaire.

M. NEISSER: (Le texte ne nous a pas été remis.)

M. MELLO MOURÃO: Je dois dire à mon maître M. le dr. Hallopeau que je
n'ai jamais observé des cas d'*intolérance idiosyncrasique*. J'ai observé souvent des
malades qui se plaignent de stomatite mercurielle peu de temps après le commencement du traitement spécifique, surtout quand on emploie les frictions, mais ces
malades avaient toujours une mauvaise dentition. Chez les gens des classes
pauvres qui soignent peu la bouche la stomatite est beaucoup plus fréquente.

M. DUBREUILH: Je répondrai à M. le dr. Hallopeau que son observation est fort
intéressante, mais ce n'est pas l'énésol qui est responsable de l'accident. C'est le
médecin traitant auquel le procès devrait être intenté. Voilà une malade qui présente, par une idiosyncrasie qui est encore assez commune, des phénomènes d'intolérance qui se traduisent par des phénomènes d'hydrargyrisme bien nets, que le
médecin traitant prend pour des accidents syphilitiques. Il continue le traitement
et les accidents entraînent la mort parce qu'on poursuivit le traitement mercuriel
alors qu'on aurait dû immédiatement le suspendre. Le traitement par les injections
intra-musculaires est l'arme la plus perfectionnée du traitement de la syphilis,
mais il réclame évidemment plus d'attention. Ainsi les armes modernes demandent
une technique opératoire et une diagnose plus scientifique. Pour moi qui commence à avoir une grande expérience de l'énésol, j'estime que ce salicylate
de Hg, auquel vient s'ajouter si heureusement l'action trophique de l'arsenic, reste
une des meilleures préparations mercurielles mises à notre disposition, et en même
temps une de celles dont l'action curatrice est rapide, profonde et durable.

M. H. HALLOPEAU: Les résultats des pesées méthodiques de M. de Mendoza
sont des plus intéressants. En règle générale, le mercure tend à augmenter le poids
du corps; il est donc probable que si au contraire, comme l'a observé M. de Mendoza, il produit de l'amaigrissement, c'est qu'il y a intolérance du sujet à son
égard.

Je répondrai à M. de Bilbao que les deux boîtes de biscuits Olivier et les huit
doses de hermophényl ingérées en 6 à 8 semaines par notre malade avaient été
bien tolérées. Il ne me paraît pas douteux que les accidents qui ont amené la mort
ne soient le fait de l'intoxication par l'énésol. Ce fait s'explique par la proportion
considérable de mercure que renferme cette préparation. Selon toute vraisemblance
toute autre préparation mercurielle administrée aux mêmes doses aurait eu les
mêmes résultats. Trois facteurs, l'idiosyncrasie, les doses exagérées et la richesse
en mercure de la préparation ont coopéré chez notre malade.

L'énésol permet, comme l'huile grise, d'administrer sans douleur ni réaction
des doses considérables de mercure; de là ses avantages, de là son danger.

Mon collègue, M. Jeanselme, dans un séjour d'un an dans l'Indo-Chine, n'y a
observé ni tabes ni paralysie générale.

Pour ce qui est de la méthode des frictions, je la considère comme préférable à toutes les autres dans les cas habituels; elle a l'avantage d'être bien tolérée, active et de pouvoir être suspendue dès l'apparition des premiers signes
d'intoxication.

M. VIRGILIO BAPTISTA: Je trouve très curieuse la communication de M.
Hallopeau; seulement nous ne pouvons pas accorder que cette mort soit due à
l'énésol. Je crois que ce malheur est dû au fait que le sujet était déjà intoxiqué

extraordinairement, ou à la technique. Moi j'ai déjà fait quelques centaines d'injections intra-musculaires d'essai, toutes sans le moindre insuccès, et même avec plus de succès qu'avec les autres préparations employées parmi nous dans les cas des iritis. Ce qu'il faut observer toujours, et bien, c'est le malade, la préparation et la technique.

M. RAYNAUD: La douleur due aux piqûres est une chose très variable qui dépend de l'opérateur, de l'endroit piqué et du malade. Avec une certaine habitude on parvient à faire des injections indolores. J'ai bien fait en 3 ans dans mon service d'Alger 2000 à 3000 piqûres, je n'ai pas eu un accident et très peu de réactions douloureuses, même chez des malades qui montent à cheval après l'opération. J'ai soigné un officier qui le lendemain d'une injection d'huile grise a fait un raid de 100 km. au galop, il supportait très bien cette préparation, mais souffrait vivement après les piqûres de calomel, même lorsqu'il prenait un repos de plusieurs jours.

Je signale le soulagement qu'apporte aux indurations et à la douleur l'application de collodion sur la fesse injectée.

Quelques observations sur la syphilis à Mexico

Par M. GONZALEZ URUEÑA, Mexico.

Dans une statistique de 117 cas de syphilis enregistrés au cabinet de consultation dermatologique annexé à la clinique correspondante de l'École de médecine de la ville de Mexico, j'ai pu constater les faits suivants:

76 cas appartiennent à la période secondaire, 31 à la période tertiaire de la syphilis et 10 à la syphilis héréditaire. Chez 12 malades le chancre existait conjointement aux autres lésions spécifiques, et dans 5 cas l'accident primitif était un motif spécial de gravité de par son caractère phagédénique; il fut d'ailleurs le précurseur de manifestations sérieuses de la diathèse, confirmant ainsi l'exactitude de la loi de Bassereau. Dans 46 cas sur les 76 qui appartiennent à la période secondaire, prédominèrent des syphilides remarquables par leur grand nombre et leur tendance aux formes tertiaires (suppurantes, papuleuses, ulcéreuses, papulo-tuberculeuses) et ayant toutes la forme sévère décrite dans cette période. Un peu plus du quart du total des cas observés correspond à la syphilis tertiaire — 31 sur 117.

Les déterminations gommeuses se sont présentées 13 fois, puis dans l'ordre de fréquence, les syphilides ulcéreuses et, enfin, tuberculeuses et tuberculo-ulcéreuses.

Les 10 cas de syphilis héréditaire ne constituent qu'un peu moins du dixième du total des cas notés, et les cas les plus fréquents de cette catégorie ont été des syphilides papuleuses et papulo-squameuses, 2 cas de chacune.

Il existe à Mexico un facteur spécial de gravité, non seulement comme *excitant* des localisations et des formes déterminées de la syphilis, comme l'affirment les auteurs européens, mais aussi comme cause de *précocité* plus grande dans les manifestations et dans la *résistance* au traitement spécifique. En effet, dans 28 cas sur les 117 enregistrés, figure la séborrhée antérieure à l'infection syphilitique; cette séborrhée sert de fidèle collaboratrice dans la production d'efflorescences cutanées plus précoces et d'une persistance plus grande, qui se cantonnent avec une ténacité inusitée dans les sièges classiques de la séborrhée, malgré un traitement antisyphilitique énergique.

Les chiffres qui se rapportent à l'âge indiquent la période comprise entre 20 et 50 ans comme époque préférée de la syphilis. Rien qu'à cette période correspondent 89 individus classés comme il suit: Période secondaire, 44 hommes et 17 femmes. Période tertiaire, 20 hommes et 8 femmes. Les 10 syphilitiques héréditaires étaient des enfants au-dessous d'un an, à l'exception de 2, affectés de manifestations héréditaires tardives et dont l'âge était compris entre 10 et 30 ans.

Dans les cas où il a été possible de déterminer l'époque de l'apparition du chancre après le coït infectant, on observe les intervalles de quinze jours, minimum constaté mais rare (2 cas), de deux semaines et demie, de vingt jours, d'un mois (3 cas). Les trois mois indiqués par un autre malade doivent être considérés comme exceptionnels ou douteux, étant très éloignés du terme accepté comme le plus fréquent pour cette première incubation. En ce qui concerne le terme compris entre l'apparition du chancre et les accidents généraux, l'intervalle est de deux semaines dans 2 cas, de vingt trois jours dans 1 cas, d'un mois dans 5 cas, de cinq semaines dans 1 cas, d'un mois et demi dans 3 cas, de deux mois dans 5 cas, de deux mois et demi dans 1 cas, de trois mois dans 1 cas, d'un an et demi dans 1 cas, de deux ans et demi dans 1 cas et de onze ans dans 1 autre cas.

Comme on le voit, chez ces 29 individus où il a été possible de déterminer le temps écoulé entre l'apparition de l'accident initial et les accidents généraux, cet intervalle, dans 10 cas, peut être considéré comme régulier, variant entre un mois et demi et trois mois (quarante-cinq jours est la moyenne communément acceptée. Les cas qui correspondent à un an et demi, à deux ans et demi et à onze ans seraient classés parmi ceux d'intervalle démesurément long qui a été indiqué pour l'apparition des syphilides jusqu'à cinquante ans après l'apparition du chancre. Mais les 9 premiers, si précoces et qui arrivent à peine à quinze, vingt-trois, vingt-cinq et trente jours, sont d'une interprétation très difficile, car il est prouvé que la période d'incubation se raccourcit très rarement, et lorsqu'il en est ainsi, c'est dans des limites très étroites, ne dépassant pas le minimum accepté de trente-cinq jours. Peut-être y a-t-il ici une cause d'erreur très difficile à supprimer dans ces sortes d'investigation.

Au point de vue du traitement, 55 malades seulement purent être observés pendant un certain temps: 21 assistèrent pendant moins d'un mois à la consultation, 18 pendant un intervalle d'un mois à trois mois, 8 de trois mois à six mois et un nombre égal pendant plus de six mois. Quinze malades seulement furent soignés jusqu'à les laisser complètement *blanchis*, comme on dit en langage figuré. On dut recourir quatre fois aux injections hypodermiques de calomel et une fois aux frictions d'onguent napolitain. 3 malades furent soumis au traitement chirurgical, une intervention de grande importance étant nécessaire dans ces cas. Dans tous les cas, la base de la thérapeutique employée fut le proto-iodure et le bichlorure de mercure, seuls ou associés à l'iodure de potassium, en s'assujetissant en cela aux indications classiques que tout le monde connaît, mais en employant toujours des quantités suffisantes.

Le traitement local, de très grand intérêt dans la syphilis, fut appliqué dans chaque cas, sans qu'il soit possible de le résumer en une formule concrète. J'insisterai uniquement sur l'importance capitale qu'offre à Mexico la médication antiséborrhéique pour le traitement d'un grand nombre de syphilides, étant donnée la fréquence avec laquelle fraternisent ces deux infections qui vont en s'aggravant mutuellement.

CONCLUSIONS

1° — La syphilis à Mexico présente des formes et une évolution semblables à celles décrites en Europe.

2° — La syphilis maligne précoce, la forme sévère de la période secondaire, les manifestations tertiaires et héréditaires ne sont pas rares.

3° — La séborrhée, très commune à Mexico, influe beaucoup sur la précocité des déterminations éruptives de la syphilis et sur sa résistance au traitement spécifique.

Discussion

de poule et, une fois interrogés et bien observés, on arrive toujours à trouver des traces de syphilis et à savoir qu'ils n'ont pas fait de traitement. Pour la paralysie générale, la chose est plus difficile, car on ne la voit pas. Il faut interroger les malades et, si pour le cas des personnes telles que les avocats, hommes de lettres, médecins, savants, il est assez commode de dépister une idée délirante, pour un nègre, dont on ne connaît pas la psychologie, la chose devient embarrassante.

Il n'y a pas longtemps, on disait qu'en Égypte par exemple, on ne trouvait jamais des parasyphilitiques. Maintenant qu'il y a des observateurs plus modernes, on les trouve, on les observe bien et on dresse des statistiques très intéressantes.

Étude sur la syphilis intestinale

*A propos d'un cas de diarrhée chronique, rebelle à tout traitement,
guérie par l'emploi de fortes doses de mercure en injections hypodermiques(1)*

Par M. SUAREZ DE MENDOZA, Paris

De toutes les manifestations viscérales de la syphilis, ce sont les manifestations gastro-intestinales qui sont le moins connues. L'étude de la syphilis intestinale est, en effet, à peine ébauchée; cela tient sans doute à la rareté des faits, et surtout à l'absence de symptômes précis, caractéristiques.

Toutefois, ces manifestations intestinales de la syphilis sont moins exceptionnelles qu'elles paraissent, et maintes fois l'on passe à côté d'elles sans les reconnaître, parce qu'on n'y songe pas ou plutôt parce qu'on croit leur existence problématique, et cela grâce au silence de la plupart des traités classiques.

Nous avons eu l'occasion d'observer un malade atteint de diarrhée syphilitique, dont la nature avait échappé d'abord à plusieurs médecins sous les tropiques, et qui, venu en Europe, fut traité pendant de longs mois en Espagne et en France, par un grand nombre de médecins éminents, comme un cas de diarrhée rebelle des pays chauds, et qui finalement guérit par l'emploi des hautes doses d'hermophényl en injections hypodermiques.

Dans le but d'être utile à notre malade et à la poursuite de l'indication thérapeutique qui ne nous semblait pas très saisissable, nous nous étions livré à des recherches qui nous avaient permis de trouver un certain nombre de faits de syphilis intestinale, si épars dans la littérature médicale qu'ils ont passé inaperçus et ne sont pas du tout mentionnés dans les ouvrages classiques.

(1) Communication faite à l'Académie de Médecine de Paris, en avril 1904, et renvoyée à l'examen d'une commission composée de MM. les professeurs Lombard et Pinard.

Cette absence de documentation dans les ouvrages destinés à tirer le médecin praticien d'embarras dans les cas difficiles nous a fait croire que nous ferions œuvre utile, non seulement en publiant notre observation, mais en essayant de mettre au point, dans la mesure du possible, cette question un peu négligée de la syphilis intestinale.

C'est dans ce but qu'après avoir relaté notre observation, nous jetterons un coup d'œil d'ensemble sur l'historique, l'anatomie pathologique, l'étiologie, la symptomatologie, le diagnostic et le traitement de l'affection qui nous occupe.

OBSERVATION PERSONNELLE

M. X..., âgé de 62 ans, est venu à ma consultation le 17 juillet 1902 se plaignant :

1° De troubles visuels qui dataient de plusieurs années et que l'usage des verres ne dissipait pas complètement ;

2° De bourdonnements assez gênants avec diminution assez sensible de l'acuité acoustique à gauche ;

3° De troubles de la voix, revenant de temps en temps et ayant cédé à plusieurs reprises à l'emploi d'un sirop dépuratif et du courant électrique ;

4° Finalement d'une diarrhée persistante depuis huit ans, et ayant résisté à tous les traitements employés par divers médecins.

Le malade nous raconte, qu'habitant les pays chauds depuis sa jeunesse, il s'est toujours bien porté jusqu'il y a huit ans, époque où il a eu, à diverses reprises des accidents du côté des yeux et des oreilles et des troubles de la coordination du mouvement. Quelque temps après, il fut pris, à la suite de l'emploi du sirop dépuratif, dit-il, d'une diarrhée qui, d'abord peu gênante, devint finalement insupportable, et par sa fréquence, et par sa résistance à tous les traitements, et par le ténesme qui parfois était intolérable.

Ayant beaucoup maigri, il s'est décidé à venir en Europe.

Divers traitements ayant été suivis en Espagne, sans résultats, le malade vint alors à Paris me demander conseil.

L'examen local me fit constater :

1° Du côté des yeux, outre la presbytie propre à l'âge, de l'astigmatisme hypermétropique très net. L'ophtalmoscope ne révèle rien d'anormal à droite, si ce n'est une légère stase dans la circulation veineuse, mais à gauche nous constatons que la papille est fortement décolorée. Malgré cela, la vision, après correction, est égale à 2/3 et le champ visuel est normal.

Des troubles de la motilité acquise par le malade, il n'y a plus de traces.

2° Du côté des oreilles, nous constatons de l'obstruction des trompes et de la sclérose de la caisse, très prononcées à gauche. Le cathétérisme et le tubage de la trompe soulagent immédiatement le malade.

3° L'examen du larynx fait constater la paresse des adducteurs ; mais, comme la voix parlée est suffisamment bonne, je l'engage à ne pas s'en occuper : c'est seulement pour lui être agréable que je consens à lui faire quelques séances d'électricité.

Sans insister davantage sur l'état local, nous dirons, pour ne pas y revenir, qu'après un mois de traitement, le malade se trouva très soulagé de tous les troubles, sauf des bourdonnements et de la parésie laryngienne, qui, quoique diminués, persistent encore.

L'état général du malade était assez bon, bien qu'il disait avoir perdu dans un an quinze kilos. Un examen approfondi des divers organes ne me fit constater rien d'anormal; l'estomac même qu'on avait trouvé dilaté ne semblait occuper que sa place habituelle. Comme antécédents personnels et héréditaires, rien à noter; pas de tuberculose, pas de cancer, pas de syphilis; sur ce dernier point, la dénégation du malade est absolument positive.

Je conclus devant ces diverses constatations, dans le même sens que les confrères qui avaient déjà soigné le malade, c'est-à-dire à la « diarrhée des pays chauds ». Je prescrivis un traitement symptomatique composé de bismuth à haute dose, d'élixir parégorique, trois fois par jour, de pepsine et de noix vomique au moment des repas, de cascara ou autre laxatif, employés localement contre le ténesme. Sous l'influence de ce traitement, la diarrhée s'amenda notablement et le malade put reprendre presque la vie habituelle, rendant seulement de tribut copieux à son affection après chaque repas, et une ou deux fois dans la nuit.

Malgré cela, l'état général s'améliore, l'embonpoint commence à renaître; mais aussitôt que le bismuth et l'opium sont suspendus, la diarrhée devient de nouveau continuelle.

En présence de ce désespérant état de choses et voulant donner le maximum des chances de guérison à mon malade, je l'engage à prendre l'avis de quelques-uns de nos grands maîtres français. Ma proposition fut acceptée et tous autant un frères consultés furent d'avis de continuer le traitement par moi prescrit, de le suspendre quelque temps et de le reprendre ensuite. Un quatrième maître, consulté, trouva que l'estomac était tellement dilaté, qu'il fallait un traitement spécial dans une maison de santé et m'engagea à faire faire de suite l'analyse du suc gastrique. Mon malade, ne se souciant pas d'entrer dans une maison de santé, préféra se rallier aux trois opinions précédées, auxquelles j'ai cru bon d'ajouter celle de mon aimable confrère de Vichy, qui s'est tant occupé des entéroptoses. Celui-ci ne partageant pas non plus l'opinion de la dilatation, m'engagea à continuer le traitement symptomatique auquel, depuis son début, j'avais soumis le malade.

Désolé de voir partir mon malade dans le même état qu'il était arrivé, j'ai cherché à plusieurs reprises à mettre une autre étiquette sur sa maladie que celle de « diarrhée des pays chauds », entité morbide mal définie encore.

Le bon état de sa poitrine et ses antécédents ne me permettaient pas de penser à la tuberculose.

Son teint normal, l'absence de douleurs et des signes physiques à la palpation éloignaient l'idée de néoplasme.

L'existence possible de la syphilis m'obsédait, bien que le malade niât tout antécédent personnel ou héréditaire, et ceci d'autant plus que, au commencement de ma carrière j'ai vu guérir une diarrhée chronique et persistante pendant qu'on soignait, par des frictions mercurielles, des accidents d'encéphalopathie spécifique. En faisant des recherches dans la littérature médicale, j'ai trouvé certaines indications qui, bien que rares, étaient assez précises pour me permettre d'essayer en dernier ressort et sans me croire téméraire, le traitement spécifique, d'autant plus volontiers qu'un des enfants du malade présentait la tendre d'Hutchinson et que, tout compte fait, dans l'historique du malade on relevait des troubles de la motilité oculaire, des troubles trophiques de la papille, des troubles de la coordination, de la paralysie des cordes vocales qui, d'après le malade, avaient cédé à l'emploi de l'électricité jointe à l'usage d'un sirop dépuratif.

Ne voulant pas prendre seul la responsabilité de la décision, je soumis mon idée à l'un des confrères qui, avec moi, avait vu le malade.

Il trouva que la seule chance de salut étant dans mon hypothèse, il ne voyait pas pourquoi nous ne tenterions pas de faire l'essai du traitement spécifique pendant quelque temps.

Je soumis donc le malade aux injections hypodermiques d'hermophényl (deux centigrammes par jour d'abord et ensuite 4, 6 et 8 centigrammes).

Dix jours après, la diarrhée avait considérablement diminué; et après la 30e injection, la guérison définitive était obtenue et se manifestait par la régularité du besoin arrivant matin et soir et par la quantité des selles devenues homogènes, bien colorées et admirablement moulées!

Les bourdonnements et la paresse laryngienne, qui avaient résisté au traitement local, disparurent également par le traitement spécifique.

La vision aussi fut améliorée, bien que la stase veineuse et la décoloration de la papille ne fussent pas notablement modifiées.

L'hermophényl fut suspendu et remplacé par l'iodure à la dose de 4 grammes par jour.

Un mois après, le malade partait dans son pays, complètement guéri, me promettant de faire tous les trois mois pendant un an une cure de 20 jours d'hermophényl, suivie de 20 jours d'iodure.

Un an après, la guérison se maintenait.

HISTORIQUE

Cullerier [1] est le premier auteur qui ait rapporté des faits assez démonstratifs sur la syphilis intestinale. Avant lui, la syphilis de l'intestin ne se trouve citée qu'incidemment dans les traités.

Bien que Cullerier prétende n'avoir rien trouvé dans la littérature médicale, malgré ses recherches, sur l'entérite syphilitique, on la trouve déjà signalée en 1794 par Monteggia, premier chirurgien à Milan, qui s'exprime ainsi [2]: «Dans le cadavre d'un jeune homme, je trouvais l'ulcération (syphilitique), s'étendant depuis le rectum et le côlon jusqu'au-dessous du foie; et l'on voyait d'autres ulcérations sur tout le côlon du côté (côlon ascendant) jusqu'au cæcum. Il y avait de l'induration de l'appendice épiploïque et des enveloppes de l'intestin. L'individu étant encore en vie, lorsque j'exerçais des pressions sur son abdomen, je donnais issue par l'anus à du pus provenant de tout son canal intestinal.»

Sauvages [3] paraît avoir connu la diarrhée syphilitique et A.

---

[1] Cullerier. — De l'entérite syphilitique (Union méd., Paris, 1854, VIII, 133-135).
[2] Monteggia. — Annotazioni pratiche sopra i mali venerei. Milano, 1794.
[3] Sauvages. — Med. Meth., t. 3, p. 72.

Chalmot [1], cité par Lancereaux [2], semble admettre la nature spécifique de certaines ulcérations de l'intestin.

En 1841, nous trouvons un travail de Evers [3] sur la diarrhée syphilitique. Enfin, en 1851, Cazenave [4] publie une observation de diarrhée syphilitique avec état cachectique très grand chez un homme de 42 ans, en traitement pour une syphilide pustuleuse testiculaire et qu'il guérit par l'administration de sublimé à petites doses; mais il ne fait suivre son observation d'aucune considération clinique.

Comme on le voit, avant le travail de Cullerier, les auteurs sont très sobres de renseignements, pour ne pas dire nuls, sur l'étude clinique de la syphilis intestinale.

A partir de 1854, les faits se multiplient et ils deviennent assez nombreux pour nous permettre de considérer certains points comme définitivement acquis, notamment en ce qui concerne l'anatomie pathologique.

L'année suivante, en 1855, Bouchut publie dans la *Gazette des Hôpitaux* [5] un cas de syphilis congénitale, développée huit mois après la naissance avec gastro-entérite intercurrente et suivie de mort.

En 1858, paraît, en Allemagne, la première thèse faite sur ce sujet [6].

En 1863, Wagner [7], ayant donné une définition histologique du syphilome, les micrographes s'efforcèrent de découvrir dans l'intestin les nodules déjà observés dans les viscères des nouveau-nés syphilitiques et les gommes tertiaires de la syphilis acquise.

En 1864, le professeur Lancereaux [8] fait une communication à l'Académie de médecine (séance du 26 janvier) sur les lésions viscérales de la syphilis constitutionnelle. Il relate 21 cas de syphi

---

[1] A. Cullerier. — Les Maladies Galiens, in : Aphrodisiaques, p. 99.

[2] Lancereaux. — Traité théorique et pratique de la syphilis, Paris 1873, p. 31.

[3] Evers (J. G. G.). — Diarrhœa chronica, vita flexquia syphilis tarda, diatheseos nulla vita medica ulla pauca robustate evoluta in palliaciem per pseudo-membranis conjunctis, In : Preça aegyptus aegyptorum, etc. Hayæ Comitis, 1841, 2, 45-49.

[4] Cazenave. — Diarrhée syphilitique. Sublimé à petites doses. *Ét. de midi et endo. Prat.* Paris, 1851, 2, 2, XXII, 417.

[5] Bouchut. — Gaz. des Hôp., Paris, 1855, XXVIII, 71.

[6] Meuss (C.). — Ueber den Antheil der constitutionellen syphilis bei den ersten Lebensjahren... Erlangen, 1858, 8°.

[7] Wagner (E.). — Das Syphilom oder die constitutionell syphilitische Neubildung (Arch. f. Heilk., Leipz., 1863, L. (4), 309-350, pls.

[8] Lancereaux (E.). — Sur les différentes lésions viscérales auxquelles peut donner lieu la syphilis. Étude sur les lésions susceptibles d'être rattachées à la syphilis constitutionnelle (*Bull. Acad. de Méd.*, Paris, 1863, LXXIX, 126).

lis viscérale qui lui sont personnels ou qui lui ont été communiqués; à propos de ces cas, il mentionne les lésions syphilitiques du foie, de la rate, du rein, du testicule, de l'ovaire, du cerveau, du cœur et du poumon; mais il est muet en ce qui concerne la syphilis de l'intestin. Plus tard, en 1873, dans son *Traité historique et pratique de la syphilis* (1), Lancereaux cite A. Chalmet (2), lequel semble admettre la nature spécifique de certaines érosions intestinales, et il fait remarquer que les ulcérations intestinales, par leur forme, leur bourrelet, leur profondeur, rappellent les caractères bien connus des ulcères syphilitiques du pharynx.

En 1867 et en 1871, paraissent deux nouvelles thèses; l'une de Kœnigsberg (3) est de 1867, l'autre fut soutenue à Saint-Pétersbourg en 1871 (4). Cette même année, Oser publie trois cas d'entérite syphilitique (5) et, deux ans plus tard, Schwimmer (6) relate un cas d'entérite syphilitique guéri.

Il nous faut signaler en 1878, dans les leçons cliniques de Parrot (7), la 7e leçon qui est relative aux lésions du cœur, de l'estomac et de l'intestin dans la syphilis héréditaire.

Dix ans après, en 1888, nous voyons apparaître un travail de Mracek (8) sur l'entérite dans la syphilis héréditaire, suivi bientôt de celui de Blackmore (9) relatif à un cas d'ulcération syphilitique de l'intestin et publié dans la *Lancet*.

C'est en 1889 qu'a lieu la publication de l'important travail de Hayem et Tissier (10) sur la syphilis de l'intestin. Après avoir fait un historique sérieux de la question, ces auteurs relatent un cas qu'ils eurent occasion d'observer, de syphilides papulo-squameuses accompagnées d'un état typhoïde avec diarrhée abondante. Ce cas est suffisamment intéressant pour que nous le résumions:

---

(1) Lancereaux (E.) — Traité historique et pratique de la syphilis. Paris, 1873, p. 330.
(2) Chalmet (A.) — De Morbis gallicis, etc. Aphrodisiacus, 277.
(3) Kühn (A.) — Zur Kenntniss der Darmsyphilis. Inaug. Dissert. Kœnigsberg, 1867, 8°.
(4) Ivanowski — Sur la syphilis intestinale. Thèse de doct., Saint-Pétersbourg, 1871, 8°.
(5) Oser — Drei Fälle von Enteritis syphilitica. Arch. f. Dermat. u. Syphil. Prag., 1871, III, 473.
(6) Schwimmer (E.) — Ein Fall von Enteritis syphilitica, nebst Bemerkungen über diese seltene Krankheitsform. Arch. f. Dermat. u. Syphil. Prag., 1873, V, 247, 454.
(7) Parrot — Leçons cliniques (Progrès méd.), Paris, 1878, VI, 738 etc.
(8) Mracek (F.) — Ueber Enteritis bei Lues hereditaria (Vierteljschr. f. Dermat., Wien, 1888, X, 307, 779, 4 pl.
(9) Blackmore — Case of syphilitic ulceration of the intestine. Lancet, London, 1888, II, 628.
(10) Hayem et Tissier (E.) — De la syphilis de l'intestin (Rev. de méd., Paris, 1889, IX, 981.

OBSERVATION DU PROFESSEUR HAYEM ET TISSIER

Femme de 32 ans, toujours douée d'une bonne santé et sans antécédents héréditaires, entre à l'hôpital dans un état de stupeur qui ne lui permet pas de donner des renseignements. A son entrée, elle présente l'aspect d'une typhique en adynamie ; langue sale, sèche, ventre ballonné, légèrement douloureux, surtout à droite, gargouillement, diarrhée abondante et selles excessivement fréquentes.

A l'examen on trouve une éruption typique de syphilides papulo-squameuses sur le thorax et principalement sur le ventre ; salicylate de bismuth, frictions mercurielles, injections de peptonate de mercure. Mort.

En 1890, paraît un travail de Rieder [1] sur les affections spécifiques de l'intestin dans la syphilis acquise et un autre de Sorrentino [2] qui traite la question au point de vue de l'histologie pathologique. C'est au même point de vue que se place Manziale [3] dans son travail publié en 1893.

De 1890 à 1900, il n'y a pas de travaux très importants à signaler, à l'exception de la savante étude historique et anatomo-pathologique de Gaillard [4], parue en 1897 dans la *Presse médicale*. Dans cette période de temps, nous noterons pour mémoire les travaux de De Michele et Sorrentino [5], de Jacob [6] et de Fraenkel [7].

A partir de 1900, les travaux se font plus nombreux. Parmi les meilleurs, il faut citer ceux de Forssman [8], de Oberndorfer [9], de Tanasescu [10]. Mais l'un des travaux les plus intéressants de cette époque est sans contredit la communication faite à l'Académie de médecine par MM. Fournier et Lereboullet [11] que nous résumons plus loin.

[1] Rieder (R.). — *Zur Kenntniss der specifischen Darmerkrankungen bei acquirirter Syphilis* (Jahrb. f. Hamb. Staats-Krankenaust., 1889, Leipz., 1890, I, p. 15, Taschyr), 1 pl.

[2] Sorrentino (F.). — Ricerche istologiche sulla sifilide intestinale (Rif. med., Napoli, 1891, VI, 878-884).

[3] Manziale (R.). — Ri cerche istologiche sulla sifilide intestinale (Giorn. internaz. d. sc. med., Napoli, 1893, n. s. XV, 807-909).

[4] Gaillard (L.). — Entéropathies syphilitiques (Presse méd., Paris, 1897, 3), 391.

[5] De Michele (P.) et Sorrentino (F.). — Della sifilide intestinale (Riforma med., Napoli, 1892, VIII, pl. 3, 302-304).

[6] Jacobs. — Les troubles gastro-intestinaux de la syphilis (Ann. Soc. de méd. d'Anvers, 1896, LVIII, 237-341).

[7] Fraenkel (E.). — Zur Lehre von acquirirter Magen-Darm-Syphilis (Virch. f. path. Anat., Berlin, 1890, CLV, 192).

[8] Forssman (J.). — (Beitr. z. path. Anat. u. z. allg. Path., Jena, 1903, XXVII, 113-190).

[9] Oberndorfer (S.). — Ueber die viscerale Form der congenitalen Syphilis mit specieller Berücksichtigung des Magen-Darm-Canals (Arch. f. path. Anat., Berlin, 1920, CLIX, 179-220).

[10] Tanasescu (D.). — Enteropathie sifilica (Presa med. rom., Bucarest, 1903-1904, VI, 4, 23, 38, 52).

[11] Lereboullet. — Note sur un cas de syphilis de l'intestin (Bull. Acad. de Méd., Paris, 1920, 3e s., XLIV, 6872. Discussion : Fournier.)

En 1901, nous signalerons les travaux de Esser [1], de Verebely [2] et de Berrati [3].

Enfin en 1902 et en 1903, furent publiés les travaux de Weiss [4] et de Fibiger [5].

ANATOMIE PATHOLOGIQUE

Au point de vue anatomo-pathologique, il convient de distinguer les lésions dans la syphilis héréditaire et dans la syphilis acquise (période secondaire et tertiaire).

1° Lésions de la syphilis héréditaire. — Elles sont fréquentes chez les hérédo-syphilitiques; mais ce n'est guère qu'à l'autopsie qu'elles se révèlent. En faisant l'autopsie de nourrissons syphilitiques, Cullerier a constaté souvent «des ulcères de la membrane interne de l'intestin, les uns à forme indéterminée, les autres linéaires et ressemblant à des coups d'ongle, ou arrondis et paraissant avoir pour base les cryptes muqueuses».

Les lésions spécifiques portent surtout sur la partie inférieure de l'intestin grêle. Elles débutent ordinairement pendant le septième mois de la vie fœtale et s'accentuent chez les sujets qui vivent longtemps. Elles consistent en une infiltration autour des plaques de Peyer et dans ces plaques, ou en des nodules jaunes avec épaississement péritonéal à leur niveau; puis, plus tard, apparition de gommes miliaires de la muqueuse et sous-muqueuse, ou de la musculeuse et de la séreuse.

Au microscope, on voit la prolifération de cellules embryonnaires ayant leur origine dans la tunique externe des artérioles: il y a de la périartérite, de l'endartérite, de l'infiltration des gaines vasculaires sans lésions des veines et des lymphatiques, de l'infiltration diffuse par les éléments embryonnaires et du ramollissement et de la nécrose des syphilomes. Des ulcérations fréquentes apparaissent au niveau des plaques infiltrées, et, très rarement, des perforations in utero avec péritonite consécutive.

D'après les observations publiées de syphilis intestinale héréditaire, on voit que les lésions siègent ordinairement sur l'in-

[1] Esser (O.). — Enteritis syphilitica unter dem Bild der Melæna neonatorum (*Arch. f. Kinderheilk.*, Stuttgart, 1901, XXXIII, 177-186).
[2] Verebely (T.). — Syphilis intestinale acquise (*travail hutif.*, Budapest 1901, XIV, 295).
[3] Berrati. — Un caso di diarrea sifilitica terziaria (*Arch. med.*, Napoli 1901, III, 558-561).
[4] Weiss (A.). — Die syphilitischen Erkrankungen des Darmes (*Centralbl. f. d. Grenzgeb. d. Med. u. Chir.*, Jena, 1902, V, 619-648).
[5] Fibiger. — Zur Lehre von der gastro-intestinalen Syphilis und den sogenannten syphilitischen Darmen (*Path. anat. Arb. dem Geh.-R. Prof. Jaffé*, Berlin, 1908, 101-128, 2 pl.)

testin grêle (duodenum, jéjunum, iléon); elles peuvent parfois
aussi envahir le gros intestin comme dans les cas de Baumgarten [1] et de Kleinschmidt [2]. Le cas de Baumgarten est celui d'un
petit garçon mort peu de temps après sa naissance et présentant
des lésions spécifiques de l'intestin grêle (surtout à l'iléon) et du
gros intestin avec une grande ulcération de la valvule iléo-cæcale.

Kleinschmidt cite deux cas : le premier est celui d'un enfant
mort une heure après sa naissance et présentant des gommes du
foie et de l'intestin avec infiltration gommeuse généralisée des parois stomacale et intestinale et induration de la valvule de Bau-
hin; le deuxième cas est celui d'un enfant mort quatre heures
après sa naissance et présentant des lésions au niveau du duodé-
num, du jéjunum et de l'S iliaque.

2° Lésions de la période secondaire. — Ces lésions sont exceptionnelles. Cullerier a rarement eu l'occasion de faire l'autopsie
de sujets adultes présentant des symptômes secondaires; mais
dans les cas qu'il a observés, il n'a jamais rien trouvé qui fût en
dehors des altérations constituant l'inflammation intestinale simple. De plus, d'après le professeur Fournier [3], au point de vue
anatomique, les quelques faits d'ulcérations intestinales qui ont
été publiés jusqu'à ce jour semblent ressortir bien moins à la
syphilis secondaire qu'à une étape plus avancée de la maladie.

3° Lésions de la période tertiaire. — Les lésions tertiaires
de la syphilis intestinale sont les plus fréquentes et plus difficiles à suivre chez l'adulte que chez l'hérédo-syphilitique. Elles
se traduisent dans l'intestin par des productions diverses, soit
par des gommes miliaires, soit par des infiltrats discoïdes, denses
et épais, variables de nombre et d'étendue. Ces productions sous-
muqueuses ne tardent pas à se ramollir, à suppurer et elles
finissent par s'ulcérer. Elles seraient identiques, en un mot, aux
infiltrats cutanés qui constituent les syphilides cutanées, au
point de pouvoir être considérées comme des *syphilides intestinales* (Fournier [4]).

D'après Cullerier, ce serait ces productions ulcérées qui dé-

[1] Baumgarten. — *(Centralbl. anat.)*, 1894, XCVII, 394.

[2] Kleinschmidt (E.) — Ueber Darmsyphilis mit Anschluss der Mastdarmstrikturen
(Inaug. Dissert., Göttingen, 1893, X).

[3] Fournier (A.) — Entérite syphilitique, in *Traité de la syphilis*, Paris, 1899, I, 798 et
suivantes.

[4] Suarez (A.). — La syphilis de l'intestin (*Bull. méd. de méd.*, Paris, 1901, XLIV, 73-
79). *Inst. prat.*, Paris, 1900, XIV, 449-451.

termineraient et entretiendraient les diarrhées chroniques qu'on observe dans la cachexie tertiaire et contre lesquelles viennent échouer les médications antidiarrhéiques ordinaires.

Suivant le professeur Cornil, les ulcérations se caractérisent par l'épaisseur des bords qui renferment des nodosités caséeuses, par la densité et la coloration gris-jaunâtre du fond qui fournit peu de suppuration et dont la consistance est fibreuse.

Du côté de la séreuse on peut trouver à leur niveau des saillies constituées par du tissu fibreux.

Les gommes miliaires de la syphilis tertiaire envahissent ordinairement les organes lymphoïdes de l'intestin (plaques de Peyer et follicules clos); mais on les trouve aussi dans toutes les tuniques et dans toutes les régions de l'intestin. On les voit dans toute l'étendue du *gros intestin*: cas de Callorier (première observation); cas de Frank (?) (ulcération de l'iléon, du cæcum et du côlon ascendant); cas de Huet (1); cas de Lenlet (?) (ulcération du rectum et du gros intestin); cas de Wagner (?) (ulcération du cæcum et du côlon); cas de Blackmore (?) (ulcération du cæcum et du côlon ascendant); cas de Hayem et Tissier (?) (ulcération du cæcum, du côlon ascendant et du côlon transverse). Le cæcum et la valvule iléo-cœcale peuvent être seuls atteints: cas de Oser (?) (ulcération du cæcum et de la partie inférieure du jéjunum); cas de Warfvinge et Blix (?) (ulcération de l'iléon et du bord de la valvule iléo-cœcale). Le côlon peut être également le siège de l'ulcération comme dans les cas (?,?) de Sakurane et

(?) Frank (J.). — In: Traité de path. int. 1837, VI, p. 51.

(1) Huet. — Ueber syphilitische Affectionen des Mastdarmes, in Behrend's Syphilidol. 1859, II.

(?) Lenlet (A.-E.). — Recherches cliniques pour servir à l'histoire des lésions viscérales de la syphilis (Moniteur de Scol. méd. et pharm., Paris, 1860, 2. s., II, 1131 et suiv.).

(?) Wagner. — Arch. f. Heilkunde, 1863.

(?) Blackmore (A.). — Case of syphilitic ulceration of the intestine (Lancet, London, 1855, II, 618).

(?) Hayem et Tissier (P.). — De la syphilis intestinale (Rev. de méd., Paris, 1889, IX, 281 et suiv.).

(?) Oser. — Drei Fälle von Enteritis syphilitica (Arch. f. Dermat. u. Syph. Prag, 1871, III, 7 et suiv.).

(?) Warfvinge et Blix. — Cas de syphilis intestinale (Hygiea, Stockholm, 1878, XI, et suiv.).

(?) Sakurane et Tokida. — Un cas d'ulcère rond du côlon d'origine syphilitique (Chūgai Ji Shuppō, Tokio, 1901, XXII, 681-707).

(?) Lissa (M.-A.). — Syphilis du poumon et du côlon (Vratch, Saint-Pétersb., 1883, IV, 47, 76).

Tanaka, de Lukin. L'S *iliaque* est parfois ulcéré comme dans le cas de Bridge (¹) ainsi que le rectum (cas de Lécorché (²)).

Enfin nous citerons parmi les travaux sur les lésions du gros intestin ceux de Brandis (³), de Spillmann (⁴) et de Sokolowski (⁵).

PATHOGÉNIE

Nous dirons peu de chose à ce sujet; car il est très difficile de constater la nature d'une affection intestinale sur laquelle on n'a pas encore de données suffisamment précises et que l'on est tenté d'attribuer au traitement plutôt qu'à la maladie. Un des reproches les plus graves fait au traitement mercuriel, c'est qu'il détermine l'entérite; et les auteurs, tout en reconnaissant la syphilis comme capable d'agir sur l'intestin, mettaient de préférence sur le compte du traitement les diarrhées qu'ils observaient chez les syphilitiques.

FRÉQUENCE

La syphilis intestinale est une affection rare. Le prof. Fournier déclare n'en avoir guère observé plus d'une douzaine de cas.

Birch-Hirschfeld (⁶) prétend avoir observé cinq fois de la syphilis intestinale sur quarante cas. De plus, dans la communication faite à la Société des médecins de Vienne en 1883 par Kundrat et Mrazek (⁷), ces auteurs déclarent n'avoir observé, sur deux cents cas de syphilis infantile, que neuf cas de lésions intestinales. Enfin les manifestations intestinales de la syphilis sont plus communes chez la femme que chez l'homme, surtout chez certaines femmes nerveuses ou nerveusement éprouvées par la syphilis.

Sans être aussi fréquentes que le prétend Birch-Hirschfeld, nous pouvons affirmer que les lésions syphilitiques de l'intestin ne sont pas d'une rareté exceptionnelle et que les cas de diarrhée

---

(¹) Bridge (H.). — Granulomatous disease of the colon, sigmoid flexure and rectum, and stricture of the rectum, treated by lumbar colotomy (*Tr. N. Y. Path. Soc.*, [illegible], 1883. II, [illegible]).

(²) Lécorché (Ch.). — Lésions du foie, des reins, du rectum et des ovaires chez une femme atteinte de syphilis constitutionnelle (*Arch. gén. de méd.*, 1886, Paris, [illegible], t. III, [illegible]).

(³) Brandis (J.). — Zur Fall von Darm-syphilis [illegible] (Breslau, Kol., [illegible]).

(⁴) Spillmann. — Syphilome du gros intestin (*Soc. de méd. de Nancy* C., [illegible], chap. XIV).

(⁵) Sokolowski (B.). — Productions syphilitiques sur la surface du gros intestin (1885, [illegible]).

(⁶) Birch-Hirschfeld. — Traité d'anat. path.

(⁷) Kundrat et Mrazek. — Untersuchung über die Syphilis der Foetus (*Wien. med. Wochenschr.*, 1883, XXXIII, [illegible]).

syphilitique seront mieux observés au fur et à mesure que la maladie sera mieux connue.

SYMPTOMATOLOGIE

Les symptômes des diverses lésions de la syphilis intestinale sont assez vagues; elles n'ont rien de spécial qui les caractérise et le seul symptôme fidèle, constant, c'est la diarrhée, rebelle, persistante, chronique, avec coliques variables d'intensité, parfois sans coliques. Parfois les selles prennent un aspect ensanglanté et dysentériforme, surtout dans les cas d'ulcération du côlon et du rectum, qui se révéleront également par des épreintes et du ténesme.

Sans être très nombreuses, les observations publiées sont cependant en assez grande quantité déjà pour être prises en sérieuse considération. Elles sont aussi assez convaincantes pour peser sur l'esprit du médecin le plus réfractaire à cet ordre d'idées. On peut s'en rendre compte en lisant les observations contenues dans la communication de MM. Fournier et Lereboullet à l'Académie de médecine et dont voici le résumé.

(OBSERVATION DE M. LE Dr LEREBOULLET)

Homme de 51 ans, marié depuis 9 ans, et de constitution robuste. Il est pris, il y a 18 mois, d'hémorrhagie intestinale assez profuse, qui se répètent plusieurs fois à quelques jours d'abord, puis à quelques semaines d'intervalle.

Aux hémorrhagies succède bientôt une diarrhée chronique accompagnée d'épreintes douloureuses. Malgré l'emploi prolongé des traitements les plus divers, cette diarrhée avait persisté. Depuis plusieurs mois le malade souffrait de coliques et de douleur rectal avec besoins fréquents de défécation; jour et nuit, toutes les deux heures, parfois toutes les deux heures au moins, il rendait avec de vives douleurs un petit paquet de mucosités sanguinolentes. L'insomnie, les douleurs intestinales, l'anxiété, avaient causé une inappétence absolue, un amaigrissement extrême et un état de faiblesse très grand. Le malade se croyait atteint d'un cancer du rectum, affection dont son père était mort.

A l'examen de l'abdomen, je trouve la paroi abdominale amaigrie et tendue. L'intestin ballonné, tympanique au niveau du colon ascendant et sous le foie. Rien dans la région de l'appendice; ni entéroptose, ni dilatation de l'estomac, rien du côté de la fosse iliaque ou du rectum. Foie normal, langue sale, très chargée, rouge à la pointe et sur les bords. Rien au cœur et aux poumons. Ganglions indurés dans les aines; ganglions sus-épitrochléens et cervico-postérieurs.

Le malade ayant eu la syphilis, il y a 15 ans, je lui déclare que, ne pouvant admettre l'existence d'une dysenterie simple ou parasitaire, ni d'une tuberculose intestinale, je croyais, ou bien à un cancer de l'intestin ou bien à une syphilis intestinale; que malgré les antécédents héréditaires et bien que l'évolution du cancer de l'intestin soit parfois très longue, surtout sur les sujets d'un âge peu avancé, je soupçonnais l'existence d'ulcérations syphilitiques multiples à la surface de la muqueues de la première partie du gros intestin; que l'hypothèse, si elle était justifiée, serait la plus favorable; que, dès lors, avant de consulter un chirurgien, je proposais de demander l'avis de M. le professeur Fournier.

Cette idée ayant été accueillie favorablement, je priai mon éminent collègue de venir avec moi voir le malade à l'hôtel où il était descendu.

Le 4 juillet, M. Fournier examina le malade, ne constata aucune lésion d'aucune nature par le toucher rectal et conclut qu'avant tout il importait d'instituer un traitement antisyphilitique intensif.

Dès le lendemain, M. le dr. Fournier voulut bien, sur les indications de son père, commencer des injections journalières d'huile bi-iodurée, en même temps que je conseillais un régime alimentaire composé exclusivement de lait, de laitage, d'œufs et de purées de légumes et que je faisais prendre par jour des doses progressives (de 3 à 7 grammes) d'iodure de potassium associé, pour éviter l'intolérance, de faibles doses d'arsenic et de belladone.

Ce traitement fut continué du 4 au 15 juillet et très rapidement une amélioration inespérée se manifesta. Dès le 12, les garde-robes étaient devenues presque régulières.

Les injections sous-cutanées étant assez douloureuses et le malade désirant faire un voyage d'affaires en Angleterre, je l'y autorisai à la condition qu'il revînt rapidement pour se soumettre à Uriage à un traitement par frictions mercurielles dirigé par le dr Doyen.

Le malade passa presque tout le mois d'août à Uriage. Il se sentait si bien qu'il put aller faire un voyage en Suisse, et, lorsque je le revis au début de septembre, il pouvait être considéré comme absolument et définitivement guéri.

Depuis six mois, cette guérison s'est maintenue.

OBSERVATIONS DE M. LE PROFESSEUR FOURNIER

OBSERVATION I. — Homme de 30 ans, de très bonne santé habituelle, syphilis remontant à 4 ans. Depuis 6 à 8 mois, diarrhée survenue sans cause, et souvent accompagnée d'une douleur transversale en «barre» suivant le trajet du côlon. Trois à quatre selles liquides par jour. — Échec absolu de diverses médications anti-diarrhéiques. — A ce moment, invasion de troubles cérébraux divers, contre lesquels est prescrite une médication intensive par frictions mercurielles et iodure de potassium. Tout aussitôt la diarrhée s'apaise, puis se supprime en quelques semaines, pour ne plus reparaître au-delà. — Guérison parallèle des symptômes cérébraux.

OBS. II — Femme de 30 ans, de bonne constitution et sans tare héréditaire. Mariée à un sujet syphilitique, dont elle a sans doute contracté la syphilis conceptionnellement. — Fausse couche. — Quelques années plus tard, arthropathie subaiguë, puis chronique, d'un genou; cette arthropathie, qu'on ne sait à quoi rapporter et que, faute de mieux, on a considérée comme rhumatismale, résiste à de nombreux traitements. — Un an plus tard, invasion d'une diarrhée d'abord légère, puis intense. En moyenne, 8 selles par jour; fort souvent, 10, 12 et 15 selles dans les 24 heures, au point que la malade ne peut guère faire une promenade sans entrer dans une latrine publique et qu'elle dit en plaisantant «connaître tous les water-closets de la capitale». En outre, douleurs abdominales parfois très vives, au point d'avoir donné le soupçon de quelque complication utérine. Examinée à ce dernier point de vue et reconnue parfaitement saine. — Impuissance absolue d'une interminable série de médications anti-diarrhéiques. — Quinze mois plus tard, douleurs erratiques dans les os des membres, puis surtout à la plante des pieds; sensibilité du genou accrue, avec léger épanchement. À ce moment, de guerre lasse, on prescrit empiriquement la liqueur de Van Swieten, à la dose d'une grande cuillerée par jour. Résultat étonnant sur tous les divers symptômes: disparition des douleurs osseuses et des douleurs abdominales, disparition de l'hydarthrose et de la gêne fonctionnelle du genou, disparition de la diarrhée, en l'espace d'un mois environ.

Depuis lors, quelques légères récidives de diarrhée, toujours combattues avec plein succès par la liqueur de Van Swieten, que parfois même la malade se prescrit de son chef. — Actuellement et depuis plusieurs mois, santé excellente, absence de toute douleur, selles régulières, et parfois même constipation (1).

Obs. III. — Petit enfant de 22 mois, issu d'un père syphilitique et d'une mère saine, qui a été guéri une première fois par la liqueur de Van Swieten, d'une diarrhée chronique, ayant résisté à une foule d'autres remèdes, et chez lequel, de plus, le même agent a enrayé plusieurs récidives ultérieures. L'action curative de cette liqueur est d'évidence telle sur l'enfant en question que plusieurs fois sa mère n'a pas attendu ma visite pour y avoir recours et qu'elle me disait encore dernièrement ceci en propres termes: «Dès que Robert est repris de sa diarrhée, je lui donne son Van Swieten et tout rentre dans l'ordre en quelques jours.» N'est-ce pas ici le cas ou jamais, dit M. Fournier, de répéter une fois de plus le vieil adage: *Natura morborum curatrices ostendunt?*

Obs. IV. — Un homme de 62 ans vient réclamer mes soins, en octobre 1897, pour «d'affreuses douleurs» dont il souffre depuis 4 mois au niveau des cuisses et de l'épaule gauche. Il accuse de plus une diarrhée notablement intense, durant depuis 18 mois au moins, et restée réfractaire à une série de médications des plus diverses. Je l'examine. Rien d'appréciable ni aux cuisses, ni à l'abdomen; mais en revanche, constatation facile d'une grosse exostose affectant la tête humérale. — Sur cette donnée et sur l'aveu d'une syphilis remontant à 40 ans (veuillez, au passage, remarquer ce tertiarisme à aussi lointaine échéance!), je prescris l'iodure de potassium à bonnes doses. Résultat: sédation presque immédiate des douleurs osseuses; — diminution, puis disparition absolue, après 21 jours exactement, de l'exostose humérale; — diminution, puis guérison, en deux mois environ, de la diarrhée, laquelle n'a plus reparu depuis 4 ans.

Obs. V. — Diarrhée rebelle; exostose humérale; violentes douleurs ostéocopes du fémur; traitement spécifique; guérison.

Obs. VI. — Diarrhée rebelle; arthropathie du genou; traitement spécifique; guérison.

Obs. VII. — Diarrhée rebelle; séquelles d'une ancienne syphilis du cerveau; céphalée récente et périostose de l'arcade sourcilière; traitement spécifique; guérison.

Obs. VIII. — Diarrhée rebelle; neurasthénie; traitement spécifique; guérison.

Les diarrhées de la syphilis sont assez fréquemment sujettes aux récidives, et elles peuvent se renouveler à intervalles d'ailleurs très variables ou de quelques mois ou même d'un à deux ans. Quelquefois les entéropathies tertiaires sont très tardives: le professeur Fournier en a rencontré deux cas incontestables, croit-il,

---

(1) Observation inédite de M. le Dr Edmond Fournier, chef de clinique de la Faculté.

sur des sujets dont l'infection remontait bien certainement à 19 et 19 ans.

COMPLICATIONS

Les complications ordinaires de la syphilis intestinale sont : syphilose des organes voisins : foie, rate, reins ; ulcérations gommeuses, qui, dans un stade avancé, aboutissent à la perforation intestinale, laquelle est suivie de péritonite comme dans le cas de Bjornstrom [1] et de Laurenzi [2] ; la rectite suppurative, les fistules à l'anus ; la tuberculose intestinale et pulmonaire ; les sténoses et les rétrécissements de l'intestin ; cas de Rosenfeld [3], de Hoenen [4], de Gross [5], de Herrenschmidt [6], de Norman [7], de Mathews [8].

DIAGNOSTIC

Lorsque nous nous trouverons en présence d'un malade présentant des phénomènes intestinaux sans cause apparente et dont le symptôme principal, souvent unique, sera la diarrhée (si toutefois il ne fait pas défaut), quel diagnostic pourrons-nous faire? L'examen du malade ou la bactériologie nous feront éliminer tout d'abord, à première vue, les enterorrhées nerveuses, les entérites microbiennes à pneumocoques, à streptocoques, etc. Il nous faudra songer aussi aux maladies infectieuses à forme intestinale, comme le choléra, la grippe, etc. Mais, outre le caractère épidémique de ces affections, l'examen bactériologique suffira pour nous éclairer amplement. Parfois la syphilis intestinale peut s'accompagner de fièvre très forte avec manifestations abdominales, identiques à celles de la fièvre typhoïde et qui pourraient induire en erreur. C'est à cet état typhoïde de la syphilis intestinale que Fournier a donné le nom de typhose syphilitique.

Nous n'insisterons pas sur cette question qui a été fort bien étudiée par Bournéville [9] en 1901. Nous dirons seulement que le

---

[1] Bjornstrom. — Ett fall af tarmsifilis (Hygiea Lakaref. Forh., 1877, 2, XI, p. 78).

[2] Laurenzi. — Enteroperitonite gommeux sifilitica (Gazz. Ital. med., 1874, 1871).

[3] Rosenfeld (J.). — Die syphilitische Darmstenosprose (Berl. klin. Wchnschr., 1902, XXXIX, 505-510).

[4] Hoenen (K.-J.). — Ein Fall von multiplen syphilitischen Geschwüren und Strikturen im Darmdarm (Centralb. f. edific. Tags. Anat., Jena, 1905, IV, 175-180).

[5] Gross (H.). — Die syphilitische, fibröse Darm und Magenstriktur (München. Med. Wchnschr., 1903, I, 159-161).

[6] Herrenschmidt. — Rétrécissement syphilitique de l'intestin (Bull. Soc. de Médecine de Strasbourg (1904-5), 1904, XVII, 21).

[7] Norman. — Brit. M. J., 1885, 3 avril, p. 668.

[8] Mathews (J.-M.). — Syphilitic ulceration with stricture of the bowel (Internat. Clin., Phila., 1891, s. 1, IV, 269-272).

[9] Bournéville (Pierre). — De la typhose syphilitique (Thèse de Doct., Lille, 1901).

diagnostic différentiel sera facile à faire entre la diarrhée syphilitique et la fièvre typhoïde, parce que, dans le premier cas, le bacille d'Eberth fait toujours défaut, comme le prouve l'examen bactériologique.

Le diagnostic est plus difficile à établir entre la diarrhée syphilitique, la dysenterie chronique et la diarrhée des pays chauds (diarrhée de Cochinchine, etc.). Dans cette forme de diarrhée des pays chauds, on ne trouve, en effet, ni selles sanglantes, ni ténesme; les selles ne s'accompagnent pas de coliques et elles ont lieu surtout le matin et après les repas. De plus, la syphilis intestinale, de même que la diarrhée des pays chauds, n'est pas entrecoupée de périodes aiguës comme dans la dysenterie chronique qu'on observe surtout chez les paludéens, les scorbutiques et les cachectiques par l'âge et la misère.

Dans la dysenterie chronique et la syphilis intestinale, les lésions affectent surtout le même siège; mais les ulcérations de la dysenterie présentent des particularités que l'histologie révèle et que l'on ne rencontre pas dans la syphilis.

On ne pourra pas non plus confondre la syphilis intestinale avec les entérites par intoxications et la diarrhée chronique des leucémiques à la période de cachexie, sur lesquels nous n'insisterons pas.

Quant au diagnostic avec les lésions tuberculeuses de l'intestin, il est parfois fort difficile à établir et l'on ne peut guère avoir de probabilités que par l'aspect extérieur du malade et ses antécédents héréditaires. La bactériologie et l'expérimentation sur l'animal peuvent, seules, nous donner des indications à peu près certaines. Car, comme nous l'apprend le professeur Fournier, on ne trouve anatomiquement et histologiquement parlant que des nuances de structure, plutôt que des dissemblances grossières entre les deux ordres de lésions. La tuberculose produit sur les téguments et les muqueuses des placards infiltrés, des ulcérations et des gommes très analogues, cliniquement, à des lésions tertiaires. Dans les organes internes, elle produit des infiltrations diffuses ou nodulaires, des foyers caséeux et des scléroses exactement comme la syphilis; et toutes ces lésions sont à tel point semblables aux lésions syphilitiques qu'à l'autopsie les plus compétents hésitent à se prononcer sur leur nature. Les lésions viscérales sont sans doute différentes dans l'une et dans l'autre affection; le poumon, les ganglions lymphatiques, les séreuses, l'intestin, occupent le premier rang parmi les organes atteints par la tubercahose; ils ne sont touchés par la syphilis que d'une façon bien plus rare; mais cette considération de fréquence est bien loin de suffire au diagnostic différentiel.

Enfin la syphilis intestinale ne saurait être confondue avec le cancer de l'intestin, car, dans ce cas, la gravité croissante des symptômes, la rapidité de la cachexie envahissante, sont en faveur du néoplasme.

Il nous reste maintenant à parler des manifestations intestinales qui ne se traduisent pas par de la diarrhée et qui peuvent être confondues avec la syphilis intestinale: l'occlusion intestinale, les néoplasies sténosantes de l'intestin et l'appendicite. C'est dans ces cas que les erreurs de diagnostic sont fréquentes; et nous ne saurions trop insister sur ce point; car, outre les opérations que le malade subit inutilement, elles peuvent être pour lui d'un pronostic funeste, si l'erreur n'est pas reconnue à temps. A l'appui de cette assertion qui pourrait paraître exagérée, nous allons relater deux cas typiques d'erreurs de diagnostic reconnues seulement après l'opération. Le premier est un cas de syphilis intestinale prise pour un carcinome sténosant de l'intestin; le second, un cas de syphilis intestinale simulant l'appendicite.

OBSERVATION DE FRAENKEL [1]

Syphilis de l'intestin simulant un carcinome sténosant. — Il s'agit d'un homme de cinquante-trois ans, qui, dans les derniers mois de sa vie, présenta des symptômes d'occlusion intestinale, lesquels nécessitèrent une intervention chirurgicale à la suite du diagnostic qui avait été porté de carcinome sténosant de l'intestin grêle. — Laparotomie et résection intestinale. — A l'examen macroscopique de la pièce on trouva une ulcération circulaire de l'intestin grêle au niveau d'insertion du mésentère. L'examen macroscopique et histologique révéla l'existence d'une ulcération gommeuse de l'intestin.

OBSERVATION DE GARRUS [2]

Syphilis de l'intestin simulant l'appendicite. — Il s'agit d'un jeune homme de vingt-quatre ans, souffrant d'une douleur abdominale aiguë et diffuse accompagnée de vomissements. Je vis le malade deux jours après la première crise et le trouvai dans l'état suivant: céphalgie frontale violente, paralysie [illegible], langue sale, pas de selles. Pouls petit et bondissant, parfois irrégulier (110 pulsations à la minute), température 39° F. Rigidité des muscles abdominaux très douloureux et sensibilité à la pression de tout l'abdomen, ballonnement au niveau du [illegible]

(1) Fraenkel. — Ueber tertiäre Darmsyphilis (Charité-Ann., [illegible], tom. XLVIII, [illegible]).

(2) Garrus (J. A.). — Syphilis of the bowels simulating appendicitis (Alkaloid. clin., Chicago, 1903, X, 91; [illegible]).

de Mac-Burney. Le malade se plaint d'une douleur aiguë allant de la région iliaque droite aux environs du rein droit; cette douleur devient plus violente à la pression et dans les changements de position du corps. Administration d'atropine et de morphine (¹/₆ de grain) qui diminuent les douleurs et le mal de tête; ablutions à l'éponge pour combattre la fièvre, et glace sur le ventre dans la région de l'appendice où la douleur est la plus forte. Mais la glace semble accroître la douleur; on la remplace par des enveloppements chauds, qui produisent un effet manifeste.

Lavements avec une solution chaude de sulfate de magnésie par quantité de 2 à 4 pintes toutes les trois heures.

Ce traitement est suivi pendant quelque temps sans inconvénient, et l'état du malade semblait s'améliorer, lorsque le lendemain je fus informé que mon malade était mourant. Je le trouvai en proie à des douleurs atroces et dans un état de dépression très grande. Hypersensibilité circonscrite au point de Mac-Burney. Ni miction, ni selles depuis 72 heures. Le malade est sondé, mais on ne tire qu'une petite quantité d'urine. Je considère le cas comme critique et n'ai plus d'espoir qu'en une intervention chirurgicale immédiate. Mon avis fut mal accueilli par le malade et ses amis; et ce n'est que quatre heures après mon arrivée que l'opération fut acceptée. Au cours de l'opération, je trouvai l'appendice absolument normal, sans aucune trace d'inflammation. Seul le petit intestin est affaissé et vide; sa tunique musculeuse renferme de nombreux nodules ayant une teinte gris-bleu et variant de dimensions (depuis le grain de plomb jusqu'à la noisette). On trouve de ces nodules dans toute la longueur de l'intestin; et au voisinage de l'estomac ils donnent au toucher la sensation de grappes de raisins. Les tissus voisins et le foie semblent être envahis par le même processus morbide. Lavage de la cavité abdominale avec la solution saline normale et fermeture de la plaie abdominale par le procédé habituel. A la suite de l'opération, le malade n'éprouve aucune douleur, si ce n'est les inconvénients inhérents à l'anesthésie. Le diagnostic, fait post-opératoirement, est celui de syphilis.

Rien dans l'histoire du malade ne pouvait laisser soupçonner cette affection. D'ailleurs à l'exclusion de la tuberculose, tout chez ce malade, son état général, ses antécédents, les symptômes qu'il présentait, plaidait en faveur de l'appendicite.

Le fait que le traitement spécifique fut suivi de résultats immédiats et satisfaisants semblerait impliquer qu'il ne s'agit pas d'autre chose que de la syphilis. Le traitement médical prescrit à la suite de l'opération consiste en frictions journalières de mercure. A l'intérieur, le malade prend des doses croissantes d'iodure de potassium jusqu'à 1 drachme trois fois par jour. La guérison est ininterrompue, et le malade quitte l'hôpital quatorze jours après l'opération, complètement guéri. J'observe toujours ce malade, et il n'a jamais eu de récidive des symptômes primitifs. Il suit en ce moment, tous les trois mois, le traitement antisyphilitique.

Avant de terminer ce chapitre du diagnostic, nous ne devons pas oublier de dire que, parfois, le diagnostic de syphilis intestinale peut se trouver facilité par la coexistence d'autres accidents tertiaires. C'est ainsi que le professeur Fournier (¹), dans quatre

<hr>

(¹) *Acad. de médecine*, 1900, et *Gazette hebdomadaire de médecine et de chirurgie*, 8 juillet 1900.

cas qui lui sont personnels, et que nous avons cités plus haut,
l'a vue coïncider une fois avec une exostose humérale et de violentes douleurs ostéocopes du fémur; une fois avec une arthropathie du genou indéniablement spécifique; une fois avec reliquats
d'une ancienne syphilis du cerveau, puis céphalée récente et périostose de l'arcade sourcilière; une fois enfin, avec un de ces
états neurasthéniques qui reconnaissent si souvent la syphilis
comme origine causale. Dans ces quatre cas, le professeur Fournier a été logiquement conduit à suspecter la qualité spécifique
de l'entéropathie et quatre fois les résultats thérapeutiques ont
absolument confirmé cette très heureuse induction.

TRAITEMENT

Dès que la syphilis de l'intestin sera reconnue, il faudra mettre le malade immédiatement au régime spécifique. L'iodure de
potassium, prescrit seul, compte des succès; mais il ne donne pas
un résultat définitif; il permet des rechutes, des récidives. Le traitement mixte lui est préférable et donne presque toujours de très
heureux résultats. On peut administrer le mercure par la bouche; dans ce cas, on court le risque d'une irritation gastro-intes-
tinale. Aussi vaut-il mieux avoir recours aux injections hypodermiques.

CONCLUSIONS

Bien que ne m'étant pas adonné spécialement à la syphiligraphie, je crois, d'après l'étude qui précède, jointe à l'expérience
acquise pendant trente ans de pratique, pouvoir conclure de la
façon suivante:

1° La syphilis intestinale est une affection beaucoup moins
rare qu'on ne le croit ordinairement;

2° La syphilis intestinale frappe surtout la portion terminale
de l'intestin grêle et le gros intestin;

3° La syphilis intestinale se manifeste par des symptômes si
peu nombreux et disparates qu'ils rendent le diagnostic très mal
aisé;

4° Les erreurs de diagnostic tiennent autant au manque de
symptômes précis de la syphilis intestinale qu'à l'état cérébral du
médecin qui, sciemment ou inconsciemment, refuse encore le
droit de cité à cette entité morbide et attribue volontiers au traitement employé les accidents gastro-intestinaux dus à l'infection
spécifique.

5° Chaque fois qu'on se trouve en présence d'une diarrhée

chronique rebelle à tous les moyens thérapeutiques ordinaires, il sera sage de penser à la syphilis acquise ou héréditaire pour instituer, une fois celle-ci constatée, le traitement de choix.

6° Pour ne pas être obsédé, le cas échéant, par l'idée d'homicide par omission, il faudra même, lorsque le malade nie tout antécédent syphilitique, le soumettre au traitement intensif d'essai, soit par des frictions mercurielles, soit mieux encore par des injections hypodermiques, qui permettent de mieux doser la quantité de mercure absorbé.

Note sur le traitement de l'eczéma par la glairine de Vernet-les-Bains

Par M. PAGÈS, Paris.

Notre communication, toute modeste, n'a d'autre prétention que de se présenter comme une note préliminaire sur les applications de glairine dans l'eczéma. Elle a pour but plutôt de fixer l'attention sur un point de thérapeutique thermale que de la résoudre, car nous avons besoin de multiplier les observations. Mais, tel qu'il est, le cas que nous allons rapporter nous semble montrer d'une façon incontestable l'action de la glairine dans l'eczéma.

M. H., 50 ans, rentier, est envoyé de Bruxelles à Vernet-les-Bains par le prof. Capart pour une poussée d'eczéma.

Le malade, fils et petit-fils de goutteux, a eu une première atteinte de goutte à 13 ans; depuis lors, malgré une hygiène sévère, les attaques se sont répétées et le malade a réalisé des déformations articulaires des doigts des deux mains. Le malade arrive à Vernet-les-Bains le 8 février 1906, depuis quatre mois il a vu apparaître une série de plaques d'eczéma sec très prurigineux sur les quatre membres. Ne voulant pas attendre l'ouverture des saisons thermales d'été pour se débarrasser de son pénible prurit, notre malade vient demander soulagement à notre station qui offre l'avantage de pouvoir demeurer ouverte toute l'année.

A l'arrivée, le 8 février, nous notons au niveau des coudes et à la face postérieure des deux avant-bras de petites plaques d'eczéma disséminées. Sur chaque jambe, à la face antéro-externe et empiétant sur la face interne, disposés d'une façon à peu près symétrique, se trouvent deux grands placards d'eczéma de forme ovalaire, mesurant 12 cm. environ dans le sens de la longueur et 8 cm. de largeur. Ces deux plaques sont rouges, très irritées. Le malade accuse de vives démangeaisons qui l'empêchent de dormir.

Un interrogatoire et un examen soigneux des divers appareils ne nous font relever rien de bien important. La langue est légèrement saburrale; le malade est un constipé habituel et prend toutes les semaines un purgatif salin. Rien au foie ni à la rate, malgré une série d'atteintes de paludisme à Sumatra, où le malade a vécu 20 ans. L'analyse des urines ne présente rien d'anormal.

Nous prescrivons au malade un bain quotidien de 25 minutes à la source Ursule, en même temps que l'ingestion de 50 gr. d'eau de la source Dona Amelia, matin et soir.

Huit jours plus tard, le 16, les petits placards des membres supérieurs sont améliorés, mais ceux des membres inférieurs persistent et sont très prurigineux, surtout la nuit. Nous conseillons alors au malade de faire tous les soirs, au coucher, sur les placards des jambes, une application de glairine de nos eaux sulfureuses qu'il conservera toute la nuit jusqu'à son bain quotidien pris à 7 h. du matin.

Le 20, c'est-à-dire quatre jours après le commencement de ces applications, le malade est débarrassé de ses démangeaisons et les placards d'eczéma des membres inférieurs son très pâlis, à peu près disparus.

Le 28, le malade est obligé de nous quitter parce qu'il est appelé en Angleterre. Il n'y a plus trace d'eczéma aux membres supérieurs; aux membres inférieurs les deux plaques sont blanchies, différant à peine par une légère coloration du reste des téguments; tout prurit a disparu; notre malade partirait absolument guéri, s'il ne s'était développé à la face postérieure de la jambe gauche trois ou quatre petits placards pendant les deux derniers jours.

A une observation superficielle, ce cas peut paraître un cas banal de guérison d'eczéma par les eaux sulfurées sodiques, comme le fait est souvent observé dans nos stations sulfureuses pyrénéennes, dont Vernet-les-Bains fait partie. Mais il nous semble que la disparition rapide, en quatre jours, du prurit, des plaques d'eczéma des membres inférieurs et l'amélioration objective très sensible de ces plaques en le même laps de temps vient témoiguer en faveur des applications de glairine. Ceci ne peut évidemment être qu'une impression; on ne peut juger sur un seul cas et, malheureusement, les malades atteints d'eczéma ayant l'habitude, pour se conformer aux traditions, de ne se rendre dans les stations thermales qu'en été, il m'a été impossible de tenter de nouvelles applications de glairine.

Je n'ai pu faire des recherches bibliographiques sur ces applications de glairine, mais elle paraît jusqu'ici peu éclaircie, s'il faut en croire un travail très documenté qu'un élève du prof. Ganigon, de Toulouse, le dr. Landelle, a consacré aux «Eaux sulfurées sodiques des stations pyrénéennes» (1904).

Quant à l'action thérapeutique (de la glairine), dit-il, on a prétendu qu'elle était réelle et que certains effets des sources sulfurées sodiques étaient précisément dus à ces infiniments petits.

Dans l'état actuel de la science, il est fort difficile de se prononcer, et nous n'avons pu trouver nulle part des données suffisantes pour nous permettre de nous faire une opinion à ce sujet.

Notre observation permet de conclure:

1° que la glairine, du moins celle des eaux sulfureuses de Vernet, n'a pas d'action nuisible irritante, même en application prolongée pendant 10 heures;

2° elle semble indiquer une action nettement favorable sur l'eczéma, mais nous nous réservons de poursuivre cette étude en traitant de nouveaux cas par ces applications de glairine.

DISCUSSION

M. DUESCH. Confirme de par son expérience personnelle à Ax-les-Thermes (Arriège) les bons résultats observés dans l'eczéma par son confrère de Vernet-les-Bains.

Oui, les eaux sulfureuses doivent être considérées comme la grande médication des eczémateux, car elles constituent une médication antidiathésique et aussi une médication topique, antidermatopathique. La technique employée, adaptée pour chaque cas, est chose très importante. L'activité de la médication comporte une grande expérience et surtout pas de fausse manœuvre. On peut affirmer que tant vaut la direction, tant vaut la cure.

Syphilis de la moelle épinière et le syndrome de Brown-Séquard

Par M. THOMAZ DE MELLO BREYNER, Lisbonne.

A la consultation externe des maladies syphilitiques à l'Hôpital du Desterro sont inscrits, jusqu'à présent, près de 3000 cas de syphilis avérée. Parmi tant d'inscriptions, je trouve à peine un cas de syphilis médullaire et qui cependant n'appartient pas aux trois qui font l'objet de cette communication.

On prétend que les affections de la moelle sont relativement rares; je suppose que la rareté provient plutôt de ce que les cas sont mal observés. Aux consultations de la spécialité viennent surtout des personnes avec des accidents génitaux cutanés, à la bouche, et les accidents tertiaires qu'on voit ou bien qu'on peut reconnaître par le toucher. La syphilis viscérale, des articulations et des os et d'autres formes encore sont répandues dans les services de médecine des hôpitaux et, si parfois on les reconnaît et on les traite, d'autres fois, même souvent, il arrive le contraire.

En cherchant bien dans les salles de médecine, on trouve parmi les rhumatisants plusieurs cas de syphilis ignorée et c'est dommage qu'il en soit ainsi, car s'il y a une maladie susceptible d'amélioration remarquable c'est la syphilis, mais pour être traitée elle doit être reconnue et pour être reconnue il faut une observation rigoureuse.

L'affection syphilitique des vertèbres (spondylite syphilitique, carie, exostose) est si rare que les noms en sont connus par le nom de ceux qui les ont publiés. Ainsi on dit *le cas de Leyden*, *le cas de Jasinsky*, chirurgien bien connu par la manière dont il a étudié les maladies de la colonne vertébrale, et il en reste peu d'autres; il n'est donc pas étonnant qu'une affection des vertèbres soit rarement le point de départ pour l'affection syphilitique de la moelle épinière.

En excluant le tabès dorsalis, lequel étant une affection parasyphilitique n'a rien à voir avec cette communication, toute affection syphilitique de l'organisme peut se manifester à la moelle sous la forme d'artérite et phlébite oblitérantes, lésions vulgaires. L'endoartérite principalement se trouve dans tous les cas de syphilis cérébrale. Je l'ai moi-même observée à l'heptagone de Willis chez des individus syphilitiques, mais morts paitrinaires, sans avoir eu la moindre manifestation cérébrale de la maladie spécifique.

La gomme de la moelle, presque toujours localisée à la périphérie, est une affection rare que je n'ai jamais observée. J'ai pu seulement réunir les cas cités par Gajkiewicz, au nombre de cinq, ainsi que ceux de Dorwell, Halles, Rosenthal et Wilks, cités par von Daring dans ses leçons sur la syphilis. La plus vulgaire de toutes les manifestations de syphilis médullaire est sans doute celle qui présente comme lésion anatomique une infiltration diffuse formée par un tissu granuleux très vascularisé et partant d'ordinaire des membranes qui enveloppent la moelle.

Certains auteurs pensent que la maladie commence par la pie-mère et l'arachnoïde (leptoméningite et arachnite) ou bien par la dure-mère, produisant d'abord la pachyméningite.

La maladie peut se limiter aux méninges, mais elle peut aussi intéresser le tissu médullaire jusqu'aux racines des nerfs rachidiens. Dans ce cas, non seulement les trois membranes sont adhérentes entre elles, mais aussi toutes les trois ensemble sont adhérentes à la moelle qui change de consistance.

Je me rappelle bien d'avoir observé dans le service du prof. Brissaud un cas de syphilis médullaire qui n'a cédé à aucun traitement et qui s'est terminé par la mort du malade. Tout ce que j'ai dit plus haut en résumé et encore bien d'autres détails intéressants, j'ai pu l'observer dans de très belles préparations faites par M. Feindel, qui était alors un malade du service et qui est à l'heure actuelle docteur en médecine et un des plus distingués histologistes de Paris.

Il est évident que l'extension de la lésion syphilitique peut varier: il y a des cas où la moelle est complètement contournée de façon à former une vraie bague, d'autres fois la lésion est limitée à une simple plaque.

De cette façon on peut déduire que l'infiltration peut attaquer la partie de la membrane qui couvre certains faisceaux, d'un seul ou bien des deux côtés, à différentes hauteurs de la moelle, voire même dans certaines régions. Mauriac prétend que les localisations syphilitiques se trouvent le plus souvent à la partie postérieure des régions dorsale et lombaire; Rumpf affirme que la maladie montre une certaine préférence pour la région cervicale. Évidemment le hasard compte pour beaucoup dans cette divergence d'opinion. Dans le petit nombre de cas que j'ai observés, la lésion a été toujours dorsale ou lombaire et pourtant ma tendance serait de me mettre du côté de Mauriac, mais jamais d'une façon absolue, car il est possible que d'autres observateurs aient trouvé la localisation toujours cervicale et d'autres encore l'aient trouvée dans les trois régions.

Je passe à présenter trois cas qui me semblent assez intéressants:

A. G. âgé de 27 ans, mécanicien. Très maigre et pâle, il se disait cependant robuste et en excellente santé quand je l'ai connu en 1898, au moment où j'ai soigné une de ses sœurs morte tuberculeuse peu de temps après.

Étant jeune, il a été scrofuleux et porte encore au cou une large cicatrice.

Peu de temps après ma première observation, il partit en Afrique et de passage à Ténériffe il a eu des rapports sexuels très suspects. Vingt-cinq jours après, à Cape-Town, il a remarqué sur le fourreau de la verge une écorchure qu'un médecin anglais a classifiée de chancre dur. Peu de temps après, le chancre étant disparu, le malade n'ayant fait que de grands lavages à l'eau de mer. Il était très heureux parce qu'il n'avait pas eu après un bubon suppuré.

En arrivant à Laurenço Marques, notre malade a eu la fièvre, courbature, maux de tête, enfin mal partout, ce qu'il attribuait au changement de climat. Averti par un ami de faire attention aux *bubas*, maladie très dangereuse dans ces parages, il consulta un nègre spécialiste qui lui donna une décoction d'herbes très laxatives. C'est tout ce qu'il a fait comme traitement, car il se sentait très amélioré, gagnant de l'embonpoint, grâce à son excellent appétit.

De retour à Lisbonne, 3 jours avant son arrivée, il s'endormit sur le pont du navire et quand il se réveilla il ne sentit pas ses jambes.

Je l'ai observé le lendemain de son arrivée et tout de suite j'ai remarqué la cicatrice typique du chancre attrapé aux Canaries, des ganglions aux deux plis de l'aine et un ganglion épitrochléen à droite, très petit, mais très net.

Intelligence parfaite et pas le moindre trouble de la parole. Fonctions intestinales bonnes; parfois, il y avait une certaine paralysie du sphincter vésical. Quand le malade se retourne dans le lit, uniquement avec le secours de ses bras, afin que j'examine la région rachidienne, il reste dans une attitude typique de celui qui a la moelle offensée, comme il arrive au taureau qui dans l'arène se fracture l'épine dorsale, demeurant paralytique de la partie postérieure du corps, comme la lionne du Museo britannique, citée par le prof. Brissaud, qui traîne ses membres postérieurs, ayant la moelle traversée par une flèche. Chez mon malade la moelle était complètement comprimée, à droite et à gauche, par une lésion syphilitique provoquant une méningo-myélite et arrivant au même résultat: paralysie sensitivo-motrice.

Quand je cherchais avec une plume le réflexe crémastérien, je me suis souvenu d'explorer la sensibilité thermique et je m'étonnai beaucoup de trouver une dissociation, comme l'on trouve dans la syringomyélie; j'ai tout de suite pensé à l'existence de cette maladie. Et le trouble sensitif était double, puisque, quand je fermais les yeux du malade et que j'approchais un cigare d'un point quelconque des cuisses jusqu'à brûler les poils, le malade ne sentait rien, et, touchant les mêmes endroits avec un morceau de glace, il ne sentait pas non plus le froid et disait sentir à peine la pression d'un doigt et plus rien.

Ces signes, que je connaissais à peine dans la lèpre et dans la myélite fistuleuse, me décourageaient; d'un autre côté, l'existence évidente d'une infection syphilitique m'encourageait à faire un traitement mercuriel.

J'ai commencé par faire une série de 29 injections de biiodure de mercure (solution huileuse) à la dose de 0 gr. 004 par injection, en jours consécutifs, devant m'arrêter en vue de l'état douloureux des fesses.

Vers la fin de cette première série le malade se sentait déjà mieux, commençant à mouvoir la jambe droite, et 4 jours après la dernière injection il pouvait fixer les pieds sur le lit et relever le corps assez pour lui mettre une bassinoire dessous.

Comme le malade se refuse absolument aux piqûres, j'ordonne des frictions mercurielles à la dose de 6 gr. par jour donnant en même temps 3 gr. de KI comme dose journalière.

L'amélioration se voyait tous les jours et, au bout de 25 frictions, sans le moindre signe de stomatite et toujours accompagnées de traitement iodé, le malade marchait sans difficulté, s'appuyant à peine sur une canne.

Un mois après, il se sentait si bien qu'il partit pour Lourenço Marques d'où il m'écrivit, me disant se sentir mieux que jamais.

D. V., 40 ans, très robuste. Huit ans avant, chancre dur au méat.

A la date de l'observation, on peut palper encore aux plis inguinaux des ganglions, ainsi qu'au-dessus de l'épitrochlée gauche. En outre, on remarque une cicatrice d'ulcère au pharynx et des rugosités aux tibias. Comme accidents secondaires, le malade dit avoir eu seulement à la poitrine une éruption qui dura peu de jours.

Entré à l'hôpital, on lui donna des pilules. Comme il n'y croyait pas beaucoup, il ne les prenait pas. Au bout de 20 jours, il demandait et il obtenait sa sortie, C'est tout ce qu'il a fait comme traitement.

Au mois d'août 1901, par une journée de grande chaleur, il se coucha sur l'herbe à côté d'une fontaine et s'endormait. Il faisait presque nuit quand il se réveilla, remarquant à ce moment que sa jambe droite était lourde et molle, ce qui ne l'empêcha pas de se mettre debout. Néanmoins il marcha avec grande difficulté pour arriver à sa maison, franchissant à peine une centaine de mètres. Il se coucha, il frotta sa jambe avec de l'alcool et s'endormit sans la moindre préoccupation. Le lendemain, il remarqua qu'il avait uriné dans son lit et que la jambe était absolument prise ou plutôt comme morte. Cependant il pouvait se mettre debout en s'appuyant sur sa jambe gauche.

J'ai vu ce malade au mois d'octobre, plus de deux mois après le commencement de la maladie. On me le présenta comme un estropié. Pas la moindre modification de l'intelligence ou de la parole. A peine se plaignait-il de troubles de la vision. Les antécédents étant connus, j'ai exploré la sensibilité qui était abolie ou plutôt altérée à la jambe gauche, et normale du côté malade.

J'ai commencé de suite un traitement mercuriel énergique. Après la 6e friction j'ai commencé à donner 4 gr. de KI par jour, augmentant chaque jour la dose jusqu'à donner 12 gr. dans les 24 heures. Le malade supporta la dose sans le moindre signe d'iodisme.

L'amélioration fut rapide, même très rapide, puisque après une semaine de traitement le malade pouvait se mettre debout et au bout de 39 frictions il pouvait marcher avec une canne. J'ai conseillé la continuation du KI et je sais qu'il a été pris avec la plus grande régularité. Le 1er janvier suivant, il est venu me voir; il est venu à pied de sa maison qui est à 3 kilom. de la mienne. C'est la dernière fois que je l'ai vu.

Ces deux observations de méningo-myélite syphilitique, que je désirerais présenter avec bien plus de détails et surtout avec bien plus de compétence, ont de remarquable la guérison des deux malades, un refroidissement étant dans les deux cas la cause de la localisation médullaire de la maladie. Ensuite il est très curieux de remarquer comme le second cas est cliniquement la moitié du premier, existant chez les deux malades le syndrome de Brown-Séquard avec dissociation syringomyélique.

Le fait de pouvoir le deuxième malade se maintenir sur la jambe gauche, où cependant il y avait un trouble de sensibilité, provient de ce qu'il n'y avait pas de perte du sens musculaire, d'après l'explication du prof. Brissaud à propos d'un cas très ressemblant au mien.

J'ai fait remarquer bien exprès le peu ou point de mercure pris par ces malades avant mon observation, pour montrer une fois de plus comme le manque de traitement mercuriel est la cause principale du tertiarisme.

Je serais très heureux si cette petite communication pouvait provoquer quelques intéressantes remarques de la part de mes confrères.

J'ai dernièrement présenté à la «Sociedade de Sciencias Medicas», de Lisbonne, un malade très ressemblant aux deux qui précèdent.

J. A. M., 34 ans, imprimeur, est inscrit à ma consultation de l'Hôpital du Desterro. Il avait eu 12 ans auparavant un chancre dur uréthral diagnostiqué par le prof. Arantes qui était un maître illustre et directeur d'un service spécial. Il est resté un mois seulement à l'hôpital et depuis lors il n'a plus fait de traitement du tout.

Six mois avant ma première observation le malade se réveilla un matin avec la vue trouble et la jambe gauche endormie. Trois jours après, la jambe était paralysée

Au moment de mon premier examen, le malade traînait sa jambe et la marche à l'aide d'une paire de cannes était assez pénible.

J'ai constaté astasie-abasie et le signe d'Argyll-Robertson très net.

Au moment où le malade entrait à la salle S. Bernardo, les étudiants qui fréquentaient le service, et moi, nous avons observé des troubles de sensibilité à la jambe dite saine.

Comme à ce moment là je n'avais pas la moindre confiance dans les préparations mercurielles faites à l'hôpital pour les injections intra-musculaires, j'ai dû ordonner les frictions à la pommade grise

Le résultat a été excellent : au bout de 10 frictions le malade marchait sans s'appuyer, et au bout de 20 il voyait clair Après cela il prenait le KI, 3 gr. par jour.

Après un repos de 15 jours, nouvelle série de 20 frictions, après lesquelles le malade quitte l'hôpital marchant sans hésitation, même avec les yeux fermés. État général excellent.

Je l'ai encore vu, et pour la dernière fois trois mois après la sortie de l'hôpital. Apparemment il était guéri ; comme anormalité il n'y avait que l'abolition des réflexes du genou et une certaine difficulté pour descendre les escaliers.

Comme il s'agissait d'un imprimeur, on pourrait se demander si le saturnisme professionnel ne serait pas pour quelque chose dans la maladie. On peut répondre franchement non : 1º parce que le malade n'exerçait pas son métier depuis plusieurs années ; 2º parce que l'amélioration a commencé après la première série de frictions mercurielles, *quand on n'avait pas encore commencé à donner l'iodure de potassium.*

CLÔTURE

M. L. FREITAS VIEGAS. — Messieurs, nos travaux sont finis. J'avais raison quand, en vous saluant, j'affirmais que le succès de notre Section était sûr, à cause de la présence de tant de célébrités en dermatologie et syphiligraphie. Et le succès a été complet. Particulièrement la lèpre et la syphilis ont eu l'honneur du Congrès. Les multiples problèmes ont été envisagés par les hommes les plus renommés de la science.

M. Armauer Hansen, le patriarche de la léprologie, que nous vénérons du fond du cœur, a donné l'honneur de sa présence et l'autorité de sa parole à la discussion sur ce sujet. M. Unna, dans sa conférence, a dit le dernier mot sur le traitement de la lèpre, avec l'autorité persuasive de son esprit et de son expérience.

Les rapports de MM. Neisser et Metchnikoff sur la syphilis expérimentale, et la discussion de M. Schaudinn ont ouvert de nouveaux horizons à la syphiligraphie.

MM. Hallopeau, Croker, Allen, Gaston, Levy-Bing... enfin, tous les autres sans distinction ont contribué largement au succès de nos travaux.

Je suis heureux d'avoir eu l'honneur de présider cette Section du Congrès et j'espère que vous garderez un bon souvenir de ce pays, comme nous garderons toujours un souvenir bien doux de votre gentillesse et de votre science.

TABLE DES MATIÈRES

Première partie — Rapports officiels

Deuxième partie — Comptes rendus des séances

XV Congrès International de Médecine

Lisbonne—19-26 Avril 1906

Section VIII

Dermatologie et Syphiligraphie

2.me FASCICULE

LISBONNE
IMPRIMERIE ADOLPHO DE MENDONÇA
1907